KB233871

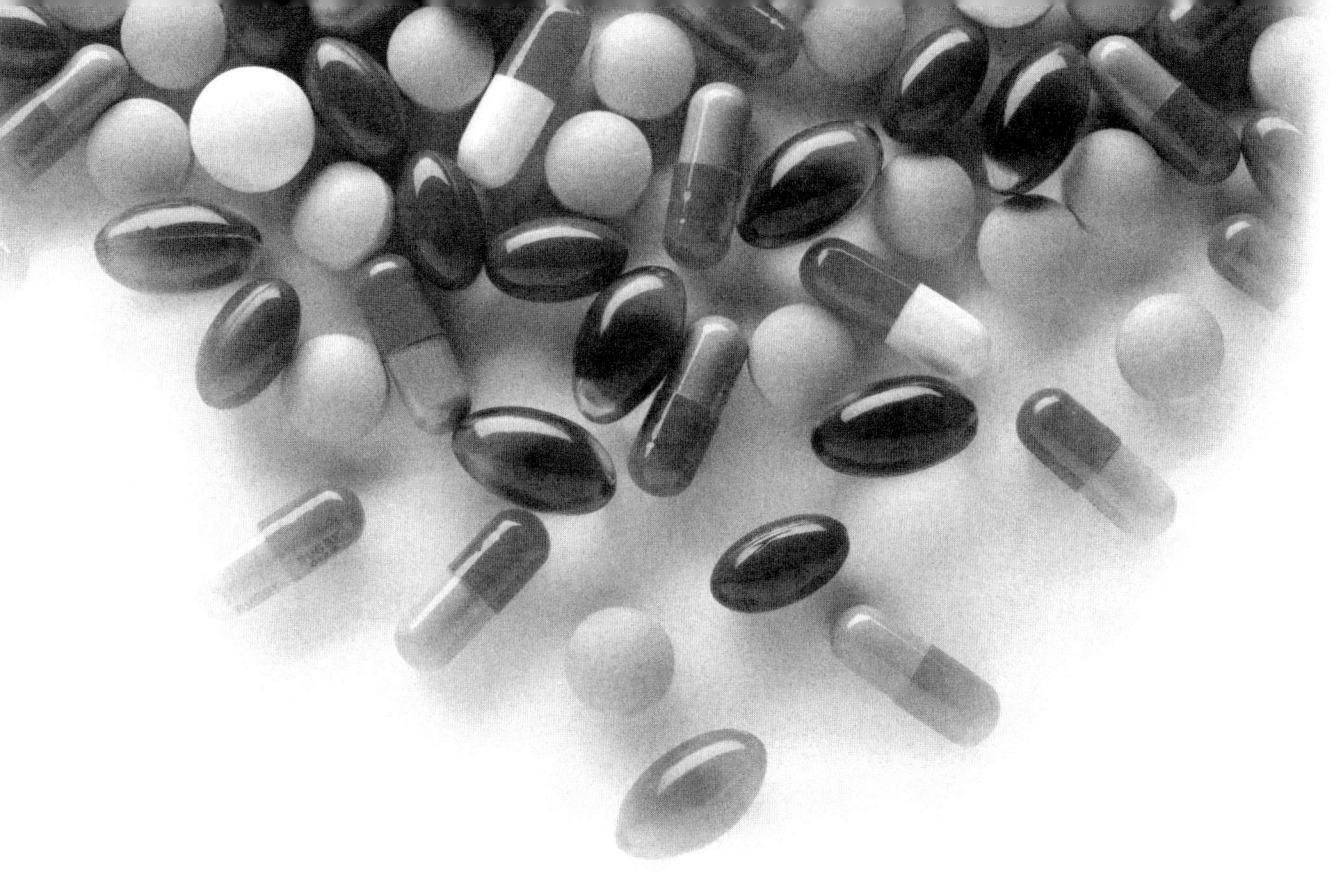

실전 복약지도와
약력관리

약학박사 **박 기 배** (경기도약사회장)지음

약국신문

>> 발간에 즈음하여

2009년 제4회 경기약사학술대회를 맞아 출간된 '실전복약지도와 약력관리'는 약사님들이 약국에서 처방검토 및 처방조제나 환자에 대한 복약지도와 약력관리 업무를 행할 때 도움이 되도록 대약의 복약지도 실무지침과 일본약제사회의 조제지침을 참조하여 구성했습니다. 또 그동안 본인이 틈틈이 집필했던 '처방 및 처방전', '조제', '복약순응도와 복약불이행', '고령층 환자의 복약지도' 및 '약력관리'와 약국에서 실제로 재현될 수 있는 '복약지도를 위한 대화기법'과 '약을 적절하게 제공하는 방법' 및 복약지도의 사후관리의 수단인 '복약멘토리'의 문자메세지를 통한 복약지도 실례, 경기도약사회지에 연재하고 있는 주요 질환의 복약지도사항과 신입약사를 위한 조제사고 방지 텍스트, 본인이 경기도약사회의 홈페이지의 공부게시판에 문답형으로 게재하고 있는 실전 복약정보와 임상지식을 발췌하고 보강해서 교재 내용으로 재편집한 것입니다.

부록에는 비록 임의분업 형태로 의약분업을 전개하고 있는 일본이지만 체계적인 의약품 안전관리 지침의 제정과 시행은 완전의약분업 9년차를 맞이하고 있는 우리가 참고로 해야할 부분이 많다고 생각합니다. 그래서 약국에 있어서 의약품업무에 관련된 의료의 안전을 확보하기 일환으로 '일본의 약국 의료안전관리 지침의 모델'과 '일본의 의약품의 안전사용을 위한 업무철차서' 작성매뉴얼(약국판), 특히 안전 관리가 필요한 의약품(요주의 약) 예와 일본의 조제수가 체계를 소개하였습니다.

이 책이 약국경영의 길잡이로서 처방조제와 조제사고방지, 복약지도와 약력관리의 실무지침으로서 유익하게 사용되기를 바라며 기꺼이 출간해주신 약국신문 이관치 회장님, 안명수 부회장님, 송준산 사장님께 감사드립니다.

2009년 3월

고양 **행복한약국** 에서

》추천의 말

경기도약사회장인 박기배 박사가 '실전 복약지도와 약력관리' 란 제목의 약국가 필독서를 신간으로 펴냈다.

박기배 박사는 일찍이 우리 약사사회에서는 보기 드물게 '실용의 약사회'를 표방하고 있는 이 시대의 억척스런 일꾼이자 미래의 약사사회를 이끌어갈 주목받는 차세대 리더로 평가받고 있다.

그는 유학을 통해 익힌 약학지식을 다년간의 제약회사 재직과 약학대학의 교수활동을 통해 아낌없이 풀어냈는가 하면 경기도약사회장을 맡은 이후로는 회원인 개국약사들을 위해 약국경영의 활성화를 앞장서 주도하는 전도사로서의 소임을 마다하지 않고 변화의 새 시대를 향해 변신을 거듭하고 있다.

월간 '경기도약사회지'를 약사사회 최고의 학술정보지로 탈바꿈시킨데 이어 각종 약사회 현안을 중심으로 한 공청회 및 세미나를 열어 대안을 제시하는가 하면 약사들의 학술제전인 경기도약사회 학술대회를 개최, 공부하는 약사상 정립과 미래지향적 약사 좌표 세우기 등 희망의 새 길을 제시하고 있는 것이 그 대표적 사례들이다.

이번에 출간하는 '실전복약지도와 약력관리' 역시 그가 구상하는 이같은 정책구상의 연장선상에서 오늘날 약국을 경영하고 있는 일선 개국약사들에게 큰 도움을 줄 것으로 기대를 모으고 있다. 이 책은 박 박사가 오랜 학문의 여정 중에서, 또 개국일선의 실무를 통해 터득한 주옥같은 내용들을 외국의 다양한 학술지식과 접목하여 만들어낸 또 하나의 勞作이다.

박 박사가 공들여 만든 이 책이 약국경영의 일선을 담당하고 있는 개국약사 여러분에게 경영의 활력소가 될 것으로 확신하며 감히 필독서로 추천한다.

안 명 수 / (주)약국신문 편집인·부회장

»차 례

» 차 례

» 들어가는 말

국민 보건과 복지향상이라는 대명제 아래 2000년 7월 1일부터 의약분업이 시행된 지 벌써 9년이 지났습니다. 의약분업이 시행되기 전에는 약사는 환자를 임의적으로 진단해서 처방한 다음 의약품을 조제하여 투약하는 것이 가능했으며, 의사 또한 진단과 투약이 합법적으로 가능하였습니다.

의약분업이 실시된 후 진단과 처방은 의사가 하고, 약사는 의사의 처방전에 의해서 조제를 담당하는 방식으로 전문직능간 업무분화가 이뤄짐에 따라 각자의 전문영역 발전의 토대가 갖추어졌다고 볼 수 있습니다. 그러나 의약분업이 시행된 지 9년여가 지난 지금 약의 전문가인 약사가 환자에게 신뢰를 받을 수 있을 만큼 약사업무를 잘 수행하고 있는지 되돌아볼 필요가 있고 특히 약대 6년제도 확정 시행되고 있는 시대적 상황에 맞추어 미래지향적으로 약사의 역할을 재정립해야 할 때가 되었습니다.

의약분업 제도 이후 의사와 약사의 관계는 상호대립하고 경쟁하는 관계에서 환자의 치료에 상호 협조하는 대등하고 평등한 관계로서 재정립되어 발전되어 나가는 것이 바람직합니다. 이 때 약사의 역할은 단지 의약품을 조제하고 판매하는 것에 머무는 것이 아니라 질병 치료뿐만 아니라 질병예방 및 건강증진까지 아우르는 진정한 국민의 건강관리자로 거듭나야 하며, 이러한 역할을 충실히 수행하기 위해서는 상담과 복약지도, 처방검토, 약력관리, 의약품 정보제공 등 약사 업무의 충실한 수행이 잘 이루어져야 합니다.

의약분업의 근본적인 목적이 의약품사용의 안전성과 적절성을 기하는 것이기 때문에 최종투약단계에서 약사의 질 높은 복약지도와 처방검토기능이 향상되어야만 의약분업의 근본취지를 향상 시킬 수가 있고 약화사고도 방지할 수 있으며 환자 치료의 서비스 향상과 약사신뢰도가 올라갈 수 있는 것입니다.

　　미국에서는 약사가 신뢰도가 가장 높은 직업인으로서 인정받고 있는데 이것은 미국 약사들이 철저한 전문직능인으로서의 직업관과 윤리의식을 갖고 있고, 올바른 의약품의 사용법과 정확한 복약지도를 꾸준히 해오고 있으며 오랜 세월동안 환자에게 항상 친절하게 상담하고, 적절하고 정확한 의약정보를 제공함으로써 국민들에게 두터운 신뢰를 얻게 되었기 때문입니다.

　　한국의 약사들도 국민으로부터 두터운 신뢰를 얻을 수 있도록 약국 근무를 충실히 하고 항상 공부를 하여 약사의 이미지를 쇄신하여야 할 것입니다. 또한 약국이 단지 약을 선택해서 파는 곳이 아니라 의약품 정보와 의약품의 유효성, 안전성, 경제성과 관련된 총체적 약제서비스를 제공하는 곳으로 약제서비스의 질과 방향을 개선해야 합니다. 그러기 위해서는 환자 지향형의 학문인 임상약학의 지식을 약사학술대회, 연수교육이나 전문서적 혹은 전문학술지를 통해서 습득하고 공부하여 깊이 있는 전문 지식을 갖춘 약사가 되도록 노력해야 함은 물론 이런 약제서비스를 제공할 수 있는 약국환경 조성에도 관심을 가져야 할 것입니다.

의약분업 실시에 따른 약사직능의 질적 변화와 개선 필요성은 약대6년제 실시로 더욱 증대되고 있는 실정입니다.

국민보건증진에 기여할 수 있는 약사양성 교육체제를 구축하고, 폭넓은 교양과 전문지식을 겸비한 전문 인력을 양성하며, 국제적 기준에 상응하는 국제 수준의 학제 마련을 위해 2009학년도부터 약학대학 수업연한을 6년으로 연장하는 약학대학 6년제 학제개편이 실현된 바 있습니다.

구체적 학제는 2+4체제로 약학대학이 아닌 다른 학부(학과)로 입학하여 2년 이상의 기초 · 교양교육을 이수한 후 일정한 선발절차를 거쳐 약학전공 교육과정에 입문하여 4년의 전공교육과 실무교육과정을 이수하는 미국식 약학교육 체계방식입니다. 약대6년제가 실현되어 약학교육체계가 근본적으로 변하고 9년 후에 한국형 팜디(Pharmaceutical Doctor, Doctor of pharmacy)가 배출되게 됩니다.

새로운 약학교육체계를 통해 한층 업그레이드된 신약사들이 배출되는 미래시대에 대

비하여 4년제를 졸업한 약사님들이 무엇을 준비하고 어떻게 대처해야 하는지 자명한 일
일 것입니다.

약사직능에 충실하고 새로운 약학교육 체계에 적응하기 위해 약사들은 약사 스스로가
연구하고 공부하는 약사상을 구현해서 학문적 수준을 높이고 풍부한 임상지식과 약물정
보를 습득하는 노력을 게을리 해서는 안 될 것 이며, 약사회는 약사들이 공부할 수 있도록
동기부여도 하고, 다양한 연수교육 기회를 제공함은 물론 연수교육의 질적 수준을 많이
강화할 필요성이 있습니다.

또한 앞으로 약사면허 취득 후 일정기간 개국분야에 종사하지 않다가 재 개업 또는 약
국에 재취업할 경우에는 소정의 연수교육을 이수하는 것을 의무화하는 방안도 도입하는
등 약사의 연수교육제도를 원점에서 재검토할 필요성도 있다고 할 것입니다.

약사가 조제와 복약지도를 통해 환자치료에 임할 때 적어도 약물에 대한 지식 없이는
만족한 약료서비스를 제공 할 수 없을 것입니다. 즉 약이 어떠한 질환에 이용되는가와 통
상의 용법, 용량, 작용기전, 체내동태, 부작용, 약물상호작용 등에 관한 지식 없이는 올바
르게 약물을 투여하거나 복약지도를 행할 수 없을 것입니다. 또한 각각의 치료약 처방의
배경이 되고 있는 질환에 대해서도 의학지식을 갖고 있어야 의사의 처방전을 올바르게

감사하고 의사가 처방한 의도를 정확하게 파악할 수가 있을 것 입니다. 이것을 구체적으로 설명하면 약물투여시 환자 개개인의 조건 즉 성별, 나이(소아 및 고령자), 체중(비만), 임신, 흡연, 질환(간질환, 신질환, 심장질환, 고혈압, 당뇨병 등)에 따라 약물의 체내동태(흡수, 분포, 대사, 배설)가 달라지고, 그리고 병용하는 약물이나 음식물 및 기호품에 의해 약물동력학적 혹은 약력학적인 약물상호작용을 일으켜 약효가 달라지기 때문에 약사는 약물요법시 환자의 특성에 따라서 용량, 복용시간, 복용횟수, 복용법 및 제형의 선택을 신중히 검토해야 합니다. 또한 효과가 우수한 약일지라도 환자가 복약을 제대로 이행하지 않을 때는 약물의 치료효과가 무효화되므로 이것을 방지하고 약효를 극대화시키기 위해서는 약사가 환자에 대한 복약지도와 약력관리를 철저히 해야 할 것입니다.

따라서 약국약사들은 처방검토와 복약지도 및 약력관리에 대하여 관심을 가지고 지식 습득에 게을리 하지 말아야 하며 약국 경영의 발전과 새로운 약사상 정립에도 심혈을 기울여야 합니다.

제 1 장
처방 및 처방전

1. 정의

1) 처방

의사, 치과의사, 한의사가 환자를 진단한 후 약물요법을 시행 할 필요가 있다고 판단되면 필요한 의약품과 용량, 용법 및 조제방법을 약사에게 지시하는데 이 지시내용을 말한다.

2) 처방전

의사, 치과의사, 한의사가 특정 환자의 질병치료 및 예방목적으로 제시한 처방(formula)을 정해진 서식에 따라 기재한 지시서

2. 법적 규칙

1) 처방전 작성과 교부

의료법 제18조에 의하면 아래와 같이 의사가 치료상 약제를 투여할 필요성이 있다고 판단될 경우에는 의사는 처방전을 교부하지 않으면 안 된다.

(1) 의사나 치과의사는 환자에게 의약품을 투여할 필요가 있다고 인정하면 「약사법」에 따라 자신이 직접 의약품을 조제할 수 있는 경우가 아니면 보건복지가족부령으로 정하는 바에 따라 처방전을 작성하여 환자에게 내주거나 발송(전자처방전만 해당된다) 하여야 한다.

(2) 제1항에 따른 처방전의 서식, 기재사항, 보존, 그 밖에 필요한 사항은 보건복지가족부령으로 정한다.

(3) 누구든지 정당한 사유 없이 전자처방전에 저장된 개인정보를 탐지하거나 누출·변조 또는 훼손하여서는 아니 된다.

(4) 제1항에 따라 처방전을 발행한 의사 또는 치과의사(처방전을 발행한 한의사를 포

함한다)는 처방전에 따라 의약품을 조제하는 약사 또는 한약사가 「약사법」 제26조 제2항에 따라 문의한 때 즉시 이에 응하여야 한다. 다만, 다음 각 호의 어느 하나에 해당하는 사유로 약사 또는 한약사의 문의에 응할 수 없는 경우 사유가 종료된 때 즉시 이에 응하여야 한다.

    ① 「응급의료에 관한 법률」 제2조제1호에 따른 응급환자를 진료 중인 경우

    ② 환자를 수술 또는 처치 중인 경우

    ③ 그 밖에 약사의 문의에 응할 수 없는 정당한 사유가 있는 경우

2) 의사의 처방전(의료법 시행규칙)

의사는 약사관계법령에 따라 자신이 직접 조제할 수 있는 경우를 제외하고는 의료법 시행규칙에서 정하는 처방전에 다음의 사항 등을 기재하여 환자보관용 1부와 약국 제출용 1부 등 2부를 환자에게 교부하며, 의사는 진료 기록부에 처방에 관한 내용을 기록하는 경우 별도로 처방전을 보관하지 않을 수 있다.

3) 일본의 「의사의 처방전 발행 예외 규정」

의사는 환자에 대해서 치료 상 의약품을 투여 할 필요가 있다고 인정되는 경우에는 환자 또는 현재 간호하고 있는 사람에게 처방전을 발행하지 않으면 안 된다. 그러나 일본은 처방전 발행에 포괄적인 예외규정을 두어 의약분업을 실패하게 한 일본 의사법 제22호 규정이 있는데, 이 규정에 의하면 다음과 같은 경우에는 의사가 처방전을 발행하지 않고 있다.

(1) 환자나 간호하고 있는 사람이 처방전 발행을 거부할 경우

(2) 처방전을 교부하는 것이 진료 또는 질병의 예후를 관리할 때 환자에게 불안을 주어 질병치료를 곤란하게 할 우려가 있는 경우

(3) 암시적 효과를 기대할 때 처방전을 교부하는 것이 치료 목적을 달성하는데 방해할 우려가 있는 경우

(4) 병의 상태가 수시로 변화해서 자주 의약품을 투여하는 경우

(5) 진단 및 치료방법이 결정되지 않는 경우

(6) 치료 상의 필요한 응급의 조치로서 의약품을 투여해야 하는 경우

(7) 안정을 요하는 환자와 동행보호자가 없어 약제교부를 받을 수 없는 경우

(8) 각성제를 투여하는 경우

(9) 약사가 승선하지 않은 선박 내에서 약제를 투여하는 경우

4) 처방전의 보존

약사법 제29조에 의하면 약사 또는 한약사가 약국에서 조제한 처방전은 조제한 날부터 2년 동안 보존하여야 한다.

5) 조제기록부의 보존과 열람

약사법 제30조 1항에 의하면 약사는 약국에서 의약품을 조제하면 환자의 인적 사항, 조제 연월일, 처방 약품명과 일수, 조제 내용 및 복약지도 내용, 그 밖에 보건복지가족부령으로 정하는 사항을 조제기록부(전자문서로 작성한 것을 포함한다)에 적어 5년 동안 보존하여야 한다.

약사법 제30조 2항에 의하면 약사는 환자, 환자의 배우자, 환자의 직계 존비속, 배우자의 직계존속(배우자 · 직계 존비속 및 배우자의 직계존속이 없으면 환자가 지정하는 대리인)이 제1항에 따른 조제기록부의 열람 · 사본 교부 등 그 내용 확인을 요구하면 이에 따라야 한다.

3. 처방전의 종류와 기재사항

1) 처방전의 종류

처방전은 크게 원외처방전과 원내처방전으로 분류할 수 있으며 일반처방전, 보험처방전 및 마약처방전으로 구분되어 사용된다.

처방전에는 ①환자의 성명 ②나이 ③의약품명 ④분량 ⑤용법 ⑥용량(투여일수) ⑦처방전 발행 연 월일 ⑧처방전의 사용기간 ⑨보험의료기관의 이름과 소재지 및 전화번호 (필요한 경우) ⑩처방한 의사의 성명과 서명 또는 날인을 기재하고 처방의 내용을 파악하기 위하여 병명기호를 기재토록하고, 마약처방전은 반드시 기재 표시한다. 다만 병원 내에서 조제되어진 원내처방전에서 ⑧, ⑨를 생략 할 수 있다. 마약을 포함한 처방전에서는 그 외에 환자의 주소(원내처방전에서는 생략할 수 있다), 마약사용자의 면허증번호의 기재가 필요하며, 앞의 ⑩항은 반드시 기명, 날인하지 않으면 안 된다. 일반처방전, 마약처방전 및 보험처방전의 기재항목은 표1에 나타난 바와 같다.

<표1> 각종 처방전의 기재사항 일람표

처방전의 종류 / 기재사항	원 외 처 방 전				원 내 처 방 전	
	일반처방전	마약처방전	보험처방전	보험마약처방전	일반처방전	마약처방전
피보험자증의 기호, 번호			○	○		
보험자의 명칭			○	○		
환자의 성명, 나이	○	○	○	○	○	○
환자의 주소		○		○		
의약품명, 분량	○	○	○	○	○	○
용법, 용량(투여일수)	○	○	○	○	○	○
처방전의 발행 연월일	○	○	○	○	○	○
처방전의 사용기간	○	○	○	○		
마약취급자의 면허번호		○		○		○
처방한 의사의 성명과 날인 또는 서명	○	○	○	○	○	○
보험의료기관 소재지, 명칭	○	○	○	○		

2) 처방전의 기재사항

(1) 의료법 시행규칙 제12조 법 제18조에 따라 의사나 치과의사는 환자에게 처방전을 발급하는 경우에는 별지 제9호서식의 처방전에 다음 각 호의 사항을 적은 후 서명(「전자서명법」에 따른 공인전자서명을 포함한다)하거나 도장을 찍어야 한다. 다만, 제③호의 사항은 환자가 요구한 경우에는 적지 아니한다.

　　① 환자의 성명 및 주민등록번호

　　② 의료기관의 명칭 및 전화번호

　　③ 「통계법」 제22조제1항 전단에 따른 한국표준질병·사인 분류에 따른 질병분류

기호

    ④ 의료인의 성명 · 면허종류 및 번호

    ⑤ 처방 의약품의 명칭(일반명칭, 제품명이나 대한약전에서 정한 명칭을 말한다) · 분량 · 용법 및 용량

    ⑥ 처방전 발급 연월일 및 사용기간

    ⑦ 의약품 조제 시 참고 사항

(2) 의사나 치과의사는 환자에게 처방전 2부를 발급하여야 한다. 다만, 환자가 그 처방전을 추가로 발급하여 줄 것을 요구하는 경우에는 환자가 원하는 약국으로 팩스 · 컴퓨터통신 등을 이용하여 송부할 수 있다.

(3) 의사나 치과의사는 환자를 치료하기 위하여 필요하다고 인정되면 다음 내원일(內院日)에 사용할 의약품에 대하여 미리 처방전을 발급할 수 있다.

(4) 제1항부터 제3항까지의 규정은 「약사법」 제23조제4항에 따라 의사나 치과의사 자신이 직접 조제할 수 있음에도 불구하고 처방전을 발행하여 환자에게 발급하려는 경우에 준용한다.

4. 처방전 확인

1) 처방확인 지침

(1) 원칙

의사 및 치과의사에 의해 발행된 처방전의 내용을 검토하여 의문점이나 정정을 요하는 사항 등 문의사항이 있는 경우 정해진 절차에 따라 문의 후 확인하여 조제함을 원칙으로 한다.

(2) 처방검토

① 처방형식 검토

처방전 발행 시 기재되어야 할 사항을 확인(미리 입력된 환자정보를 통해 출력)

한다.

　　가) 환자 성명, 성별, 연령, 일자, 투약번호

　　나) 약품명(성분명), 용량, 용법, 투여일수

　　다) 의료기관명, 소재지, 의사명, 면허번호, 서명

② **처방 내용 검토**

환자정보(성별, 나이)를 확인하면서 검토한다. 특히, 외래환자인 경우 원내 조제 가능여부를 확인한다.

　　가) 약품코드 및 약품명 : 품절 혹은 변경된 약품인 경우 처방 변경을 요청

　　나) 용량 : 상용량 여부를 검토 , 특히 저함량 복수처방일 경우 고함량으로 변경요청

　　다) 용법 : 약품의 특성과 질환 등에 따라 검토

　　라) 투약일수 : 전체 일수가 일치하지 않는 경우 확인0

　　마) 복수진료 처방일 경우 중복약 여부를 확인

　　바) 배합 및 병용금기, 특정 연령대 투여금기 등의 약물여부 확인

2) 처방전의 법적인 완전성 확인

(1) 환자의 인적사항 및 의료보험증 확인

처방전을 가져온 사람이 본인인지 아니면 가족 등 타인인지 확인한다.?

　　① **보험의 종류**

　　② **환자 성명(처방전의 성명과 환자의 일치 여부 반드시 확인)**

　　③ **환자의 주민등록번호(주민등록번호 착오 시 보험 청구에 문제)**

　　어린이는 생년월일이 기재되어 있는지 확인한다.(약물 용량 확인에 필수적이므로)

　　④ **성별**

　　성별은 임신, 수유부, 여성질환 확인에 필수적이다.

(2) 처방전발행 요양기관의 확인

처방에 관한 의문점 문의 및 부작용 발현 시 연락 가능하도록 보험 의료기관의

이름과 소재지 및 전화번호가 기재되어 있는지 확인한다.

　① 요양기관번호

　② 의료기관의 명칭

　③ 의료기관의 전화번호 (Fax 번호, E-mail 주소)

　④ 처방의 성명 및 서명 또는 날인의 유무

　⑤ 처방의의 면허번호

(3) 질병분류기호 확인

병명기호는 약의 선택, 용량, 복약지도에 유용한 정보이다. 기재되어 있으면 상병명 확인(환자의 요구가 있는 경우 생략할 수 있음).

(4) 처방전 교부 연월일, 사용기간 및 교부번호

　① 교부 연월일 및 사용기간의 확인에 주의

　　가) 사용기간이 경과한 처방전은 원칙적으로 조제 금지.

　　나) 사용기간 계산에서 처방발행 당일과 공휴일은 제외됨.

　② 동일 의료기관에서 교부번호가 중복되는 경우에 의료기관에 확인한 후 수정

3) 처방 내용 확인

환자정보(성별, 나이)를 확인하면서 검토한다.

(1) 처방의약품의 명칭 (상품명 및 일반명) ← 재고확인

상품명과 일반명 처방을 병용하고 일반명 처방의 경우 약사는 동일성분 동일함량 의약품 중에서 선택하여 조제하며, 상품명 처방의 경우 의사가 처방한 상품으로 조제해야하나 생물학적동등성이 인정된 약물인 경우 약사는 처방된 의약품과 동일성분, 동일제형 및 동일함량의 의약품들중에서 다른 약품으로 대체하여 조제할 수 있다.

현재는 약품명, 약어 이외에 약품코드를 기재하는 병원도 많으나 일본에서는 의료기

관과 보험약국간의 약속에 의한 약품코드 또는 약어의 사용은 인정하지 않고 있다.

'대한약전에서 정한 명칭' 또는 '일반명칭'이란 소위 '성분명'으로서 '아스피린'이나 '아세틸살리실산' 또는 'Aspirin'을 말하며, '제품명'이란 소위 '상품명'으로서 당해 품목의 허가(신고) 명칭인 '바이엘 아스피린정 500mg'을 말함.

(2) 처방의약품의 함량 및 제형확인

(3) 용량과 투약일수

① 상용량 여부 검토

② 전체 일수가 일치하지 않는 경우 확인

(4) 용법확인

약품의 특성과 질환 등에 따라 검토

(5) 주사제의 처방확인

(6) 조제 시 참고사항의 유무확인

'조제 시 참고사항'에 기록된 사항에 따라 조제 복약지도하며, 의문이 나는 경우 처방한 의사에게 문의하여 확인.

(7) 약물의 상호작용 확인, 용법용량에 대한 의문사항

처방의사와 상의하여 확인, 필요시 수정 (반드시 근거를 남길 것)

(8) 환자의 약력 및 가족력 확인

처방의약품과 관련 있다면 처방의에 통보

(9) 동시복용약물의 유무를 환자에게 확인

동시 복용약과 상호작용에 문제가 있다면 처방의와 상의

(10) 배합 및 병용금기, 특정 연령대 투여금기 등의 약물여부 확인

5. 처방전 검토사항

약사라 하면 여하를 막론하고 실제 조제를 할 때 우선 주의할 것은 조제하려고 하는 처방 및 처방전을 정독하고 형식, 내용의 누락, 과오 등이 없는지를 검토 하여야 한다. 또한 약사는 일차적으로 의사의 진단과 이에 따른 약물처방을 신뢰하는 자세가 필요하되 정확한 의약품정보, 용량이 적정한지를 판단할 수 있는 약물학, 약동학, 약제학, 독성학 및 약물치료학의 지식을 동원하여 과연 처방된 의약품들이 환자에게 투여될 경우 안전한가를 점검하고 만약 문제가 발견될 경우 의사와 상담하여 문제를 해결한 후 조제에 임해야 한다.

1) 의약품 명칭, 제형 및 함량
처방된 의약품의 명칭은 필요시 일반명과 상품명을 확인할 필요가 있으며, 제형과 주성분의 분량을 확인한다.

2) 1일 투여횟수 및 총 투약일수
각 약물마다 투여횟수나 투약일수가 서로 다를 수 있으므로 확인

3) 용법
(1) 용법이 표기된 경우는 처방전에 지시된 용법에 따라 조제

(2) 용법이 표기되지 않은 경우 환자에게 의사의 구두지시 여부를 확인하며 필요 시 의사에게 문의, 외용제의 경우 특히 유의

4) 1회 투약량
(1) 약품별 용량 범위(최대용량)를 확인

(2) 1회 투약량이 최대용량을 초과하는 경우

반복 복용환자인 경우에는 환자에게 확인하고, 초기 복용환자인 경우에는 처방의사에게 문의하여 확인한다.

① 의약품 용량의 구분
의약품의 용량(dosage)은 다음과 같은 것이 있으며, 그림1과 같이 구분할 수 있다. 약사는 상용량과 극량을 정확히 기억하여 두어야 한다.

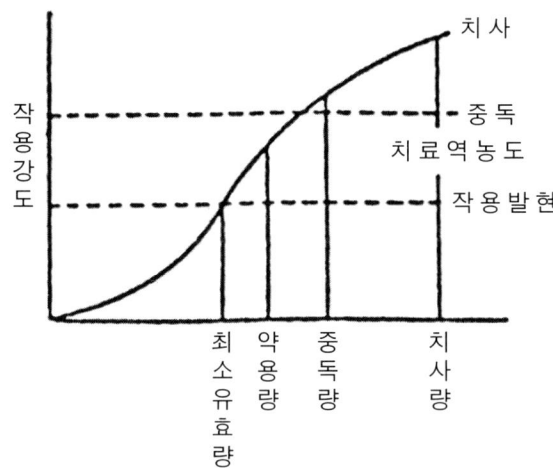

<그림1> 의약품 용량의 구분

가) 용량 (상용량, dose) : 약용량은 약효의 발현을 기대하고 이용되어지는 의약품의 양으로서 약효가 충분히 발현되고 부작용이 될 수 있는 한 적게 일어나는 양이 요망되지만 의약품 측, 생체 측의 여러 가지 조건에 의해서 반드시 일정한 것이 아니다. 현재 국내에서 제조되고 수입되는 의약품은 모두 효능, 효과, 용법, 용량 등에 대해서는 심사기준에 의해서 정부에서 승인이 되고 있는데, 개개의 의약품의 약용량은 이것에 준해서 결정되어진다.

나) 극량 (최대유효량, maximum effective dose) : 극량이라는 것은 보통 그 양을 넘어서 쓰지 않는 성인에 대한 양으로서 따로 규정이 없는 한 경구투여량을 표시한다. 즉 이것은 안전량의 최대치로 생각 할 수 있다. 보통 처방전에서는 극량을 초과하여 처방되는 일이 거의 없다. 그러나 환자의 증상상태에 따라서는 의사 또는 치과의사가 극량을 초과해서 처방하는 경우가 있는데 이러한 경우에는 극량이 초과되었음을 확인하는 주의표 '!'를 의약품분량 끝에 명기하도록 약전에 규정하고 있으며, 극량이 정해져 있지 않은 의약품의 경우 현저하게 통상의 약용량을 초과해서 처방할 때는 분량에 밑줄을 그어 표시하는데 주의표나 밑줄이 없을 경우에는 반드시 처방한 의사에게 조회를 해야 한다.

다) 한량 : 최소유효량 (minimum effective dose)

라) 중독량 (toxic dose)

마) 내량 : 최소치사량 (minimum lethal dose)

바) ED50 : 50% effective dose

사) LD50 : 50% lethal dose

ED50과 LD50은 동물실험에서 통계학적으로 구하는 것이다.

LD50/ED50을 안전역(safety margine)이라 하며, 의약품의 안전성을 나타내는 지표로서 사용되어진다.

② 소아 약용량

소아 약용량을 구하는 방법으로서는 연령, 체중, 체표면적으로부터 산출 할 수 있다. (표2)

신생아(4주)는 성인에 비해서 간, 신장 및 중추신경계의 기능이 발달되지 못하고, 혈장단백의 양도 적으며, 약물이 주로 분포되는 세포외액의 양은 체중의 35%로서 성인의 양(체중의 20%)보다 많다. 이와 같은 이유 때문에 소아, 특히 신생아와 미숙아의 약용량을 단순히 성인의 약용량으로부터 계산해서 구하는 것은 곤란하지만 체표면적이 세포외액량과 상관성이 있으며, 또한 기초 대사량, 순환혈액량 및 사구체여과량과도 비교적 비례관계가 잘 성립되기 때문에, 이것을 기준으로 하는 방법이 가장 실제적이며, 이러한 점에서 보면 Von Harnack표가 실용적이다.

이 표는 신생아 3개월부터 유아에 이르기까지 많이 사용되고 있다. 미국 약전 의약품정보(USP-DI)에서는 소아 약용량을 체표면적 당 양으로 나타내는 경우가 있다. 체표면적을 구하는 식으로서 Du Bois식이 있다.

$$\text{체표면적}(Cm^2) = \text{체중}(kg)^{0.425} \times \text{신장}(Cm)^{0.725} \times 71.84$$

그리고 소아에서는 흡수, 분포, 대사, 배설 및 감수성 등이 성인과 다르기 때문에 약용량에 주의가 필요로 한다. 최근에는 소아에게 투약시 용량 결정은 용량이 많은 쪽이 선호되고 있다.

〈표2〉 소아 약용량의 산출

1) 연령으로부터 산출하는 방법

$$Young式 : 소아 약용량 = \frac{연령}{12 + 연령} \times 성인량 \quad (3-7세 적합)$$

2) 체중으로부터 산출하는 방법

$$Crawford式 : 소아 약용량 = 성인량 \times \frac{체표면적(cm2)}{1.73}$$

3) 체표면적으로부터 산출하는 방법

$$Clark式 : 소아 (2세 이상) 약용량 = \frac{체중(Lbs)}{150} \times 성인량$$

$$Augsberger式 : 소아 약용량 = \frac{연령 \times 4 + 20}{100} \times 성인량$$

Von Harnack표 (Augsberger식에 의한 것)

미숙아	신생아	1/2세	1세	3세	7.5세	12세
1/10	1/8	1/5	1/4	1/3	1/2	2/3

---

③ 고령자 약용량

고령자는 일반 성인보다도 의약품의 투여를 받는 빈도가 많고, 또한 그 기간이 길다. 고령자는 신체의 제 기능이 저하되고 있기 때문에 약효의 지표가 일반 성인과 다르다. 예를 들면 소화관으로부터 흡수가 저하되고 신속하지 않아서 효과의 발현이 지연되는 경향이 있다. 또한 간장에서의 대사 및 신장에서의 배설기능이 저하되고 있기 때문에 체내약물은 잔류하기 쉽다. 이러한 것은 고령자에게 약물투여 시 치료농도와 중독농도의 폭을 근접시키는 원인이 되고 있으며 중독발현의 빈도를 높게 하고 있다. 그리고 가령에 의한 신체의 제기능의 저하 정도는 개인차가 심해서 그 때문에 일률적인 방법으로 고령자의 약용량을 구하는 것은 곤란하다.

따라서 개개의 고령자에 대한 약용량을 결정할 때는 일반 성인보다 더 신중하게 결정할 필요가 있다.

가) 고령이 되면 생리학적, 병적 변화가 약물의 체내동태 및 약력학에 변화를 미쳐 고령자의 약물 투여량에는 주의가 필요하다.

나) 일반적으로 주의해야 할 약제는 중추신경억제제, 부교감신경흥분제, 교감신경차단제, 진정제, 강심배당체, 부신피질호르몬제 등이 있다.

다) 50세부터는 1세씩 증가되면 매 1%씩 약용량을 감소시켜서 60세에는 성인량 보다 10%, 70세에는 20%를 감량 투여한다.

④ 치료역이 좁은 약물의 약용량

치료 약물혈중농도 모니터링(TDM : therapeutic drug monitoring)은 단순히 약물의 혈중농도를 측정하는 것만이 아니고 개체차가 큰 환자의 약물동태를 파악해서 유효하고 안전한 약물의 최적투여량, 투여간격, 제형의 선택 등을 결정해서 약물투여계획을 할 수 있는 것 외에 혈중농도 상승에 의한 부작용과 약물상호작용의 억제 및 복약순응도를 파악할 수도 있어 복약지도의 기본적 정보로도 활용할 수 있다.

가) 혈중농도를 측정해야 하는 약물 : 임상효과 또는 부작용의 발현과 혈중농도치 사이에 상관성이 있는 약물이 전제 조건이며, 표3과 같이 약물의 유효치료농도와 중독농도가 근접해 있는 약물들이 TDM이 필요하다.

- 임상효과를 용이하게 측정할 수 없는 약물
- 연속투여 시 축적의 가능성이 있는 약물
- 치료역이 좁은 약물
- 심한 부작용을 나타내는 약물
- 부작용과 질환증상이 비슷한 약물
- 비선형인 약물동태를 나타내는 약물
- 약물동태의 개인 간 변동이 큰 약물

- 내성, 약물상호작용, 환자의 복약 불이행(patient noncompliance) 등이 의심되는 약물

<표3> 약물혈중농도 모니터링의 대상이 되고 있는 약물

의약품명	1일 용량	유효치료농도역	중독농도역
Digoxin	0.125 – 0.5mg	0.8 – 2.0ng/ml	2.0 – 2.5ng/ml이상
Phenytoin	200 – 300mg	10 – 20μg/ml	30μg/ml이상
Carbamazepine	200 – 600mg	4 – 10μg/ml	12μg/ml이상
Phenobarbital	30 – 200mg	10 – 30μg/ml	40μg/ml이상
Primidone	250 – 1500mg	5 – 10μg/ml	15μg/ml이상
Vaproic acid	400 – 1200mg	50 – 100μg/ml	
Gentamicin	80 – 120mg	4 – 5μg/ml이상	12μg/ml이상
Tobramycin	120 – 180mg	4.5μg/ml 이상	12μg/ml이상
Amikacin	100 – 400mg	15–20μg/ml이상	30 – 35μg/ml이상
Theophylline	600mg	10 – 20μg/ml	20μg/ml이상
Cyclosporin	12mg/kg	50 – 200ng/ml	200 – 250ng/ml이상

5) 금기사항 (소아 금기, 고령자 금기, 임신부 금기, 수유부 금기)

금기에 해당하는 약물이 처방된 경우 처방의사에게 문의하여 확인하고, 문의 결과 날짜, 시간, 담당 의사의 이름을 처방전에 기록하며, 담당약사가 사인한 후, 확인 결과대로 조제한다.

정부의 DUR(의약품 사용평가 drug utilization review) 사업실시로 동일처방전간, 이종처방전간 여러 유형의 조제금기에 대해 검토하는 것이 약사의 주요한 처방검토 업무로 자리 잡아 가고 있다. 금기사항의 사례는 다음과 같은 것을 예를 들 수 있다.

(1) 질병 – 약물 상호작용

질병과 약물의 상호작용은 특정한 약물이 환자의 특정한 건강 상태, 질병, 치료과정, 진단을 위한 검사 등과 연관된 상호작용을 일으키는 것을 말한다. 환자가 이에 해당하는 상태에 있는 경우 환자의 약물요법은 변경되어야 한다. 예를 들면, 천식환자에게 고혈압 치료제인 β-blocker를 투여하는 경우이다. 이 약물이 기관지 평활근의 이완에 관여하는 β-2 receptor에 비특이적으로 작용할 경우, 기관지 수축을 일으켜 천식발작으로 큰 사고가

발생할 수 있다.

절대적 금기는 환자에게 해를 끼치는 정도가 매우 심각한 경우로 해당하는 상태에 있는 환자에게 상호작용을 일으킬 수 있는 약물을 절대로 투여해서는 안된다.

상대적 금기는 매우 중요한 상호작용을 일으킬 것으로 예상이 되지만 약물을 투여하기 전에 적절한 조치를 취한다면 안전하게 약물을 투여할 수 있는 경우이다. 금기 경고는 적절하게 환자를 모니터링하면 안전하게 약물을 투여할 수 있는 경우이다.

(2) 연령 - 약물

일부 연령(소아 또는 노인)의 환자들은 성인과 대사능력이나 배설능력 등이 다르므로 약물의 흡수, 분포, 대사, 배설과 관련되어 혹은 성장과정에 미치는 영향 등으로 인해 일부 약물이 심각한 부작용을 유발하거나 안전성이 확립되어 있지 않아 사용을 금하고 있다.

① 유 · 소아 처방 부적절한 연령별 금기인 10개의 성분

가) Benzonatate (지콜연질캅셀) : 진해거담제 < 7세

나) Clobetasol propionate(더모베이트액) : 외용액제< 1세

다) Fluticasone propionate (큐티베이트크림) : 크림제< 2세

라) Ketorolac tromethamine (트롤락 점안액) : 주 : <2세 / 정 : <17세

마) Sulfamethoxazole, trimethoprime (셉트린):< 4주

바) Topiramate (토파맥스):< 2세

사) Zolpidem (스틸녹스):<16세

아) Diazepam 정 : <6개월 / 주: <4주

자) Ketoprofen 주사 : <4주

차) Lorazepam 주사 : <4주

② 노인환자의 절대 금기약물

가) Barbiturates(except phendbarbital) : 중독성과 약물유해반응 위험성이 큼.

나) Flurazepam : 반감기가 매우 길어 진정과 낙상, 골절 위험이 큼

다) Meperidine(Demerol) : 혼동(confusion) 유발 가능성이 크고, 다른 마약에 비해 단점이 많음

라) Pentazocine : 다른 마약보다 중추신경계 부작용 위험성이 더큼

마) Buscopan : 항콜린효과가 큼(특히 장시간 사용하는 경우)

바) Amiodarone : QT interval 문제와 torsades de pointes 유발 가능성 있음. 노인에게는 효과 부족함

사) Nifedipine : 저혈압과 변비 가능성

아) Fluoxetine : 반감기가 길고, 중추신경계자극, 수면장애, 흥분의 부작용 있음. 안전한 대체약물이 있음(citalopram, sertraline)

자) Ketorolac : 증상이 없는 위장관계 부작용이 많으므로 노인에게는 사용을 피해야 함

(3) 알레르기 – 약물

어느 특정한 약물에 알레르기가 발생한 경력이 있을 경우, 이를 다시 투여하거나 유사한 약물을 투여하면 심각하고 때로 치명적인 부작용이 발생할 수 있다. 임상적으로 중요한 알레르기 반응을 일으키는 빈도가 높다고 알려진 약물을 투여할 때에는 반드시 환자의 알레르기 경력을 확인하여야 하며, 교차 알레르기 반응이나 알레르기를 일으켰던 약과 구조가 유사한 약물을 투여 할 때에도 주의가 필요하다.

(4) 임신(수유) – 약물

일부 약물은 임신중인 여성 또는 수유중인 여성에 금기해야 한다. 태반을 통과하는 약이거나 모유로 배설되는 약물 중 태아나 유아에게 임상적으로 의미가 있는 유해한 영향을 미치는 약물은 임신, 수유중인 여성에게는 투여할 수 없다.

(5) 기타 금기사항

일부 호르몬 제제들은 성별에 따라 금기사항이 된다. 여성을 위한 피임약이 남성에게는 금기가 되는 것이며 특별한 적응증이 없이 남성호르몬이 여성에게 처방된다면 이 또한 금기사항이 된다.

6) 환자 관련 사항

(1) 환자의 약력을 확인하여 과민증 여부 및 과민증이 있는 약물 확인

(2) 환자의 약물 복용여부를 확인하고, 서로 다른 의사로부터 서로 다른 처방전을 받아 온 경우는 중복 투약 및 상호작용, 배합금기 등을 확인

① **상호작용**

가) 처방약물 사이의 상호작용 확인

- 약제학적 배합금기의 경우에는 별도로 포장

- 약물치료 상 배합금기 약물은 처방의사에게 먼저 문의하여 확인함

나) 환자가 복용중인 약물과 처방약물 사이의 상호작용 확인

② **중복처방**

가) 동일한 처방전에서 동일 약물의 반복인 경우는 처방한 의사에게 문의하여 확인함.

나) 서로 다른 처방전에서 약물의 중복처방인 경우

7) 약동학적 파라메타

최근에 개발된 의약품은 설명서에 약물의 생체내 동태, 즉 ADME{absorption (흡수), distribution(분포), metabolism(대사), excretion(배설)} 과정을 자세하게 설명하고 있다.

특히 조제 시 많이 사용되고 있는 경구용 제제를 투여할 때 그림2와 같이 혈중농도 시간곡선을 나타내고 있는데 여기서 다음과 같은 파라메타를 약사들은 약물별로 파악해 두어야 할 것이다.

약리학적 파라메타로서 MEC(최소유효혈중농도), MTC(독성을 나타내기 시작하는 혈중농도), onset time(작용발현시간), intensity(약효의 강도)가 있다.

약동학적 파라메타로서는 peak concentration(Cmax, 최고혈중농도), time to peak concentration(Tmax, 최고혈중농도에 도달하는 시간), AUC(혈중농도-시간곡선하면적) 및 bioavailability(생체이용률), $t_{1/2}$(생물학적 반감기), Vd(분포용적), CL(클리어런스)를 알게 되면 약물로 인한 부작용의 확인과 약물투여 계획(dosage regimen), 즉 투여간격, 용량, 투여경로 및 제형의 선택을 원활히 할 수 있고 TDM에 근거한 용량을 설정할 수 있으며, 환자 개개인에 적합한 약물요법을 시행할 수 있다.

<그림 2> 경구용제제 투여시 혈중농도 - 시간곡선

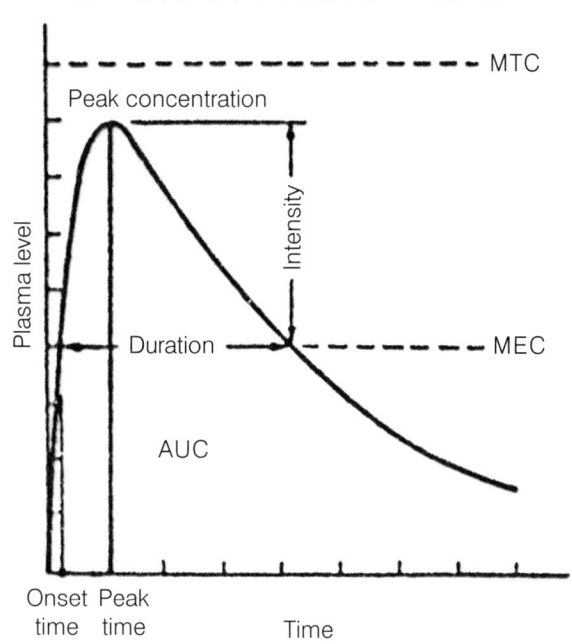

6. 처방전 용어

시판 제제가 적었던 옛날에는 의약품을 조합해서 적절한 제형으로 조제하였기 때문에 M.f.pulv.(Misce fiat pulvis) : 혼화하여 산제로 하라, M.f.Sol.(Misce fiat solutio) : 혼화하여 수제로 한다 등의 지시가 있었다.

산제, 수제 이외에도 환제, 파프제, 유제, 좌제, 연고제 등이 처방전에 의해 조제되었다. 현재는 의약품, 시판 제제의 종류가 증가되었고, 처방의가 바쁘다는 등의 사정 때문에 조제법 및 용법지시의 기재가 점차적으로 간략화 되고 있다.

1) 처방약어

(1) 의약품명 약어

의약품명은 대한약전에 수재된 명칭, 별명, 약어, 일반명 또는 상품명 등으로 기록한다. 일반적으로 신약은 상품명(registered name)을 사용한다.

의약품이 적은 시대는 약어를 사용한 처방이 많았지만 현재는 의약품 수가 너무 많이 증가되어 약어는 될 수 있는 한 사용하지 않는 추세이다. 단, 항생제는 화학요법학회에서 공인된 약어를 쓰고, 항전간제는 소아신경학회에서 공인된 약어를 쓰며 옛날부터 사용된 관용 약어는 다음과 같이 쓰고 있다.

① 항생물질의 약어

CM : Chloramphenicol   AM or AB-PC : Ampicillin

EM : Erythromycin   SM : Streptomycin

JM : Josamycin   KM : Kanamycin

OTC : Oxytetracyclin   TC : Tetracyclin

MMC or MT : Mitomycin C   CEX : Cephalexin

PV : Phenoxymethyl penicillin P-P : Procaine penicillin

B-P : Benzathine penicillin   Na-P : Penicillin G sodium

② Tranquilizer의 약어

CDP : Chlordiazepoxide   DDP : Diazepam

CPZ, CZ : Chlorpromazine   PZ : Perphenazine

③ 항전간제의 약어

Pb, PB : Phenobarbital   PHT : Phenytoin

PM : Primidon   CBZ : Carbamazepin

DPH : Diphenylhydantoin

④ 항결핵제의 약어

RFP : Rifampicin   INAH, INH : Isonicotinic acid hydrazide

EMB : Ethambutol   PAS : Para−amino salicylic acid

PIA : Pyrazinamide

⑤ 항진균제의 약어

FCZ : Fluconazole   KCZ : Ketoconazole

ICZ : Itraconazole   GSF : Griseofulvin

⑥ 옛날부터 사용된 관용약어

SS : Symple syrup   SL : Lactose

T.a : 고미틴크(Tinctura amara)

6MP : 6−Mercaptopurine

⑦ 비타민의 약어

VB_1 : Thiamine chloride VB_7 : Biotin

VB_2 : Riboflavin VB_8 : Adenosine phosphate

VB_6 : Pyridoxine chloride   VC : Ascorbic acid

VB_{12} : Cyanocobalamine VK_1 : Phytonadione

⑧ 기타

Al-Gel : 건조수산알루미늄겔

EST : Estrogen

5-FU : 5-Fluorouracil

MTX : Methotrexate

ASA, Asp : Acetylsalicylic acid

UDCA : Ursodesoxycholic acid

IDU : Idoxuridin

Pd : Prednisolone

6-MP : Mercaptopurine

N.B. or n.b. : 탄소수소나트륨

PVP : Povidone iodine

X-Scop : Scopolia Ex

(2) 함량 및 투약량 약어

① 치료방침에 준한 표준투약량

가) 내복약 – 1일의 분량

나) 내복용 滴劑 – 투여총량

다) 둔복약 – 1회분량

라) 외용약 – 총량

마) 주사제 – 총량

② 표시단위

vol : volume

dr : teaspoonful

g or gm : gram

gr : grain

Kcal : kilocalorie

btl : bottle

U. : unit

wt : weight

gtt : drops

mcg, μg : microgram

mg : milligram

Kg : kilogram

ml : millilitre

I.U. : international units

③ **제형별 표시단위**

산제 : g, mg, μg

액제 : ml, gtt, drop

연고제 : g

효력의 단위: Unit, U, I.U.

④ **단위의 생략** : g 또는 ml 만 생략할 수 있다.

(3) 제형 약어

tab : 정제	cap : 캅셀
pow. pulv : 산제	mixt : 수제
pil : 환제	emuls : 유제
inf : 수액제	liq. : 액제
supp, PR : 좌제,	oint, ung : 연고제
vag. supp. : 질좌제	opht. soln. : 점안액
drag : dragee, 당의정	opht. oint. : 안연고
syr. : 시럽제	lot. : 로숀제
cr. : 크림	susp. : 현탁제
inj. : 주사제	gran : 과립제
vag. tab. : 질정	amp : 앰플
soln. : solution	garg. : 가글
IV : 정맥주사	SC : 피하주사
AS : Aerosol Solution,	SL : 설하정,
IM 근육주사	IP : 복강주사
PO : 경구용제제	MDA : metered dose aerosol
MDI : metered dose inhaler	DPI : dry power inhaler

① 동일약품으로서 제형이 다른 제제 (정제, 캅셀제, 산제)로 되어있는 경우 특정 제형을 필요로 할 때는 이 제형을 기재한다 (pulv., tab., cap.).

② 동일약품의 분량이 다른 제제가 있는 경우 통상 필요로 하는 함량을 약품명 뒤의 ( )안에 표시한다. 기재 예) Chlordiazepoxide (10mg) 3Tab.

(4) 조제법 약어

조제약의 제형과 조제법에 관한 지시이다. 조제법은 단일 약품이 처방되어 있을 때는 생략하고 복잡한 조제법일 때 사용되고 있는 것은 다음과 같은 것이 있다.

① M.D.S.(Misce Da Signa) : 혼화하고 용법을 써서 투여하라

② M.f.pulv.(Misce fiat pulvis) : 혼화하여 산제로 하라

③ M.f.Sol.(Misce fiat solutio) : 혼화하여 수제로 한다

④ M.f.pulv. XⅡ(Misce fiat pulvis No. XⅡ) : 혼화하여 산제 12포로 하라

(5) 용법 약어

① S.1tab. t.i.d. a.c.s.(용법 1일 3회 1정씩 식전복용)

② S.1tab. t.i.d. hora una. p.c.(용법 1일 3회 1정씩 식후 1시간 복용)

③ D.S. b.i.d. p.c.n.et m.s(1일 2회 조·석 식후복용)

④ D.S. t.i.d. p.c.sum, 3X t.i.d. p.c.(1일 3회 식후복용)

⑤ D.S. q.i.d. p.c.s. et h.s.,(1일 4회 매 식후 및 취침전복용)

⑥ p.c.(post cibos) : 식후(after meals)

⑦ i.c.(inter cibos) : 식간(between meals)

⑧ a.c.(ante cibos) : 식전(before meals)

⑨ stat. p.c.(statim post cibos) : 식후즉시

⑩ ad us. ext.(ad usum externum) : 외용

⑪ ut dict.(ut dictum) : 용법 지시대로

⑫ h.s.(hora sumni), v.d. Schalaf : 취침전(at bedtime)

⑬ Cochleare parvum(coch. parv.) : teaspoonful

⑭ Mittag : in the afternoon

⑮ n(nocte) : at night

⑯ m(mane) : in the morning

⑰ A.M. : morning

⑱ P.M. : afternoon, evening

(6) 투여간격 약어

① t.i.d.(ter in die) : 1일 3회 (three times a day)

② q.i.d.(quarter in die) : 1일 4회 (four times a day)

③ sem.i.d.(semel in die) : 1일 1회

④ b.i.d.(bis in die) : 1일 2회 (two times a day)

⑤ b.i. wk : 1주 2회

⑥ 1 sum(unum sumatur) : 둔복

⑦ Omn. 4hr.(omni guarta hora) : every 4 hours

⑧ t.g.i.d. : 3 or 4 times a day

⑨ q : every

⑩ q.h. : every hour(매시간)

⑪ qd : every day(매일)

⑫ qod : every other day(격일로)

⑬ qhs : once daily at bedtime

(7) 투여경로 약어

a.d. or AD : right ear   PO : oral administration, by mouth

a.s. or AS : left ear   PR : by rectum

AU : each ear   SC : subcutaneous

IM : intramuscular   SL : sublingual

IV : intravenous   Top : topical

OD : right eye   Vag : vaginal

OS : left eye   IP: intra peritoneal

o.u. : 양쪽 눈   a.u. : 양쪽 귀

IA : intra articular   IUD: intra uterine device

TTS: transdermal therapeutic system

(8) 병명 약어

① CHD : Coronory heart disease (관상동맥질환)

② AGN : Acute glomerulo nephritis (급성사구체신염)

③ C.A.H. : Chronic active hepatitis (활동성 만성간염)

④ FUO : Fever undetermined origin (원인 불명의 열)

⑤ HLD : Herniated lumbar disc (요추간판 탈출증)

⑥ I.B.S. : Irritable bowl syndrome (과민성대장 증후군)

⑦ L.C. : Liver cirrhosis (간경변)

⑧ OCD : Obsessive compulsive disorder (강박장애)

⑨ BPH : Benign prostatic hypertrophy (양성 전립선비대)

⑩ MI : Myocardial infarction (심근경색)

⑪ VD : Venereal disease (성병)

⑫ DM : Diabetes melitus (당뇨병)

⑬ DU : Duodenal ulcer (십이지장궤양)

⑭ CHF : Congestive heart failure (울혈성 심부전)

⑮ CRF : Chronic renal failure (만성 신부전)

⑯ RA : Rheumatoid arthritis (류마티스 관절염)

⑰ COPD : Chronic obstructive pulmonary disease (만성 폐색성폐질환)

⑱ IDDM : Insulin-dependent diabetes(인슐린의존성 당뇨병)

⑲ NIDD : Non-insulin dependent diabetes(인슐린비의존성 당뇨병)

⑳ DTP : Diphteria tetanus pertussis(디프테리아·백일해·테타니)

㉑ ENT : Ear, nose & throat(이비인후)

㉒ LKS : Liver, kidney, spleen(간, 신, 비)

㉓ SLE : Systemic lupulus erythematosus(전신성 홍반성 낭창)

㉔ UTI : Urinary tract infection(요로감염)

㉕ URI : Upper respiratory infection(상기도감염)

(9) 기타 약어

$\overline{aa}$: of each(각각)　　　　　　　　rep : repeat, refill

$\overline{c}$: with(와 함께)　　　　　　　　$\overline{s}$: without

n.r. : no refill　　　　　　　　　$\overline{ss}$: one-half

qs, ad : add a sufficient　　　　　Sig. : directions for use

div. : 분할하라　　　　　　　　cito! : quickly(지급)

stat : at once, immediately(즉시로)　　p.r.n. : as needed(필요시)

ad lib : freely at pleasure　　　　aq. dest. : distilled water

7. 처방전 의문 조회 방법과 절차

새로운 처방전인 경우는 환자 관련 사항 및 다른 약물 복용여부 확인하고, 재투약 처방전인 경우는 처방전 내역의 변경 여부를 조제기록부 또는 환자에게 확인하고, 변경 내용이 명확하지 않은 경우 처방의사에게 문의하여 확인한다.

1) 처방 변경 및 수정

약사법 제26조의 규정에서 명시하고 있는 "처방전의 내용에 의심이 나는 점"은 바로 약사의 처방검토를 통해 발견되는 문제를 지칭하는 것으로써 적어도 의약품사용평가 (DUR)의 대상 항목을 검토해야 함을 뜻한다.

(1) 약사 또는 한약사는 처방전을 발행한 의사·치과의사·한의사 또는 수의사의 동의 없이 처방을 변경하거나 수정하여 조제할 수 없다.

(2) 약사 또는 한약사는 처방전에 표시된 의약품의 명칭·분량·용법 및 용량 등이 다음 각 호의 어느 하나로 의심되는 경우 처방전을 발행한 의사·치과의사·한의사 또는 수의사에게 전화 및 모사전송을 이용하거나 전화 및 전자우편을 이용하여 의심스러운 점을 확인한 후가 아니면 조제를 하여서는 아니 된다.

  ① 식품의약품안전청장이 의약품의 안정성·유효성 문제로 의약품 품목 허가 또는 는 신고를 취소한 의약품이 기재된 경우
  ② 의약품의 제품명 또는 성분명을 확인할 수 없는 경우
  ③ 「국민건강보험법」 제39조제2항에 따라 보건복지가족부령으로 정하는 요양급 여기준에 따라 보건복지가족부장관이 병용금기 또는 특정 연령대금기 성분으로 고시한 의약품이 기재된 경우

(3) 제1항에 따른 처방의 변경 및 수정 방법과 절차 등 세부적인 사항은 보건복지가족 부령으로 정한다.

(4) 시행규칙 제13조의6 : 약사법 제23조 제1항의 규정에 의하여 약사는 처방을 변경 하거나 수정하여 조제하고자 하는 경우에는 그 처방전을 발행한 의사 또는 치과의사에게 변경 또는 수정하고자 하는 사유 및 내용에 대하여 전화, 모사전송, 컴퓨터 통신 등을 이용하여 동의를 얻어야 한다.

(5) 약사에 의한 당연 조치

원칙적으로 약사는 처방을 발행한 의사의 동의가 없으면 처방전을 변경 또는 수정할 수 없다. 그러나 아래와 같이 조제학상 당연한 조치로 생각되어지는 사항은 변경 또는 수정의 범위에 포함시키지 않는 것으로 해석하기 때문에 변경 또는 수정해서 조제해도 무방

하다.

① **첨가제의 사용**

부형제, 보존제, 안정화제, 용해보조제, 유화제, 현탁화제, 등장화제 및 완충제 등의 첨가

② **배합불가 또는 배합부적일 경우**

예를 들면 중조를 함유한 액제에 염산치아민이 처방된 경우에 염산치아민을 별포로 해서 산제로 교부한다.

③ **산제 처방에 정제, 환제 또는 캅셀제가 배합될 경우**

산제만을 분할 · 포장하고 정제 · 캅셀제는 동시에 복용하도록 지시하고 별도의 약포 또는 약봉투에 넣어 교부한다.

④ **부득이 제형을 변경할 필요가 있는 경우**

흡습성 또는 조해성이 심한 의약품은 산제로 처방되어도 액제로 조제한다. 또한 액제에 난용성 의약품이 처방되어질 때는 이것을 산제로 조제해서 별포로 해서 교부한다.

2) 처방전의 변경내용 기입

조제 연월일, 조제한 약국의 명칭 및 소재지, 의사의 동의를 얻어서 의약품을 변경한 경우에 변경의 내용 및 의심나는 점을 확인한 경우에 그 회답의 내용을 기입한다.

8. 처방검토(DUR) 업무

의약분업의 목적은 약물사용과정을 합리화하여 의약품의 오남용, 과용 등을 예방하고자 하는 데 있으며 이를 위해 의사는 환자의 질병에 관해 진단과 처방을 전문적으로 수행하고, 약사는 의사에 의해 발급된 처방전 내용을 안전성(약물상호작용, 약물알레르기, 적정 용량범위 등) 측면에서 검토한 후 오류 또는 부적절한 약물처방 문제를 처방의사와 상담, 해결하여 안전하고 정확한 투약서비스를 제공해야 한다. 그러나 약사가 이러한 처방

검토업무를 제대로 시행하기 위해서는 많은 전문지식과 실무능력을 필요로 하고 있다.

미국에서부터 발전된 의약품사용평가(Drug Utilization Review, DUR) 개념의 처방검토 업무는 약물치료의 안전성 및 적정성을 높여 보건의료의 질을 높이고자 하는 데 목적으로 두고 있다.

의약품 사용의 안전을 보장하기 위한 약사의 처방검토 사항을 근간으로 하는 DUR 제도는 현재 실시되고 있는 의약분업에서 약사의 의무사항을 구체화함으로써 약사직능의 정체성 확립과 더불어 보건의료의 질 향상에 크게 기여할 것으로 기대되고 있다.

의약품의 효능을 중시하는 시각과 약해를 중시하는 관점이 적절히 조화롭게 작용되어 환자의 치료효과를 극대화하고 안정성을 보장한다는 관점에서 DUR의 중요성이 부각되는 것이며, 예방적 효과에서 더욱 그 중요성이 강조되고 있다.

또한 처방검토라는 처방조제에 있어 약사 본연의 기능이 DUR과 동시에 이루어지는 것이 현재의 모습이라면 DUR 정착 이후에 처방검토의 더욱 세분화되고 전문화된 기능도 약사의 직능으로서 평가받게 될 것이 분명할 것이다.

1) 정의

의약품사용평가(DUR)는 의약품의 처방이 적절하고 의학적으로 필요하며 부정적인 의학적 결과를 낳지 않을 것을 보장하기 위한 제도 또는 시스템을 말한다.

DUR은 Drug Utilization Review의 약어이며 사회적으로 약물사용을 적정화하기 위한 업무개념으로써 미국의 경우, OBRA 90 연방법 제정을 통해 국가의료보장제도인 Medicaid환자에 대한 약제서비스의 보험급여 심사평가에 의무화함으로써 제도화되었으며 대부분 보험단체도 이를 기준으로 모든 환자에 대한 약제서비스의 보험 급여에 적용함으로써 약물사용의 안전성 및 적정성 보장을 위한 기본 틀이 되어 왔다.

국내에서도 의약분업의 시작과 더불어 개정된 약사법에 따라 약물사용의 안전성 및 적정성을 보장하기 위한 DUR이 의무화되어 있으며 약사에게는 이미 엄격한 책임과 의무가 부여된 상황이다.

2) 법적규칙

현행 약사법 제23조 2항에서는 다음과 같이 약사의 처방검토를 의무화하고 있다.

약사법 제23조 2항: 약사 또는 한약사는 처방전의 내용에 의심나는 점이 있을 때에는 그 처방전을 발행한 의사, 치과의사, 한의사, 또는 수의사에게 문의하여 그 의심나는 점을 확인한 후가 아니면 조제를 하여서는 안된다.

이 약사법 조항에서 명시하고 있는 "처방전의 내용에 의심이 나는 점"은 바로 약사의 처방 검토를 통해 발견되는 문제를 지칭하는 것으로써 적어도 의약품사용평가(DUR)의 대상 항목을 검토해야 함을 뜻한다. 따라서 원칙적으로 약사는 처방전에 대해 약물상호작용, 용량, 치료기간, 금기사항 등을 검토해야 하며 만약, 문제가 발견될 때에는 처방의사와 상담하여 문제를 해결한 후 조제해야 한다.

3) DUR 시스템의 내용

의사에 의해 발급되는 처방전 내용을 안전성(약물상호작용, 약물 알레르기, 적정 용량 범위 등) 측면에서 자동 검색하여 처방전 오류를 의사 또는 약사가 전산적으로 감지토록 하고 임상적 판단에 필요한 전문 의약정보를 제공하는 최첨단 처방안전점검 시스템으로 일종의 clinical decision support system이다.

이러한 시스템은 많은 처방전을 발행, 또는 조제 투약하는 의료기관 및 약국에서 처방전 오류에 의한 약화사고의 예방에 필수적이며 약물사용의 안전성 및 적정성을 향상시킬 수 있는 필수 요건이다.

4) DUR 대상 세부사항

처방검토는 기재사항 전반에 걸쳐 해야 하지만 특히 다음과 같은 점에 특히 주의하여야 한다.

(1) 치료중복(therapeutic duplication)

환자가 의학적으로 위험한 상태에 놓일 가능성이 있으며 치료적 이득 없이 추가 비용이

들어가도록 같은 치료계열 약물 군에서 두 가지 이상의 약물을 처방 및 조제하는 경우

(2) 약물-질환 금기사항(drug-disease contra-indication)

다음과 같은 사항이 발생할 가능성이 있는 의약품 사용을 의미한다.

　　① 환자의 질환에 의해 처방된 약물의 효과가 바람직하지 않게 변화

　　② 환자의 질환 상태에 따른 약물의 이상반응

(3) 약물 간 상호작용(adverse drug interaction)

두 가지 이상의 약물을 병용 투여한 결과, 임상적으로 중대한 이상 반응이 발생하거나 가성이 있는 경우

(4) 부적절한 약물용량(incorrect drug dosage)

선결 표준에서 규정한 치료 효과를 달성하기 위해 필요한 하루 투여량의 범위를 벗어나는 경우

(5) 부적절한 투여기간(incorrect duration)

선결 표준(predetermined standard)에서 권장되는 기간을 초과 또는 미달하여 처방 또는 는 조제하는 경우

(6) 약물-알레르기 상호작용(drug-allergy interactions)

약물치료의 결과로서 알레르기 반응이 발생할 가능성이 있는 경우

(7) 임상적 남용과 오용(clinical abuse/misuse)

5) DUR 제도의 기대효과

　　(1) 약물사용의 안전성 향상

– 약물부작용의 70%이상; 용량 부적절

(2) 약물사용의 효과 향상

– 미달용량 : 적정 용량으로 전환 또는 처방사례의 감소

(3) 약물사용의 적정성 향상

– 약물의 오용, 남용, 과잉 및 과소사용의 예방

(4) 보험재정 절감효과

(5) 의약분업 기대효과의 현실화

6) DUR의 시행방법

원칙적으로 약사는 처방전에 대해 약물상호작용, 용량, 치료기간, 금기사항 등을 검토해야하며 만약, 문제가 발견될 때에는 처방의사와 상담하여 문제를 해결한 후 조제해야 한다.

(1) 전향적 의약품사용평가 (Prospective DUR)

① 조제투약 직전에 약사가 시행

② 1차 DUR : 약국전산시스템의 POS(Point of Sale)DUR시스템으로 시행

③ 2차 DUR : 온라인, 실시간 DUR(전산심사시스템)

(2) 동시적 의약품사용평가 (Concurrent DUR)

① 치료과정중의 약물치료의 평가와 조정

② 주로 입원환자에 적용

(3) 후향적 의약품사용평가 (Retrospective DUR)

① 투약 후 약물치료양상의 평가

② 정부/보험관리기관(심평원등)에 의해 실시됨

③ 처방의 질 향상을 위한 교육적 중재과정

9. 처방감사 지침

처방내용 및 조제된 약품 (실물 및 수량)을 재확인하여 보다 환자의 안전을 위한 정확한 투약이 이루어지도록 한다.

1) 처방 및 라벨감사

(1) 약 처방 내용이 유사한 환자들의 약품이 바뀌지 않도록 반드시 환자명과 환자의 약 내용을 확인한다.

(2) 처방검토 지침에 따라 처방전을 검토한다.

(3) 조제 봉투에 인쇄되어졌거나 또는 조제 봉투에 부착된 라벨의 정확성 여부를 확인한다.

(4) 감사담당 약사는 조제지침을 모두 숙지하고 있어야 하며, 조제 지침대로 조제약사가 실행하였는지를 확인해야 하며, 직접 조제 약사를 호명하여 조제법을 확인할 수 도 있다.

(5) 제형에 따른 확인

① 정제

약품 외형(색상, 모양, 크기, 식별문양)과 수량이 정확한지 확인하고, 색깔이 비슷하거나 크기가 유사한 정제의 혼입여부와 손상된 정제의 혼입여부를 확인한다. 색깔이 비슷하거나 크기가 유사한 정제의 혼입여부와 손상된 정제의 혼입여부를 확인한다. 3개월 이내 정제의 외형이 변경되었거나 제조회사가 변경된 경우에는 안내문이 포함되었는지를 확인한다.

② 산제

약품의 색상, 입자도, 이물질 혼입여부를 확인하고 처방전에 기재된 조제량과 부형제의 양을 확인한다.

③ 액제

약품의 색상, 점도, 냄새, 액제 통용량을 확인한다.

(6) 차광약품이 있는 경우에는 조제약 봉투를 알맞은 크기와 차광봉투에 넣어준다.

(7) 냉장보관이 필요하거나, 용법지시서 및 복약지시문이 필요한 경우는 지시문을 첨부하거나 라벨을 투약봉투에 부착한다.

(8) 처방전에 조제자의 서명이 되어 있는지 확인하여 서명이 없는 경우는 찾아내어 반드시 기록하도록 한다.

(9) 감사 시에 처방의 오류나 조제오류 등이 발견된 경우는 반드시 감사일지에 기록하며, 조제를 담당한 약사가 다시 조제를 할 수 있도록 정확하게 설명하고 안내한다. 투약이 늦어지는 경우는 환자에게 양해를 구하도록 투약구와 의사소통 한다.

(10) 조제된 각 약품에 대한 감사가 완료되면 처방전의 각 약품에 확인표시를 한 후 손잡이 봉투에 약품을 한 종류씩 차례로 넣어서 조제된 약품이 누락되지 않도록 한다.

2) 처방감사의 의의

처방이란 특정인의 특정질환에 대해서 약제에 의한 처치방법에 관한 의사의 의견을 말한다. 또 처방전은 약물요법을 행하는데 있어서 의사가 약사에게 정보를 전달하는 수단이다. 의사가 의도한 약물요법이 적정하게 실행되기 위해서는 처방전을 통해서 약사에게 정확하게 정보가 전달되지 않으면 안된다.

따라서 처방전은 환자의 약물요법을 행하는데 기본이 되는 것으로 그 형식이나 내용에 대해서 체크(처방감사)가 이루어져야 하며, 처방전에 준해서 처방전에 준해서 정확히 조제하는 것이 매우 중요하다.

처방감사는 의사가 작성한 처방에 대한 감사로서 우선 의약품명, 분량, 용법 용량, 보험정보 등 처방전의 형식적인 기재사항을 체크한다. 또 형식상의 미비한것 뿐만 아니라 환자의 약력을 비롯 연령, 질환, 병용약 등의 배경을 고려하여 개개의 약제 및 처방된 약제의 상호작용에 관한 의약품 정보를 충분하게 활용하여 총괄적으로 처방내용을 체크할 필요가 있다.

3) 처방감사의 철저

처방감사는 처방전의 형식상의 미비한 점을 체크하는 것으로 그치는 것이 아니고 약사로서 처방이라는 software 부분의 감사에 유의해서 처방내용을 평가하지 않으면 안 된다.

처방감사의 포인트는 다음과 같다.

(1) 처방전의 형식상의 확인

(2) 처방내용의 확인

    ① 조제약이 특정화해서 확인 여부

    ② 분량, 용법, 용량의 적정여부 확인

    ③ 입력미스 여부의 확인

    ④ 금기 여부의 확인

    ⑤ 병용약과의 상호작용 여부의 확인

    ⑥ 사용상의 주의사항 여부의 확인

    ⑦ 배합변화 여부의 확인

(3) 처방력의 확인

    ① 병용약의 확인

    ② 전회처방의 확인

(4) 임상검사치의 확인(가능한 경우)

    신장애, 간장애의 유무

(5) TDM치의 확인(가능한 경우)

(6) 병명의 확인(가능한 경우)

제 2 장
조제

1. 정의와 개념

1) 조제의 정의

처방전에 따라 약사가 1종 또는 2종 이상의 의약품을 배합하여 질병치료 및 예방목적으로 투여할 수 있도록 의약품을 조제하는 행위 혹은 조제라함은 의사, 치과의사, 수의사 및 한의사의 처방에 의해 의약품을 사용해서 특정 환자의 특정질병에 대한 약제를 특정의 사용법에 적합하도록 조제해서 환자에게 교부하는 업무를 말하며, 환자에게 투여하는 의약품의 품질, 유효성 및 안전성을 확보하는 것을 목적으로 한다.

2) 조제의 개념

조제는 약사의 임무이며 약학·의학에 근거를 둔 지식과 기능을 가지고 수행해야 하는 필수적인 업무 중 하나이다. 지금까지 오랜 기간 동안 행해져 왔던 조제는 주로 경험에 준한 기술적인 면(주로 약제의 조제)이 중요시 되어 왔고, 종합적인 약물요법의 평가가 충분하게 행해지지 않았다.

환자가 의약품을 적정하게 사용토록 하기 위해서는 약사는 정보제공이 의무화되어 잘 이행하여야 하며, 이 정보제공의 내용에는 복용 시의 일반적인 주의는 물론 상호작용에 주의해야 하는 약제 및 회피법, 심한 부작용과 초기 증상도 포함되어 있으며, 의약품에 관한 위험관리자(risk manager)로서의 약사의 역할을 다하도록 하는 것이 요망되고 있다. 이와 같은 관점에서 조제라는 것은 일반적으로 대상이 환자라는 것을 염두에 두고 다음과 같은 일련의 과정을 말한다.

(1) 처방이라는 정보를 「약의 전문가」로서 약학적인 관점과 최신의 의약품 정보를 갖고서 환자에게 적정한지를 평가한다.

(2) 처방정보에 준해서 약제를 조제한다.

(3) 환자가 상호작용과 부작용 등을 회피하고 약제를 적정하게 사용하도록 정보제공(복약지도)을 하고 교부한다.

(4) 환자가 적정하게 사용하는지를 확인한다.

(5) 사용 후의 유효성의 평가와 상호작용 및 부작용 출현의 유무 등을 확인 한다.

(6) 이러한 정보를 처방에 피드백한다.

최근에 이러한 새로운 개념에 준해서 환자의 병태와 임상검사치, 체질, 알레르기력 · 부작용력의 확인을 비롯해서 복약정보 등 환자배경을 충분하게 고려해서 조제가 이루어지도록 하고 있다.

그러나 약국은 병원에 비해서 병태 등의 환자정보의 입수가 곤란하기 때문에 처방전 접수할 때에 환자나 보호자와의 대화로부터 정보를 수집해서 처방감사에 반영시키는 것이 필요하다. 또한 환자로부터 정보를 수집할 때에는 프라이버시의 보호가 필수적이다.

한편 의료비억제의 사회적 환경에 있어서는 처방되어진 약제의 비용과 효과를 평가한 의료경제를 염두에 둔 조제도 요구되어지고 있다. 사회적환경이 변화하여도 조제의 사고방식은 불변이며, 항상 환자를 대상으로 하고 있다는 것을 잘 인식해서 조제전반이 약학 · 의학의 지식과 최신의 의약품정보가 쌓인 과학이 뒷받침이 된 것으로서 되지 않으면 안된다.

2. 법적규칙

1) 조제

(1) 약사법 제2조 11항에 의하면 "조제"라 함은 일정한 처방에 따라서 두가지 이상의 의약품을 배합하거나 한가지의 의약품을 그대로 일정한 분량으로 나누어 특정한 용법에 따라 특정인의 특정된 질병을 치료하거나 예방하는 것 등을 목적으로 사용되도록 약제를 만드는 것을 말한다.

(2) 약사법 제23조에 1에 의하면 약사 및 한약사가 아니면 의약품을 조제할 수 없으며, 약사 및 한약사는 각각 면허의 범위 안에서 의약품을 조제하여야 한다고 규정하고 있다.

(3) 약사법 제23조의 2에 의하면 약사 또는 한약사가 의약품을 조제할 때에는 약국 또는 의료기관의 조제실에서 하여야 한다. 다만 시장 · 군수 · 구청장의 승인을 받은 경우에

는 예외로 한다.

2) 대체조제

(1) 약사법 제27조의 1에 의하면 약사는 의사 또는 치과의사가 처방전에 적은 의약품을 성분·함량 및 제형이 같은 다른 의약품으로 대체하여 조제하려는 경우에는 미리 그 처방전을 발행한 의사 또는 치과의사의 동의를 받아야 한다.

(2) 제1항에도 불구하고 약사는 다음 각 호의 어느 하나에 해당하면 그 처방전을 발행한 의사 또는 치과의사의 사전 동의 없이 대체조제를 할 수 있다.

① 식품의약품안전청장이 생물학적 동등성이 있다고 인정한 품목(생체를 이용한 시험을 할 필요가 없거나 할 수 없어서 생체를 이용하지 아니하는 시험을 통하여 생물학적 동등성을 입증한 의약품을 포함한다)으로 대체하여 조제하는 경우. 다만, 의사 또는 치과의사가 처방전에 대체조제가 불가하다는 표시를 하고 임상적 사유 등을 구체적으로 적은 품목은 제외한다.

② 처방전에 기재된 의약품의 제조업자와 같은 제조업자가 제조한 의약품으로서 처방전에 적힌 의약품과 성분·제형은 같으나 함량이 다른 의약품으로 같은 처방 용량을 대체조제하는 경우. 다만, 일반의 약품은 일반의약품으로, 전문의약품은 전문의약품으로 대체조제 하는 경우만 해당한다.

③ 약국이 소재하는 시·군·구 외의 지역에 소재하는 의료기관에서 발행한 처방전에 적힌 의약품이 해당 약국이 있는 지역의 지역처방의약품 목록에 없고, 해당 약국의 지역처방의약품 목록 중 처방전에 적힌 의약품과 그 성분·함량 및 제형이 같은 의약품으로 대체조제하는 경우로서 그 처방전을 발행한 의사 또는 치과의사의 동의를 미리 받기 어려운 부득이한 사정이 있는 경우

④ 약사는 제1항 또는 제2항에 따라 처방전에 적힌 의약품을 대체조제한 경우에는 그 처방전을 지닌 자에게 즉시 대체조제한 내용을 알려야 한다.

⑤ 약사는 제2항에 따라 처방전에 적힌 의약품을 대체조제한 경우에는 그 처방전

을 발행한 의사 또는 치과의사에게 대체조제한 내용을 1일(부득이한 사유가 있는 경우에는 3일) 이내에 통보하여야 한다. 다만, 미리 그 처방전을 발행한 의사 또는 치과의사의 동의를 받아 대체조제한 경우에는 그러하지 아니하다.

⑥ 의사 또는 치과의사의 사전 동의 없이 처방전에 적힌 의약품을 대체조제한 경우에는 그 대체조제한 의약품으로 인하여 발생한 약화사고에 대하여 의사 또는 치과의사는 책임을 지지 아니한다.

⑦ 제1항과 제4항에 따른 동의와 통보의 방법 및 절차 등에 필요한 사항은 보건복지가족부령으로 정한다.

3) 조제의 의무 및 준수사항

(1) 약사법 제24조 1에 의하면 약국에서 조제에 종사하는 약사 또는 한약사는 조제 요구를 받으면 정당한 이유 없이 조제를 거부할 수 없다.

(2) 약국개설자(해당 약국 종사자를 포함한다. 이하 이 조에서 같다)와 의료기관 개설자(해당 의료기관의 종사자를 포함한다. 이하 이 조에서 같다)는 다음 각 호의 어느 하나에 해당하는 담합행위를 하여서는 아니된다.

① 약국개설자가 특정 의료기관의 처방전을 가진 자에게 약제비의 전부 또는 일부를 면제하여 주는 행위

② 약국개설자가 의료기관 개설자에게 처방전 알선의 대가로 금전, 물품, 편익, 노무, 향응, 그 밖의 경제적 이익을 제공하는 행위

③ 의료기관 개설자가 처방전을 가진 자에게 특정 약국에서 조제받도록 지시하거나 유도하는 행위(환자의 요구에 따라 지역 내 약국들의 명칭·소재지 등을 종합하여 안내하는 행위는 제외한다)

④ 의사 또는 치과의사가 제25조 제2항에 따라 의사회 분회 또는 치과의사회 분회가 약사회 분회에 제공한 처방의약품 목록에 포함되어 있는 의약품과 같은 성분의 다른 품목을 반복하여 처방하는 행위(그 처방전에 따라 의약품을 조제한 약사의 행위도 또한 같다)

⑤ 제1호부터 제4호까지의 규정에 해당하는 행위와 유사하여 담합의 소지가 있는 행위로서 대통령령으로 정하는 행위

(3) 제23조제2항에 따른 의료기관의 조제실에 근무하는 약사 또는 한약사가 의약품을 조제할 때에는 보건복지가족부령으로 정하는 사항을 지켜야 한다.

(4) 약사는 의약품을 조제하면 환자에게 필요한 복약지도(服藥指導)를 하여야 한다.

(5) 보건복지가족부장관은 약사가 적정한 처방건수를 조제하게 하여 제4항에 따른 복약지도를 충실히 할 수 있도록 필요한 조치를 강구할 수 있다.

4) 처방전 없이 약사가 조제할 수 있는 예외조항

약사법 제23조 3항의 규정에 의하면 의사 또는 치과의사는 전문의약품과 일반의약품을 처방할 수 있고, 약사는 의사 또는 치과의사의 처방전에 따라 전문의약품과 일반의약품을 조제하여야 한다. 다만, 다음 각 호의 어느 하나에 해당하면 의사 또는 치과의사의 처방전 없이 조제할 수 있다.

(1) 의료기관이 없는 지역에서 조제하는 경우

(2) 재해가 발생한 지역에서 재해구호를 위하여 조제하는 경우

(3) 경구용 전염병 예방 접종약 및 진단용의약품을 판매하는 경우

(4) 사회봉사활동을 위하여 조제하는 경우

5) 의사 또는 치과의사가 직접 조제할 수 있는 예외조항

약사법 제23조 1항의 규정에 의하면 약사 및 한약사가 아니면 의약품을 조제할 수 없으며, 약사 및 한약사는 각각 면허 범위에서 의약품을 조제하여야 한다. 다만, 약학을 전공하는 대학의 학생은 보건복지가족부령으로 정하는 범위에서 의약품을 조제할 수 있다.

약사법 제23조제1항에도 불구하고 의사 또는 치과의사는 다음 각 호의 어느 하나에 해당하는 경우에는 자신이 직접 조제할 수 있다.

(1) 약국이 없는 지역에서 조제하는 경우

(2) 재해가 발생한 지역에서 재해구호를 위하여 조제하는 경우

(3) 응급환자 및 정신분열증 또는 조울증 등으로 인하여 자신 또는 타인을 해 할 우려가 있는 정신질환자에 대하여 조제하는 경우

① 응급의료에 관한 법률 시행규칙(안)에 응급환자의 정의 신설

제2조(응급환자) 법 제2조제1호의 응급환자는 별표 1의 증상을 갖는자 또는 별표 1의 증상으로 발전할 수 있다고 응급의료종사자가 판단하는 자로 한다.

[별표 1]

○ 응급환자의 응급증상

- 심한 탈수	- 급성 의식장애
- 급성 신경학적 이상	- 급성 신경학적 이상
- 심폐소생술이 필요한 증상	- 급성 호흡곤란
- 심장질환으로 인한 급성 흉통	- 심계항진 및 박동이상
- 급성대사장애 (간부전, 신부전, 당뇨병 등)	- 쇼크

- 약물 · 알코올 또는 기타 물질의 과다 복용이나 중독

- 개복술을 요하는 급성복통(급성복막염, 장폐색증, 급성췌장염 등 중한 경우에 한함)

- 광범위한 화상(18% 범위 이상)	- 관통상

- 개방성 · 다발성 골절 또는 대퇴부 · 척추의 골절

- 전신마취 하에 응급 수술을 요하는 환자	- 다발성 외상
- 사지를 절단할 우려가 있는 혈관 손상	- 소아경련성 장애
- 계속되는 각혈	- 지혈이 안 되는 출혈
- 급성 위장관 출혈	- 화학물질에 의한 눈의 손상
- 얼굴의 부종을 동반한 알러지 반응	- 급성 시력소실

- 구토 · 의식장애 등의 증상이 있는 두부 손상

- 자신 또는 타인을 해 할 우려가 있는 정신장애

○ **응급환자에 준하는 응급증상**

- 의식장애
- 골절 또는 외상
- 화상

- 급성복증
- 호흡곤란
- 소아경련

② 정신분열병으로 망상 · 환청 · 사고장애 및 기괴

한 행동 등의 양성증상 또는 사회적 위축과 같은 음성증상이 심하고, 현저한 인격

변화가 있으며, 기능 및 능력 장애로 인하여 주위의 전적인 또는 많은 도움이 없이는

일상생활을 해 나가는 것이 거의 불가능한 사람(정신병을 진단 받은지 1년 이상 경과

한 사람에 한한다.)

③ 양극성 정동장애(조울병)로 기분 · 의욕 · 행동 및 사고장애 증상이 심한 증상기

가 지속되거나 자주 반복되며, 기능 및 능력 장애로 인하여 주위의 전적인 도움이 없

이는 일상생활을 해나가는 것이 거의 불가능한 사람

④ 반복성 우울장애로 정신병적 증상이 동반되고, 기분 · 의욕 및 행동에 대한 우울

증상이 심한 증상기가 지속되거나 자주 반복되며, 기능 및 능력 장애로 인하여 주위

의 전적인 또는 많은 도움이 없이는 일상생활을 해나가는 것이 거의 불가능한 사람

⑤ 분열형정동장애로 상기한 증상에 준하는 증상이 있는 사람

⑥ 자폐증

(4) 입원환자, 전염병 예방법에 의한 제1종 전염병환자 및 사회복지사업법에 의한 사회

복지 시설에 입소한 자에 대하여 조제하는 경우(사회복지시설에서 숙식을 하지 아니하는

자의 경우에는 당해 시설을 이용하는 시간 중에 조제하는 경우에 한한다.)

(5) 운반, 보관에 주의를 필요로 하는 주사제 등 보건복지부령이 정하는 주사제를 주사

하는 경우

① 차광주사제 550 품목

② 냉동, 냉장주사제 240 품목

③ 항암주사제 238 품목

(6) 전염병예방접종약, 진단용의약품 등 보건복지부령이 정하는 의약품을 투여하는 경우

(7) 지역보건법에 의한 보건소 및 의사, 치과의사가 그 업무(보건소와 보덤부장관이 지정하는 보건지소의 지역주민에 대한 외래진료업무를 제외한다.) 수행으로서 환자에 대하여 조제하는 경우

(8) 국가유공자 등 예우 및 지원에 관한 법령에 의한 상이등급 1급 내지 3급 해당 자, 고엽제후유의증환자 지원 등에 관한 법령에 의한 고도장애인, 장애인 복지 관련법령에 의한 1급, 2급 장애인 및 이에 준하는 장애인, 파킨슨병 환자 또는 나병환자에 대하여 조제하는 경우

(9) 장기이식을 받은 자에 대하여 이에 관련된 치료를 하거나 후천성면역결핍증 환자에 대하여 당해 질병을 치료하기 위하여 조제하는 경우

(10) 병역의무를 수행중인 군인, 전투경찰순경, 교정시설경비교도와 형 형법에 의한 교정시설, 소년원법에 의한 소년보호시설 및 출입국관리법에 의한 외국인 보호시설에 수용중인 자에 대하여 조제하는 경우

(11) 결핵예방법에 의하여 결핵치료제를 투여하는 경우(보건소, 보건지소 및 대한 결핵협회 부속의원의 경우에 한한다.)

(12) 사회봉사활동을 위하여 조제하는 경우

(13) 국가안전보장에 관련된 정보 및 보안을 위하여 처방전을 공개할 수 없는 경우

(14) 기타 대통령령으로 정하는 경우

6) 의사가 직접 조제하는 의약품

(1) 전염병 예방접종약 : BCG 백신 등 188 품목

(2) 진단용 의약품 : X-ray 조영제 등 188품목

(3) 희귀의약품 : 혈우병치료제 등 168 품목

종합병원에서 사용하는 1,000개 품목 중 다빈도 의약품은 500여 가지로 파악, 다빈도

의약품의 50% 이상을 희귀의약품 지정 검토

(4) 의료기관 조제실 제제

종합병원급 이상의 조제실에서만 가능, 시·도지사에 신고

전문의약품만으로만 조제 가능(일반의약품 사용 불가) : 약사법 시행규칙

(5) 임상시험용 의약품

(6) 마약

(7) 방사성의약품 : 엑사메타질 등 35품목

(8) 신장 투석액 및 이식정 등 투약 시에 기계·장치를 이용하거나 시술이 필요한 의약품 (황산겐타마이신 이식제 등 99품목)

(9) 검사를 위하여 필요하거나 수술 및 처치에 사용되는 의약품 의료보험 진료수가산정기준 중 검사, 진단, 마취, 처치 및 수술에 해당하는 행위에 필요한 의약품

3. 조제업무 및 순서

현재는 의약품이 각종 제형으로 제제화 되어 다수의 동종, 동효약으로 생산공급되므로 기술적인 조제보다 제제를 이용한 계수조제중심으로 조제업무로 바뀌어져 가고 있다.

조제는 아래와 같은 순서로 처방접수의 단계부터 조제업무가 시작되어 처방검토를 거쳐서 환자상담을 통한 처방내용의 확인을 한 후 조제를 행하고 조제약감사, 약봉투 및 라벨작성, 복약지도를 행한 후 약제를 교부 할 때까지의 범위가 조제로 간주 되어 계량조제와 계수조제를 하는 약제조제는 조제업무의 한 일부분이 되고 있는 것이다.

또한 앞으로는 연령 및 병태에 따른 복용방법이 결정되며, 약물병용 시의 유해한 상호작용 및 생체이용률이 평가되고, 환자의 복약순응도가 개선될 수 있도록 하며, 심한 부작용을 나타내는 약물들의 과량투여방지가 되도록 조제업무가 이루어져야 한다.

조제업무의 순서는 다음과 같이 표시할 수 있다.

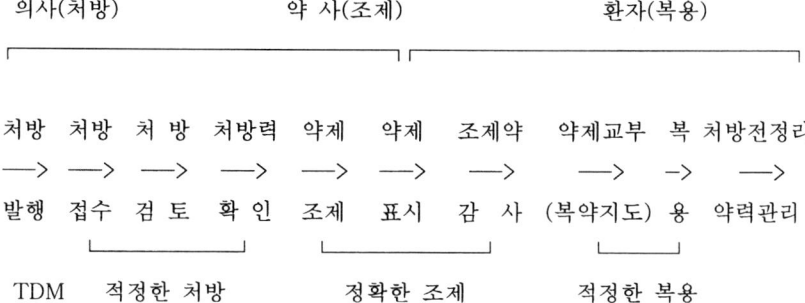

4. 조제시 주의점

조제는 약사의 본 업무이며 가장 중요한 업무이다. 조제는 처방전에 기재된 정보가 환자에게 적절한가를 감사한 후, 처방에 따라 정확하게 조제해서 환자가 적정하게 사용할 수 있도록 정보를 제공하는 것이다. 더욱이 환자로 부터의 정보수집과 이러한 정보를 처방한 의사에게 제공하는 것도 조제업무의 공정으로 이루어지고 있다. 그러나 최근에 약사의 본 업무인 조제에서 과오를 일으켜, 의료 사고의 당사자로 되고 있는 사례가 끊이지 않고 있다.

더욱이 조제에 관한 기본적인 지식부족이 요인이 되어 같은 약제로 반복해서 발생되고 있다. 또한 약사가 적절히 대응하면 의료사고를 방지할 수 있다고 생각되는 사례도 많이 있다. 비록 의사가 처방미스를 했다고 해도 약사는 약학적 관점과 의약품 정보 등에서 처방미스를 발견하여 환자를 의약품에 의한 건강 피해로 부터 지키는 것이 의료내에서의 역할일 것이다. 약의 전문가인 약사가 의약품과 관계되는 의료사고의 당사자가 되어서는 안 된다.

조제에 있어서의 주의점에 대해서는 병원약사와 약국약사에게는 공통으로 해당되는 것이다. 의료인으로서 약사는 단 한번의 조제과오는 돌이킬 수 없는 중대한 결과로 연결된다는 것을 항상 염두에 두고 조제해야 한다.

그래서 조제 공정(방법)에서 과오를 방지할 수 있다, 혹은 미스가 있었을 경우에도 그것을 발견할 수 있는 시스템이 되어 있는가를 항상 점검해서 다시 개선해 가는 것이 중요하다.

특히 약사가 혼자서 조제하고 있는 약국에서는 매일의 업무가 단조롭게 되기 쉬워 습관에 의한 「믿음」이나 「착각」등에 의한 조제미스는 충분히 주의하지 않으면 안 된다. 또한 조제 경험이 부족한 약사는 실수로 잘못되어 조제된 약제가 환자에게 복용 되었을 경우의 중대함을 아는 것이 중요한 것이다. 그 중대함을 인식할 수 있으면 자기 나름대로 조제미스를 방지하는 대책을 강구할 수 있다.

조제 과오 방지를 위해서 실행하고 준수해야 하는 항목은 다음과 같다.

1) 조제실내 정리 정돈

조제과오를 방지하기 위한 우선 과제는 조제실 안을 정리정돈 하는 것이다. 조제실과 조제대의 위가 지저분하게 잡다한 것이 있거나, 조제와 관계없는 것이 방치되어 있을 경우에 조제미스를 유발하는 원인이 될 수 있다.

조제실에는 조제에 불필요한 물품이나 서류 등은 놓지 않도록 한다. 또한 조제약의 오염을 방지하도록 하기 위해서는 조제실 내는 항상 청정한 환경을 유지하도록 끊임없이 노력해야 하며, 산제 조제 시의 분진 발생을 방지하기 위한 집진기와 공기청정기의 설치는 필수적이다.

그리고 조제실 실내와 조제대의 조명과 조도에 신경을 써서 쾌적하고 밝은 환경에서 약사가 조제할 수 있도록 한다.

2) 일상 조제업무의 총점검

평상시에 행하고 있는 조제절차(방법), 조제실내의 배치, 조제환경, 약력 등의 기록방법 등을 정기적으로 점검해서 조제효율을 높이고, 조제미스를 발견하는 시스템이 이루어지는가를 평가하는 것은 조제사고방지의 관점에서는 매우 중요하다. 조제미스는 약사의 부주의, 지식부족, 신체적·정신적 부조, 조제 환경·설비, 처방전의 기재방법, 의약품명, 외관의 요인 때문에 기인하고 있다. 조제미스를 방지하기 위한 제1의 대책은 처방되어진 약품명의 철자를 반드시 끝까지 읽는 것이 습관이 되어야 하며, 결코 철자의 최초의 숫자 문자만을 읽거나, 미리 생각해서 혹은 철자를 감각으로 읽어서 조제약을 특정화해서는 안 된다. 처방되어진 약제명은 반드시 상품명, 제형, 규격(함량) 단위까지 정확하게 읽어서 조제약을 특정화 하는 것으로 가장 위험한 조제미스인 다른 약으로 조제되어지는 것을 방지하는데 있어서 가장 중요하다.

그리고 처방내용이 분명하지 않고, 처방내용에 의문을 가진 채로 주관적인 추측으로 조제해서는 안된다.

3) 처방전의 기재내용을 정확하게 확인

조제 시에 발생하는 것으로서 처방내용이 명확하지 않거나 의문점이 생길 경우에는 우선 첨부문서의 기재내용을 확인하는 것이 필수이다. 특히 경고, 금기, 상호작용, 부작용 등은 최신의 첨부문서를 가지고 확인한다.

4) 환자정보를 수집해서 조제에 활용한다.

처방전에 따라서 조제를 하는데 있어서 처방되어진 약제만을 주목하지 말고, 처방되어진 환자의 병태와 생활환경 등 환자 개개인의 배경을 알아서 조제를 하는 것이 중요하다. 처방되어진 의약품은 환자를 대상으로 해서 이용되어진다는 것을 명심하고 조제업무를 행하지 않으면 안 된다.

5) 조제약을 확인한다.

5. 제형별 조제지침

1) 정제 · 캅셀제의 조제지침
(1) 일반 지침 – 복용방법에 따라 조제한다.
① 약품이 3종류 이상일 경우
가) 포수에 관계없이 포장해준다.

나) 용법이 여러 가지일 경우 복용시간이 같은 약품을 모아서 조제한다. (1회분 포장방식)

다) 복용시간이 다른 약이 한 가지 이상일 경우 20포 이하는 포장 조제하고, 20포 초과 시는 계수 조제한다.

② **약품이 2종류 이상일 경우**

48포를 초과할 경우는 계수 조제하고, 48포 이하는 자동약포장기를 사용하여 조제한다.

③ **약품이 1종류일 경우**

20포 이하는 포장조제하고, 20포를 초과할 때는 계수 조제한다.

(2) 세부지침

최근에는 인습되기 쉬운 약이나 변색되는 약은 Alu-Alu 포일로 포장되어 시판되고 있다. 그러나 약사들은 장기복용 환자에게는 복용의 편의성을 위해서 친절하게 까서 조제해 주는 경우가 있는데 약의 변질이나 약효의 감소를 가져오기 때문에 인습되기 쉬운 약이나 변색되는 약은 따로 PTP 포장이나 Alu-Alu 포일 포장 그대로 투약해야 하며, 그 예를 들면 다음과 같다.

① **인습되기 쉬운 약**

가) 항전간제 : 데파킨크로노정, 오르필서방정

나) 고혈압치료제 : 딜라트렌정, 박사르정

다) 간질환치료제 : 고덱스캡슐

라) 류마티스성신경통 : 사데닌정

마) 1차성카르니틴결핍증 : 엘칸정

바) 소화성궤양치료제 : 잔탁, 큐란, 데놀정, 넥시움

사) 항결핵제: 탐부돌정, 마이암부톨제피정

② 변색되기 쉬운 정제

　　니스타딘정, 알레그라디정, 니세틸정, 카니틸, 클래리시드엑스엘서방정, 오구멘틴정, 크라모넥스정, 듀미록스정, 프로스카, 프리마란정, 유한짓, 헤모콘틴정, 시그마트, 갑상선호르몬제(씬지로이드, 안티로아드), 원알파, 니트로글리세린정, 아자치오프린피씨에치정, 알케란정, 류케란정, 알닥타자이드정, 스피로노락톤정, 비타민싸정 1g, 퀴니딘정, 글루코바이정, 부로미딘정

③ 함량이 2종 이상인 약품의 조제

　　– 분할은 되지 않게 정제의 수는 적게 되도록 조제한다.

④ 한 처방전에서 일수가 다르거나, 진료 과가 다른 경우는 따로 조제한다.

2) 산제 조제지침
(1) 산제로 조제하는 경우

① 만 3세 미만의 소아인 경우

② 캅셀을 분할하여 투약해야 하는 경우

③ 의사가 powder로 처방한 경우

④ 환자가 알약을 삼킬 수 없는 경우

(2) 산제로 조제하지 않는 경우

① 장용정

② 서방정

③ 항암제

④ 인습성 약물(예 : K–contin)

3) 액제 조제지침

변색되기 쉬운 액제(돔페리돈시럽, 케토티펜시럽, 니스타틴현탁액, 메퀴타진시럽, 프리마란시럽)는 차광용기로 투약해야 한다.

4) 항생제 건조시럽 조견표 및 보관방법

① 세프질시럽 0.513g/1ml (냉장보관 2주간)

② 바난건조시럽 0.2g (냉장보관 2주간)

③ 클래리시드건조시럽 0.7048 (실온보관)

④ 세파클러건조시럽 0.6667 (냉장보관 2주간)

⑤ 파목신(아모넥스)건조시럽 0.774 (냉장보관 1주간, 침전이 매우 잘되므로 오래된 것은 특히 많이 흔들어야 함)

⑥ 지스로맥스건조시럽 0.8 (실온보관)

⑦ 듀리세프건조시럽 0.555 (냉장보관 2주간, 실온보관 1주간, 경험상 냉장 보관하는 것 중 가장 안정된 건조시럽형태로 느껴짐)

⑧ 로라비드건조시럽 0.6369

⑨ 디푸루칸건조시럽 0.628

⑩ 오구멘틴건조시럽 0.12 (냉장보관 1주간, 아주 쉽게 변색되고 냄새가 변하므로 특히 주의)

⑪ 베부틴건조시럽 0.61 (실온보관 2주간)

⑫ 엘도스시럽 0.5

⑬ 마이코스타틴시럽(과거 건조시럽형태로 나왔으나 요즘은 아예 액제로 나옴)

즉 예를 들면 세프질 건조시럽 10ml가 처방 나오면 10*0.513=5.13 즉, 5.13g을 물에 녹여서 녹인 액체의 량이 10ml가 되게 하면 되는 것임.

6. ATC 조제지침

1) ATC 조제의 정의

ATC(Automatic tablet counting & dispensing) 조제라 함은 1일 복용 횟수와 용법이 같은 약품을 1포에 포장하여 환자가 복용하기 편리하도록 조제하는 것을 말한다.

1회에 복용하는 여러 종류의 정제와 캡셀제를 복용시기에 따라서 1포로 만드는 것은 복용의 실수, 복용 누락의 방지, 고령자와 재택환자의 간병인이 복약을 보조하는 경우에 유용하다.

2) ATC 조제 지침
(1) 기본지침

① ATC 조제는 ATC 약품으로 등록되어 있는 경우에 시행한다.

  ※ ATC 등록 예외 약품 : 마약, 흡습성이 있는 약품, 정제 및 캅셀제 이외의 약품

② ATC 조제의 경우는 해당 약품의 Cassette가 구비되어 있는 경우에 한한다.

③ 처방전 중 powder 및 PTP포장만 있는 약은 ATC 조제하지 않는다.

④ ATC 조제 이외의 약은 다른 조제와 동일하게 조제한다.

⑤ ATC 조제 처방전은 처방전 왼쪽에 ATC 조제임을 명시한다.

⑥ 동일 용법으로 처방된 약품 중 한 종류만이 Cassette 미구비로 인해 누락될 경우, 수동으로 삽입 조제할 수 있다.[DTA(Detachable Tablet Adapter) 조제]

⑦ ATC 조제 시 실리카겔이 혼입되지 않도록 확인한다.

(2) ATC 수동 조제 또는 DTA를 이용한 조제

① 고령의 환자이거나 복용순응도가 높지 않은 환자의 경우는 마약류까지 1회 복용 포장으로 혼합 조제할 수 있다.

② 1/2정 또는 1/4정의 경우 환자복용의 편의성을 위하여 환자의 요청으로 DTA로 조제할 수 있다.

(3)조제상의 주의사항

① PTP, 포일포장 조제와는 달리 포장내 이물의 혼입, 정제의 파손, 포장후 약제의 안정성(빛, 습도)에도 주의를 필요로 한다. 필요에 따라서는 약제 교부시에 환자에게 필요한 설명서, 차광보존용의 봉투, 용기 등을 첨부할 필요가 있다.

② 조제할 때에는 약제에 직접 손이 닿지 않도록 핀셋을 이용해서 분배한다.

③ 복약지도시 약제의 식별이 곤란하기 때문에 약제의 식별코드, 이미지 사진을 첨부한 약 설명서의 교부가 필요하다.

7. 조제과오 방지지침

대부분의 의약품은 인체에 있어서 이물이기 때문에 사용하는 방법에 따라서 약으로도 되며, 독으로도 되는 야누스의 두 얼굴과 같다. 조제과오는 환자의 생명에 위험을 초래하기 때문에 절대적으로 없어야 한다.

조제는 정확성과 신속함이 요구되지만 조제과오 방지를 위해서는 신중하게 조제를 하는 것이 중요하다. 정확한 조제를 하기 위해서는 조제를 행하는 장소와 기구의 청결과 정돈 등 주위 환경을 정비하고 환경위생에 주의를 하여 기분 좋은 환경을 조성하는 것이 필요하다.

따라서 조제과오를 줄이고 방지하기 위해서는 조제과오의 원인과 실태를 정확하게 파악해야만 대책을 수립 할 수가 있을 것이다. 이상적인 것은 조제과오의 방지대책은 컴퓨터를 사용해서 조제감사 시스템을 구축하면 더욱더 바람직 할 것이다.

1) 조제과오의 원인

조제과오는 환자의 생명과 직결되어 있으므로 약사의 책임과 의무로서 절대적으로 부여되어야 할 것이다. 만일 조제과오가 발생할 경우에는 약사의 직업적 생명이 박탈될 수 있음으로 주의해서 조제할 필요가 있다. 조제과오 방지책에 대해서는 옛날부터 논의가 되어 대책이 강구되어 왔지만 아직까지 조제과오의 발생은 없어지지 않고 완전무결하게 방지되고 있지 않다.

조제과오를 방지하기 위해서는 과오의 원인을 분석해서, 원인이 된다고 생각되어지는 요인들을 될 수 있는 한 배제하고, 발생을 미연에 방지하도록 노력하는 것이 필요하다. 조제과오의 발생요인은 많은데 더구나 이러한 요인들이 서로 얽혀 있기 때문에 주된 요인을 판정하는 것은 곤란하지만 일반적으로 고려되어질 수 있는 것으로서는, 우선 신약의 증가에 따른 유사약품의 증가에 의한 것, 함량이 다른 동일 약품 및 유사포장약품의 증가에 의한 것, 처방전 과오에 의한 것, 조제자의 약에 대한 지식부족 및 경험부족에 의한 것, 조제실의 환경설비의 구비 부족에 의한 신적·육체적 피로로부터 생기는 것들을 열거할 수 있다. 이와 같이 조제과오는 여러 원인에 의해서 생기지만 이의 발생 원인을 분석해보면 크게 인위적 원인과 환경적 원인으로 구분되고 있다.

인위적 원인에 의한 조제과오는 과오 전체의 80%, 환경적 원인에 의한 과오는 20%를 차지하고 있다. 인위적 원인은 부주의, 착각, 부적성 등이 있고, 환경적 원인은 조명, 색채, 온도, 습도, 소음 등에 기인하고 있다.

(1) 인위적 원인

조제과오의 인위적 원인은 주로 약사의 조제에 대한 적성요인 결여, 직업의식의 부족, 의약품에 대한 전문지식의 부족, 일상생활에서의 건강관리의 부주의 등에 의해서 될 수 있다. 이러한 것은 약사 자신의 책임에 의한 것이 많다.

인위적 원인으로서는 다음과 같은 것을 열거할 수 있다.

① 적성
② 조제경험
③ 전문지식
④ 건강관리
⑤ 직업의식
⑥ 위생관리

(2) 환경적 원인

① 조제실의 레이아웃
② 조제내규
③ 조제실의 정리정돈

④ 조제실의 인원배치

⑤ 약제관리

2) 조제과오의 실태

조제과오의 건수는 조제 100건당 대략적으로 3건 이하이다. 문제는 감사되어지는 건수인데, 이것은 감사 단계에서 과오가 발견되거나, 감사후에 조제한 약사가 스스로 알아버리는 경우가 있고, 또는 환자 등의 지적에 의해서 판명되어지는 건수이다. 감사되어지는 건수는 10,000건당 3-4건이며 이 건수를 어떻게 해서든지 제로로 하는 것이 큰 과제이다. 조제과오와 조제근무 경력과의 상관성이 잘 성립되고 있지만 계량조제에서는 조제 근무경력이 많으면 많을수록 조제과오의 발생률이 낮은 것은 반드시 아니다. 그러나 계수조제에서는 유의성이 있는 상관성을 나타내고 있다.

한편 조제근무 경력이 짧고 능률도 보통이지만 조제과오 발생률도 낮고 조제에 대한 정확성을 갖고 있는 사람도 있다. 그래서 성격에 따른 조제에 대한 적성신뢰도를 고려할 필요가 있다.

조제과오와 피로도와의 상관성에 대해서 고찰한 연구에 의하면 휴식에 의해 피로의 일시적인 개선은 이루어지지만 조제과오의 발생과의 관계는 없는 것으로 밝혀졌다. 정신적 혹은 육체적으로 지나치게 피로할 때는 별도로 하고 일상의 업무에 의한 피로정도에서는 조제과오의 발생과는 관계가 없는 것 같다.

3) 조제과오의 종류

조제과오의 종류와 빈도는 다음과 같다.

계수조제의 과오는 예상되어지는 바와 같이 계산착오의 빈도가 높고 약 36~46%를 나타내고 있다. 의약품명의 착오는 처방전에 기재되어진 것과 다른 약을 조제하기 때문에 치명적인 과오로 직결될 우려가 있으며 약 22~42%를 차지하고 있다.

조제누락이 3~11%를 차지하고 있으며, 그 외 기재착오와 조제약 봉투가 바꾸어진 경우가 각각 9%이며, 감사누락 2%, 평량 과오 2%이다. 기재착오와 조제약봉투가 바뀌는 것에 의한 과오가 많기 때문에 이것에 대한 업무를 개선하면 조제과오의 발생률을 어느 정도 줄일 수 있다.

조제과오를 일련의 조제과정의 관점에서 구분해보면 처방시의 과오, 투약시의 과오, 교부시의 과오로 분류할 수 있다.

(1) 처방시의 과오

처방시의 과오는 대부분이 의사의 약분량의 착오에 의한 것으로서 예를 들면 상용량의 과다 또는 과소, 원말, 배산의 착각에 의한 소수점의 착오, 독약과 극약의 극량초과, 정제와 캅셀제의 함유량단위의 기재누락 등이 있다.

원말, 배산의 착각에 의한 것은 의약품설명서에 기재되어져 있는 용량의 대부분이 배산량으로서 기재되어 있기 때문에 원말과 배산량의 혼동에 의해서 생기는 것이다. 이러한 과오는 처방전 접수시의 처방 감사자가 약제의 복용량에 대해서 충분한 지식을 갖고 있으면 이 시점에서 대부분 방지하는 것이 가능하다. 또한 신약의 증가에 의하여 일부 철자만 다르고 명칭이 유사한 의약품이 많이 시판되고 있기 때문에 의사가 의약품명을 진료기록카드로부터 처방전에 옮겨 쓸 때 잘못하거나, 착각을 일으켜 기재하는 적이 있다. 이와 같은 사례는 주치의 대신에 다른 의사가 처방전을 발행할 때에 잘 발생한다.

(2) 투약시의 과오

① 준비단계서의 과오

투약시의 과오에는 조제이전의 준비단계의 것도 포함된다. 예를 들면 예비 제제의 종류가 많고, 의약품의 색조와 포장이 유사하기 때문에 조제실에서 예비 조제할 때에 약제를 다른 용기에 넣거나, 다른 조제 케이스에 넣을 수가 있다. 이와 같은 과오가 체크되지 않고 그냥 지나치면 다수의 환자에게 한 번에 많은 다른 약제를 교부하는 결과를 가져오기 때문에 특히 위험하다.

독약과 극약을 충전할 때에는 2인이 상호 감사를 행할 수 있도록 업무를 배려 할 필요가 있다. 조제업무에 필요한 약봉투, 약품용기, 필기도구, 조제설비인 청평, 교반기, 분포기 등이 제대로 구비되지 않으면 조제시간의 지연과 조제리듬이 깨어지게 되어서 결국에는 조제자의 정신적, 육체적 상태에도 영향을 미쳐 조제과오의 원인이 될 수 있기 때문에 조제준비단계에서 물품류의 준비와 기기류의 준비를 해두는 것이 중요하다.

② 기재업무에서의 과오

기재업무 단계에서의 과오에는 약봉투에 환자이름, 복용일수, 복용횟수, 복용시의 주의사항 등의 기재차이 또는 기재누락 등이 있다.

③ 평량 과오

평량을 시작하기 전에 동일 품목이나 유사명칭으로 농도가 다른 산제가 없는가 우선 확인한다.

가) 천평의 확인

나) 평량 잊어버림의 방지

다) 평취약의 확인

라) 저울량의 확인(평량미스의 방지)

마) 평량약의 확인

바) 분포미스의 방지

④ 혼합시의 과오

평량을 했는가 확인하고 균일하게 혼합했는가 확인한다. 2종 이상의 의약품을 혼합하는 경우 상호작용에 의해서 물리적, 화학적 변화를 일으켜 치료 상 약효의 감약 또는 증강시킨다(습윤, 불용성 화합물, 침전, 중화, 산화, 변색, 복합체). 이 중에서 조제상 방지할 수 없는 것, 적당한 처치에 의해서 방지할 수 있는 것으로 일반적으로 다음과 같이 3가지로 구분한다.

가) 배합불가(absolute incompatibility)

진정한 의미에서의 배합금기. 이 경우는 처방한 의사에게 반드시 조회해서 처방 변경을 한다.

예) Thiamine염 + 중조(액제) → 분해

합당펩신 + 중조(산제, 내용액제)

테트라싸이크린류 +중조(내용액제)

알카로이드염류 +중조(내용액제)

나) 배합부적(modifiable incompatibility)

배합에 의해서 습윤 또는 침전을 생성하거나, 불용성인 약물을 액제로 조제하도록 된 것과 같이 배합의 불합리를 갖는 경우로서 조제기술상 특별한 조치를 취해야 하는 것으로서 산제인 경우에는 별포로 해서 투여해야 하는 경우는 다음과 같다.

예) Aspirin + 중조, 안식향산나트륨카페인, 설피린, 미그레닌(흡습, 분해)

안식향산나트륨카페인 + 아스피린, 설피린 (흡습, 분해)

아스콜빈산 + 중조, 산화마그네슘, 염산하이드라진 (변색)

Isoniazid + 중조, 유당, 건조수산화알미늄겔 (변색)

Hydralazine hydrochrolide + 아스콜빈산, aluminium silicate synthetic, 건조수산화알미늄겔 (변색)

Pyrazinamide + 산화마그네슘(변색)

Levodopa + 산화마그네슘(변색)

다) 배합주의(tolerable incompatibility)

배합하면 변색 또는 침전 등의 이화학적인 변화를 일으키기는하나, 그대로 조제 투약하여도 약효에 영향을 주지 않는 경우이다. 이런 경우에는 환자에게 불안을 주지 않기 위하여 투약할 때 미리 충분한 설명을 해주어야 한다.

예) Phenovaline + magnesium oxide → 담홍색 또는 적색

Aminophylline + 유당 →고화, 흡습되면 특히 중금속 존재 시에 변색

⑤ 분포, 분할시의 과오

　가) 취급실수의 방지

　나) 오염의 방지

　다) 2단분포의 확인

⑥ 정제, 캡셀제에서의 과오

　가) 의약품명과 규격 확인

　나) 투여량과 용법 확인

　다) 의약품의 끝수의 취급확인

　라) 취급상 틀리기 쉬운 의약품의 확인

　마) 반정을 포함한 처방의 확인

⑦ 외용제에서의 과오

　가) 좌약의 용량 취급실수 확인

　나) 외관 확인

　다) 연고 · 크림 · 외용액의 용량, 사용부위의 확인

　라) 유사명칭의 확인

　마) 농도 확인

⑧ 내용액제에서의 과오

　가) 배합변화에 주의

　나) 소아투여시 용법 용량에 주의

　다) 미생물 오염 주의

라) 보관방법에 주의

(3) 교부시의 과오

약제를 교부할 때 가장 주의해야할 것은 환자에게 약제가 바뀌어 교부되는 경우와 교부되지 않는 경우이다. 처방감사를 완벽하게 하고 조제를 정확하게 하여도 다른 환자에게 약제를 건네주거나 약제 건네주는 것을 잊어버리면 모든 것이 무용지물이 된다.

이런 것을 방지하기 위해서는 반드시 환자이름을 확인하고 처방전의 성명과 약 봉투의 이름을 조합해서 확인하도록 한다.

4) 조제과오 처리지침

조제내용이 처방과 상이한 것으로 판명되면 즉시 조제과오 처리지침에 따르도록 한다.

(1) 다른 약이 투약된 경우나 과량 투약된 경우 즉시 환자에게 긴급히 연락하여 복용을 중지시킨다.

(2) 잘못 투여된 약은 더 이상 과오를 방지하기 위하여 반드시 회수하고, 필요시 그 내용을 분석한다.

(3) 누락약품이나 수량이 부족한 약은 직접 또는 우편으로 전달한다.

(4) 환자 간에 상호 약이 뒤바뀐 경우 해당 약 및 환자의 추적에 최선을 다한다.

(5) 과오의 원인이 되는 자료는 개선될 때까지 보관 하도록 한다.

(6) 과오를 유발할 수 있는 요인을 점검한다.

8. 신입약사를 위한 조제사고 방지 텍스트(일본약제사회편)

일본약제사회는 2001년 4월 '약국과 약제사를 위한 조제사고방지 매뉴얼'을 작성하여 일본약제사회지 2001년 4월호의 부록으로 전 회원에게 배포했다. 그후 의료 안전을 둘러싼 환경의 변화와 일본약제사회의 검토 축적을 근거로 2005년도에는 직능대책위원회와 의료사고방지 검토회에서 '조제사고 방지 매뉴얼'의 개정 작업을 실시하여 2006년 7월에 개정판을 발간하였고, 2005년에는 '신입약제사를 위한 조제사고 방지 텍스트'를 발간하여 회원에게 보급하고 있다.

1) 마음가짐
(1) 약사는 의료인

"약사는 의료법으로 명기되어져 있는 「의료의 담당자」이다. 따라서 약사는 생명에 대한 고도의 윤리관이 요구되어져 무거운 법적 책임을 지고 있다. 약물 치료는 사람의 생명·건강에 직접 영향을 주므로 항상 새로운 지식이나 기술을 계속 습득하는 것은 물론, 조제를 시작으로 모든 업무에 대해서 세심한 주의를 기울이는 것이 요구된다."

이것이 의료인인 약사의 마음가짐이다. 그러나 우리나라는 아쉽게도 아직까지 약사가 의료인에 편입되어 있지 않다.

(2) 신입약사는 사고를 내기 쉽다

일본약제사회에서는 2,001년도의 1년간 전국의 약사를 대상으로 해서 인시던트 보고 (히야리·하트사례)를 수집했다. 이 결과를 보면 조제 경험 연수가 1~3년의 신입약사가 실수를 일으키기 쉬운 것으로 밝혀졌다.(그림3)

또한 후생노동성이 실시하고 있는 의료안전대책 네트워크 정비사업(히야리·하트 사례 수집 등 사업)에서도, 경험 연수가 짧은 의료종사자나 새로운 부서에 배속되어 얼마 되지 않은 사람이 실수를 일으키기 쉬운 경향을 보이고 있다.(그림4, 그림5)

▶용어의 정의

• 인시턴트 사례 (히야리·하트 사례) : 환자에게 건강 피해가 발생하지 않아 조제사고에는 이르지 않았지만 발견과 대응이 늦으면 환자에게 유해한 영향을 주었다고 생각되는 사례). 환자에의 약제 교부전이나 교부 후인가, 환자가 복용에 이르기 전인가 후인가는 상관하지 않는다.

• 히야리·하트 : "아차 깜빡! 실수했다"는 의미의 일본어 합성어. 여기서는 깜빡하고 처

<그림3> 인시턴트를 일으킨 약사의 조제경험 연수

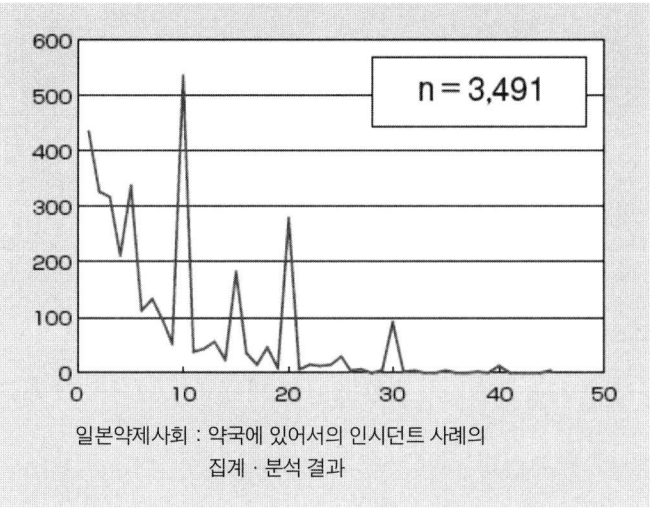

일본약제사회 : 약국에 있어서의 인시던트 사례의
집계 · 분석 결과

<그림4> 히야리 · 하트 사례 당사자의 부서 배속 연수 (처방 · 여약)

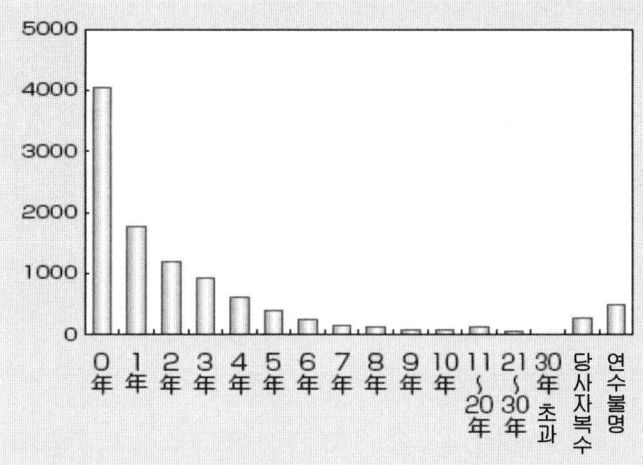

<그림5> 히야리 · 하트 사례 당사자의 직종 경험 연수 (처방 · 여약)

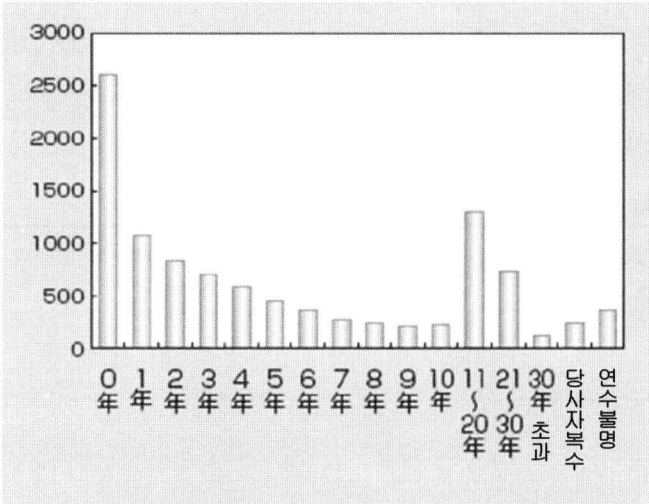

발췌 : 일본후생노동성-히야리 · 하트 사례 수집 사업
2,002년 전반 코드화 정보 집계 결과

방전 입력이나 조제약 선택 등을 잘못하여 약화사고로 이어질 수 있는 실수를 범했으나 조제감사 과정 등을 통해 약이 환자에게 전달되기 전에 문제점을 발견하여 사고를 방지할 수 있었던 사례를 말한다.

(3) 조제미스 · 조제과오 · 조제사고의 정의

일본약제사회에서는 조제미스 · 조제과오 · 조제사고를 아래의 그림6과 같이 정의하고 있다.

당연한 일로서 환자에게 잘못된 약제를 교부하지 않는 것이 가장 중요하며, 이러한 이유 때문에 조제약의 감사는 중요한 것이다.

약사 한사람이 운영하는 나홀로 약국에서도 약제를 교부하기 전에 한 박자를 두어 재차 확인을 실시하는 등 조제과오 · 조제사고를 방지하도록 노력해야 할 것이다.

또한 조제한 약제를 환자와 함께 확인하면서 교부하는 것도 과오 · 사고를 막는데 있어서 매우 효과적이고 반드시 실천하도록 해야 할 것이다.

〈그림6〉 조제미스 · 과오 · 사고의 개념도

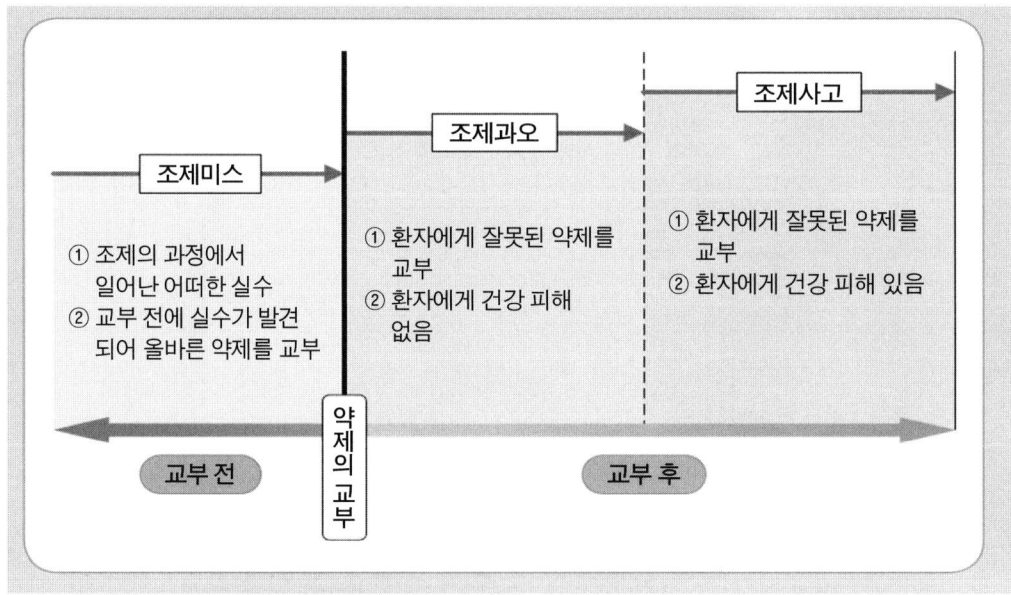

▶**용어의 정의**

• 조제사고 : 의료 사고의 한 유형. 조제에 관련해서 환자에게 건강 피해가 발생한 것. 약제사의 과실의 유무를 묻지 않는다.

• 조제과오 : 조제사고 중에서 약제사의 과실에 의해 일어난 것. 조제의 실수만이 아니고, 약제사의 설명 부족이나 지도 내용의 실수 등에 의해 건강피해가 발생했을 경우에도 「약제사에 과실이 있다」라고 평가하여 조제과오」로 판단한다.

2) 조제 업무의 포인트
(1) 조금 기다려라!

처방전의 저 편에는 환자분이 있다!

실제로 일어난 조제사고 사례를 보면, 약사가 처방전중의 의의를 알아차리지 않고, 처방전대로 약제를 준비했었을 뿐이었던 케이스도 적지 않다. 처방전을 읽을 때는 처방　된 약으로부터 그 환자의 증상을 추측해서 처방 내용에 모순이 없는가를 확인하는 것을 습관화하도록 한다.

(2) 조제에 임하는 마음가짐

오른쪽의 그림7은 「약국에서의 일반적인 조제 업무의 흐름」을 나타낸 것이다.

각 업무에는 주의하지 않으면 안되는 포인트가 있다. 자신의 약국의

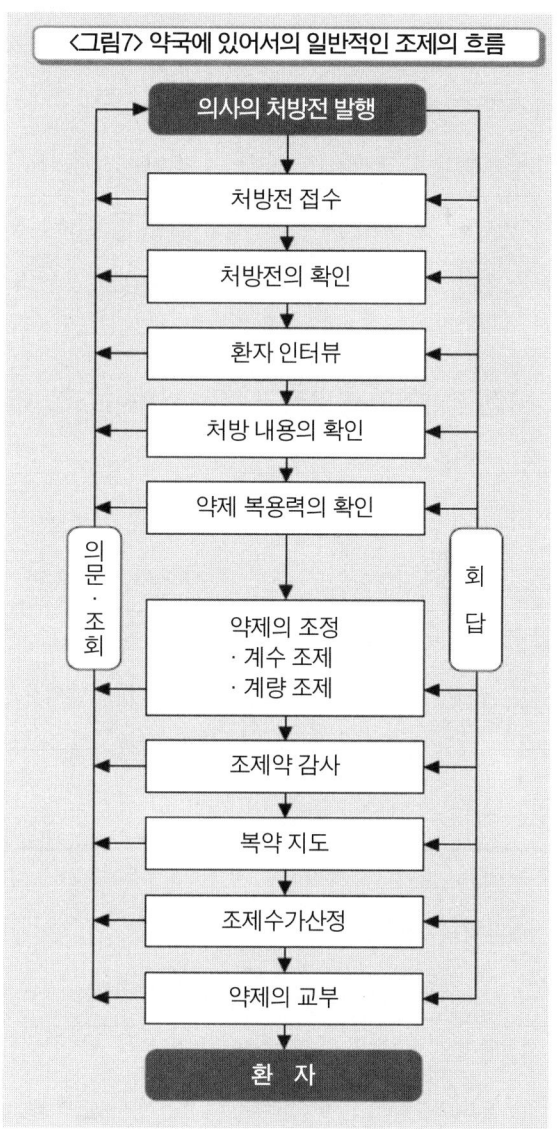

〈그림7〉 약국에 있어서의 일반적인 조제의 흐름

의사의 처방전 발행

처방전 접수

처방전의 확인

환자 인터뷰

처방 내용의 확인

약제 복용력의 확인

약제의 조정
· 계수 조제
· 계량 조제

조제약 감사

복약 지도

조제수가산정

약제의 교부

환　자

의문 · 조회

회답

업무의 흐름을 이해했다면, 주의해야 할 포인트를 의식해서 조제하도록 한다.

또한 조제미스는 조제업무만이 아니고, 약의 보충·충전 시 약제 정보 제공 문서의 작성 시 등에서도 일어날 가능성도 있다. 처음에는 선배 약사에게 확인을 받으면서 업무를 실시하도록 유의한다.

(3) 정보 제공은 약사의 의무

약사법 제 25조의 2(정보의 제공) : 약사는 판매 또는 투여의 목적으로 조제할 때에는 환자 또는 실제로 그 간호를 담당하고 있는 사람에 대하여 조제한 약제의 적정한 사용을 위해 필요한 정보를 제공해야 한다.

제공해야 할 정보에는 복용 시의 일반적인 주의는 물론이거니와, 상호작용에 관한 정보와 부작용 및 그 구체적인 초기 증상 등이 포함되어 있다. 즉, 약사에게는 의약품에 관한 안전 관리자로서의 역할이 요구되고 있는 것이다.

3) 신입약사가 일으키기 쉬운 조제미스의 사례
(1) 처방 내용의 확인

사례 : 그리미크론(Gliclazide) 6정을 하루 3번 매 식후라고 기재된 처방전에 대해서 의문조회를 하지 않고, 그대로 조제해서 환자에게 교부할 경우 조제사고를 일으킨다. 경구혈당강하제인 그리미크론(Gliclazide)을 1일 6정이나 복용하는 것은 있을 수 없고 조금이라도 조제 경험이 있는 약제사라면 그리치론(Glycyron)의 입력 실수를 의심할 것이다.

처음으로 조제하는 약제와 보아서 익숙하지 않은 약제는 반드시 용법·용량을 확인하도록 한다.

◆ 여기가 포인트! ◆
① 「약제명」 「제형」 「규격」을 확실히 확인
② 용법·용량은 반드시 체크 (상용량 확인)
③ 인쇄된 처방전을 「올바르다」고 생각하지 않도록 한다.

④ 읽기 어려운 처방전은 무리하게 판독하지 않고 의문 조회를 한다.

(2) 약력의 확인(1)

사례 : 약력에 계란 알레르기인 것이 기록되어 있는 환자에게 lysozyme정(50mg)이 처방되었음에도 불구하고, 그대로 조제해 환자에게 교부할 경우에는 환자는 쇼크 증상을 일으킨다.

약력에 의해 환자의 부작용력이나 알레르기력을 확인해서 이번 처방약을 복용하여 문제가 없는가를 체크하거나 복용중인 약제가 있는 경우에 중복·상호작용을 확인해야 하는 약사의 전문성이 무엇보다도 요구되고 있는 것이다. 또한 음식 알레르기나 기호품, 임신·수유중 등, 약력의 환자정보는 간과하지 않도록 한다.

◆ 여기가 포인트! ◆

① 병용약, 타과 수진 있음 → 중복·상호작용의 체크

② 부작용력·알레르기력(식품을 포함), 임신·수유중의 확인

③ 전회 처방과 다른 변경이 있는 경우 → 환자가 처방한 의사로부터 듣지 않았으면 의문 조회

(3) 약력의 확인(2)

사례 : Methotrexate캡셀(2 mg) 3 cap(월요일 조·석, 화요일 아침 복용)이라고 기재된 처방전. 약력에 4일전에도 조제한 기록이 있음에도 불구하고 처방전 그대로 조제해서 환자에게 교부.

Methotrexate는 1캡셀(2 mg)을 첫날부터 2 일째에 걸쳐 12시간 간격으로 3회 복용하고, 나머지의 5일간은 휴약한다.

이 복용법을 1주간 마다 반복하는 것으로 기본으로 한다. 연일 복용에 의한 사망례도 나오고 있어 항암제나 면역억제제와 같이 휴약기간이나 1주간 단위 투여량으로 설정되어 있는 약제는 주의가 필요하다.

◆ 여기가 포인트! ◆

① 휴약기간이 설정되어 있는 약제를 파악하자

② 전회 처방의 조제일로부터 복약 상황을 확인

③ 특히 항암제나 면역억제제 등은 과량 투여를 피하기 위해, 복약 상황을 엄격히 관리하도록 한다.

(4) 조제(1)~규격(함량) 실수~

사례 : Phenytoin 25mg정 4정/ 2번 조석 식후라고 처방되어진 처방전에 대해서, Phenytoin 100mg 정을 조제해서 그대로 환자에게 교부하면 조제사고를 일으킨다.

복수 규격(함량)이 있는 약제의 취급 실수는 신입약사가 일으키기 쉬운 미스 중의 하나이다.

이 사례에서는 처방전에 규격이 기재되어 있지만 실제로는 복수 규격이 있는 약제라도 규격이 기재되지 않은 처방전을 받는 경우도 있다. 다른 규격이 있는지 없는지를 항상 점검해서 조제에 임하도록 한다.

페니토인은 약간의 증량에서도 갑자기 혈중농도가 상승하여(비선형), 중독증상을 나타내기 때문에 특히 주의가 필요하다.

◆ 여기가 포인트! ◆

① 복수 규격(함량)이 있는지를 항상 점검한다.

② 명칭이 유사하고 외관이 유사한 것은 항상 주의하도록 한다.

③ 주의해야 할 약제를 파악한다.

④ 규격이 기재되지 않은 경우에는 반드시 의사에게 의문 조회를 실시한다.

(5) 조제(2)~산제의 조제~

사례 : Phenobarbital산(10%) 0.6g/일의 처방전을 착각하여 Phenobarbital 원말 0.6g을 조제한다. 환자는 현기증이나 구토 등의 증상을 호소하여 8일간 입원.

산제의 규격(함량) 실수는 10배량, 100배량의 실수가 되어서 세심한 주의를 기울여야 한다.

또한 산제의 경우 처방전의 기재방법이 의사에 따라[주약량]의 역가표시인 경우와[제제량]의 중량 표시인 경우가 있다. 상용량이나 과거의 약력을 참조하여 의문이 해결되지 않는 경우에는 반드시 의문 조회를 한 다음 조제에 임하도록 한다.

그리고 산제의 충전 미스는 많은 사람에게 건강 피해를 주는 것으로 직결되니 주의하도록 한다.

◆ 여기가 포인트! ◆

① 산제의 규격에는 세심한 주의 필요

② 처방전은「주약량」or「제제량」?

③ 처방전 · 약력 · 칭량병을 재확인

④ 산제의 충전은 2명이 확인

(6) 조제(3)~소아약의 조제~

사례 : Theophylline 건조시럽(20%) 600mg　2번 × 조석의 처방에 대하여 주약량으로 간주, 하루 용량으로 3g을 칭량하여 환자(1년 11개월의 소아)에게 교부. 환자는 1회분만 복용하여 구갈, 구토, 흥분 증상을 일으킨다. 산제의 조제에서 해설한 대로 처방전에는 하루 용량이[주약량의 역가]가 기재된 경우와[제제량의 중량]이 기재된 경우가 있다.

항생물질의 소아용 건조시럽이나 시럽제(물약)로 판단이 곤란한 경우에는 당연히 의문 조회를 실시하고, 우선은 소아의 연령과 체중으로 부터 확인하는 것이 필요하다

또한 산제를 정제로 환산하여 몇 정이 될까를 생각하면 적부를 판단하는 하나의 기준이 됩니다.

상기의 사례에서는 1세 11개월의 소아의 하루 용량으로서 Theophylline 600mg (주약량=100mg 정으로 6정)은 과량이기 때문에 의문 조회를 실시해야 한다.

◆ 여기가 포인트! ◆

① 약국에 소아의 연령·체중별 약용량의 일람표 등이 있는지를 확인한다.

② 투여량이 적정한가, 용법이 맞는지를 매회 반드시 확인한다.

③ 하루 용량과 1회량을 틀리지 않도록 한다.

④ 소아에게 제한량이 있는 약제나 소아에게 금기의 약제도 있으니 주의 요.

⑤ 과량·과소·애매함은 안 됨! 의문이 생기면 반드시 의문 조회를 한다.

(7) 조제(4) ~특히 주의가 필요한 약제의 조제~

사례 : Theophylline 200mg정의 처방에 대해서 Carbamazepine 200mg정을 조제하여, 환자에게 교부. 환자는 복용하여, 현기증·휘청거림 등의 증상을 호소한다.

상용량과 중독량이 근접한 치료역이 좁은 의약품의 경우에는 조제미스가 환자의 건강 피해에 직결되는 약제를 조제할 때는 신입약사가 아니어도 세심한 주의를 기울여야 한다. 무심코 저지른 실수라도 환자에게 건강상 피해를 주게 될 가능성이 있다는 것을 가슴 속 깊이 새기도록 한다.

◆ 여기가 포인트! ◆

① 특히 주의가 필요한 약제가 무엇인가 파악하도록 한다.

② 특히 주의가 필요한 약제를 파악했다면 먼저 기본적인 용법·용량을 암기하도록 한다.

③ 항상 상용량을 머리에 생각하면서 조제하는 습관을 붙이도록 한다.

(8) 조제약감사

사례 : 중간형 인슐린으로서 isophane insuline injection(펜필 N주)을 조제해야할 때 속효형 인슐린제제인 neutral insuline injection(펜필 R주)으로 조제되어 있는 것을 조제약 감사로 알게 된다. 만약 잘못해 환자에게 교부되어 환자가 사용하고 있다면 사고에 이를 가능성이 있다.

조제 사고·과오를 방지하는데 있어서 조제약감사는 가장 중요한 업무 중의 하나이다.

비교적 큰 약국에서는 신입약사가 하는 일은 별로 없다고 생각하고 있지만, 소규모의 약국에서는 신입약사라고 해도 감사를 실시하는 일이 있으므로 근무하고 있는 약국내의 룰을 확인하여, 정해진 순서를 준수하도록 한다.

◆ 여기가 포인트! ◆

① 처방전 · 약력 · 조제약의 순서로 약제명 · 규격을 정확하게 감사한다.

② 연령, 용법 · 용량을 재확인 한다.

③ 산제의 감사에서는 약제 · 분포수 · 1일(1회) 량 · 전량의 순서로 재확인.

(9) 약봉투 · 약제정보 제공문서의 확인

사례 : 데파스(etizolam) 정(0.5 mg) 1정 둔용(불면시) 10회 분의 처방.

약봉투와 약제정보 제공문서를 작성하기 위해 컴퓨터에 입력할 때에, 실수로 1회 10정으로 입력. 환자는 약봉투와 약제정보제공문서의 지시대로 1회 10정으로 복용하여 의식불명이 된다.

약봉투나 약제정보 제공문서에 기재된 정보는 환자의 안전한 복약의 근거가 되는 것이다. 약봉투나 약제정보 제공문서도 반드시 감사하도록 한다.

특히, 약봉투나 약제정보 제공문서의 작성이 이른바 접수컴퓨터와 연동되는 시스템을 도입하고 있는 약국에서는 약제명이나 용법 · 용량을 잘못 입력하면 약봉투 · 약제정보 제공문서, 약수첩이나 투약병 라벨이 전부 잘못 기재되게 되기 때문에 주의하도록 한다.

◆ 여기가 포인트! ◆

① 약봉투 · 약제정보제공문서에 기재된 약제명, 용법 · 용량도 확인한다.

② 약수첩이나 투약병 라벨의 확인도 게을리하지 않도록 한다.

③ 컴퓨터로 인쇄된 것도 반드시 확인하도록 한다.

◇ 특히 주의가 필요한 약제

1. 항전간제
페니토인(phenytoin),
카르바마제핀(carbamazepin),
바르프로산나트륨(Sod. valpronate)

2. 항정신약
할로페리돌(Haloperidol)

3. 항불안제
에칠졸람(데파스)

4. 디기타리스 제재
디기토신, 디곡신

5. 당뇨병 치료약
경구 혈당 강하제, 인슐린 제제

6. 테오피린 제재
테오도르

7. 항암제, 면역억제제

> 약품명, 규격(함량)의 재확인
> <한번 더 처방전을 봐라!>
> 상용량, 용법의 재확인
> <이것으로 좋은가?>
> 가루약 계산의 재확인, 총중량 확인
> <10배 잘못하면 사망 사고가 된다.>
> 충전시의 확인 <충전 실수는 무서워!
> 한 번에 많은 사람에게 사고가 된다.>

8. 휴약기간이 설정되어 있는 약제나 복약 기간의 관리가 필요한 약제
메토트레세이트, 이트라코나졸

9. 많은 약제와의 상호 작용(병용 금기)에 주의를 필요로 하는 약제

10. 특정의 질병이나 임산부에게 금기인 약

> 약력을 이용해 반드시 확인
> <처방되었을 때는 환자의 상황에
> 특히 주의>

11. 심한 부작용이 발현하기 쉬운 약제
Ticlopidine(TTP, 무과립구증, 간장해)
Thimazole(무과립구증)

12. 적응증에 의해 용법·용량이 다른 약제
아시크로빌(조비락스) 등

> 적극적인 환자 인터뷰와 필요에
> 따라서는 의문 조회

(10) 복약 지도

사례 : 8세 소아의 환자에게 메푸친(turobuterol) 흡입제의 사용방법을 설명할 때에, 1회 0.2 mL 흡입으로 지도해야 하는 것을 1회 2mL로 지도했다. 환자는 그대로 5일간 사용하여 환자의 상태가 이상하여 진찰해본 결과 약에서의 복약지도의 실수로 판명됐다.

복약지도 내용이 환자에게 정확하게 전해지지 않으면 환자는 올바르게 약을 사용할 수 없다. 더욱이 약사 자신이 애매모호한 지식으로는 환자에게 정확한 복약지도를 할 수 없는 것은 말할 것도 없다. 신입약사라 하여도 용법·용량을 비롯해서 외용약의 사용법도 제대로 이해하여 환자의 복약지도에 임하도록 한다.

◆ 여기가 포인트! ◆

① 용법·용량을 확실히 이해하여, 올바르게 지도한다.
② 흡입제·주사제 등의 사용법은 정확하게 설명할 수 있도록 한다.
③ 애매모호한 지식으로 복약지도는 엄금!

(11) 약제의 교부

사례 : 알말 (arotinolol) 10mg 2정 조석 식후의 수기 처방전을 아마릴 1mg 2정 조석 식후로 조제. 약제 교부 시에 환자에게 「당뇨병의 약」이라고 설명 했을 때 환자가 실수를 알아차린다.

이 사례는 약사에 의한 조제미스이지만 처방전의 기재 그 자체가 잘못되어 있는 일도 있다. 환자에게 약의 실물을 보여 효능을 설명하면서 교부함으로써 많은 조제 과오를 방지할 수 있다.

◆ 여기가 포인트! ◆

① 약제교부는 환자에게 약이 전달되기 전의 마지막 기회이다.
② 서두르는 환자에게도 확인을 하도록 한다.
③ 환자와의 대화중에서 "앗? "이라고 느낄 수 있는 감성을 닦자.

4) 의문조회

의문조회는 약사에게 있어서 지극히 중요한 업무이다. 의문조회는 원칙적으로 의사에게 직접한다. 약사는 의사의 동의 없이 처방내용을 변경하여 조제할 수 없다.

(1) 의문조회의 구체적인 예~처방전으로부터~

사례 : Rp. 아달라트 1정 1일 1회 아침 식사 후 14일분

명칭, 규격단위 등의 기재가 불명확한 약제는 그대로 조제해서는 안된다.「아달라트」는 복수의 규격이 있으며 더욱이 2종류의 서방성제제도 있다. 자신의 약국에 있는 약제만이 모두가 아니다.

처방전을 판독할 때는「약제명」「제형」「규격」의 3가지를 반드시 확인하도록 한다.

의문조회의 결과 : 아달라트 CR정(20 mg)

◆ **여기가 포인트!** ◆

복수 규격이 있는 것에 주의

사례 2 : Rp. 베이슨정(0.3 mg) 3정 1일 3회 매식후 14일분

용법이 적절하지 않으면 충분한 효과를 기대할 수 없는 약제도 있다. 알파 글루코시다제 저해약인 베이슨은 식사직전에 복용하는 것이 일반적이므로 용법이 잘못되어 있지 않은가 조회할 필요가 있다.

의문조회의 결과 : 베이슨정(0.3 mg)   3정 1일 3회 매식사 직전

◆ **여기가 포인트!** ◆

용법은 올바른가

(2) 의문조회의 구체적인 예~약력으로부터~

사례 3 : Rp. 놀바덱스, tamoxifen(20 mg) 1정 1일 1회 아침 식사후, 14일분

◇ 약제사법 제 24조(처방전중의 의문조회)

약사는 처방전 중에 의문점이 있을 때는 그 처방전을 교부한 의사, 치과 의사 또는 수의사에게 문의하여 그 의심스러운 점을 확인한 다음이 아니면 조제해서는 안 된다.

의문조회 하는 경우의 포인트
1. 원칙적으로 의사에게 직접 문의한다.
2. 신입약사인 경우에는 조회 전에 다른 약사에게 상담한다.
3. 처방변경이 필요하다고 생각될 때는 대체안을 미리 준비한다.
4. 여러 번 조회하는 일이 없도록 조회 전에 처방 내용을 한 번 더 확인한다.
5. 시간이 걸릴 것 같은 경우에는 사전에 환자에게 그 취지를 설명한다.
6. 조회 후는 처방변경의 유무에 관계없이 그 내용을 처방전의 비고란 (또는 처방란), 약력과 조제록에 남긴다.

의문조회는 알기 쉽고 명확하게
「페니토인세립 2g/3×매식후」의 처방전에 대해서 "페니토인세립 1일 2g로 좋습니까?"라고 문의할 경우에 "그대로"라는 회답이 되어 버리는 일도 생각할 수 있다. "페니토인세립 2 g이라면 상용량의 대략 10배가 되는데 10%의 가루약입니까?"라고 문의하는 등, 조회의 의도가 상대에게 전해지도록 의문조회를 한다.

의문조회한 후에는 반드시 기록을!
1. 조회한 일시
2. 조회한 약사이름
3. 조회한 내용
4. 의료기관 측의 회답자명
5. 회답의 내용

처방전에 기록하는데 있어서의 주의
1. 의문조회의 기록은 비고란 또는 처방란.
2. 특히 처방란에 기록하는 경우에는 약사가 기입하도록 명확하게 한다.

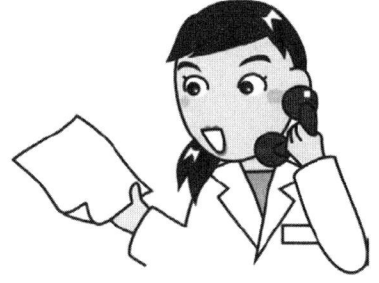

약력 : 전회까지의 처방은 노바스크정(5 mg) 1정 1일 1회

　　　　아침 식사후 14일분 환자는 남성

이 환자는 약력으로부터 지금까지 고혈압 치료를 위해 노바스크정을 복용하고 있다는

것을 알 수 있다. 남성환자인 것으로 미루어 보면 놀바덱스D는 처방전 작성 시의 입력미스라고 추측된다. 또한 이 사례 정도는 아니더라도 약력을 보고 전회와 달리 처방변경이 되어 있는 경우에는 환자에게 "오늘은 약이 바뀐다고 들었습니까?"라고 말을 걸어 환자가 듣지 않았다고 하면, 만일을 위해 의문조회를 실시하도록 한다.

의문조회의 결과 : 노바스크정(5 mg) 1정 1일 1회

◆ **여기가 포인트!** ◆
전회 처방에서 변경이 있는 경우

사례 4 : Rp. 리포바스정, simvastatin(5 mg) 1정 1일 1회 저녁식사 후, 14일분

약력 : 피부과로부터 처방된 이트라코나졸캅셀(50 mg)을 복용중(남성)

이번 내과로부터 처음으로 리포바스가 처방된 환자인데 약력을 보면 무좀 치료를 위해 이트라코나졸캅셀을 복용중인 것이 밝혀졌다.

심바스타틴과 이트라코나졸은 병용금기이므로 의문조회를 실시할 필요가 있다. 또한 병용주의인 경우에는 의사가 감안하고 처방하고 있는 경우도 적지 않다. 병용약을 의사에게 말했던 것이 환자로부터 확인되었으면, 복용 시점을 달리하는 등의 복약지도로 대응할 수 있는 일도 있다.

의문조회의 결과 : 메바로친정, pravastatin(5 mg) 1정 1일 1회 저녁 식사 후 14일분

◆ **여기가 포인트!** ◆
병용금기는 반드시 조회

사례 5 : Rp. 세프존캅셀, cefdinir (100 mg) 3정 1일 3회 매식후 7일분

약력 : 환자정보의 란에 「오라세프정 (cefuroxime axetil)으로 발진」으로 기재되어 있음.

치과에서 처방된 화농억제제(오라세프정으로 판명)로 발진의 기왕력이 있음. 첫 회 약국방문 환자 인터뷰로 알게 되어 그것이 약력에 기재되어 있었다.

세프존캅셀은 오라세프정과 같은 세펨계 항생제이므로 처방한 의사에게 다른 계통의 항생제로 처방 변경을 제안하는 것이 필요하다.

의문조회의 결과 : 클라리스정, clarithromycin (200 mg) 2정 1일 2회 조석 식후 7일분

◆ 여기가 포인트! ◆
과거의 부작용력은 체크 요

(3) 의문조회의 구체적인 예~환자 인터뷰로부터~

사례 6 : Rp. 메바로친정(5mg) 1정 1일 1회 저녁식사 후 14일분

환자 인터뷰 : 전회 (2주일 전) 처음으로 메바로친이 처방된 환자.

이번에 "약을 복용하고 나서 무엇인가 컨디션이 변화된 일이 없습니까?"라고 묻자 "최근 손에 전혀 힘이 없다"라고 회답이 있었다.

심각한 부작용의 초기 증상이 추측되는 정보를 약국에서 알았을 경우에는 처방한 의사에게 연락하는 것이 중요하다.

이번 사례에서는 심한 부작용인 '횡문근융해증' 발현의 가능성이 의심되어 그 회피를 위해 처방한 의사에게 연락하는 것이 필요하다.

의문조회의 결과 : 처방한 의사로부터 "복용을 즉시 멈출 것"을 환자에게 지도하도록 연락을 받아 이번 처방에 대해서는 중지하도록 한다.

◆ 여기가 포인트! ◆
부작용의 발현이 의심되는 경우

사례 7 : Rp. 와파린정(1mg) 1정 1일 1회 아침 식사 후 30일분

환자 인터뷰 : 계속해서 와파린을 복용하고 있는 환자.

설명을 하고 약을 교부할 때 "지금 그 밖에 다니는 의료기관은 없습니까?"라고 재차 묻자 "치과의원에 다니고 있어 가까운 시일 내에 발치할 예정이다"라는 대답이 있었다.

약을 안전하게 사용하기 위해서는 다른 과 진찰이나 병용약의 유무, 환자의 체질 등 환자가 약을 사용하는 배경을 아는 것이 중요하다. 그러한 정보를 환자가 이야기해 주기를 바란다면 듣는 사람인 약사에게 그에 필요한 자세가 되어있든지, 캐어서 알아낼 소지가 있을지가 문제다. 환자로부터 여러가지 정보를 알아낼 수 있을 만큼의 지식과 경험을 쌓도록 한다.

의문조회의 결과 : 와파린을 처방한 의사에게 발치의 설명을 하여, "발치 전 4일간 복용을 중지할 것"을 환자에게 설명하도록 지시를 받는다. 환자에게는 복용 중지를 지도함과 함께 와파린을 복용 하고 있다는 것을 치과의에게 이야기하도록 설명한다.

◆ 여기가 포인트! ◆
상담은 환자로부터 이끌어내자

5) 병원에 근무하는 신입약사를 위한 가이드
(1) 주사약 조제

1,999년 후생과학연구에 의하면, 간호사가 「히야리 · 하트」한 사례의 44.3%가 의약품과 관계있고, 그 중 70.9%가 주사약 업무에 관한 것이다.(그림 8)

병원에 근무하는 약제사에게는 안전한 주사약 투여에 적극적인 관여가 강하게 요구되고 있다.

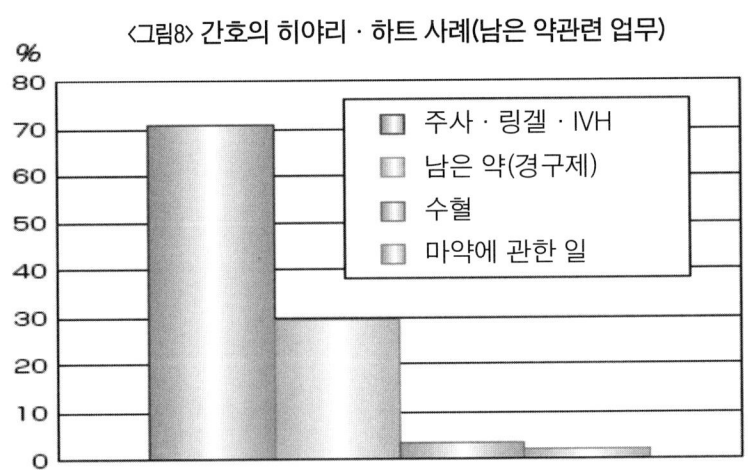

〈그림8〉 간호의 히야리 · 하트 사례(남은 약관련 업무)

%
- 주사 · 링겔 · IVH
- 남은 약(경구제)
- 수혈
- 마약에 관한 일

〈사고 방지의 관점으로부터 본 조제상의 주의점〉

① 약제착오를 방지 한다.

사례 1 : 탁솔주사제로 착오하여 탁소텔주사제를 조제

이름이 비슷한 약제나 외관이 비슷한 약제의 취급착오에 주의가 필요하다. 특히 항암제는 착오시의 환자에 대한 영향의 크기를 고려하여, 반드시 약력을 확인하고 나서 조제하도록 한다.

◆ 여기가 포인트! ◆

① 처방전을 확실히 읽는다.

② 이름이 비슷한 약제의 취급에 주의!

★ 이런 방법을! ★

▶ 입력 단계에서의 미스를 막으려면

　　탁솔주는 파크리탁셀주

　　탁소텔주는 도세탁솔주로 일반명으로 입력한다.

▶ 취급실수를 막으려면

　　탁소텔주는 간단하게 꺼낼 수 없도록, 보관고에 주의 표시를 한 문을 다는 등의 방법

　　을 쓴다. (탁소텔주는 탁솔주보다 효력 3.5배)

② 규격착오를 방지 한다.

사례 2 : lidocaine 2%를 착오로 lidocaine 10%로 조제

복수 규격(함량)의 존재를 알자!

복수 규격이 있는 약제인가 어떤가를 알 필요가 있다.

특히 lidocaine은 0.5%~10%까지 여러 가지 규격이 있어 주의가 필요하다.

lidocaine 10%는 반드시 희석해 투여!

lidocaine 2%제제는 그대로 정맥주사가 가능하지만, 10%제제는 급속정맥주사하면 순환 부전을 일으켜 심장정지의 가능성이 있다.

◆ 여기가 포인트! ◆

규격을 착오했을 때의 환자에게 주는 영향의 크기를 알자!

★ 이것만은 알아 두자! ★

lidocaine 10%는 급속정맥주사 불가

※ lidocaine 10%는, 2005년 4월 현재 판매가 중지되어 있으며 적절한 관리를 실시하는 취지의 문서로 확약한 의료기관에 대해서만 공급되고 있다. (동년 9월말까지의 잠정적 조치, 암성 동통 치료만 대상)

사례 3 : 헤파린나트륨 5,000단위의 처방을 25,000단위를 조제

헤파린나트륨주 5mL의 농도는 1000단위/mL이지만, 1 바이알은 5000단위/ 5 mL이다. 1 바이알 5000단위인 것을 1000단위로 생각하여, 5 바이알 조제했던 것이 원인이다.

규격 표시에 주의!

헤파린나트륨 1 바이알중의 함유량은 5000단위 /5mL.

농도와 전량을 파악하도록 한다.

◆ 여기가 포인트! ◆

바이알 제제의 규격 표시에 주의!

★ 이것만은 알아 두자! ★

헤파린나트륨주 농도와 전량을 파악

※ 5000단위/5 mL 외, 1000단위/1 mL바이알, 10000단위/ 10 mL바이알, 5000단위/20 mL의 앰플도 있다. 잘 확인하도록 한다!

③ 용법 착오를 방지 한다.

사례 4 : 페노바비탈주「근주」의 처방에 대해 착오로「정주」라고 라벨 표시

페노바비탈주는 난용성의 약제이기 때문에 정주는 불가하며 피하 · 근주만 적용된다. 라벨 표시는 간호사에 있어 투여 직전에 확인하는 정보이며, 실수는 허용 되지 않는 것이라는 것을 이해하도록 한다. 주사약의 물리적 특성을 알아 조제에 활용하도록 한다.

◆ 여기가 포인트! ◆
라벨 표시의 중요성을 이해

④ 상호작용의 체크

사례 5 : 발프로산나트륨 투여중의 환자에게 카바페넴계의 주사약을 조제

발프로산나트륨은 카바페넴계 약제와의 병용에 의해 혈중농도의 저하를 초래하여 경련을 유발할 우려가 있기 때문에, 병용 금기로 되어 있다. 주사제와 내복약의 상호작용도 간과하지 않도록 확인하여 반드시 의문 조회를 실시하도록 한다.

◆ 여기가 포인트! ◆
주사약과 내복약의 상호작용에 주의!

⑤ 배합 변화의 체크

사례 6 : 라식스를 측관으로부터 투여중인 환자에게, 비졸본주 측관의 처방이 나와 필터가 막힌다.

라식스는 pH 6.3 이하가 되면 백탁으로 된다. 한편, 비졸본은 pH 4.7이상이 되면 백탁으로 되기 때문에 라식스와 비졸본을 연속하여 측관투여 하면 배합변화를 일으킨다.

배합변화는 pH나 농도에 의해서도 영향을 주고 시간의 경과와 함께 결정이 석출하는 약제도 있어 주의가 필요하다. 배합변화를 피하기 위해 생리식염수로 점적 루트를 세정하는 등의 회피 방법도 제안할 수 있도록 한다.

◆ 여기가 포인트! ◆
배합변화가 있는 조합과 회피 방법을 이해

(2) 병동 활동

약사가 병동에 상주하여 환자의 병태를 조제에 활용하는 것은 무엇보다도 조제미스 방지가 된다. 게다가 처방 설계에 관여하여, 처방 의도를 병동 팀과 공유하는 것은 투약 미스의 회피가 되어 환자의 안전 확보에 연결된다. 병동에 있어서의 약제사의 업무 모든 것이 safety management라고 해도 과언이 아니다.

〈사고 방지의 관점으로부터 본 병동 활동〉

사례 1 : 지참약인 Methotrexate를 연일 복용하여 환자 사망
입원 시 지참약을 확인하여 적정한 투여에 관여할 필요가 있다.
지참약과 원내 처방과의 중복 · 상호작용의 확인도 필요하다.

◆ 여기가 포인트! ◆
지참약의 적정한 투여에 관여하자!

사례 2 : 의사가 잘못하여 사크시존인 것을 사크신으로 처방
명칭 유사로 완전히 약효가 다른 약제와 착오를 막으려면 환자의 베드 사이드로 가서 병태를 확인하도록 한다. 천식 발작을 일으키고 있는 환자에게 사크신의 처방이 나와 있다면, 사크시존의 착오라고 깨닫는 것은 용이하다.

◆ 여기가 포인트! ◆

환자의 병태를 파악하여, 조제에 활용하자!

사례 3 : 의사가 "Humulin R(인슐린주사)을 시간 4로!"라고 지시.

간호사가 1시간에 4mL투여해, 환자가 사망

긴급한 경우를 제외 하고는 주사 처방전 관리를 원칙으로 함으로써 구두지시의 실수는 막을 수가 있다. Humulin R 4mL는 400단위에 상당합니다. 1시간에 400단위는 임상상 있을 수 없기 때문에, 4단위인 것은 금방 알 수가 있다.

◆ 여기가 포인트! ◆

인슐린의 규격, 특징을 파악해 팀에 정보를 제공합시다!

★ 이것만은 알아 두자! ★

인슐린바이알 제제는 인슐린 전용 시린지로!

사례 4 : 간호사가 칼륨제를 측관으로부터 one-shot로 투여해, 환자 사망

칼륨제를 급속정주를 하면 심장이 정지한다. 칼륨제에는 염화칼륨, 아스파라긴산 칼륨이 있고, 인산염의 전해질 보정약도 칼륨염입니다. 반드시 희석하여 사용한다.

◆ 여기가 포인트! ◆

칼륨제의 위험성을 팀에서 공유

★ 이것만은 알아 두자! ★

칼륨제는 반드시 희석하여 점적! 칼륨제는 병동에 재고를 두지 않도록!

사례 5 : 염산 ticlopidine에 의한 무과립구증이 발현하여, 환자 사망

염산 ticlopidine에는 혈전성 혈소판 감소성 자반병(TTP), 무과립구증, 및 심각한 간장애라고 하는 중대한 부작용이 있다.

투여 개시 2개월 이내에 약 8할이 발병하므로, 투여 개시 후 2개월간은 1회에 2주간 처방까지로 하여 부작용의 조기 발견을 위해 2주간에 1회는 혈액검사(백혈구 분획을 포함한다)를 실시하도록, 지금까지 두번 「긴급 안전성 정보」가 나와 있다.

◆ 여기가 포인트! ◆
부작용의 초기 증상 체크, 검사 실시의 확인으로 조기 회피에!
환자를 부작용으로부터 지키자!

★ 이것만은 실천하자! ★
환자의 호소 · 병태의 변화 · 검사치로부터 부작용을 조기에 회피하자!

사례 6 : 환자에게 금기인 약제가 투여되어 심각한 간장애가 발현
입원 시에 환자의 부작용력, 알레르기력을 확인하자.
병동 스탭에게 해당 환자에게 있어 금기인 약제의 정보를 전달하여, 재 투여 회피에 노력하도록 한다.

◆ 여기가 포인트! ◆
환자의 부작용력을 파악해, 재투여의 회피에!
퇴원 시 약수첩에도 기재한다!

사례 7 : 소독액 원액을 환자가 잘못마시고 사망
소독액 원액은 반드시 환자가 손이 닿지 않는 곳에 보관하도록 한다. 또한 소독제의 희석에 주사통을 사용하지 않는다. 지금까지도 소독제를 흡입액에 넣거나 환자에게 정맥주사 하여, 환자가 사망하는 사고가 일어나고 있다. 약사는 소독제의 위험성을 정보 제공하

여, 미연에 위험을 피하도록 한다.

◆ 여기가 포인트! ◆

소독제의 보관 관리, 적정 사용에 책임을 가지자!

★ 이것만은 알아 두자! ★

소독제의 원액은 위험!

소독제와 정제수 비슷한 용기는 위험!

6) 조제 과오 · 조제 사고 발생했을 경우의 대응

(1) 조제 사고 발생 시의 대응

잘못된 약제를 환자에게 교부했을 때는 반드시 담당약사에게 보고하도록 한다. 또한 나중에 생각했을 때 올바른 약제를 건네주었는지 어떠했는지 불안할 때도 마찬가지이다.

조제과오를 일으켰다면 결코 자가판단하지 말고 담당약사의 지시에 따르도록 한다. 그 다음에 신속하게 환자에게 연락을 하여 다음의 3가지 점을 확인하고, 환자에게는 성의를 가지고 대처하도록 한다.

　　　① 실제로 과오가 있었는지 어떠했는지

　　　② 복용을 하였는지

　　　③ 건강 피해가 있는지

〈환자로부터 전화로 약국에 연락이 있었을 경우의 대응 방법〉

1) 연락을 받은 시점에서의 대응으로서 우선 아래와 같은 사항을 확인한다.

　　　① 환자의 성명

　　　② 연락을 해 온 사람의 이름(본인과의 관계)

　　　③ 연락처(주소, 전화번호 등)

　　　④ 어떤 의료 기관의 처방약인가

⑤ 어떠한 실수인가

⑥ 복용 전인가, 후인가

복용 후면

⑦ 복용 회수, 복용 후의 경과시간

⑧ 환자가 어떠한 상태인가

2) 이쪽에서 처방 내용이나 교부 약제 등을 확인한 다음 회답전화를 하겠다는 취지를 전한다. (상대의 전화번호를 확인하고, 우선 전화를 끊는다.)

3) 회답 전화를 하기 전에, 처방전에 기재된 모든 약제와 약력 등을 모아놓고 정리하여 실수가 분명한 경우에는 그 잘못된 약제에 관한 정보도 미리 수집 후 신속하게 대응을 한다.

4) 전화로 회답시의 유의점

① 전화로 회답할 때에는 전화를 걸어 온 본인인지 확인한다.

② 본인 이외에는 설명을 하지 않는다.

③ 본인 부재의 경우에는 다시 거는 등 전언 등으로 끝내지 않는다.

④ 환자에게 건강 피해가 있는 경우에는 즉시 처방의에게 연락하여, 환자에게는 진찰을 촉구한다. 그 시점에 건강 피해가 없더라도 나중에 피해가 생기는 경우도 있기 때문에 처방의에게 연락하여 지시를 받도록 한다.

(2) 조제사고의 보고와 재발방지 대책

① 후생노동성에 히야리 · 하트 사례 보고

후생노동성은 2001년 10월부터 특정기능병원이나 국립 병원 등을 대상으로 히야리 · 하트 사례를 수집하는 제도를 시작하여 2004년 4월부터 대상을 전 의료기관으로 확대하였다. (참가 등록 신청이 필요. 약국은 대상 외)

수집된 히야리 · 하트 사례 중 전문가에 의해 분석(코멘트)된 기술 정보는, 데이타베이스 시스템(http://www.hiyari-hatto.jp/)에서 개별 사례를 키워드 검색할 수 있다.

◇ 조제 사고 발생 시의 대응 속성 매뉴얼

1. 초기 대응

   (1) 건강 피해의 확인

   (2) 피해 확대의 방지

      (산제의 충전 미스가 원인의 경우 등)

   (3) 처방의에의 연락

   (4) 구체적이고 정확한 정보의 수집

      《초기 대응은 최대중요! 》

2. 환자ㆍ가족에게로의 대응 (기본 자세)

   속이지 않고, 숨기지 않고, 잘못을 상대에게 강요하지 않고, 변명을 말하지 않는다.

   잘못해 교부한 약을 환자에게 지참시키는 등의 행위는 엄하게 조심할 것!

   《성의 있는 자세로! 》

3. 사실 경과의 기록

   (1) 기록은 주관이 개입되지 않고

   (2) 객관적으로 사실만을 경과적으로 정리

   (3) 환자 측에게로의 설명 내용등도 기록

      《나중에 혼란을 피하기 위해서도 기록은 정확하고 상세하게》

4. 사후의 대응

   (1) 사고ㆍ과오보고서의 작성

   (2) 처방한 의사에게 보고

   (3) 약사회에 상담ㆍ보고

   (4) 보건소에 보고, 경찰에 신고

      (사고의 정도에 따라서)

      《의사ㆍ의료 기관과 제휴》

② 후생노동성에 사고보고

후생노동성은 2004년 10월 특정기능병원이나 국립병원 등에 대해서 중대한 사고로 인하여 환자가 사망하거나 심각한 장애가 남거나 했을 경우에, 사고의 상세를 알 수 있는 보고서를 제출하도록 의무 부여했다.

이러한 병원은 사고를 냈을 경우에는 2주간 이내에 (재) 일본 의료 기능 평가기구에 보고할 것이 요구됩니다. (이 이외의 의료 기관은 참가 등록 신청이 필요. 약국은 대상 외)

③ 일본 약제사회에 보고

일본 약제사회에서는 2002년도부터 조제사고의 보고 제도를 제정하고 있다. 사고를 냈을 때는 소속된 시도지부 약사회를 통해서 보고를 부탁다.

④ 인시던트 리포트(히야리 · 하트 사례 보고서)를 쓰자

1건의 중대한 사고의 뒤에는 경미한 사고가 약 30건 잠복하고 있으며, 게다가 크게 되지는 않았던 히야리 · 하트 사례는 300건에 달한다고 여겨지고 있다. (하인 · 리히의 법칙)

1 중대 사고

29 사고

300
히야리 · 하트

불안전행동 · 불안전상태

히야리 (섬뜩) 하거나 하트(깜짝 놀란) 사례(인시던트 사례)를 수집하는 것은 같은 실수를 반복하지 않기 위해 매우 효과적이다. 약국 내에서 인시던트 리포트를 수집해서 대책을 검토 · 실천 하여 가는 것이 중대한 사고의 싹을 없애는 것과 연결된다.

<표4> 인시던트 리포트 양식(예시)

보 고 일:　　　　년　　월　　일
보 고 자 명:

1. 일상 업무 중에서 히야리로 하거나 깜짝 놀란 조제 미스 등의 사례로, 재발 방지를 위해 국내에서 개선 조치를 강구할 필요가 있다고 생각되는 것, 다른 약제사의 참고가 되는 것을, 본리포트에 의해 관리 약제사 00까지 보고해 주세요.

2. 본 보고는 조제 미스 등의 재발 방지를 목적으로 하는 것이며 본 보고에 의해 당사자를 평가·처벌할 것은 없습니다.

A. 조제미스 발생 일시	20　년　월　일(　요일) 오전·오후　시　분 무렵	
B. 미스 등을 알아차린 시점	□조제시　□감사시　□약제 교부시　□그 외(　　　　)	
C. 미스 등의 내용	20　년　월　일(　요일) 오전·오후　시　분 무렵	
□ 1. 정제·캅셀제의 계수의 잘못 □ 2. 산제·액제의 칭량·계량의 잘못 　　(배산의 계산 실수 등을 포함한다) □ 3. 같은 의약품의 규격의 잘못 □ 4. 다른 약을 조제 □ 5. 금기, 상호작용 등의 간과 □ 6. 처방전의 기재 미스를 알아차리지 않고 조제 □ 7. 일포화의 실수	□ 8. 타약·이물 등의 혼입 □ 9. 조제 시 새는 것 □ 10. 교부 시 새는 것 □ 11. 다른 약봉투에 넣은 실수 □ 12. 다른 사람에게 교부의 실수 □ 13. 약제 정보 제공 문서·약봉투 기재 미스 □ 14. 복약 지도의 잘못 □ 15. 그 외(　　　　　)	
D. 미스 등의 대상이 된 의약품(규격 등을 포함한다)	正	
	誤	
E. 미스 등의 원인·배경		
F. 재발 방지책·개선책	(재발 방지를 위해서 국내에서 취해야 할 조치·개선책등이 있으면 기재)	

〈인시던트 사례를 분석하여, 사고방지 대책을 강구하자〉

일본 약제사회에서는, 인시던트 사례의 요인을 분석하여, 약국 전체에서 사고 방지 대책을 입안하기 위한 수법 'PHARM-2 E분석법' 을 2002년도에 개발했다.

인시던트 사례의 요인을, 아래와 같이 나타낸 P, H, A, R, M의 5개의 시점으로부터 찾아, 2개의 E, E의 시점으로부터 방지 대책을 이끌어내는 수법이다. 'PHARM-2 E 분석법' 을 이용함으로써 여러 가지 각도로부터의 분석과 사고방지 대책의 입안이 가능하게 됐다.

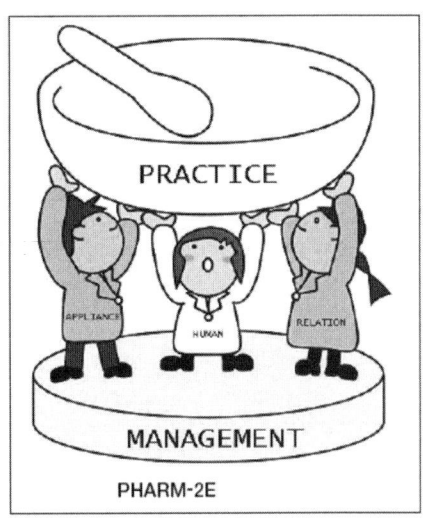

요인을 분석하는 5개의 시점

P	Practice	조 제
H	Human	사 람
A	Appliance	기 구, 물 건, 표 시
R	Relation	제 휴
M	Management	조 직, 관 리

대응책을 입안하는 2개의 시점

E	Enforcement	교 육, 강 화
E	Engineering	기 술, 구체적인 예

조제는 Human, Appliance, Relation가 확실히 기능하는 것으로 성립되어, Management는 모든 토대가 됩니다.

'PHARM-2 E분석법' 의 기입 용지, 용지의 사용 방법 등은 일본 약제사회의 홈 페이지의 회원용 정보-조제사고방지대책-으로부터 다운로드할 수 있다.

꼭, 활용하자. http://www.nichiyaku.or.jp/

3) 약사가 질 책임

약사의 조제사고가 원인으로 환자 측과의 의료분쟁으로 발전했을 때 약사에게는 민사상의 책임, 형사상의 책임, 행정상의 책임의 3가지의 법적 책임을 질 가능성이 있다. 의료인으로서 약사는 일반인보다 무거운 법적 책임을 지고 있다는 것을 이해해야 한다.

① **민사상의 책임** : 환자에게 건강 피해를 주었을 경우에 피해자에 대해서 손해배상을 할 것. 형사 책임이나 행정상의 책임을 묻지 않더라도 민사상의 책임을 추궁 받는 일이 많다.

② **형사상의 책임** : 업무상 필요한 주의를 게을리 하여 환자에게 상해를 주거나 사망시켰을 경우에는 업무상 과실치사상죄를 묻는 일이 있다.

형법 제 211조(업무상 과실치사상등) 업무상 필요한 주의를 게을리 하여, 이에 의하여 사람을 사상시킨 자는, 5년 이하의 징역 혹은 금고 또는 50만엔 이하의 벌금에 처한다. 중대한 과실에 의해 사람을 사상시킨 사람도 같다.

③ **행정상의 책임** : 약사법을 위반한 약사, 또는 약사에 관련하여 범죄 또는 부정의 행위가 있던 약사에 대해서는 후생 노동대신은 약제사법 제8조에 의거하여 면허를 취소하거나 혹은 업무의 정지를 명할 수가 있다.

포인트 : 법적 책임의 중대사에 실무의 경험 연수는 비례하지 않는다.「신인」「베테랑」의 차이는 없다.

예를 들면 아래 왼쪽과 같은 사고가 발생했을 경우 약국·약사에게는 아래 오른쪽과 같은 법적책임을 묻게 될 가능성이 있다.

사고사례

의사가 알말을 처방해야 할 것을 잘못하여 아마릴을 처방. 약제사는 병태를 확인하지 않고 복용 방법만을 설명하여, 처방전대로 아마릴을 교부. 환자는 이것을 지시대로 복용하여, 저혈당 상태에서 긴급 입원. 식물상태가 된다.

법적책임

환자 가족에 의해 손해배상 소송(민사)·의사의 처방미스와 약제사의 확인미스(공동 불법 행위) 등·약국 개설자에 대한 사용자 책임·관리 약제사에 대한 감독자 책임 업무상 과실치사상죄로 형사고소(형사) 판결 후, 의사 및 약제사의 업무 정지 처분(행정)

◇ 조제 사고가 발생했을 경우의 법적 수속의 흐름

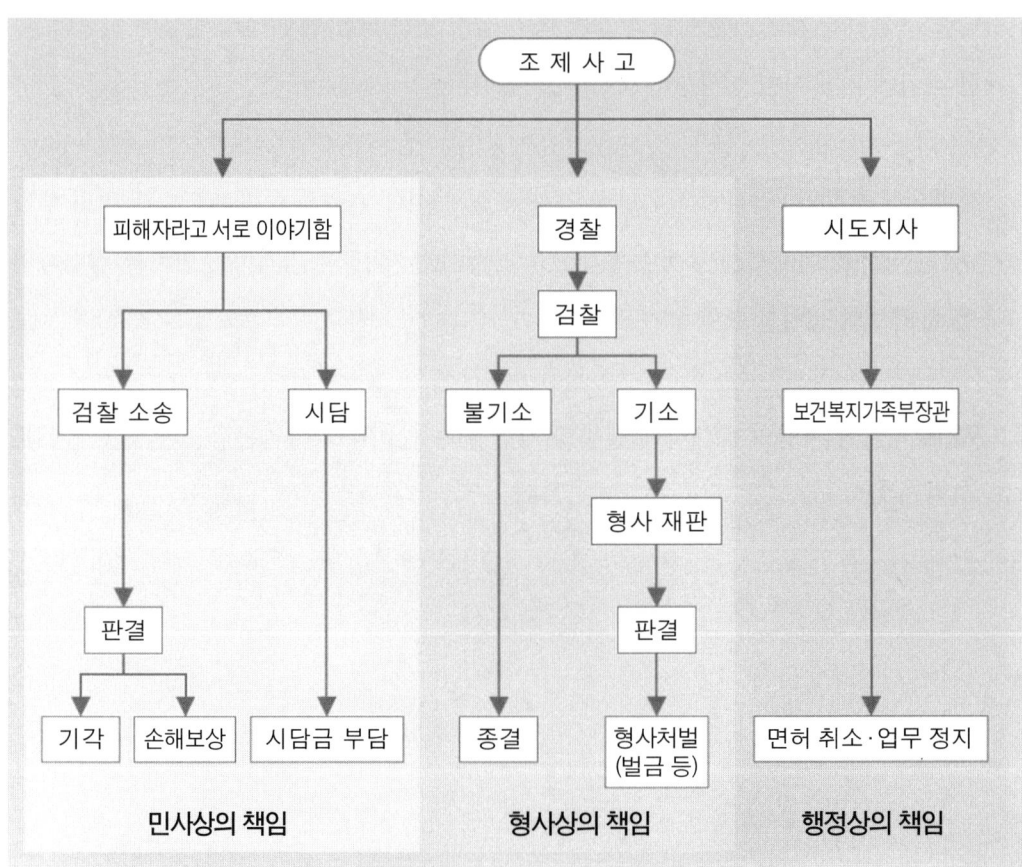

(1) 조제 사고나 위반행위에 대하여 묻게 되는 여러가지 법적 책임과 벌칙

　　① 민사 책임 · 채무 불이행 (민법 제 415조)

　　　　가)불법 행위 책임 (민법 제 709조)

　　　　나)사용자 책임(약국 개설자, 원장) (민법 제 715조 1)

　　　　다)감독자 책임(관리 약제사, 약제 부장) (민법 제 715조 2)

　　　　라)공동 불법 행위(처방의와 약제사) (민법 제 719조)

　　② 형사 책임 · 업무상 과실치사상 (형법 제 211조)

　　　　비밀누설 (형법 제 134조)

　　③ 행정 형법 · 약제사법위반행위에 대한 벌칙 규정 (약제사법 제 29~33조)

　　　　약사법위반행위에 대한 벌칙 규정 (약사법 제 84~89조)

　　④ 행정 처분 · 약제사 면허 취소, 업무 정지 (약제사법 제8조)

　　　　약국 허가 취소, 업무 정지 (약사법 제 75조)

(2) 중요한 시점 : 결과 예견 의무와 결과 회피 의무

　　법률상으로「의료 과오」가 성립하려면 , 의료자 측에「과실」이 존재하고, 또한 그 과실과 결과(환자의 건강 피해)와의 사이에「인과관계」가 인정되어 환자 측에 어떠한「피해」가 발생하고 있는 것이 필요하다.

　　「과실」이란「주의의무」를 위반하는 것을 말하며,「주의의무」의 내용에는,「결과 예견 의무」와「결과 회피 의무」가 포함된다.

　　「결과 예견 의무」란, 자신이 행하는 행위에 의해 환자에게 건강 피해를 줄 것이라는 것을 인식해, 예견해야만 하는 의무이다. 처방전중의 문제점을 놓쳤던 것은,「결과 예견 의무」를 위반한 것이 된다.

　　한편,「결과 회피 의무」란, 결과의 인식, 예견에 근거해, 그 결과의 발생을 피하도록 해야만 하는 의무이다. 중대한 부작용의 초기 증상이나 발생 시의 대응에 대하여 설명을 게을리 했을 경우에는, 약제사는「결과 회피 의무」를 위반한 것이 된다.

　　약사에게는 전문적 지식과 경험을 지니고 인식하고 예견하여 예측되는 위험을 회

피하는 「최선의 주의의무」가 요구된다.

9. 조제약의 감사 (檢藥)

조제는 여러 공정으로 중복되어 있어서 확인을 하지 않으면 안된다. 그러나 조제약을 환자에게 교부하기 전에 행하는 약제감사(검약)는 대단히 중요하다. 약제 감사는 다음과 같은 점을 중심으로 행한다.

1) 조제약 전반
(1) 처방전에 대한 재감사 (약품명, 나이, 용량 초과 등)

(2) 약봉투, 라벨의 기입사항, 용법지시의 확인과 용법지시서 등의 첨부

(3) 제형과 조제방법의 과오 여부 확인

(4) 배합변화의 유무

(5) 상표명이 유사한 의약품간의 취급실수 확인

(6) 이물의 혼입 여부 확인

(7) 계량, 계수의 확인과 계산

(8) 복수의 의약품이 처방되었을 때 탈락 여부 확인

2) 산제
조제내규에 따른 지의 여부, 예를 들면 부형제 선택, 부형제의 량, 산제의 색깔, 형상, 무게, 분할의 정확성, 포장의 완전성, 전체포수의 확인 등을 감사한다.

(1) 색조 및 형상의 확인

(2) 혼합의 균일성과 분할의 확인

(3) 내용의약품의 누수 확인

(4) 부형제 첨가량의 확인

(5) 원약의 정확한 배산 확인

3) 액제

색깔과 냄새, 총량 확인, 부형제 종류와 량, 혼화 가능 여부, 희석제, 희석시 계산 감사, 투약기구 첨부, 건조시럽의 경우 유효기간 등을 감사한다.

(1) 색조의 확인

(2) 난용성 의약품의 용해 여부 확인

(3) 부형제의 첨가량의 확인

(4) 지시 눈금의 정확도 또는 계량용기의 첨부

4) 정제 혹은 캅셀제

약의 모양, 크기, 색깔, 식별코드, 포장상태, 총투여량, 1/2정 복용 시 분할 가능 여부 등을 감시한다. 단위 함량이 2종 이상인 경우, 모양과 색깔이 유사한 경우, 제조회사가 변경된 경우는 특히 유의하고 견본약을 파일북에 정리하여 참조할 수 있도록 한다.

(1) 제제의 색조, 크기, 식별코드(인쇄, 각인)와 SP, PTP등 시판포장의 형상과 인쇄의 정확도 확인

(2) 제형과 함량의 착오확인

5) 외용제

사용부위, 횟수, 사용법, 흡입기구, 사용설명서 첨부를 본다.

(1) 함량의 정확성 확인

(2) 연고와 크림 등 제형의 차이 확인

10. 조제된 약제의 표시 및 기입

1) 약사법 제28조의 규정

(1) 약사 또는 한약사는 판매할 목적으로 조제한 약제의 용기 또는 포장에 그 처방전에 적힌 환자의 이름 · 용법 및 용량, 그 밖에 보건복지가족부령으로 정하는 사항을 적어야

한다.

(2) 약사 또는 한약사가 조제를 한 경우에는 그 처방전에 조제 연월일과 그밖에 보건복지가족부령으로 정하는 사항을 적어야 한다.

2) 약사법 시행규칙 제15조의 규정(조제한 약제의 표시 등)

(1) 약사법 제28조 제1항에 따라 조제된 약제의 용기 또는 포장에 적어 넣을 사항은 다음 각 호와 같다.

① 처방전에 기재된 환자의 성명·용법 및 용량

② 조제연월일

③ 조제자의 성명

④ 조제한 약국 또는 의료기관의 명칭과 그 소재지

(2) 약사법 제28조 제2항에 따라 처방전에 적어 넣을 사항은 다음 각 호와 같다. 이 경우 제5호 및 제6호의 기재내용에 대하여는 환자에게 그 사실을 알려야 한다.

① 조제연월일

② 조제량

③ 조제자의 성명

④ 조제한 약국 또는 의료기관의 명칭과 소재지

⑤ 약사법 제26조 제1항에 따라 처방을 변경하거나 수정하여 조제하였을 때에는 그 내용

⑥ 약사법 제26조 제2항에 따라 처방전에 관하여 확인하였을 때에는 그 내용

⑦ 약사법 제27조에 따라 의사 또는 치과의사가 처방전에 기재한 의약품을 대체조제 하였을 때에는 그 내용

3) 약봉투 및 라벨의 작성

약봉투는 내복약, 외용약, 둔복약 등에 따라 인쇄의 색을 달리해서 구별할 수 있는 것을

사용한다. 최근에는 컴퓨터를 이용해서 약봉투를 작성하는 시설이 많이 보급 되고 있다.

또한 내용액제에는 라벨을 이용하는 것도 있다. 약사법에 의하면 조제를 한 후 용기 또는 약봉투에 다음과 같은 사항을 기재하지 않으면 안 된다. 환자의 성명, 용법, 용량(투여일수), 조제 년 월일, 조제한 약사의 성명, 조제한 약국의 명칭과 소재지를 기입하여야 한다.

11. 조제와 첨부문서

1) 법적규정
첨부문서는 약사법 규정에 의해 의약품에 반드시 첨부하는 것이 의무화 되고 있는 법정문서이다.

(1) 약사법 제58조(첨부문서 기재사항)의 규정
의약품에 첨부하는 문서에는 다음 각 호의 사항을 적어야 한다.

① 용법 · 용량, 그 밖에 사용 또는 취급할 때에 필요한 주의 사항

② 대한약전에 실린 의약품은 대한약전에서 의약품의 첨부문서 또는 그 용기나 포장에 적도록 정한 사항

③ 제52조제1항에 따라 기준이 정하여진 의약품은 그 기준에서 의약품의 첨부문서 또는 그 용기나 포장에 적도록 정한 사항

④ 그 밖에 보건복지가족부령으로 정하는 사항

(2) 약사법시행규칙 제76조(첨부문서의 기재사항)
약사법 제58조제4호에 따라 첨부문서에 기재하여야 하는 사항은 다음과 같다.

① 약사법 제56조제1호, 제2호, 제4호부터 제7호까지, 제9호 및 제10호(이 규칙 제75조 제1항, 제9호의 사항은 제외한다)

가) 제1호: 품목허가를 받은 자 또는 수입자의 상호와 주소. 위탁제조한 경우 제조소의 명칭과 주소

나) 제2호: 명칭(대한약전에 실린 의약품은 대한약전에서 정한 명칭, 그 밖의 의

약품은 일반 명칭)

　　다) 제4호: 중량 또는 용량이나 개수

　　라) 제5호: 대한약전에서 용기나 포장에 적도록 정한 사항

　　마) 제6호: 제52조제1항에 따라 기준이 정하여진 의약품은 그 저장 방법과 그 밖에 그 기준에서 용기나 포장에 적도록 정한 사항

　　바) 제7호: 대한약전에 실리지 아니한 의약품은 유효 성분의 명칭(일반명칭이 있는 것은 일반 명칭) 및 분량(유효 성분이 분명하지 아니한 것은 그 본질 및 제조 방법의 요지)

　　사) 제9호: 약사법 제58조제1호부터 제3호까지에 규정된 사항

　　아) 제10호: 그 밖에 보건복지가족부령으로 정하는 사항

　② '전문의약품' 또는 '일반의약품'이라는 문자

　③ '오·남용우려의약품'이라는 문자

　④ 사용기한 또는 유효기한이 지났거나 변질·변패·오염되거나 손상된 의약품은 약국개설자 및 의약품판매업자에게만 바꾸어준다는 내용과 교환방법

　⑤ 첨부문서 작성 연월일 또는 최종 개정 연월일

12. 약제교부

1) 약제의 교부업무

약제의 교부는 처방감사, 약제의 조제, 조제약감사 등의 공정을 거친 조제약을 최종적으로 환자에게 건네주는 업무로서, 광의의 범위에서는 적정하게 사용되어지기 위한 정보 제공도 포함되고 있다.

약제교부에 있어서 가장 중요한 것은 환자에게 교부할 때 착오를 일으켜 다른 사람에게 조제약을 교부하거나, 잊어버리고 교부하지 않는 것이다. 처방감사를 적절하게 하고, 처방내용에 따라서 정확하게 조제했어도 만약 교부가 잘못 되어버리면 모든 것은 무의미하게 되는 것이다.

여기서 교부착오와 조제미스의 점검이 불충분하게 되면 조제약의 교부 후의 실수는 모두 incident사례에 해당되며, 만약 환자에게 피해가 발생한 경우에는 조제과오에 해당되는 것으로 인식해야 할 것이다.

또한 약제를 교부할 때에는 환자에게 상담 시 주의를 기울어야 하며, 특히 존대말을 해야 하며 환자에게 신뢰 받을 수 있는 태도를 취해야 한다. 투약창구가 아무리 혼잡하여도 환자에게 불쾌한 인상을 주지 않도록 주의하는 것이 중요하다. 약제교부 시의 인상이 약국으로서의 인상이 되는 것을 충분하게 인식할 필요가 있다.

2) 약제교부 할 때의 주의시항

약제교부 할 때의 주의사항은 환자의 이름을 확인하는 것이 가장 중요하다. 성만을 확인하는 것은 교부착오의 큰 원인이 된다. 환자의 개인정보의 보호에 충분히 배려하면서 이름을 불러 명확하게 환자에게 전달되어 확인하는 것이 필수적이다. 그 후 약봉투에 기재되어진 환자의 이름을 조회를 해서 환자에게 약제를 교부하도록 하며, 특히 동성(동명)의 환자일 경우에는 주의를 요한다.

환자가 복수의 진료과 혹은 의료기관에서 진료를 받아 복수의 처방전을 발행 받을 경우에는 잊어버리고 약제의 교부가 제대로 되지 않을 경우가 있으므로 충분한 주의가 필요하다.

약제교부 시 필요에 따라서 복용법, 외용제의 사용법, 보관법(차광, 냉소 보존 등의 저장, 오염에 대한 주의, 유·소아가 복용하지 못하도록 보관할 것)을 설명한다. 또한 사용설명서의 사용상주의에 「경고」로서 "심한 혹은 변연성의 저혈당을 일으킬 수 있다"고 기재되어 있는 경구용 혈당강하제를 환자에게 교부할 때에는 환자용 주의문서의 내용을 주의시킨다.

「경고」로 기재되어 있는 의약품은 그 외에도 다음과 같은 약물을 들 수 있다.

- Reserpine계 약물(심한 우울증상태가 나타날 수 있다).
- Bleomycin sulfate(간질성폐염, 폐선아증 등의 심한 폐질환의 증상을 나 타낼 수 있다).
- Diclofenac(유소아, 고령자 또는 소모성질환의 환자는 과도의 체온하강, 혈압저하에

의한 쇼크증상이 일어나기 쉽다).

- Triazolam(몽롱상태가 나타날 수 있다).
- D-penicillamine(무과립구증 등의 심한 혈액장해가 나타날 수 있다).

최근 환자가 지시대로 의약품을 복용하지 않는 복약 불이행의 예가 비교적 많기 때문에 약제교부 시 환자의 복약 준수가 필수불가결 한 것을 설명할 수 있는 복약지도가 중요한 것이다.

3) 약제교부 할 때의 정보제공과 환자로부터의 정보수집

처방전 접수할 때에 환자로부터 정보를 수집하여, 이 정보를 처방감사 하는데 활용할 수 가 있다. 또한 환자에게 약제를 교부할 때에 환자와의 유일한 접점이 된다. 따라서 약제를 교부할 때에는 환자로부터 정보를 수집한다고 하는 중요한 역할도 가지고 있는 것이다.

특히 약제와 투여량이 처방변경에 해당되는 경우에 처방한 의사로부터 설명의 유무를 환자에게 확인하는 것에 의해 의사의 처방의 오기나 오입력 등을 발견할 수 가 있다. 교부시에 조제약과 수량을 환자와 함께 확인하면서 복용 시의 주의 등의 정보를 제공하는 것에 의해서 오류를 발견하는 한 방법이 될 것이다. 더욱이 수량의 과부족과 평상시의 약과의 차이가 있는 트러블도 회피할 수가 있다.

경구혈당강하제와 인슐린제제 등이 처방 변경 되어지는 경우에는 변경에 대해서 처방한 의사로부터 설명이 있었는가를 반드시 환자에게 확인할 필요가 있다. 더욱이 임신, 수유의 유무, 알레르기력, OTC약 복용의 유무 등 처방전에서 얻을 수 없는 환자정보를 입수하는 것에 의해 처방되어진 약의 적정성을 평가하는 경우도 있다.

처방내용에 의문이 있을 경우에는 의사에게 문의한 결과, 처방내용이 변경이 된 경우에는 그 이유와 변경내용을 환자에게 설명하는 것은 환자에게 불안감을 부여하지 않는다는 의미에서는 중요하며 반드시 실행해야 할 필요가 있다. 이와 같은 약제의 교부업무는 위험관리(risk management)의 관점으로부터도 조제업무의 일환으로 극히 중요한 의의를 갖는 업무인 것이다. 이러한 것 때문에 약사로서의 전문지식, 환자응대의 경험 등이 필요한 경우가 많기 때문에 환자에게 신뢰를 줄 수 있는 약사를 배치하는 것이 요망되고 있다.

제3장

복약지도

1. 정의

복약지도라 함은 환자가 의약품을 사용하는데 있어 그 목적이 온전히 달성되고 안전성이 최대화 될 수 있도록 약사가 환자나 보호자와의 상담을 통하여 약학적으로 전문적인 역할을 수행하여 도움을 주는 것을 말한다.

올바른 처방에 의해서 정확하게 조제된 약제를 환자에게 교부해서 정확하게 사용 되지 않으면 안 된다. 환자에게 약제를 교부할 때 약사가 약제의 복용방법을 잘 설명하고 용법지시에 국한되지 않고 환자가 올바르게 복약을 하도록 환자에게 확실하게 복약지도를 하는 것이 필요하다. 최근에는 의약품의 종류가 증가하고 효력이 강력한 약물이 개발되고 투여방법 및 제형이 다양화되고 있다.

또한 고령층 환자가 증가 하고 있기 때문에 복약 방법과 의약품의 사용방법에 대한 특별지도가 강구되어야 한다. 의사와 약사에 의해서 환자가 보다 유효하고 안전한 약물요법을 수용할 수 있도록 적절한 지도와 조언을 하는것을 복약지도(patient compliance instruction)라 한다.

2. 법적규칙

1) 약사법 제2조 제12항 (복약지도의 정의)

(1) 의약품의 명칭, 용법/용량, 효능/효과, 저장방법, 부작용, 상호작용 등의 정보를 제공하는 것.

(2) 일반의약품의 판매에 있어서 진단적 판단에 의하지 아니하고 구매자가 필요로 하는 의약품을 선택할 수 있도록 도와주는 것.

2) 약사법 제50조 제4항 (일반의약품에 관한 복약지도)

약국개설자는 일반의약품을 판매할 때에는 필요하다고 판단되는 경우 복약지도를 할 수 있다.

3) 약사법 제24조 (복약지도의 의무화)

　(1) 제4항 약사는 의약품을 조제하면 환자에게 필요한 복약지도(服藥指導)를 하여야 한다.

　(2) 제5항 보건복지가족부장관은 약사가 적정한 처방건수를 조제하게 하여 제4항에 따른 복약지도를 충실히 할 수 있도록 필요한 조치를 강구할 수 있다.

4) 약사법 시행규칙 2002.1.12 (복약지도 불이행시의 처벌조항)

　약사가 복약지도를 하지 아니한 때 : 경고, 업무정지 최소 3일에서 최고 15일

3. 복약지도의 필요성과 중요성

현대는 사회전체가 개혁의 시대가 되고 있다. 의료의 면에서도 마찬가지이다. 고령화 사회가 본격적으로 도래해서 재정상에서도 제도상에서도 의료제도 전반의 개혁이 요구되어지고 있다. 이러한 시대에 부응하기 위해서 약물치료에 종사하는 자의 key word는 의약품의 적정사용인 것이다.

의약품의 적정사용에는 의사, 약사. 간호사는 물론 환자도 참가해서 각각의 역할을 부담하지 않는 한 만전을 기할 수가 없다. 환자도 의료종사자도 함께 자기의 치료에 적극적으로 참가하는 것이 요청되어지고 있다.

의약품의 적정사용을 위해서는 의사도 약사도 여러 방면에서 노력할 필요가 있지만 그 중에서도 약사가 환자에게 행하는 중심적인 업무에 하나인 복약지도와 약력관리가 중요한 것이다.

1) 복약지도의 필요성

의약분업시대에서 복약지도는 약사의 가장 중요한 직능의 하나이며 약의 전문인으로서의 약사의 의무이기도 하다.

최근 소비자단체인 녹색소비자연대가 실시한 의약품 소비 형태에 관한 소비자 인식조

사 결과에 따르면 복약지도는 응답자 1,058명중 90.3%인 960명이 복약지도를 받았다고 답해 복약지도 시행률이 매우 높은 것으로 나타났으나 이중 97.9%인 940명이 약을 복용하는 방법에 대한 지도를 받았으며 32.5%인 312명이 부작용이나 주의사항에 대한 지도를 받은 것으로 나타났다.

이밖에도 약의 효능에 대한 지도를 받은 경우는 21%(209명),약을 보관하는 방법은 15.6%(150명), 약의 이름을 알려준 경우는 14.5%(139명)이었고 약물상호작용에 대해서는 0.8%(8명)가 복약지도를 받은 것으로 조사되었다고 한다.

복약지도는 약사의 의무이자 책임이기도 하다. 약사는 의약품을 조제할 경우에는 환자에게 필요한 복약지도를 하여야 한다고 약사법은 명시하고 있다. 때문에 약사는 환자에게 친절하게 복약지도를 해야 한다.

복약지도 시 제공받은 내용과 정보가 대부분 식전이나 식후 30분 후에 복용하라는 단순한 복용방법에 관한 것이었고, 대형 종합병원 근처의 문전약국의 경우는 처방전 처리량이 많아 복약지도가 충실히 이루어지지 못하고 있다는 것이다.

약사법에 명시된 복약지도란 의약품의 명칭, 용법, 용량, 효능, 효과, 저장방법, 부작용, 상호작용 등의 정보를 제공하는 것이라고 되어 있다. 또한 일반의약품의 판매에 있어 진단적 판단에 의하지 아니하고 구매자가 필요로 하는 의약품을 선택할 수 있도록 도와주는 것이라고 되어 있다.

녹색소비자연대의 조사결과 일반의약품의 경우 처방전이 없이도 구입이 가능하다는 것을 알고 있는지에 대한 질문에서 놀랍게도 응답자의 26.5%(280 명)가 약을 사려면 무조건 병원을 방문하여 처방전을 받아야 하는 줄로 알고 있다고 답한 것으로 나타나 의약분업이 실시 된지가 9년이 지났음에도 불구하고 일반의약품에 대한 이해가 충분치 못한 것으로 나타났다.

일반의약품에 대한 인식과 이해 제고도 약사의 복약지도에 한 부문이라고 볼 때 일반의약품의 활용을 위해서도 약사들이 적극적으로 나서 지도해야 한다. 의사회가 아직까지 선택분업을 내세우고 있는 현실을 감안해 볼 때 복약지도를 충실히 하고 그 어느 때보다도 환자에게 의약품에 대한 가능한 모든 정보를 자상하게 제공해야 한다.

복약지도는 아무리 강조해도 지나침이 없다. 이는 법과 제도 이전의 문제로 약의 전문인인 약사가 직능을 수행해나가는데 더 이상의 이야기가 필요 없는 약사 고유의 직능이자 책임임을 잠시라도 잊어서는 안된다.

복약지도의 중요성을 재삼 거론하여 강조하는 것은 분업시대에 복약지도를 소홀히 하여서는 결코 안 되기 때문이며 이로 인해 약사직능이 훼손되고 또 복약지도의 부실로 의약분업의 파트너인 의사들에게 선택분업의 빌미를 주어서는 안되기 때문이다.

약국경영이 갈수록 어려운 현실에서 일반의약품에 대한 활성화가 절대 필요하다는 점은 누누이 강조된 바 있기에 복약지도를 통한 일반의약품의 활성화는 자가치료의 한 방편이며 약사의 손에 의해 이루어져야 하는 약사의 몫임을 간과해서는 결코 안 된다.

때문에 약사는 복약지도에 열과 성을 다해야 함은 물론 약사회는 매년실시 하고 있는 연수교육을 활용해서 약사의 복약지도에 대한 철저한 교육에 나서야 하리라 본다.

2) 복약지도의 중요성

약사는 조제한 약에 대해서 환자 또는 그의 가족에게 정보를 제공하지 않으면 안 된다. 즉 조제약에 관한 환자에게로의 정보제공은 약사의 의무로 되고 있는 것이다.

복약지도=정보제공은 아니지만 정보제공 해서 환자에게 이해를 구하는 것은 복약지도를 행하는데 있어서 가장 중요한 사항이다. 복약지도는 의약품의 적정사용 및 환자욕구를 충족시켜 주는 유력한 수단이다. 복약지도의 중요성을 환자, 의약품, 처방의 입장에서 본 배경을 고찰해 보면 다음과 같다.

(1) 환자의 입장

환자의 입장에서 보면 우선 첫 번째로 informed consent의 침투를 들수 있다. 과거에는 의료에 있어서 의사의 권한은 절대적이어서 환자는 의사의 지시에 맹목적으로 따르는 즉 온정주의가 일반적이었다.

Informed consent의 침투의 배경에는 의료는 환자중심에서 행해지지 않으면 안된다는 인식이 최근에는 의료종사자 사이에서도 만연되고 있는 것이다. 환자의 불만족의 첫 번째는 진료내용, 특히 의약품과 검사에 관한 설명이 적다는 것과 대기시간이 너무 오래 걸린 다는 것이 지적되고 있다. 따라서 환자의 알 권리를 고양시켜 주는 것이 중요한 것이다.

환자의 입장에서 본 복약지도의 중요성의 두 번째 요인은 고령자의 급증이다. 고령자가 증가되면 당연히 합병증도 많게 되고 처방약도 증가해서 복약지도의 중요성을 점점 더 증가시키고 있는 것이다.

(2) 의약품의 입장

최근의 의약품은 약리활성이 강한 것이 많아서 부작용이 발현되기 쉬운 것과 더불어 사용방법이 어렵게 되고 있다. 또한 사용하는 의약품이 증가되고 있는 만큼 주의해야 할 상호작용이 증가된다는 것을 약사는 항상 염두에 두어야 할 것이다. 한편 첨부문서에 기재되어진 사용상의 주의를 중심으로 해서 의약품정보가 급증하고 있으며, 정보의 홍수를 가져오는 상황으로 되고 있다. 더욱이 최근에는 사용성의 향상을 목표로 한 지속성제제와 부작용의 경감을 목적으로 한 많은 제형이 개발되고 있는 것이다. 유용성이 높은 반면 복용방법, 사용방법이 복잡해지고 있어서 의약품이 본래 가지고 있는 유효성과 안전성을 발휘시키도록 하기 위해서는 복약설명의 필요성이 특히 약사에게 요구되고 있는 것이다.

(3) 최근의 처방의 입장

환자와 의약품의 입장과 다소 중복되고 있지만 최근의 경향으로서 다제병용이 일반화되고 있기 때문에 처방이 복잡해지고 있는 것이다. 또한 고령자의 급증에 의해서 합병증이 증가하고 있기 때문에 필연적으로 사용과 복용방법도 복잡화 해서 환자는 복용실수, 복약을 잊어버리는 경우가 일어나기 쉽게 되는 것이다. 그래서 적절하고 정확한 복약을 위해서는 약사의 복약지도의 철저가 요망되고 있는 것이다.

4. 복약지도의 목적

복약지도는 환자가 유효하고 안전한 약물요법을 불안 없이 수행할 수 있도록 의사 또는 약사가 적절한 지도와 조언을 행함으로써 복약순응도를 향상 시키고 국민의 알 권리를 보장하여 국민을 보호하는 등 투약관리에 관한 약제서비스의 질을 향상시켜 궁극적으로 국민건강증진에 기여하는 것을 목적으로 한다.

이 가운데 약사가 행하는 복약지도의 구체적인 목적은 다음과 같다.

1) 환자 또는 그의 가족에 대해서 의사의 지도에 준한 치료효과를 저해함이 없이 약물요법의 의의를 인식시켜 치료에 대한 중요성을 환자에게 주지시켜 복약순응도의 향상을 시도한다.

2) 환자가 유효하고 안전한 약물요법을 받을 수 있도록 하기 위해서 필요로 하는 약효, 부작용, 일상생활과의 관계 등의 정보를 선택해서 조언하며, 약물요법에 의해서 생길 우려가 있는 환자의 불이익을 사전에 방지한다.

3) 환자의 처방약의 특성에 따른 올바른 용법, 용량, 사용법, 저장법 등 그의 취급에 대해서 지도와 조언을 하며, 올바르지 못한 용법 등에 의한 사고를 미연에 방지하는 것이다.

4) 부작용의 조기발견과 방지

5) 의사, 간호사와의 의사소통의 개선 등에 의해서 의료의 질을 향상시키는데 공헌하는 것이다.

5. 약국에서 복약지도와 기본사항

의사와 약사, 그리고 환자와의 바람직한 업무관계와 그에 따른 복약지도 업무에 대하여 다음과 같이 선언한 바 있다.

"약물치료의 목표는 환자의 건강과 삶의 질을 향상시키는 것으로 최적의 약물요법은 안전성, 유효성, 경제성을 고려하여 현명하게 선택되어져야 하며, 최적의 약물요법은 환자와 의료공급자간의 필요성의 결합에서 약물적 도움과 정확한 최신정보의 평등성으로 접근 되어야 한다.

최적의 약물요법을 시행함에 있어서 의사와 약사의 역할은 상호 보충적으로 도움을 주어야 하며, 이것은 대화와 존중과 신뢰와 상호간 전문적 영역에 대한 인정이 있어야 한다.

환자를 상담함에 있어서 약사는 정확한 용도, 투약방법의 유지, 용량, 주의사항, 저장방법 등의 정보에 중점을 두어야 한다."

1) 복약지도의 기본사항

복약지도의 본래의 목적은 생활환경, 체질, 질환, 병태가 각기 다른 개개의 환자에게, 가장 유효하고 안전하게 약을 복용할 수 있도록 하고, 또한 약사가 자기만 만족하는 복약지도가 아니고, 환자가 스스로 납득해서 올바르게 약을 복용하도록 하게 하는 것이다.

환자는 자기의 병명과 그의 치료방법과 약의 작용 등에 대해서 여러 가지 걱정을 하거나 불안을 갖고 있는 것이다. 그러나 의료기관에서 받은 지시를 비롯해서 신문, TV 등의 매스컴과 인터넷을 통한 정보와 친구나 지인을 통해서 얻은 정보도 더해져서 정보는 범람해져서 환자가 자신이 정리할 수 없는 지경에 와 있는 실정이다. 이렇게 범람하고 있는 정보에 있어서 약사는 무엇이 필요한가를 정확하게 파악하고 공감을 갖고서 환자에게 지시해야 하는 사명감이 요구되고 있으며, 약국에 있어서 복약지도를 하는데 있어서 다음과 같은 7개의 항목을 이해해야 할 필요가 있다.

(1) 비밀을 지키는 의무의 준수

(2) 환자를 이해하는 세심한 배려

(3) 격의 없이 물어보는 자세

(4) 환자가 질문할 때 단정적으로 대답하지 않는 내용, 카운슬링 기술의 습득

(5) 환자에 따라서 임기응변적으로 대응하는 자세

(6) 의사의 치료방침을 존중해서 환자를 지도하고, 의사와 항상 communication을 갖는다. 환자와는 상담 상대가 되도록 하고, 경우에 따라서는 의사에게 들은 것을 어드바이스 한다. 그리고 환자를 대신해서 물어보기도 한다.

(7) 환자의 심리반응은 건강한 정상인에 비해서 다양하고 복잡해서 정보를 전달하고서 생기는 심리상태를 사전에 알아 두는 것이 바람직하다.

환자의 자기중심적, 의존심, 소아용 의뢰심, 애정욕구, 공격성, 열등감, 기분 변화와 같은 심리상태를 약사는 잘 이해하고 복약지도를 하는 것이 필요하다.

2) 복약지도의 기본사항의 지식

환자에 대해서 복약지도의 성과를 효과적으로 높이기 위해서는 약사가 습득하지 않으면 안 되는 여러 가지 기본사항의 지식이 있다.

의약품에 대한 지식과 정보를 많이 갖고 있어 약사의 전문성이 발휘되는 것을 의료 측이나 환자 측에서 기대하고 있으며 약의 개발 경위를 비롯해서 물리화학적성상, 제제에 관한 특징, 안전성, 치료에 관한 것, 사용상의 주의에 관한 항목 등 그 외 여러 가지 사항을 들 수 있다.

의료현장에서는 임상적인 효과, 부작용, 상호작용 등의 사용상의 주의에 대해서는 특히 이해하지 않으면 안 된다. 또한 병태생리 및 치료법의 지식, 검사치, 약과의 관련된 개별의 환자정보, 진료카드의 지식 등에 한정하지 않는 학술지식이 요구되고 있다.

복약지도는 폭 넓은 지식의 전제 조건하에서 환자에게 신뢰를 받고 납득되어지는 업무를 말한다. 또한 건강에 관련된 식생활, 운동요법 등 폭넓고 다양한 지식도 필요한 시대이다.

3) 약국에서의 복약지도

약국에서 약사가 제일 먼저 입수하는 환자정보는 환자가 갖고 있는 처방전이다. 그러나 처방전에는 환자의 병명, 처방한 의사의 처방의도 등은 기재되어있지 않기 때문에 복약지도를 행하기 위해서는 처방약으로부터 병명을 유추해서, 처방내용으로부터 의사의 처방의도를 파악해서 아는 것은 대단히 중요하다. 여기서 의사의 처방의도를 고찰하기 위해서 필요한 약제의 사용목적과 대상 및 유추 되어지는 질환에 관한 기초지식을 질병별로 종합해서 정리할 필요가 있다.

최근에는 약제복용력(약력)을 이용해서 복약지도를 해야 하는 중요성이 대두되고 있으며, 신규환자와 계속투여의 환자의 예를 들어 설명하면 다음과 같다.

(1) 신규환자

① 환자정보의 수집과 약력을 작성한다.

② 약력으로부터의 환자정보 (체질, 알레르기력, 부작용력, 타과 수진의 유무, 일반

의약품의 복용의 유무) 에 준해서 처방전내용에 의의가 없는가를 확인한다.

③ 처방전내용에 대해서 구두 또는 문서에 의해 복약지도를 한다.

가) 약제의 명칭과 약효, 실물을 보면서 설명하고, 확인도 한다.

나) 복용방법을 설명한다.

다) 외용약의 경우에는 환자 자신이 사용방법을 확인하도록 한다 (환자앞에서 실제의 사용방법을 설명하고 확인을 한다).

라) 복약설명을 할 때에 타과, 다른 의료기관에서의 복용약제가 있는 것이 판명된 경우에는 현재 처방된 약과의 상호작용을 확인해서 필요하면 의문조회를 한다.

마) 사용상의 주의(복용을 잊어버린 경우의 대처법, 음주 및 운전 등, 주의가 필요한 약의 설명), 보관상의 주의를 지도한다.

바) 자각증상으로서 발현하기 쉬운 부작용 (졸림, 구갈 등) 을 설명한다. 처방약제에 의해서 생기는 심한 부작용을 회피하기 위해서 그의 초기 증상을 설명한다.

(2) 계속투여의 환자

① 전 처방전의 내용과 동일한 경우

가) 전 처방전과의 간격은 적당한가, 어떤가를 확인해서 환자순응도를 확인한다.

나) 전 처방전의 복약지도의 결과는 어떠했는가를 확인한다.

다) 환자가 공감하는 카운셀링을 실시해서 환자가 원하는 것을 이끌어 내고, 환자의 환경의 변화 (부작용, 타과수진, 일반의약품의 복용)가 무엇인가를 파악해서 새로운 복약지도를 행한다.

② 전 처방전과 내용이 일부 또는 전부가 변경된 경우

가) 처방변경의 이유를 확인한다.

나) 환자정보에 준해서 변경부분에 의문이 있는 경우에 확인한다.

다) 전 처방전과의 간격을 확인한다.

라) 전 처방전의 복약지도의 결과는 어떠했는가를 확인한다.

마) 전 처방전과 현 처방전 사이에 환자의 환경의 변화 (부작용, 타과수진, 일반

의약품의 복용)가 무엇인가를 파악해서 새로운 복약지도를 행한다.

특히 만성질환자의 고혈압, 협심증 등의 심허혈성질환, 당뇨병, 천식, 알레르기질환, 신장질환 등은 특별의 복약지도를 필요로 한다. 또한 소아환자, 노인환자, 항암제, 향정신성약물 및 항전간제를 복용하고 있는 환자에게는 충분하고 세심한 배려와 능동적인 복약지도가 필요하다.

6. 약사의 복약지도의 역할

약사의 복약지도는 환자의 복약순응도를 높여 치료의 효과를 높이고 의료비를 절감하게 하는 것으로 알려져 있다. 또한 약의 잘못된 사용으로부터 국민을 보호할 수 있는 측면이 부각되어 의약품 사용평가 등의 다양한 제도적 방안들이 강구되고 있다.

1) 처방검토
처방전의 상호작용, 용량, 금기, 알레르기 및 부작용, 치료중복 여부 등을 살피고 처방의사와 협의를 통한 올바른 투약을 실시한다.

2) 수진권고
환자가 가벼운 증상이나 불쾌감으로 비처방약을 요구할 때 약학적 타당성을 살피고 조언하거나 필요시 의사 등의 진단과 치료를 받을 것을 환자에게 권유한다.

3) 정보제공
복약지도 관련 정보를 제공하며 처방된 약물에 관한 문제 등에 대해 환자의 요구가 있을 때 적극 설명하고 상담한다.

4) 부작용보고
의약품의 이상반응(부작용) 정보를 수집하고 보건당국에 보고한다.

5) 약물정보제공
국민과 보건의료종사자에게 약을 올바르게 사용하기 위한 정보를 제공한다.

6) 자기개발

약물치료의 질을 향상시키기 위한 연구와 학습을 지속적으로 시행한다.

7. 복약지도의 자세

약사는 약의 전문가로서 의약품의 최종 전달자라는 역할을 인식하고 성실하고 책임감 있는 자세로 복약지도를 수행하여야 한다. 약사는 의사와 간호사와의 협력을 통해서 해야만 이상적인 복약지도를 할 수 있을 것이다.

의료인간의 상호협력에 의해 치료상의 문제점이 파악되고 적절한 정보가 제공 될 수 있게 된다. 의료(medical care)와 약료(pharmaceutical care)는 환자와 의료관계자와의 신뢰관계가 성립되어야만 바람직하게 이루어지며 이렇게 하기 위해서는 복약지도 시 약사는 환자에게 신뢰를 받을 수 있도록 친절하게 상담하고 이미지를 세우는데 노력을 해야 할 것이다.

복약지도를 할 때에는 첫인상이 특히 중요하기 때문에 약사를 상징하는 가운을 항상 착용하고, 깔끔한 용모와 태도를 유지하며 상대방에게 불쾌감을 주지 않는 언어를 사용해야 한다. 항상 상대 입장이 되어서 대응하도록 하며 복약지도 시간의 제약을 받는 외래환자에 대해서 의도적으로 빨리 끝내려고하는 태도는 금물이다.

복약지도가 극대화되도록 하기 위해서는 상담 시에 나타나는 약사의 전문적 능력과 인간성이 기본이 되어야 하기 때문에 평소 전문지식을 습득하여 상담능력을 향상시키도록 하며 사회인으로서의 교양과 풍부한 인간성을 함양 시키도록 노력하는 것이 중요한 것이다.

1) 복약지도시 주의사항
(1) 환자와의 신뢰관계를 확립한다.

복약지도에 있어서 약사는 환자에게 신뢰를 받을 수 있도록 언행에 주의해야 한다. 본래 의료는 약사와 환자와의 일대일의 인간관계로부터 생기는 것이다.

의료의 기술과 내용이 발전함에 따라 전문화가 급속히 이루어졌지만 환자와 의료인과의 인간관계의 중요성은 앞으로도 변화하지 않을 것이다.

복약지도는 환자와의 직접 접촉에 의해 이루어지는 것이기 때문에 해당약사의 인격, 말솜씨, 성의 등으로부터 신뢰관계가 생기게 된다. 환자의 마음을 움직이기 위해서는 기술이나 지식이 뛰어나기 이전에 약사의 마음가짐이 중요한 것이다.

(2) 약사가 알고 있는 정보를 모두 전달하는 것은 아니다.

환자에게 심리적 부담을 줄 만한 내용이나 표현은 피해야 한다. 환자는 건강할 때와는 달리 작은 일에도 불안해하는 경향이 있다. 의료인의 한마디가 다시 되돌릴 수 없는 상태로 된 예는 무수히 많기 때문에 지나치게 많은 정보는 오히려 환자에게 혼란을 일으킨다.

(3) 복약지도는 일률적으로 행하는 것이 아니다.

나이의 차이, 성별의 차이, 질병의 종류, 질병의 상태, 질병의 원인들과 인자를 고려하여 설명내용과 설명방법을 다르게 해야 한다. 특히 나이가 많은 환자, 정신질환자, 대화가 잘 안되는 사람들에게는 특별한 배려가 필요하다.

(4) 환자의 정보는 상세히 파악하도록 한다.

나이, 성격, 질환의 상태, 가족구성, 사회적 환경 등은 환자마다 제각기 다르다. 환자와의 대화를 통해 이러한 것들을 파악하는 훈련이 필요하다.

(5) 질문의 의도를 정확히 파악하도록 한다.

환자는 불안하기 때문에 여러 가지 궁금한 점을 의료인에게 질문을 하는 경향이 있다. 이때 질문의 진짜 의도는 무엇일까, 무엇을 알고 싶어 하는가를 정확히 이해하고 대답하는 것이 필요하다.

(6) 의사, 간호사와의 의사통일

현대는 의료진이 팀을 이루어 치료하는 시대이기 때문에 의사, 간호사와의 의사소통을 통해 복약지도가 이루어질 수 있도록 한다.

(7) 환자의 사생활 보호

환자의 비밀을 지키기 위해 언행을 조심하는 것은 의료인으로서 최소한 지켜야 할 사항이다.

8. 복약지도의 순서

1) 제1단계 : 질문으로 환자의 지식수준을 파악하고 부족한 점을 찾아낸다.

(1) 의사선생님이 이 약이 무엇에 먹는 약이라고 하셨습니까?

☞ 질병에 대한 이해

(2) 이 약을 어떻게 드시라고 하셨습니까?

☞ 용법과 용량에 대한 이해

(3) 약물을 사용하는데 있어 어떤 문제가 있었습니까?

☞ 약효와 부작용에 대한 이해

(4) 어떤 약물에 대해 알레르기가 있었습니까?

☞ 약력에 대한 이해

2) 제2단계 : 약물정보제공

(1) 복용중인 약품명과 효능

(2) 투여량, 투여횟수 및 복용 시기

(3) 발생 가능한 부작용과 대처방법

(4) 약물상호작용과 금기사항(피해야 할 음식, 술, 기타 약물, 운동)

(5) 보관방법

(6) 복용을 잊어버린 경우에 대처방법

3) **제3단계** : 약사에게 들은 내용을 환자의 말로 설명하게 하여 어떤 문제 발생이 예견되는지 물어 본다. 환자가 약사나 의사의 설명을 확실히 이해시켜 복약불이행의 장애를 없앤다. 복약지도는 처방전에 따라 적정투약이 이루어지기 위해 필요한 일련의 단계별 약사업무의 틀에서 이루어지므로 다음과 같은 일들이 순서적으로 이루어져야 한다.

(1) 기초 환자 상담

처방전 접수와 관련하여 처방의 적정성, 안전성 등을 평가하는 데 필요한 기초적 임상정보를 수집하고 필요시 환자 상담지에 기록하거나 환자정보관리시스템에 입력한다.

(2) 처방검토

수집된 임상정보를 참고하여 다음과 같은 측면에서의 처방 의약품의 안전성, 적정성 등을 평가한다.(약물알레르기, 약물상호작용, 금기사항, 부작용, 중복처방, 치료 용량범위, 적정 치료기간, 소아금기사항, 고령자 금기사항, 임신금기사항, 수유금기사항)

(3) 처방조제

처방검토에서 발견된 오류 또는 문제점을 해결한 후 처방전에 따라 의약품을 준비하고 조제한다.

(4) 복약지도 내용의 확인과 준비

환자에게 필요한 복약지도 내용을 확인하고 경고라벨, 복약지도문, 상세 복약지도문, 기타 필요한 자료를 준비한다.

9. 복약지도의 요건

1) 환경 및 기본 장비

복약지도는 환자의 비밀이 보장될 수 있고 환자가 편안한 마음으로 상담하기 쉬운 분위기에서 실시한다. 처방조제와 관련하여 복약지도 내용물을 조회, 출력할 수 있는 컴퓨터, 프린터 등을 구비한다.

(1) 환경요건 : 환자의 비밀보장, 편안한 마음으로 상담

① **비밀보장** : 상담 시 대화의 비밀과 환자의 정보의 비밀보장

② **분위기** : 환자의 편안한 마음은 복약지도 효과 상승

③ **장 비** : 컴퓨터와 프린터

2) 복약지도의 정보자원

정보자원은 의약품 허가사항 및 약학문헌과 최신 약학정보 등을 활용한다.

(1) 정보의 선택

복약지도는 약물요법에 관한 모든 정보를 환자에게 전달하는 것은 아니다. 정보는 치료효과에 중요하게 영향을 미치기 때문에 해당 환자에게 필요로 하지 않는 빈도가 적은 부작용 정보 등의 제공은 환자에게 불안을 주어 복약 불이행을 일으켜 치료효과를 감소시킬 수 있다. 의료종사자 사이에서는 일상 소통되는 정보이어도 환자에게는 불필요하게 불안을 줄 수 있는 내용이 될 수 있어 될 수 있는 한 이러한 정보는 제공되어서는 안 되며, 너무 많은 정보는 쓸데없이 환자에게 혼란을 가져올 수 있어 간략하고 함축된 정보를 제공하도록 한다.

특히 환자는 건강할 때와는 달리 정신적으로 불안정해서 사소한 것에도 불안을 가져올 수 있는 요인이 될 수 있기 때문에 의료인의 불필요한 말 한마디가 환자에게는 신뢰성을 회복할 수 없는 사태로 되는 예도 수없이 많다. 따라서 약사들은 평소부터 말해야 할 것과 말해서는 안 되는 것을 판별할 수 있는 판단력을 양성하도록 훈련하지 않으면 안된다. 또한 복약지도의 장소는 비밀을 지켜야 하는 입장이기 때문에 카운터의 한쪽 구석이나 밀폐된 상담실을 이용하는 등 배려가 필요하다.

(2) 정보자원

① 허가사항

의약품허가사항은 사용설명서가 기본적인 정보자원이며, 허가사항 변경여부는 수시로 확인해야 한다.

② **약학문헌**

　　가) 의 · 약학 교재 : 약학대학 교재, 약학 관련 교재

　　나) 대한약사회 교재 : 대한약사회 발간 교재

　　　　• 처방조제와 복약지도(대한약사회, 1998)

　　　　• 복약지도 지침(대한약사회, 2002)

　　　　• 처방조제와 복약지도 개정판(대한약사회, 2003)

　　다) 기타 문헌 : 의 · 약학 관련 기타 참고 문헌

③ **최신정보**

　　가) 학술지 및 학회지

　　나) 의약품 관련 고시 사항 및 제조회사 정보

3) 복약지도의 방법

복약지도는 구두에 의한 것과 문서에 의한 것이 있으나 두 가지 방법을 병행하여 실시하는 것이 바람직하다.

(1) 구두 복약지도

구두로 복약지도를 할 때에는 전문용어의 사용을 피하고 환자가 이해할 수 있는 쉬운 말로 설명을 해야 한다. 장기간 약물복용 시 복약순응도를 얼마만큼 높일 수 있는가가 하나의 과제인데 항상 환자에게 친절하게 상담하며 환자와 긴밀한 유대관계를 가질 때 가능한 것이다.

구두지시는 환자와의 인간관계를 밀접하게 하기 위해서는 유용한 방법이다. 또한 환자의 이해도를 확인하면서 실시할 수 있는 이점이 있다. 그러나 구두만으로 지도하는 것은 불충분한 것이 많고, 특히 연소자, 고령자 등의 기억력, 이해력에 문제가 있는 환자, 혹은 정보전달을 잘못 할 우려가 있는 가족과 전달자에게는 문서를 병용하거나 그림을 그려가면서 상세하게 설명 할 필요가 있다. 부정확한 복용이 치료에 큰 영향을 미치는 특정의 중요한 약효군을 갖는 약제를 투여할 경우에는 구두지도와 더불어 환자용 첨부문서 등을

교부하는 것이 요망된다.

환자의 질문에 대해서는 그의 의도를 잘 이해한 다음 응답을 해야 하며, 응답은 환자가 신뢰를 할 수 있도록 항상 자신을 가지고 해야 하며, 즉시 응답할 수 없는 경우에는 사후에 책임지고 응답하도록 한다. 또한 환자는 연령, 성별, 교육수준, 생활환경, 의료 및 의약품에 대한 관심도 등 천자 만별이기 때문에 일률적으로 대응해서는 안될 것이다.

특히 외래창구의 경우는 시간적으로 여유가 있는 입원환자와는 달리 짧은 시간동안 대응해야 하는 어려움이 있다. 환자의 지적수준과 배경을 직감적으로 판단하지 않으면 안 된다. 환자는 육체적으로나 정신적으로 건강성이 결여되고 있고 더욱이 천자 만별의 정보 수용체인 환자 개개인에 대해서 짧은 시간 내에 응답을 끝낼 수 있도록 기술을 터득하고 훈련하지 않으면 안 된다.

(2) 문서 복약지도

문서는 구두로서 표현하기 어려운 사항을 도시화할 수 있는 이점이 있으며, 또한 환자가 반복해서 읽음으로써 이해도의 향상을 기대할 수 있다. 그러나 외래환자일 경우에는 그 때마다 문서를 작성할 시간적 여유가 없기 때문에 미리 환자용 첨부문서를 작성해 두면 되지만, 작성 시 환자 개개인의 지적수준을 고려해서 충분히 검토되어진 기본정보를 쉽게 표현하지 않으면 안 된다. 또한 이러한 문서는 틀리게 전달될 우려가 있기 때문에 단순히 "잘 읽어 보세요"라고 말하면서 전달하는 것 보다 반드시 간단한 구두설명을 해 주도록 한다.

약국마다 나름대로의 복약지도용 문서를 만들어 사용하도록 하여 중요한 내용부터 먼저 쓰고 알기 쉬운 용어를 그때그때 쓰든지 고무도장을 찍어 주는 방법을 사용한다. 또한 환자가 복용하고 있는 의약품을 computer에 입력해서 약제교부시 복약지도사항을 인쇄하여 복약지도용 문서로 발급하는 방법도 있고 복약순응도를 증대시키는 방법으로서 시계를 그려서 정확한 시간을 빨간색으로 표시해서 복용시간을 준수하도록 하고 만성질환(고혈압, 당뇨병)이 있는 장기 복용환자는 달력을 그린 복용카드를 만들어 주어서 매일 약물 복용 후 표시하도록 한다.

문서복약지도는 선택이 아니라 필수라는 인식이 필요하다.

① **문서복약지도의 주요 대상 환자**

    가) 고령자

    나) 소아 환자

    다) 임신부수유부

    라) 만성질환자

    마) 특수한 약물 복용 환자

    바) 특수한 질환 환자

    사) 기타 필요한 경우

② **문서복약지도의 문서 종류**

    가) 공통 복약지도문

    나) 요약 복약지도문

    다) 상세 복약지도문

    라) 보조 label

    마) 의약품 사용설명서 (허가사항)

    바) 그림 − 외용제 사용법 (참고: '복약지도 지침', 대한약사회, 2002)

    사) 제조회사 홍보물 : 질병별 자기관리, 식이요법, 생활관리 등

③ **문서화 방법**

    가) 약국관리 program : print out

    나) 인쇄 : 다빈도 복약지도문서 인쇄 제작

    다) 약봉투 : 인쇄 제작, 현장 print

    라) 보조 label 인쇄

    바) 수기(手記) 제작

④ 문서화 정보

가) 의약품 허가사항 : '사용설명서'를 문서화 정보로 활용

– 복약지도 공식기준 없음.(국가공인 기준 제정 필요)

나) 대한약사회 복약지도 지침서를 활용

다) 약국관리 program 의약품 DB : 현재 '대한약사회 의약품 정보 data base'가 표준임.

4) 복약지도 보조매체

보조매체로는 처방조제 약물에 대해 필요한 복약지도 내용을 출력할 수 있는 기능을 갖춘 약국관리시스템 또는 종이매체(전단지) 및 시청각적 시스템(멀티미디어 영상매체, CD-ROM 형태의 디지털 매체) 등을 사용하여 복약지도의 효과를 높인다.

특히 복약지도실과 대기실에서 기다리고 있는 외래환자를 대상으로 해서 약물요법의 계몽활동을 위한 시청각자료는 유용한 수단이다. 전달매체로서는 포스타, 비디오테프, 슬라이드 등이 이용된다. 환자의 약물요법에 대한 계몽은 그 후 개인의 복약지도에 도움이 된다.

(1) 약국관리시스템 : PM2000, 기타 약국관리 프로그램

(2) 종이매체 : 약국별 자체 제작 전단지 및 제조회사에서 제작한 전단지

(3) 시청각자료 : 각종 영상매체와 CD-ROM

10. 복약지도의 준비

복약지도는 처방전에 따라 적정투약이 이루어지기 위해 필요한 일련의 단계별 약사업무의 틀에서 이루어지므로 다음과 같은 일들이 순서적으로 이루어져야 한다.

1) 환자정보 수집

환자의 병력, 약력, 특이사항 등 처방의 적정성과 안전성 검토에 필요한 기초정보를 확보하고 환자 상담지에 기록하거나 환자정보 시스템에 입력한다.

(1) 인적사항

① 성명, 연령, 성별, 연락처

② 연령별 금기, 임신·수유 금기 등 평가의 기초정보

(2) 환자병력

① 현재 앓고 있는 질병 정보(만성질환 등)

② 과거의 질병(병명 및 입원력 등)

③ 가족병력

(3) 환자약력

① 현재 복용중인 약물 및 과거 투약 내용

② 특정 약물 과민반응 여부 및 약물 부작용력

③ 특이체질

(4) 기록관리

① 환자 상담지(약력카드 등)

② 환자정보 시스템

2) 처방검토

수집된 임상정보를 참고하여 다음과 같은 측면에서의 처방의약품의 안전성, 적정성 등을 평가한다. (약물알레르기, 약물상호작용 , 금기사항, 부작용, 중복처방, 치료 용량범위, 적정 치료기간, 소아 금기사항, 고령자 금기사항, 임신금기사항, 수유금기사항 등)

(1) 금기사항

① 처방 약물의 금기사항

② 연령별 금기(소아, 고령자), 임신 수유부 금기

(2) 약물상호작용

① 처방약물 사이의 상호작용

② 환자가 복용중인 약물과의 상호작용

(3) 환자약력

　① 과민반응 또는 부작용력 약물

　② 중복처방

　③ 치료용량 범위

　④ 적정치료기간

3) 처방조제

처방검토에서 발견된 오류 또는 문제점을 해결한 후 처방전에 따라 의약품을 준비하고 조제한다. 처방전에 포함되어야 하는 모든 내용이 기재되었는지 확인한다.

　(1) 처방 중 보험 삭감이 될 부분이 있는지 확인한다.

　(2) 환자의 질병상태에 맞는 적절한 약물이 선택되었는지 검토한다.

　(3) 약물 치료의 중복 유무 체크

　(4) 약물-질병간의 금기사항

　(5) 일상적인 약물 오용 및 남용

　(6) 환자의 질병상태, 신기능, 간기능 등을 고려하여 약 용량·용법이 적절하게 선택되었는지 확인한다.

　(7) 처방 중 약물상호작용의 가능성이 있는 약물들이 포함되었는지 확인한다.

　(8) 환자의 알레르기력, 불량반응력을 파악하여 알레르기나 불량반응을 유발할 가능성이 있는 약물은 없는가 확인한다.

4) 복약지도 내용의 확인과 준비

환자에게 필요한 복약지도 내용을 확인하고 경고라벨, 복약지도문, 상세 복약 지도문, 기타 필요한 자료를 준비한다.

11. 복약지도의 시행

약사가 의약품을 조제한 때에는 반드시 필요한 범주의 복약지도를 하여야 한다.

1) 복약지도의 내용

복약지도의 내용에 대해서는 각 의료시설의 특성에 따라서 그의 방침도 다를 수 있지만 크게 약품명의 공개, 약제투여의 의의, 용법지시의 설명을 예로 들 수 있다.

(1) 약품명의 공개

의사가 실시하는 처방전의 교부는 환자가 처방전 내용을 사실상 알수 있도록 하기 위한 것으로 법적 차원에서는 처방전을 외부에 처음으로 공개하는 것을 의미하며, 약품명을 공개하는 것을 의미하고 있다.

그러나 입원환자와 처방전을 발행하지 않는 외래 환자에게는 처방 비공개의 수단을 취하고 있기 때문에 조제된 약품의 공개에 대해서는 처방전을 교부하는 외래환자와 입원환자와는 그의 출발점이 다른 것으로 해석해야 할 것이다.

처방전을 교부하는 외래환자에 대해서는 처방전 기재약품명을 공개하지 않는 것은 법적으로 제한하고 있지만 실제로 이 법적 사실을 인정하고 처방전을 교부하고 있는 의사는 적은데, 예를 들면 외래환자로부터 교부되어진 처방전중의 항암제의 이름을 물어볼 경우에 의사는 약사로부터 "어떻게 대처해야 합니까?"의 문의를 해 와서 지시를 받는 것이 당연하다고 생각하고 있다.

일반적으로 예후가 좋은 특정한 경우를 제외하고는 암환자에게는 약품명을 공개하는 것은 아직 좋지 않는 것으로 생각하며, 또한 약사들도 대부분은 이렇게 생각하고 있다.

결국 약품명의 공개에 대해서는 특정의약품이라는 一面에 있어서 법과 현실의 괴리가 존재하기 때문에 약품명 고지에 대해서는 의사와 약사간의 충분한 사전협의가 필요하다. 처방전을 교부하지 않는 외래환자와 입원환자에 대해서는 처방전 공개를 삼가는 것이 많기 때문에 원래 복약지도 메뉴얼을 작성하거나, 또는 의사와 사전협의를 충분히 해서 공개할 것과 공개하지 않을 것을 결정하지 않으면 안 된다.

(2) 약효와 약제투여의 의의의 설명

처방약제와 질병과의 관계 및 복용하지 않는 경우와 과잉 복용의 경우의 결과 등에 대해서 조언하고 환자에게 치료의 중요성을 일깨워주는 것은 자기 판단에 의한 복약 불이행을 방지하기 위해서는 중요한 사항이다.

그러나 이 사항은 의료행위에 속할 수 있어 의사의 복약지도에 관여하는 면이 강하기 때문에 신중한 정보선택과 오해의 여지가 없는 표현으로서 시종 일관해야 하며, 의사와의 약속사항에 따라서 복약지도를 해야 할 것이다.

특히 조제약국에서는 입수된 정보가 처방전과 환자정보에 국한된 것이어서 개개의 병의 상태 등에 대해서는 불명확한 점이 많기 때문에 처방의사와 의견을 교환할 수 있는 경우는 예외지만 약사는 의사가 해야 할 복약지도를 적극적으로 해서는 안 되며 일반적인 약물요법의 의의만 충분히 환자에게 납득시키는 것이 좋을 것이다. 또한 약제와 질환에 따라서 고지해서는 안되는 사례도 적지 않기때문에 처방한 의사와 충분하게 협의할 필요가 있다.

(3) 용법지시의 설명

① 용법지시의 방법과 중요성

처방전에 기재된 사항을 기초로 하여 복용방법과 사용법을 알기쉽게 설명해주는 것을 말한다.

가) 일반적 주의사항

복용방법, 복용시간, 복용횟수, 복용 시 이상이 생겼을 때 대처 방법 등의 일반적 주의사항은 통상 인쇄된 약봉투를 이용하여 설명한다.

나) 특수한 주의사항

특정 환자에게 주의를 촉구하는 내용의 특수한 주의사항은 약봉투에 기입 또는 고무인을 찍어 설명한다.

다) 환자용 인쇄물의 첨가

좌제, 흡입제, 점안제, 질정 등의 외용제의 사용법과 혈당강하제 등의 복용방법 및 주의사항은 따로 환자용 인쇄물을 첨부하여 설명한다.

② **용법지시의 잘못 해석된 사례**

용법에 관한 설명은 옛날부터 약사의 복약지도의 고유 업무로서 행해져 온 것으로서 앞으로는 입원환자도 포함시켜 적극적으로 실시해야 할 기본적 사항이며 의료인에게는 상식이어도 환자에게 있어서는 잘못 해석을 하는 것이 상당히 많은데 그 사례를 예로들면 다음과 같다.

가) PTP포장의 정제를 캅셀과 유사한 것으로 착각하여 그대로 복용해서 기관절개를 해야 하는 예

나) 캅셀제를 물 없이 복용해서 식도궤양을 일으키는 예

다) 1일3회 매 식후복용의 지시에 대해서 1일 2회 식사패턴 때문에 2회 복용하는 예

라) 식간복용을 식사 중에 복용하는 것으로 알고 복용하는 예

마) 복용을 잊어버린 후 2회분을 한꺼번에 복용하는 예

이와 같이 내복제의 용법만을 예를 들어도 그의 용법을 잘못 해석하 는 사례는 일일이 셀 수가 없다. 또한 최신의 약물송달시스템(Drug Delivery System, DDS)으로 개발된 특수한 제형의 복용법과 사용법에 대해서는 이해할 수 없는 경우가 많기 때문에 정보 전달시의 구두지도와 문서지도의 내용은 환자가 올바르게 해석할 수 있도록 강구되지 않으면 안 된다.

그래서 환자가 잘못 알고 있는 용법에 의해서 생길 수 있는 약효의 감소와 증강 및 예기치 않은 약화사고 등을 올바른 용법지시에 의해서 미연에 방지하는 것은 약사에 부여된 약사의 당연한 의무이다.

일본에서 일어난 예로서 "좌약(坐藥)은 앉아서 복용하는 약이다"라고 잘못 해석된 예

가 있었는데 환자가 임의적으로 해석을 하는 예가 많다. 구강용 흡입캅셀, 비강용 흡입캅셀, 아프타치정 등은 다른 유사제형과는 별도로 해서 흡입제 또는 구강정으로 투약해야 하는 복약지도를 하지 않으면 복용 할 가능성이 크다.

2) 복약지도 내용 및 방법의 선택

약사는 처방 목적과 의약품 수령자의 이해능력, 성별, 나이 등 제반 여건과 사회적 규범 및 문화적 환경 등을 종합적으로 고려하여 복약지도의 목적이 달성될 수 있도록 정보의 양과 종류, 그 제공 방법을 선택하여야 한다. 특히 복합적인 처방이나 정보양이 지나치게 많을 때는 정보의 중요성과 시급성, 전달 가능성을 고려하여 복약지도 내용을 선택한다.

▶ 복약지도 예

① **고령자** : 복합처방 다빈도, 식이요법과 생활 관리도 보충지도

② **소 아** : 가능한 보호자와 상담, 소아용 제형 확인 주의

③ **임신 · 수유부** : 금기약물 확인 주의, 수유부 복용법 상세 복약지도

④ **만성질환자** : 문서복약지도 후 지속적인 약력관리 및 추가 복약지도 시행

3) 복약지도 대상 의약품

약사의 복약지도는 처방약 뿐 아니라 약사가 취급하는 모든 비처방약을 대상으로 한다.

(1) 전문의약품

(2) 일반의약품

(3) 한약, 생약

(4) 건강기능식품

(5) 화장품

(6) 의약외품, 의료용구

4) 복약지도 대상

환자 혹은 보호자나 의약품 수령자로 한다.

▶ **복약지도 예** : 대상관련 주의 환자

  ① **고령자** : 감각 인지능력 고려, 가능한 보호자와 함께 상담

  ② **소 아** : 보호자와 상담, 문서복약지도 후 보호자에게 확인

  ③ **임신 · 수유부** : 본인과 상담 또는 전달될 수 있도록 문서 복약지도

  ④ **만성질환자** : 본인과 상담 또는 변경사항에 대해 문서 복약지도

  ⑤ **특수한 경우** : 특수한 질환이나 약물 복용자의 경우 환자 및 보호자 대상

5) 복용 경험
(1) 처음 복용하는 약의 복약지도

가능한 상세한 복약정보를 제공한다.

(2) 재차 복용하는 약의 복약지도

추가되거나 변화된 약을 중심으로 복약지도를 시행하되 필요한 경우 기왕에 복용한 약의 적절한 복약이행 및 이상반응 발생 여부를 질문하여 확인하고 필요한 조언을 병행한다.

▶ **복약지도 예**
(1) 단기처방

  ① 감기, 설사, 복통, 두통, 근육통 등

  ② 상세복약지도, 증상변화와 계속 복용 여부 복약지도

(2) 만성질환

  ① **최초복용** : 상세복약지도, 가능한 문서 복약지도, 주요사항에 대해 강조하며, 반드시 결과 확인

  ② **재차복용** : 철저한 약력확인, 복약이행도 및 문제점 확인, 용량 · 용법 준수 강조, 다양한 내용의 추가적인 복약지도

(3) 약력관리

　① 재차 복용 약물은 사후관리 방법에 따라 철저한 약력관리

　② 단기처방, 만성질환 모두 사후관리 철저

6) 특수 질환자의 복약지도

철저한 복약지도가 필요한 질환자에게는 가능한 지속적이고 상세한 복약지도를 시행한다.

(1) 특수질환 : 암, 장기이식(간, 신장 등), 통증 등

(2) 복약불이행 위험군

　① **소아** : 특수제형 사용법, 부작용 확인법−보호자 교육, 문서 지도

　② **노인** : 보조기구 사용, 복약불이행 원인을 찾아서 함께 노력

　③ **장애인** : 특별한 의사소통의 기술 필요− 반드시 보호자와 함께

　④ **만성질환** : 투석환자, 당뇨병 환자, 결핵 환자, 고혈압, 고지혈증, 천식, COPD 등

7) 특수 의약품 복용환자의 복약지도

철저한 복약지도가 필요한 의약품을 복용하는 환자에게는 가능한 지속적이고 상세한 복약지도를 시행한다.

(1) 항응고제

경구용 : 용량변화 가능성, 출혈증상 관찰, 상호작용 등

(2) 테오필린

용량 · 부작용(오심, 구토, 심계항진 등) 모니터, 상호작용, 흡연

(3) 혈압강하제

용량, 용법 준수, 정기 검진, 주요 부작용

(4) 면역억제제

꾸준한 복용, TDM 필요성, 병용약, 거부반응 모니터

(5) 항균제

용량 · 용법 준수, 복용기간 준수

(6) 경구용 부신피질홀몬제

임의중단 위험성, 복용법(점증, 점감, 격일 등)

(7) 항전간제

복약순응, 독성(피부발진 등) 모니터, 병용약

(8) 지질강하제

복용법(~statin: 저녁 or 취침 전), 부작용(근육통 등) 모니터

(9) 기타

흡입제, 특수 용기 사용법 등

8) 복약지도 결과의 확인

환자에게 복약지도를 시행한 후 필요시 지도내용을 숙지했는가를 확인한다(복약지도 주요사항을 기억하고 있는가를 질문하여 확인).

▶ 복약지도 예

(1) 복약순응도

　① 복약지도의 1차 목적은 환자의 복약순응도 향상

　② 복약순응도는 환자의 이해도와 실천의지에 의존

(2) 결과확인

　① **결과 확인** : 복약지도 주요사항에 대해 질문하여 확인

　② **숙지하지 못한 경우** : 주요사항, 이해가 부족한 사항에 대해 환자나 보호자가 완전히 이해 할 때 까지 다시 설명하고, 필요한 경우 시청각자료 등을 활용하여 복약지도

　③ **주요 사항** : 용법이 복잡한 경우(서로 다른 복용 횟수나 제형), 'prn' 처방약물 (추가 처방되는 해열제, 천식치료 흡입제 등), 외용제 사용법

9) 복약지도의 사후관리

필요시 조제 · 투약된 의약품의 적절한 복용과 부작용 발생 등을 전화, 문자 메시지, E
메일, 서신, 방문 등의 방법을 통하여 확인하고 적절한 조치를 취한다.

▶ 복약지도 예

(1) 사후관리방법

　　① **환자** : 환자의 치료효과이상반응 monitoring 결과 상담

　　② **약사** : 상담, 전화, 문자메시지, E-mail, 서신, 방문 등

(2) 사후관리 내용

　　① **약력관리** : 환자상담 기록 유지변경 및 관리

　　② **치료효과** : 증상의 경감, 완치, 변화 없음, 악화 등

　　③ **이상반응** : 복용 중 이상반응 발생 유무, 발생시 증상 및 결과

　　④ **복약이행도** : 용법용량 준수 여부, 복용중 문제점

　　⑤ **다른 치료** : 진료검진 등 다른 치료나 처방 여부

　　⑥ **자가치료** : 조제투약된 약물 이외의 약물이나 치료법 시행여부

　　⑦ **건강상담** : 회복 후 자기관리, 예방, 건강증진 등에 관한 상담

(3) 문자메시지의 복약지도의 예

휴대폰 SMS(문자서비스)를 약국에서 이용하는 것으로 환자가 약국에서 투약을 받은
후 휴대폰 문자서비스로 간단한 복약지도 서비스를 실시하여 환자가 조제를 받고 약국을
떠난 후에도 환자가 복약지도를 받을 수 있어 문자메세지를 통한 복약지도는 호응을 얻
고 있다.

환자에게 투약된 의약품의 효과, 주의사항 등을 SMS를 통하여 안내할 수 있고, 특히 문
전약국의 장기 처방 환자나 특별한 관리가 요구되는 환자에게 복약순응도를 높이고 적절
한 의약품의 복용을 유도하는 사후관리가 필요한 상황으로 문자메시지를 통하여 이를 환

자에게 안내할 수 있다.

다음은 문자메시지를 통한 복약지도의 내용을 실례를 게재하였으니 이 내용만 숙지하여도 복약지도를 하는데 많은 도움이 될 것 이다.

▣ 문자메시지의 복약지도 실례 ▣

1. 혈압

1) 혈압 : 날씨가 추워지면 혈관이 수축되어 혈압 상승될 우려 있음.

2) 아달라트오로스 : 이 약은 물에 서서히 녹는 약이니 안심하세요.

3) 니트로글리세린설하정 : 물로 복용치 않고 급할 때 혀 아래 넣으시면 됩니다.

4) 노바스크 : 노바스크 이 약은 물에 넣으면 빨리 용해됩니다.

5) ACE억제제

마른 기침을 하거나, 목소리가 변하거나, 어지러우면 약사와 상담하세요.

6) 이뇨제 : 오렌지 쥬스, 감자, 고구마, 토란을 많이 드시고 짠 음식을 피하세요.

7) 이뇨제

이 약을 복용한 후에 밤에 소변을 많이 보아, 잠을 못 자면 아침, 점심에 복용하세요.

8) 혈압강하제 : 아침식후 30분 한포씩 챙겨 드시는 거 아시죠. 좋은 하루 되세요.

9) 아스피린

치과 진료하시려면 아스피린은 빼고 드세요 그래야 지혈이 빨리되거든요.

10) 아달라트 오로스

이 약은 작은 구멍으로 서서히 용해되니 씹어서 복용하지 마세요.

11) 노바스크

매일 아침 식후 30분 후에 복용하세요.

추운 날씨에 감기 조심하시고 혈압조심하세요.

12) 카포짓

아침식후 30분에 흰 약 한 알, 저녁식후 즉시 빨간 약 아시죠? 즐거운 주말 보내세요.

13) **혈압** : 이제 평생 친구라고 생각하세요. 반드시 약물조절로 혈압 조절하세요.

14) **혈압** : 감즙과 무즙이 좋아요. 혈압을 내려주고 모세혈관을 튼튼하게 합니다.

15) **칼슘 길항제**: 자몽쥬스와 같이 먹으면 약물의 혈중 농도를 올리므로 주의 요.

2. 당뇨

1) **당뇨포인트** : 잡곡밥 드시고, 운동을 하세요. 운동은 생명입니다.

2) **당뇨 몸단장** : 발조심!! 꼭 양말 신고 계시고, 발톱은 짧게 깎지 마세요.

3) **당뇨 음식** : 흰쌀, 밀가루 ,흰 설탕이 들어있는 음식은 삼가세요.

4) **췌장복구**

장에서 한 번 더 당 조절하세요. (췌장이 아파요) 식이섬유로…

5) **식전, 식후**

아마릴(초록약)은 식전이구요, 다이아벡스(흰약)는 식후입니다. 잊지마세요.

6) **저혈당**

눈이 흐릿해지고, 식은 땀이 나거나, 심장이 두근거리면 약사와 상담하세요.

7) **당뇨, 고지혈증**

술, 담배는 딱 끊으시고, 최소한 1주일에 3번, 한번에 30분 이상 운동하세요.

8) **고지혈증약**

콜레스테롤은 야간에 합성이 왕성하므로 저녁이나 자기 전에 복용 하세요.

9) **상처조심** : 조그마한 상처도 싫어하는 당뇨 ~항상 조심이 최고입니다.

10) **아마릴** : 처방된 약은 아마릴입니다. 복용 중 임신하면 안돼요.

3. 감기

1) **가글가글**

마시고 싶은 파아란 물약의 유혹~ 하지만 입가심만하시고 뱉어버리세요.

2) **코감기약** : 졸리울 수 있으므로 운전이나 위험한 기계를 다루지마세요.

3) **감기조심하세요** : 추워요, 감기 조심하세요.

4) 약 복용후

감기약 복용 후 손떨림 증상이 간혹 나타날 수 있습 니다. 반 알은 빼고 드세요.

5) 탄툼액

초록색물약은 가글용입니다. 먹지 마시구요.

가글과 같은 양의 물을 섞어 사용하세요.

6) 감기약 복용시 : 충분한 쥬스, 물을 섭취해주세요. 입 마름-눈충혈이 없어져요.

7) 기침약중 필린계 : 담배 피우시면 약 효과 떨어져요. 일정한 시간 간격으로 드세요.

8) 기관지 확장제 : 교감신경계약이므로 카페인 음료는 피해주세요.

9) 마른기침 : 주무실때 기침이 많으면 가습을 해주세요. 마스크 착용도 좋습니다.

10) 목을 시원하게

목이 많이 아프실 땐 휘산 작용이 있는 캔디도 도움이 됩니다. 깨물지 말고 빨아서~

11) 감기조심

환절기라 일교차가 큽니다. 감기 조심하세요. 미지근한 물을 많이 드세요.

12) 감기약 : 복용 후 어질함, 귀 멍멍은 통상 적입니다.

13) 복약지도 : 감기 조심하시게나…

4. 소아

1) 아구창약 : 아구창약은 1일 1회 복용하고 감기약과 시간차를 두고 먹이세요.

2) 시럽제 : 시럽제는 반드시 냉장보관하시고 흔들어서 복용하세요.

3) 주의사항 : 어린이 혼자서 약을 먹도록 내버려두지 마세요.

4) 주의사항 : 어린이 손이 닿지 않는 곳에 약을 보관하세요.

5) 요즘 시럽 뚜껑은요 : 판매약 시럽뚜껑 여실 때 눌러서 시계방향으로 돌리세요.

6) 해열제는요

따로 담아 드린 물약은 해열제입니다. 열이 심할 때 추가로 먹이세요. 용량은? 5ml

7) 스멕타 현탁액

분홍물약 ☞설사할 때 먹는 약입니다. 다른 약과 시간차를 두고 먹이세요.

8) 설사가 심한 유아

아기가 설사가 심한가요? 특수 분유나 미음을 주세요. 단백질이 많은 우유는 싫어요.

9) 수두요? : 열이 날수도 있습니다. 많이 간지러우니 분홍 물약 많이 발라주세요

10) 스멕타

분홍색 설사약은 다른 약 복용 2시간쯤 지나서 먹이는 것 잊지 마세요.

11) 배탈

신진이는 찬 음식 과일 과자 밀가루음식 유제품을 피해주세요. 빠른 쾌유를…

5. 관절염

1) 골다공증약 : 내일 아침은 골다공중 약 먹는 날입니다. 물 2컵으로 드세요.

2) 포사멕스 : 어머나! 오늘 포사멕스 먹는 날! 복용 후 30분 동안은 눕지 마세요.

3) 포사멕스

오늘! 약! 일주일에 한번 챙기세요. 길이 미끄러우니 외출은 No!

넘어지면 큰 일~

4) 오~ 2알 안되요

약 드시는 걸 깜빡 하셨다고 2알을 한꺼번에 드시면 안됩니다.

5) 트라스트 : 트라스트는 48시간 효과가 지속됩니다. 이틀 동안 부치고 계세요.

6. 위장질환

1) 빨리 치료 : 불규칙한 식사, 스트레스, 음주 흡연을 피하시면 치료가 빨라집니다.

2) 위식도역류성질환

식사량을 줄이시고, 술 커피 기름진 음식, 탄산음료를 드시지 마세요.

3) 자극적인 것? : 부드러운 음식물로 위를 달래주세요. 약 꼭 챙겨드시구요.

4) 마음의 평화 : 미워하는 마음, 원망, 조급함을 버리세요. 위장은 그런거 싫어해요.

5) 감사하는 마음

오늘도 식사를 할 수 있음에 감사~식사조차 힘드신 분도 계시니까요.

6) **변비** : 물을 많이 마시고, 과일, 야채나 곡류를 많이 드세요.

7) 위장병환자 수칙

규칙적인 식사와 운동, 자극적인 음식과 스트레스, 약은 편해도 꼭 드세요.

8) 엔돌핀을 만들어요

웃으면 엔돌핀이 생기죠? 위장도 엔돌핀을 좋아한답니다. 스마~일

9) **액사딘 강조** : 자기 전에 드시는 약 잊지 마시구요, 부드러운 음식이 좋아요.

10) **바로메졸** : 표시한 거 저녁 약입니다. 부드러운 음식물로 위를 달래주세요.

11) **잔탁** : 잔탁은 아침저녁으로 먹는 약. 편하다고 끊지 마시고, 꾸준히 행복하세요.

7. 홀몬제

1) 여성호르몬제 복용

골다공증과 갱년기 치료 시 호르몬제 복용은 저녁식사 후에 드시면 좋습니다.

2) **노레보** : 두 알을 한꺼번에 드세요.

3) **노레보** : 이 약을 드신 후 다음 피임은 약사님과 상의하세요.

4) **갱년기 호르몬** : 장기 복용 시 체중증가가 염려됩니다. 약사님과 상의 하세요.

5) 유즙분비억제

약 드시면서 아기에게 젖 물리면 안되요. 젖을 다 짜내시고 압박하시면 도움되요.

8. 피부질환

1) **알레르기약** : 고기, 해산물, 우유, 달걀, 술을 삼가시고 충분한 수분을 섭취하세요.

2) **더모베이트** : 1일 2회, 두피에 한 방울씩 떨어뜨려 넓게 펴 바르세요.

3) 스포라녹스

술, 우유 제산제와 같이 드시지 말고, 반드시 식사 직후에 복용하세요.

4) **로아큐탄** : 이 약을 복용하는 동안 임신이 되면 중단하고 약사와 상담 하세요.

5) **아토피부염** : 충분한 보습이 중요합니다. 피부가 항상 촉촉하게 유지해주세요.

6) 플루코나졸

오늘은 피부약을 복용하는 날입니다. 약 잘 챙겨 드세요. 행복한 하루 되세요.

7) 자외선차단제 : 얼굴에 레이저치료를 받은 부분은 자외선 차단제를 발라주세요.

8) 인공누액

날씨가 많이 건조하죠? 피곤하지 않도록 하시고, 안약은 수시로 사용하세요.

9) 눈병 : 1일 4회 6시간마다 점안하시고, 너무 피곤하지 않도록 하세요.

10) 항생제 : 충분한 물과 드세요.

11) 흉 안지도록

점 뺀 자리 물 묻으면 안되요. 처방받은 후시딘 잘 바르시고요, 더 이뻐지셨어요.

12) 스포라녹스 2 : 이 약은 반드시 식사직후 탄산음료(콜라, 사이다)로 복용하세요.

9. 영양제

1) 빈혈약 : 빈혈약을 드실 땐 오렌지 쥬스와 함께 드세요. 철분흡수를 도와주니깐요.

2) 칼슘제

칼슘제는 위산분비가 많이 되는 식사직후에 복용하면 흡수율이 높습니다.

3) 기력을 보충하세요 :

기력이 갑자기 뚝~ 떨어질 때 비타민과 미네랄로 보충해주세요.

4) Vit.B : 영양제로 소변색이 노랗게 변하거나 냄새날 수 있어요. 염려 마세요.

5) 벌써 한달

벌써 한달이 됐네요. 낼 병원에 나오시고요. 잊지 마세요. 오늘하루 행복하세요.

6) 로와치넥스 : 결석을 녹여내는 정유성분이므로 물을 많이 드세요.

7) 비타민을 잡으세요

흡연자는 Vt-C, 애주가는 Vt-B 노인분은 Vt-B, C, F를 추천합니다.

8) 비타민을 잡아라

우리나라 사람에겐 Vt-A계열인 베타카로틴을 추천합니다. 노화방지 되거든요.

9) 여름나기

더운 여름 건강하게 이겨내시고요. 제철과일과 비타민 챙겨 드시고 건강하세요.

10. 건기식

1) 건기식은 : 지난 번 가져가신 것은 혈압약, 당뇨약과 함께 드셔도 좋습니다.

2) 공복 좋아 : 건기식은 공복에 드시는 것이 더 좋습니다.

3) 물과 함께 : 맥주컵 1−2컵 정도의 많은 양의 물과 함께 드세요.

4) 식사여부 : 식사는 안하셔도 건식은 꼭 드세요.

5) 스피루리나

스피루리나! 단백질 함유량이 많아요. 성장기 어린이에게 좋아요. 키가 쑤욱~

6) 알로에 : 알로에는 변비에 가장 좋습니다.

11. 한방

1) 약은 약에 대한 믿음, 드시는 정성이 필요합니다. :

술, 냉한음식, 지방이 많은 음식, 지나친 운동 등. 절제된 생활리듬을 즐기세요.

2) 피로회복

땀 많이 흘려 피곤하신가요? 쌍화탕 먹으면 근육도풀리고 피로도 회복되요.

3) 방광염

한방으로 지어드린 방광염약은 식전 따뜻한 물에 드세요. 아랫배는 따시게 해 주세요.

4) 연휴후유증

연휴에 고생한 아내에게 쌍화탕과 피로회복제 한 알을~ 행복하세요.

5) 세화약국

한약 드실 계절이 되었습니다. 세화약국이 건강을 지켜드리겠습니다. 사랑해요.

6) 봄을 맞이 하세요

따사로운 봄의 기운을 돋구어주는 한약한재로 시작해도 좋을듯~

7) 우수한 약재

정선된 한약재만을 골라 조제했으며 유익한 성분과 미량원소도 풍부합니다.

8) 염증이 심하세요?

한방으로 된 약이라 수유중이셔도 괜찮습니다. 2알~! 용량은 지켜주세요.

9) 보약

하루 두 번 드세요. 달인사람의 정성과 복용하는 사람의 정성으로 건강을 위하여..

10) 귀여운 동혁이

사랑과 정성으로 달인 귀한 한약에 튼튼하고 총명해지는 동혁이! 열심히 먹이세요.

12. 축하

1) 건강이 최고죠

작년 한해 고생 많으셨습니다. 올해도 건강하시구요. 새해 복많이 받으십시오.

2) Merry : 행복과 사랑이 가득담긴 연휴를 맞이하시길~

3) 추카추카

약국에 깁스를 풀고 오셨네요. 가뿐하죠? 추카추카 항상 조심! 소염제 챙겨 드세요.

4) 즐거운 주말 : 화창한 하늘 아래 즐거운 주말되시길~

13. 기념

1) 개국한지

XX약국 개국 X년 됐습니다. 여러분 건강을 책임지는 XX약국이 되겠습니다.

2) 콜레스테롤 : 저녁 식후 복용하시나요? 건강하십시오.

3) ㅋㅋ

아들 입대시키고 쓸쓸하신가요? 든든한 남편이 있는데?

뭘~ㅋ 점심맛있게 드시죠.

14. 공지

1) 마약류 감시

마약류 감시가 진행되고 있으니 관리에 철저를 기해주시길 바랍니다.

2) 휴일입니다

저희 XX약국은 매주 일요일은 휴무입니다. 당번약국은 XX약국입니다.

3) 병원 휴원입니다

XX의원이 설 연휴로 X일 휴원 입니다. 장기 처방환자는 미리 다녀가세요.

4) 잠자고 있는 약

구석에 잠자고 있는 약 그냥 두시지 말고 가져오세요. 분리해 드릴게요.

5) 연말정산서류

연말정산서류는 하루 전에 신청. ☎접수가능. 피보자 이름, 주민번호 (온가족 출력).

6) 개점, 폐점

저희 약국은 오전 9시에 시작하고, 밤 10시에 문을 닫습니다. 참고 하세요.

7) 벌써 한달이

안녕하세요. 벌써 한달이 되어가네요. 정성으로 드시면 반드시 건강 되찾으실겁니다.

8) 추가 : 크레보릴에스 2통 오늘 배송 부탁(연성중앙약국)

9) 모임안내

☞ 오늘저녁9시 월마트− >동사무소 지나 * 굴사냥에서 인라인모임 있습니다.
참석요망.

10) 콜레스테롤 : 저녁식후 복용하시나요? 건강하십시오.

11) 소년부 staff

일주일에 한번 소년부 섬김이 커뮤니티 스탭 회의 중에 들어가 봅시다.

12) 수리완료

저주파치료기 A/s 다 되었습니다. 너무 늦었죠. 약국에 방문하셔서 찾아가세요.

15. 종교

1) **삼보약국** : 치료의 하나님이 함께 하시어, 빠른 쾌유하시길 기도 드립니다.

2) **암** : 모든 것에 기도와 간구로 너희 구할 것을 감사함으로 하나님께 아뢰라. 기도 드리겠습니다.

3) **암** : 네 믿음이 너를 구원하였도다. 믿음으로 함께 기도 드리겠습 니다.

4) **제민온누리** : 부처님의 손길로 돌봐 드릴게요.

16. 기타

1) **치과약** : 술은 절대 드시면 안되고, 충분한 안정을 취하십시요.

2) **친구에게** : 졸업하고 헤어진 지 참 오래 되었구나. 이번 동문회에 보자꾸나.

3) **항응고제**

시금치, 케익, 양배추, 치즈, 생선, 우유를 많이 섭취하면 약효가 떨어 집니다.

4) **리팜피신** : 소변이약의 색깔로 인해 빨간색으로 변해도 걱정하지 마시고 드세요.

5) **통풍** : 과격한 운동은 피하세요. 술, 멸치, 정어리, 간, 청어는 드시지 마세요.

6) **카두라XL**

이 약은 무력감이 올수 있으므로, 저녁에 복용하시고, 씹어서 복용 하지 마세요.

7) **안약 넣는 시간** : 안약은 순서와 관계없이 3~5분후 각각 한 방울씩 넣어 주세요.

8) **방광, 요도**

통증과 빈뇨와 같은 자각증상이 없어져도 처방된 약은 계속해서 다 드세요.

9) **다이어트약** : 약 복용후 간혹 잠이 안 올수 있습니다. 그러시면 상담해주세요.

10) **리팜피신** : 혹시 소프트렌즈를 착용하십니까? 렌즈가 착색 될 수 있습니다.

11) **후라시닐** : 소변 색이 검붉게 변할 수 있습니다. 놀라지 마세요.

12) **퀴놀론계 항생제**

아연이 들어간 종합 비타민은 지금 드시는 약과 2시간 이상 띄어서 드세요.

13) **약 찾아 가세요** : 맡기신 처방전 약이 다 준비되었으니 찾아가세요. 감사합니다.

14) **결핵** : 이 약은 간에 손상을 줄 수 있으므로 술은 마시지 마세요.

15) **복용법**

복용을 잊었을 경우 12시간 이내이면 복용하시고, 그 이상이면 다음날 드세요.

16) **주의사항** : 임신 또는 수유중이거나 계획이 있다면 약사에게 알려주세요.

17) **친구에게** : 설날인데 떡국 먹었니?

18) **타박상** : 무리하게 쓰시면 안되요. 술 드시면 더 아파요. 빨리 나으세요.

19) **산부인과** : 위장장애가 있을 수 있으므로 식후 직시 복용하셔요. 사랑해요.

20) **전화** : 전화주세요. 기다리고 있으니까요.

21) **날씨** : 화창한 날씨로 시작된 5월입니다. 날씨처럼 좋은 일만 가득한 달 되세요.

22) **안부인사** : 5월은 가정의 달입니다. 가족과 함께 알찬 시간 보내세요.

23) **행복** : 힘들고 지쳐도 봄날에 따스함 같이 미소 잃지 말로 행복하세요.

24) **좋은 하루** : 사랑의 마음, 행복한 웃음, 즐겁고 좋은 하루 되세요.

25) **환자사후관리**

저희 약국 방문에 감사드리며, 약 복용 시 문의사항이 있으면 연락주세요.

12. 복약지도의 사항

복약지도사항으로는 명칭, 성상, 투여의의, 복용법, 복용시간, 복용횟수, 사용법, 저장방법, 사용상의 주의, 효능/ 효과, 부작용, 상호작용이 있다. 그 외에도 「일상생활상의 주의」로서 처방약의 치료효과에 영향을 미치는 음주, 흡연, 입욕, 운동 및 OTC약의 병용과의 관련사항에 대해서 복약지도를 하는 것도 복약 지도사항으로 될 수 있는 중요한 항목들이다.

1) 명칭

조제한 의약품의 명칭을 알려주거나 이것이 기재된 문서를 교부한다. 필요시 주성분명, 제조업소명, 제형, 주성분의 분량, 생약 등 기원물질 및 분량을 알려준다.

▶ **복약지도의 예** : (Acetaminophen)

① **의약품 명칭** : 이 약의 이름은 타이레놀입니다.

② **주성분명** : 이 약의 성분은 'Acetaminophen' 입니다.

③ **제조업소명** : 이 약의 제조회사는 (주) 한국얀센입니다.

④ **주성분분량** : 이 약에는 아세트아미노펜이 650mg이 들어 있습니다.

2) 성상

필요시 성상을 설명해준다.

▶ **복약지도의 예** : (Acetaminophen정, cefaclor캡셀, 정장제(과립), 돔페리돈(현탁액)

① **정제** : 조제약 중에 정제(알약)는 '아세트아미노펜' 입니다.

② **캡셀** : 조제약 중에 캡셀은 'cefaclor(항생제)' 입니다.

③ **과립** : 조제약 중에 과립(가루)은 '정장제' 입니다.

④ **시럽** : 조제약 중에 시럽은 '돔페리돈(위장약)' 입니다.

⑤ **1/2정** : 조제약 중에 반쪽 알약(1/2정)은 항히스타민제로 졸음이 올 수 있는 약입니다.

3) 조제된 의약품의 투여의의

약사는 조제된 의약품의 투여의의를 필요시 다음 사항을 설명할 수 있다.

① **약이 필요한 이유**

② **약물 효과의 원리**

③ **약물 효과의 임상적 의의**

④ **조제된 의약품을 복용하지 않거나 투여 중단 시에 문제점**

▶ **복약지도의 예** : Acarbose

① **필요성** : 혈당을 조절하는데 필요한 약입니다.

② **효과의 원리** : 위장관에서 흡수를 저해하여 혈당을 낮춥니다.

③ **임상적 의의** : 혈당을 조절하여 당뇨병 치료에 사용합니다.

　　　　　　　　과량복용 시 저혈당 증상이 나타날 수 있습니다.

④ **중단 시 문제** : 고혈당(혈당 상승)이 되고 혈당조절에 실패할 수 있습니다.

4) 복용량

복용할 약의 양은 환자의 나이, 체중, 질병의 정도에 따라 의사나 약사가 복용할 양을 결정합니다. 따라서 마음대로 약품량을 환자가 가감하거나, 약간 나았다고 생각해서 복용을 도중에 중지한다든지 하지 말고 지시된 양을 지시된 기간만큼 확실하게 복용하도록 약사는 환자에게 복약지도를 해야 합니다.

5) 복용법

일반적으로 경구용 제제는 물이나 음료수로 복용하는데 물의 섭취량이나 음료수의 종류에 따라서 약효가 감소되는 예가 있으니 복약지도 시 주의해서 복용방법을 설명해야 하며 환자가 복용할 우려가 있는 특수한 제형은 별도로 복약지도를 해야 할 것이다. 예상 외로 많은 환자가 임의 판단대로 많은 양을 복용하고 있기 때문에 반드시 처방한 양만을 복용하도록 복약지도를 한다.

약을 드시기 전에 항상 약 봉투의 라벨을 확인하도록 하고, 여러 가지 처방이 함께 나갔을 경우에 환자분은 약을 바꿔 복용하지 않도록 주의시킨다.

소아, 임산부, 수유부 및 노인의 약물 복용법의 구체적 내용은 다음과 같다.

(1) 소아의 약 복용법

"우유와 함께 먹여도 될까요?", "먹이려고 아무리 애를 써도 도로 뱉는데…"

"식후복용으로 되어 있어 그대로 먹였더니 토하고 나서 먹지 않는데 어떻게…" 등 근심 어린 표정으로 문의를 해오는 어머니들이 많다.

소아는 저항력이 약해서 쉽게 병에 걸리는 반면, 쓴 맛의 약 먹기를 거부 하거나 억지로 먹여도 토해 내는 경우가 많다. 또한 콩팥의 약물대사 능력이 낮아서 적은 양의 약물로도 쉽게 부작용이 나타나기도 한다. 따라서 소아의 경우에는 어머니가 병에 대한 지식과 올바른 약의 복용법을 알아 효과적인 치료가 될 수 있도록 해야 한다.

하루 3~4번의 정확한 복용은 규칙적인 생활을 하는 어른들의 경우에도 매우 어려운 일이다. 그러므로 소아는 약을 복용시키는 보호자와 소아자신의 생활리듬을 고려해 복용방법을 정하는 것이 좋다.

또 소아는 위장이 아직 충분하게 성숙되지 않아 구토를 잘 일으키고 식후에는 배가 불러 약 먹기를 거부하므로 식사 직전에 먹이는 것이 좋으며 자극성이 강한 약일 경우에는 약 먹은 후에 우유를 먹이도록 한다.

① 소아의 산제 복용법 (가루약 먹이기)

가루약은 쓴맛과 나쁜 냄새 때문에 그냥 먹이기는 어렵다. 유아의 경우에는 소량의 물에 개어 젖꼭지에 발라서 먹이거나 입 천정에 바르고 주스나 우유를 먹인다. 또한 평소에 자주 마셔보지 못한 주스나 과즙, 벌꿀 등에 섞어서 먹이면 쉽게 먹게 된다. 목이 마를 때 먹이는 것도 한 방법이다.

② 소아의 액제 복용법 (시럽제 먹이기)

감기에 먹는 시럽제의 경우, 증상에 따라 다른 약을 섞어 먹일 때가 있는데 이때에는 먹이기 전에 흔들어서 약이 충분하게 섞이도록 해야 하는데 지나치게 흔들면 거품 때문에 정확한 양을 재기가 어려우므로 주의를 해야 한다.

또 대부분의 시럽제는 감미료와 방향료가 들어있어 맛이 좋으므로 어른들이 없을 때 어린이가 전부 먹어버리는 경우가 있으므로 보존에 각별히 신경을 써야 하는데, 냉장고에 보존할 때에는 종이봉지 같은 데에 넣어 잘 보이지 않게 숨겨 두도록 한다.

③ 소아의 정제와 캅셀제 복용법

정제나 캅셀제는 입안이나 목에 걸리는 경우가 있으므로 물을 미리 머금게 하여 약을 먹이고, 삼키고 나서도 물을 많이 먹이는 것이 좋다. 3세 이하의 어린이는 본인이 삼킬 수 있다 하더라도 먹이지 않는 것이 좋다.

④ 소아에게 약 잘 먹이는 요령

가) 약을 달게 해서 먹인다.

설탕을 타도 약효는 전혀 줄어들지 않는다. 아이들이 먹는 시럽에는 애초부터 50%쯤 설탕이 들어 있다. 쵸코시럽, 설탕시럽, 콜라처럼 아이들이 잘 먹는 것은 무엇이든 괜찮다. 좋아하는 잼에 가루약을 개어 먹이는 것도 한 방법이다.

나) 우유는 섞어서 먹이지 않는 것이 좋다.

아주 어린 아기라면 문제가 없지만, 맛을 분간 할 줄 아는 아이에게 약을 탄 우유를 먹이면, 나중엔 우유까지 먹기를 거부하게 된다.

다) 약을 토하면 즉시 다시 먹여야 한다.

부모들은 아기가 토하느라 고생했다고 생각해 조금 있다 먹이는 일이 많다. 그러나 토한 직후에는 뇌에 있는 구토중추가 피로해져서 구토능력이 상실되지만, 조금 지나면 다시 회복돼 또 토하게 된다. 때문에 토하면 즉시 다시 먹여야 한다.

라) 약은 한 숟가락에 단번에 먹여야 한다.

두번, 세번 나눠 먹이면 아무리 달래도 두 번째부터는 약 먹기를 거부한다.

마) 가루약은 물 위에 뜨지 않고 완전히 개어 먹여야 한다.

성가시다고 대강하면 가루가 폐로 흩어져 들어가 기침이 나고, 기침을 하면서 토하게 된다.

⑤ 소아의 약물복용 십계명

가) 가능한 질문을 많이 하고, 아이에 대한 많은 정보를 주도록 한다.

"이해가 안 되신다면, 담당의사 또는 약사에게 가능한 많은 설명을 요구하셔야 한다. 물어보지 않으면, 아이에게 꼭 필요한 정보를 얻을 수 없습니다. 만일 바로 물어 보기 힘든 상황이라면, 나중에 병원이나 약국에 전화를 걸어 물어보실 수 있습니다."

"당신의 자녀를 가장 잘 알고 있는 사람은 바로 여러분입니다. 아이의 과거 건강 상태와 현재 상태를 모두 말해 주십시오. 예를 들면, 과거에 아이가 걸렸던 중대한 질병이나, 수술 또는 가족력을 알려 주십시오. 그리고 현재 아이의 문제점이 무엇인 지, 아이가 먹고 있는 다른 약물(비타민, 한약 포함)이 있는 지, 다른 질병이 있는 지, 특정 약물에 대해 알레르기 반응을 보인 적 있는지에 대해 설명해 주십시오. 개인적인 정보를 알리는 데 주저하지 마시고, 편하게 말씀해 주시면 의사 또는 약사가 당신의 아이를 치료하거나 약물을 설명하는 데 도움이 될 것입니다."

나) 2세 미만의 영·유아가 감기에 걸릴 경우 반드시 의사의 진료를 받도록 한다.

　　2세 미만의 영·유아는 의사의 진료를 받아야 하며, 꼭 필요한 경우가 아니면 감기약 일반의약품(비충혈제거제, 거담제, 항히스타민제, 기침억제제)을 복용시키지 않도록 한다. 2세 미만의 영·유아에게 이 약을 투여할 경우 주의 깊게 모니터해야 한다.

다) 아이에게 약을 먹이기 전에 무슨 약인지 먼저 확인하도록 한다.

　　많은 의사 및 약사들은 자녀에게 주는 약에 대해 부모가 잘 알고 있는 것이 무엇보다도 중요하다고 말한다. 특히 자녀에게 약을 먹이기 전에 다음과 같은 질문을 확인해 보기를 권한다.

　　① 이 약은 무엇이고, 어떤 효과가 있는가?

　　② 우리 아이가 지금 먹고 있는 다른 약과 함께 먹여도 상관이 없을까?

　　③ 얼마나 자주, 얼마만큼의 양의 약을 주어야 하는가?

　　④ 만일 약을 먹는 것을 잊었을 때는 어떻게 하면 되는가?

　　⑤ 이 약을 복용하는 동안 이상반응(부작용)은 어떤 것이 있고, 그 때 어떻게 대처할 것인가?

　　이런 질문들에 대한 답은 앞서 약을 복용하기 전에 의사 또는 약사와 상담을 통해 얻을 수 있다. 해결이 안 될 경우, 추가적으로 일반의약품은 약 병 또는 포장용기, 첨부되어 있는 문서를 확인해 보실 수 있다. 또한 전문의약품의 경우 처방전에 기재되어 있는 내용을 꼼꼼히 보도록 한다.

라) 약을 먹일 때는 정해진 용법을 지켜서 아이에게 약을 주도록 한다.

어린이는 어른의 몸과 다르므로 어린이에 맞는 약 먹이는 방법이 있다. 따라서 의약품을 사용하기 전에 별도로 '어린이'에 대한 용법이 있는 지 확인하도록 한다. 아이와 협력하여 약을 정해진 간격으로 먹이는 것이 안전할 뿐만 아니라, 치료에도 효과적이다.

의사 또는 약사와 상의 없이 1주일 이상 자가 치료하지 마시고, 1주일 이상 증상이 계속되면 진료를 받도록 한다. 의사 또는 약사의 상담을 받은 경우, 증상이 좋아졌다고 부모 마음대로 약 복용을 중단하지 마시고 지시된 기간 동안 복용토록 한다.

아이가 알약을 먹기 힘들어 하거나 싫어할 경우, 약을 집에서 쪼개거나, 갈아서 먹이지 않도록 한다(특정 약의 경우, 쪼개거나 갈면, 약의 성질이 변할 수 있으므로 반드시 의사 또는 약사에게 문의할 것). 가루약을 먹기 힘들어 할 경우, 임의로 물 이외에 주스 등 다른 단 맛을 내는 액체와 섞어서 먹이지 않도록 한다(특정 가루약의 경우, 다른 액과 섞을 경우, 약의 성질이 변할 수 있으므로 반드시 의사 또는 약사에게 문의할 것).

약물 형태에 따른 약 먹이는 자세한 방법은 <아이에게 약 먹이는 방법> 편을 참고할 것.

마) 약을 먹일 때는 정해진 용량을 지켜서 아이에게 약을 주도록 한다.

어린이는 어른의 몸과 다르므로 어린이에 맞는 약물 용량이 있다. 때문에 의약품을 사용하기 전 별도로 '어린이'에 대한 용량이 있는지 확인한다. 아이와 협력하여 정해진 양의 약을 먹이는 것이 안전할 뿐만 아니라, 치료에도 효과적이다.

그러나 3개월 미만의 어린아이는 의사의 진료를 받는 것을 우선으로 하여 부득이한 경우를 제외하고는 복용시키지 않는 것이 바람직하다. 특히 일반의약품과 같이 현재 자녀의 나이에 대한 용량이 없는 경우, 어림 짐작으로 용량을 줄여 복용시키지 않도록 합니다. 용량이 있는 경우라도 의심이 생기면, 주저하지 말고 의사 또는 약사와 상의하도록 한다.

특히 복용을 잊은 경우, 생각나는 즉시 약을 복용하도록 한다. 이때 이미 다음번 복용시간이 다 되었으면 다음 번 용량만을 복용하도록 한다.

바) 아이가 혼자서 약을 복용하도록 내버려 두지 않도록 한다.

당신의 아이가 혼자서 약을 복용할 경우 부모는 어떤 약을 얼마나 먹었는지 알 수 없으므로 위험하다. 특히 어린 아이의 경우 정해진 용량의 약을 올바른 방법으로 사용할 수 있도록 자녀가 약을 복용할 때 옆에서 지켜보도록 한다.

사) 자녀가 약을 복용하는 동안 이상한 증상이 나타나면 즉시 의사 또는 약사와 상의하도록 한다.

모든 약은 효능과 함께 원치 않는 부작용을 나타낼 수 있다. 자녀가 약을 복용하는 동안 평소 없었던 이상한 증상이 나타나는 경우, 즉시 의사 또는 약사와 상의한다.

아) 자녀가 약을 복용하는 동안 의사 또는 약사와 상의하지 않고, 다른 약을 함께 주지 않도록 한다.

복용하는 약 이외에 다른 약을 함께 복용할 경우, 예상치 못한 효과가 발생할 수 있으므로 자녀가 약을 복용하는 동안에는 부모 임의로 다른 약(비타민, 한약 포함)을 주지 않도록 한다. 복용해야 한다면 먼저 의사 또는 약사와 상의 한다.

자) 약을 먹이고 난 후, 남은 약을 어린이의 손이 닿지 않는 지시된 장소에 보관하도록

한다.

약을 먹이고 난 후, 남은 약은 주성분이 변하거나 외관의 변화가 일어나는 것을 방지하기 위하여 다음과 같이 보관한다.

직사광선을 피하고 될 수 있는 한 습기가 적고 시원한 곳에 보관할 것. 이때 처음에 받았던 약 봉투나 병, 상자에 보관하셔야 다른 약이 실수로 섞이는 것을 방지할 수 있다. 중독 사고를 방지하기 위해 어린이의 손이 닿지 않는 곳에 보관하시고, 특별히 '냉장' 또는 '차광' 보관이라는 문구가 있는 경우, 반드시 얼지 않게 냉장고 또는 빛을 피하여 보관한다.

차) 처방 받고 복용 후 남은 약은 오래 두지 말고 버리도록 한다.

처방 받고 복용 후 남은 약은 아깝다고 오래 두지 말고 버리는 것이 가장 안전하다. 특히 전에 비슷한 증상이 있다고 전에 처방 받은 약을 임의로 먹이지 않도록 한다. 혹은 형제 또는 자매의 약을 같이 나누어 먹어서도 안된다.

(2) 임산부의 약 복용법

임신을 하면 약물 복용에 주의해야 한다는 것은 이미 상식이다. 그러나 개국약사는 임신한 여성이나 가임기 여성으로부터 다음과 같은 질문을 받아본 경험이 있을 것이다.

"임신인 줄 모르고 약을 먹었어요. 아기가 괜찮을까요?"

"임신하면 약의 복용은 언제부터 어떻게 주의해야 하는 것일까요?"

"임신 첫 달부터 출산까지 절대로 약을 먹어서는 안 된다는 것일까요?"

따라서 약사는 임신했을 때 약의 복용법에 대해서 숙지하고, 환자에게 친절하게 복약지도를 해야 할 것이다.

일반적으로 인간은 어머니 뱃속에서 열 달을 살고 세상에 태어난다. 하지만 이때의 열 달은 한 달을 28일로 쳐서 280일을 말하는 것이고 정자와 난자가 만나 수정란이 된 때로부터 266일 정도에 지나지 않는다. 뿐만 아니라 이 수정란이 자궁벽에 정상적으로 착상되어야만 태아가 자라날 수 있다는 것을 감안하면 실제로 태아가 자라는 기간은 약 260

일이라고 할 수 있다.

만약 생리예정일 전에 약을 먹었는데 생리가 없어서 임신인 사실을 알게 되었다면 약 때문에 기형아가 태어날까를 걱정하지 않아도 된다. 왜냐하면 임신을 하였다해도 생리예정일 일주일 전까지는 아직 수정란이 착상되지 않았고, 생리 예정일을 앞둔 1주일동안은 수정란이 비록 착상되었다 해도 어머니로부터 본격적으로 영양을 공급받지는 많고 수정란 자체의 분열이 이루어지는 시기라서 어머니가 약을 복용 했었더라도 태아에게는 거의 영향을 미치지 않기 때문이다.

실제로 어머니가 복용한 약이 태아에게 가장 심각한 영향을 미치는 시기는 임신 후 27~67일(3개월)가량으로 이 시기는 태아의 세포분열이 왕성하게 일어나고 중요 장기가 형성되는 시기이므로 사소한 부작용으로도 기형이 되거나 유산이 될 위험이 가장 큰 시기이다.

따라서 가임기 여성은 생리예정일을 전후하여서부터는 임신가능성을 생각하여 약물복용에 주의를 기울여야 하겠으며 임신이 확인이 되었다면 이후 두어 달은 약물 복용에 특별히 신중을 기해야 한다.

수정란이 자궁에 착상하여 탯줄이 형성되면 그때부터 태아는 이 탯줄을 통해 어머니와 연결되고 탯줄 안의 혈관을 통해 어머니로부터 영양과 산소를 공급받는다. 따라서 어머니가 과일을 많이 먹으면 태아도 과일을 많이 먹는 것과 같으며 어머니가 술이나 담배를 하면 태아도 술이나 담배를 피우는 것과 같고 어머니가 약을 복용하면 태아도 약을 복용하는 것과 같아진다.

하지만 어머니의 경우는 술이나 담배, 약물이 간을 거쳐 어느 정도 해독이 되는 반면 태아의 간은 이제 막 생겨나기 시작하거나 모양만 갖춰져 있어 술이나 담배, 약물의 독성을 해독하지 못하므로 어머니보다 태아에게 그 위험이 훨씬 복합적이고 크게 나타난다.

특히 약물은 술이나 담배보다 훨씬 더 위험한데 어머니에게는 적당량이라 해도 태아에게는 과잉으로 작용되기 때문이다.

태아에게 나쁜 영향을 미치는 약은 많이 있지만 특히 진정제, 진통제, 항생제, 감기약에 들어있는 항히스타민제등은 태아에게 치명적인 악영향을 미칠 수 있으므로 임신중에 약물을 복용해야 할 때 는 반드시 약사와 상의하도록 복약지도를 해야 한다.

1961년 '탈리도마이드'라는 수면제를 먹은 산모들이 양팔이 없는 기형아를 출산한 사건이 일어났다. 서독에서만도 십만여 명의 기형아가 태어났으며, 이 약을 수입했던 영국, 프랑스, 일본 등 20여 개 국에서도 기형아가 태어났다.

이 사건을 계기로 새로운 약을 개발할 때 무엇보다 안전성을 중요하게 여기게 되었으며 특히 약을 먹을 사람이 임부일 경우 태아에게 미치는 영향이 크므로 더욱 안전성에 주의하게 되었다.

수면제뿐만 아니라 진통제도 뇌를 마비시키기 때문에 태아에게 위험하다.

염증을 치료하기 위해 먹는 항생제의 경우에도 임신한 여성은 매우 주의를 기울여야 한다. 항생제는 세균의 유전자에 작용하여 세균을 죽이는 것도 있기 때문에 태아의 유전자에도 영향을 미칠 수 있다.

그러나 임신 중일지라도 그냥 내버려두면 어머니가 위험해지거나 그 병이 태아에게 나쁜 영향을 미치게 되는 경우(양수감염, 풍진 등의 급성전염병, 폐결핵 등)에는 반드시 치료를 해야 한다. 이런 질병에 걸리면 열이 나는 증상이 있으므로 임신했을 때 몸에 열이 나면 참지 말고 빨리 치료를 하는 것이 안전하다.

어머니 뱃속에 있는 아기에게 어머니의 자궁은 전우주이며 어머니의 탯줄이 생명의 젖줄이다. 유전적인 이유로 태아의 유전자 자체가 결함이 있는 경우를 제외하고 태아가 정상적으로 자라서 건강한 인간으로 태어날 수 있는가는 어머니에게 달렸다고 해도 과언이 아니다.

따라서 가장 좋은 것은 임신했을 때 병이 들어도 태아를 위해 참고 약을 먹지 않는 것이 아니라, 아예 아프지 않아서 약이 필요 없도록 하는 것이다.

특히 임신 초기(27~67일)에는 태아의 주요 장기가 만들어지는 시기여서 기형이 되거나 유산이 될 위험이 가장 큰 때이므로 약을 먹는데 특히 신중해야 한다. 하지만 부득이하게 임신 중 병에 걸렸을 때는 무작정 약을 피하기만 할 것이 아니라 산모와 태아의 건강을 위하여 적합한 치료제를 적절한 시기에 바르게 사용할 수 있도록 약사는 복약지도를 철저히 해야 할 것 이다.

① 임산부의 약물복용 십계명

가) 임신 가능한 여성의 경우 약물 복용 전 임신 여부를 확인하도록 한다.

임신 가능한 여성이 약물을 복용할 때는 임신 계획 및 임신 여부를 반드시 확인하여야 하며 전문가와 상의 후 투여하는 것이 필요하다.

나) 임신 중 약물 복용은 태아에게 영향을 줄 수 있다.

임산부가 약물 복용 시 주의해야 하는 까닭은 약물이 태반을 통과하여 태아에게 나쁜 영향을 미칠 수 있고 임산부에게도 독성을 일으킬 수 있기 때문이다.

다) 임신 중 약물 복용 방법은 일반 성인과는 다를 수 있다.

임신 중에는 복용한 약물이 태반을 통과할 수 있다는 것을 항상 고려하고, 임신 중 약물의 체내 움직임은 일반 성인과는 다른 형태로 바뀌어 나타나므로 약물의 복용량과 복용법 변화에 유의하여야 한다.

라) 임신 3주에서 8주 사이 약물 복용 시 더욱 주의하도록 한다.

임신 주수에 따라 약물이 태아에게 미치는 영향이 다양하다. 특히, 임신 3주에서 8주 사이(임신 제 1 삼분기)에는 태아의 장기가 형성되는 결정적인 시기이므로 특별히 조심해야 한다.

마) 약물마다 임신 시 미치는 영향에 따른 카테고리가 구분되어 있다.

미국 FDA 에서는 약물마다 태아에 미치는 영향을 가장 안전한 카테고리 A부터 가장 위험한 카테고리 X까지 다섯 단계로 구분하여 표시하고 있으므로 그 위험성을 예측할 수 있다.

바) 임신 중 약물 투여는 반드시 전문가 (의약사)와 상의 후 투여하도록 한다.

임신 중에 약물을 투여할 경우, 약물치료가 꼭 필요한지 전문가와 다시 검토하고 대증요법 등의 다른 치료방법을 우선적으로 모색해야 한다.

사) 임신 중 질환에 따라 약물을 꼭 복용해야 하는 경우도 있다.

임신 중 간질, 고혈압, 당뇨 등의 질환을 동반하는 경우 질병 자체가 태아에게 위험할 수 있으므로 전문가와 상의 후 정해진 용량 용법에 맞추어 약물을 복용하는 것이 좋다.

아) 임신 중 약물 사용은 사용 경험이 풍부한 약물을 사용하는 것이 좋다.

임신 중 약물 사용 시에는 자료가 불충분한 최근 개발된 약물보다는 과거부터 임신 시에 흔히 사용된 약물을 사용하는 것이 안전하다.

자) 임신 중 약물 사용은 투여 목적에 따라 최소한으로 투여한다.

임신 시 약물을 복용해야만 할 경우 약물 투여의 목적에 따른 최소한의 유효 용량을 최단기간동안 투여한다. 또한 부작용 모니터링을 통한 가장 안전하다고 판단되는 약물을 충분한 설명과 함께 투여해야 하며 동시에 발생될 수 있는 미세한 변화도 간과해서는 안된다.

차) 임신 중 약물 복용 시에는 태아와 산모의 건강을 모두 고려해야 한다.

임산부에 약물을 사용할 때에는 약물이 태아에게 기형을 일으킬 수 있다는 점과 함께 약물이 임산부에 미치는 독성을 함께 고려해야 한다.

(3) 수유부의 약 복용법

수유 중에 약을 복용하면 대부분 모유 중으로 이행되지만 농도는 대부분의 경우 낮아 유아에게 이행되는 총량으로 보면 치료용량에는 미치지 않는다. 그러나 적은 양이라 하더라도 독성이나 위험성이 보고되었거나 그런 가능성이 조금이라도 있는 약물들은 수유기간 중 피하는 것이 좋다. 특히 신생아는 간과 신장의 기능이 완전하기 않아 약물을 대사시키고 배설하는 기능이 낮고 뇌혈액관문이 완성되어 있지 않으므로 더 많은 주의가 필요하다.

엄마 몸 혈류로부터 모유로 약물이 이동하는 기전은 다른 인체 내 막들과 같이 대부분 단순한 확산에 의해 전달되며 투여경로, 용량, 흡수율, 대사속도에 따라 모유 내로 이동하는 농도가 다양하다.

① 모유로의 약물이동에 영향을 미치는 요인

가) 약물 치료인자(용량, 투여경로, 제형, 투여간격, 투여기간 등)

나) 엄마 몸의 대사기능

다) 엄마 몸의 배설기능

라) 약물의 약동학적 특징

마) 약물의 지방에서 녹는 정도

바) 약물의 단백과 결합하는 정도

사) 약물의 분자량

아) 모유의 pH

자) 유방으로 흐르는 혈관 내의 혈액량

차) 신생아의 젖꼭지 빠는 정도

카) 젖 먹이는 기간

타) 젖 먹이는 간격

파) 엄마 몸의 약물 투여시간과 수유 시간과의 간격

② 수유 시 가급적 (절대) 먹으면 안 되는 약물

가) 아미오다론 (Amiodarone)

나) 브로모크립틴 (Bromocriptine)

다) 시클로포스파마이드 (Cyclophosphamide)

라) 사이클로스포린 (Cyclosporin)

마) 에르고타민 (Ergotamine)

바) 헤로인 (Heroine)

사) 이소트레티노인 (Isotretinoin)

아) 리튬 (Lithium)

③ 모유에 의한 약물노출을 줄이는 방법

심각한 부작용이 보고된 약물이나 안전성에 대한 자료가 확립되어 있지 않는 약물은 사용을 금하거나 수유를 중지해야 한다. 만약 수유부의 약물복용이 불가피하고 유아에게 영향을 미칠 위험이 있는 약물을 투여할 경우에는 일시적 혹은 지속적으로 분유로 바꾸도록 해야 한다.

사용하고자 하는 약제가 비교적 안전한 것이라도 수유 직후 약을 복용하고 다음 수유까지 3 ~ 4시간의 간격을 두는 것이 좋다. 이것은 그 시간 동안 대부분의 약제가 엄마 몸의 혈중으로부터 제거되므로 모유 중의 약물농도도 비교적 낮아지기 때문이다.

약물요법 상 1일 1회 요법이 가능한 경우(항전간제, 항결핵제 등)는 취침 전에 약물을 복용하고 취침 동안은 우유로 대체하는 것도 유아의 약물에 대한 노출을 최소화하는 한 방법이다.

④ 수유부의 약물복용 십계명

가) 젖을 먹일 때 약물 복용을 주의해야 하는 까닭은 수유 중 약물이 모유로 이행하고 그 중 일부가 신생아에게 전달되어 나쁜 영향을 미칠 수 있기 때문이다.

나) 약물 선택 시 신생아에게 미칠 수 있는 영향을 고려하기 위해서는 신생아에게 현재 치료제로서 사용되고 있는 약물인지, 금기약물인지 전문가와 충분히 상의한 후 선택하는 것이 좋다.

다) 젖을 먹일 때 엄마 몸에 투여한 약물이 신생아, 영아에 미치는 영향은 약물의 특성과 아기의 소화능력에 따라 다르며 이러한 영향을 최소화하기 위해서는 꼭 필요한 경우에만 가장 안전한 약물을 선택하여 투여하도록 한다.

라) 수유 중에 약을 복용하면 대부분 모유 중으로 이행되지만 아가에게 전달되는 농도는 대개 낮다. 그러나 적은 양이라 하더라도 독성이나 위험성이 보고되었거나 그런 가능성이 조금이라도 있는 약물들은 수유기간 중에는 투여를 피하는 것이 좋다.

마) 심각한 부작용이 보고된 약물이나 안전성에 대한 자료가 확립되어 있지 않는 약물은 사용을 금하거나 수유를 중지해야 한다. 만약 수유부의 약물복용이 불가피하고 유아에게 영향을 미칠 위험이 있는 약물을 투여할 경우에는 수유를 일시적 혹은 지속적으로 중단하고 분유로 바꾸도록 해야 한다.

바) 사용하고자 하는 약제가 비교적 안전한 것이라도 모유를 먹인 직후 약을 복

용하고 다음 수유까지 3 ~ 4시간의 간격을 두는 것이 좋다. 이것은 그 시간동안 대부분의 약제가 엄마 몸의 혈중으로부터 제거되고 모유 중의 약물농도도 비교적 낮아지기 때문이다.

사) 약물 요법 상 1일 1회 요법이 가능한 경우(항전간제, 항결핵제 등)는 취침전에 약물을 복용하고 취침 동안은 분유로 대체하는 것도 유아의 약물에 대한 노출을 최소화하는 한 방법이다.

아) 약물 제형의 선택에 있어서 서방형은 피하는 것이 좋으며 수용성 약물이 대체적으로 지용성 약물보다 안전한 편이다.

자) 약물을 복용한 후에는 신생아에게 나타나는 증상들을 자세히 살핀다.

차) 젖을 먹이는 중 약물 투여가 미치는 영향은 경험적 임상정보에 머물러 있으나 신생아, 유아에게 직접, 간접적으로 영향을 줄 수 있다는 사실은 많은 연구로 확인되고 있으며 회복이 어려운 영구적인 장애도 드물지는 않으므로 수유부의 약물 투여는 보고된 자료를 종합하여 약의 안전성을 확인하는 것이 선행되어야 할 것이다.

(4) 노인의 약 복용법

질병 합병증이 많아서 복용 약물의 종류가 많고, 복용 횟수가 많으므로 잘 보이는 곳(예. 냉장고 앞)에 붙이고, 이에 따라 복용하도록 한다. 투약보조기구를 이용해 요일별로 나누어 복용할 약물을 보관하고 잊지 않고 복용할 수 있도록 한다.

대부분의 만성질환은 완치가 된다기 보다는 적절한 치료와 약물, 식사 습관, 일상 생활 관리를 통해 꾸준히 조절하는 것이며, 약물도 처방된 대로 꾸준히 복용했을 때 질환이 잘 조절되고, 합병증 없이 잘 관리될 수 있는 것이다.

실제로 고혈압 약물을 복용하다가 증상이 없어 괜찮아졌다 생각해서, 임의로 약물 복용을 중단한 후 혈압이 조절되지 않아 합병증으로 뇌졸중이 와서 입원한 사례가 있고, 당뇨약 복용을 임의로 중단한 후 고혈당 혼수로 응급실에 입원하는 경우도 있어 약물복용을 임의로 중단하면 매우 위험하다.

노인 환자들은 처방 받은 약물뿐 만 아니라 약국에서 처방전 없이 구입하는 약물, 건강기능식품, 성분이 명확하지 않는 약물 등 불필요하게 많은 약물을 복용하는 경우가 있다. 또한 노인 환자들은 약물유해반응이 나타날 가능성이 크므로, 과다하게 약물을 복용하는 것은 큰 문제점을 야기할 수 있어 약물 복용을 중단하거나 추가로 약물을 복용하기 전에 반드시 의사나 약사와 먼저 상의하도록 한다.

① 노인의 약물복용 시 주의해야 할 사항

가) 1회 복용량, 1일 복용 횟수, 가장 효율적인 복용시간에 대해 정확하게 알고 있도록 한다.

나) 약물은 정해진 용량을 정해진 시간에 복용해야 최적의 효과를 낼 수 있다.

다) 약물의 복용시간은 약물의 효과나 유해반응 측면에서 가장 적합한 시간에 복용하도록 정해져 있다.

라) 대부분의 약물은 공복 시에 복용하는 것이 가장 흡수가 잘 되지만, 복약이행도를 고려해서 기억하기 쉽게 식후 30분에 복용하는 것이 일반적이다.

마) 일부 약물은 식사와의 관계를 고려해서 특정 시간에 복용하도록 정해져 있습니다. (예 : 칼슘제는 음식물과 같이 있을 때 흡수가 잘 되기 때문에 식사직후에 복용한다.)

바) 음식물과 같이 복용하면 흡수율이 저하되는 약물은 식전에 복용하도록 한다. (예 : 이소니아지드(Isoniazid)와 리팜핀(Rifampin)과 같은 결핵약)

사) 약물유해반응 측면에서는 위장장애가 심한 약물인 경우 식사 직후에 복용하도록 한다. (대표적인 예로 철분제는 공복 시에 복용하는 것이 흡수는 가장 잘 되지만, 위장장애가 심하기 때문에 식사 직후에 복용하도록 한다.)

아) 노인 환자의 경우에는 복용하는 약물 수가 많은 만큼 약물의 복용 횟수도 많아지게 된다.

자) 각각의 약물을 정해진 시간에 복용하는 것이 가장 좋으나, 복약 이행 측면에서 불편함을 호소하는 경우가 많다.

차) 최근에는 식사와 상관없이 복용할 수 있는 약들이 많이 개발되면서 같은시간

대에 여러 약물을 복용하는 것이 가능해졌다.

　카) 복용 횟수가 너무 많아 약물 복용이 불편한 경우 미리 병원이나 약국에 문의해서 되도록 간편히 복용하도록 한다.

② 노인의 약물복용 십계명

　가) 노인의 경우 주로 저용량부터 사용하며, 의사 및 약사의 지시에 따르도록 한다.

　나) 질병 합병증이 많아서 복용 약물의 종류와 복용회수가 복잡할 수 있으므로 표를 그려 잘 보이는 곳에 두고, 이에 따라 잊지 않고 약 복용을 한다.

　다) 노인의 경우 약물유해반응 발현 위험성이 크므로 발현 즉시 의사 또는 약사에게 알리도록 한다.

　라) 외용제인지 내복제인지 확인하고, 약의 형태에 대한 복약지도를 받은 경우 기록해 두어야 한다.

　마) 대부분 만성질환을 앓는 경우가 많으므로, 처방된 약물을 꾸준히 복용했을 때 질환이 잘 조절된다.

　바) 약물 복용을 중단하거나 추가로 약물을 복용하기 전에 반드시 의사나 약사와 먼저 상의한다.

　사) 약물은 일반적으로 직사광선이 비치지 않고, 서늘하며 건조한 곳에 보관한다. 그러나 차광보관, 냉장보관 등의 지시사항이 있는 약은 이에 따라 보관하여야 합니다.

　아) 구입한 약물의 이름과 용도, 유효기간을 적어서 보관하며, 유효기간이 지났을 경우 버려야 한다.

　자) 감기약, 변비약 등을 처방 없이 일반의약품으로 구입하는 경우가 많으나, 노인 환자들은 의사의 처방에 의해 약물을 복용하는 것이 더욱 안전하다.

　차) 여러 종류의 약물을 복용하고 있는 환자의 경우, 현재 복용하는 약물을 기록하여 병원이나 약국 방문 시 추가로 복용하는 약에 영향을 주지 않는지 상담하여야 한다.

(5) 제형에 따른 약 복용법

① 산제(가루약)

정제, 캡셀제 보다 복용과 보관이 불편하다는 이유로 사용을 기피하는 경향이 있으나 노인이나 소아의 경우에는 정제나 캡셀제 보다 삼키기 쉽고 위장에서 녹는 과정이 생략되어 약 효가 빨리 나타나고 환자의 증상에 따라 양을 미세하게 조정할 수 있는 장점이 있다.

가) 미리 입에 물을 머금은 후에 가루약을 먹으면 목이 메거나 흩어지지 않는다.

나) 맛이나 냄새가 강하여 먹기 어려운 경우에는 가루를 싸서 먹는 오브라이트나 캡셀에 넣어서 먹으면 복용하기 쉽다.

다) 굳거나 눅눅해지거나 또는 변색된 약은 약사와 상담하여 복용 여부를 결정한다.

라) 변질되기 쉬우므로 고온이나 습기가 많은 곳이나, 직사광선이 닿는 장소에 두지 않는다.

마) 가루약을 잘 먹는 어린이나 유아는 그대로 먹이나 싫어하는 어린이는 물에 녹여 복용시키거나 아주 소량의 물, 미지근한 물, 꿀, 쨈 등에 1회분씩 넣어 복용시킨다.

바) 아기의 경우 약을 개어 깨끗하게 씻은 엄마의 손가락 끝에 붙여 윗 턱이나 볼 안쪽에 문질러 바르고 즉시 미지근한 물, 주스 등을 먹이는 것도 좋은 방법이다.

사) 약을 우유에 타서 먹이는 것은 좋지 않다. 우유에 타면 맛이 변화하여 약을 타지 않은 우유를 먹지 않게 되며 우웃병 밑에 약이 남아 젖꼭지가 막히는 경우가 있다.

② 과립제

좁쌀과 같은 입자 형태로 유동성이 좋기 때문에 먹기 쉽고, 산제와 달리 날리거나 입 속이 나 포장지에 달라붙는 일이 없어서 편리하다. 과립제의 대표적인 경우는 한약엑기스제이다. 그리고 과립제의 가공 방법에 따라서는 위장에서 녹지 않고 소장에 들어간 후에 녹는 경우도 있기 때문에 위장장애가 적은 편이다.

가) 소장에 들어가서 충분한 효과를 나타나게 하기 위해 충분한 양의 물과 같이 복용한다.

나) 위장 장애를 방지하기 위해 소장에서 녹을 수 있도록 되어 있고 쓴맛이나 냄새가 나지 않도록 과립 표면을 코팅한 경우에는 씹거나 으깨서는 안 된다.

③ 건조 시럽제

건조 시럽제는 입자 상태로 만들어서 복용하기 전에 물에 녹이거나 잘 저어서 복용하는 제형으로 정제나 캡슐제를 복용하기 어려운 유아에 편리하며 특히 습기에 약한 항생제시럽이 건조시럽으로 제품화되어 많이 이용되고 있다.

가) 1회 분량의 약을 적당한 양의 물에 녹여서 잘 저은 다음 마신다.

나) 병 단위 포장으로 된 건조시럽은 약사의 지시나 또는 약품 설명서에 적힌 양대로 정확히 눈금을 맞춰 물을 붓고 잘 흔들어 약을 잘 녹게 한 뒤 지시된 1회 분량만큼을 먹도록 한다.

다) 다른 산제와 섞어 먹으면 효력이 저하될 수 있으므로 되도록 섞어 먹지 않도록 한다.

라) 냉장고와 같이 저온, 저 습도의 장소에 보관하고 유효 기간이 지난 약은 복용하지 않는다. 특히 항생제 건조 시럽제(Penbrex Dry Syrup 등)는 치료 완료 후 남는 약이 있는 경우에도 보관하지 말고 버리도록 한다.

④ 정제

정제는 원료 약품을 다른 부형제와 함께 압축해서 일정한 형태(알약)로 가공한 것으로 가장 많이 이용되는 제형이다. 정확한 양을 복용하게 할 수 있고 복용, 보관 및 휴대에 편리하며, 제제 기술의 발달로 약효 지속 시간을 다양하게 조절 할 수도 있다.

어린이는 정제 복용 시 물만 삼키고 정제가 입 속에 남는 경우가 있으므로 정제를 위쪽 2/3 이상에 놓으면 잘 먹는다. 정제를 어린이에게 무리하게 먹이면 질식할 염려가 있으나 3~4세가 되면 약의 양이 증가하므로 될 수 있는 한 정제나 캡셀제를 먹을 수 있도록 습관을 들이는 것이 좋다.

가) 내복정

내복함으로써 전신적인 효과를 나타낼 수 있도록 만들어진 제형으로 대부분의 정제는 내복정이다. 이 중에는 설탕(당의정)이나 합성수지(필름 코팅정) 등으로 표면을 코팅하여 상품성 을 높이고 약효를 지속시키거나 부작용을 방지할 목적으로 개발한 제형도 있다.

나) 구강정

혀 밑에 넣어 녹이는 설하정과 사탕처럼 빨아먹는 트로키제가 있다. 설하정은 혀 밑의 점막을 통해 바로 흡수되므로 위장에서 분해되어 효과가 없어지는 약에 이용되는 제형으로 효과가 빨리 나타나는데, 협심증에 사용하는 Nitroglycerin이 여기에 속한다. 설하정은 혀 밑에 녹여서 복용한다.

트로키제는 구강 또는 인후두 점막의 염증이나 감염 치료에 주로 사용된다.

• 트로키제는 삼키지 말고 녹여서 복용한다.

• 구강정은 반드시 녹을 때까지 빨아먹는다. 복용 직후에 음식을 먹거나 양치질을 하면 효과가 떨어지므로 식후 30분에서 2시간 이내에 사용하는 것이 좋다. 1일 4회 복용하는 경우, 마지막 복용은 잠자기 전에 복용한다.

• 설하정은 냉장고 등의 차가운 곳에 보관하고 사용 기한이 지난 약이나 보관이 불량한 약은 버린다.

다) 발포정

물에 녹이면 기포가 발생하도록 만든 것으로 물이나 분비액과 반응해서 발포하고 녹아서 작용한다. 내복용과 외용이 있으며, 외용은 질정으로서 국소 살균, 소염, 피임 등의 목적으로 사용된다.

라) 장용정, 당의정, 필름 코팅정, 철분제제는 씹지 말고 복용한다.

마) 시약정

검사에 이용되는 정제로 검사 시에 녹여서 응용하는 특수한 정제이다.

- 효과를 발휘시키기 위해서는 충분한 양의 물(1컵)로 복용하는 것이 중요하다. 특히, 고령자는 위장의 기능이 약하기 때문에 반드시 물과 같이 복용해야 한다.
- 씹거나 으깨면 약효나 맛이 변하거나 부작용을 일으킬 수 있으므로 그대로 복용 한다. 특히, 위장에서는 녹지 않고 소장에서 녹아 흡수되도록 고안된 장용정은 자르거나 부수어 복용하지 말아야 한다. 단, 분할선이 있는 약은 선을 따라 잘라서 복용한다.
- 일정한 양을 정해진 시간이나 간격으로 복용한다.

⑤ 캅셀제

캅셀제는 약을 젤라틴으로 만든 캅셀 안에 넣은 것이다. 정제로 하면 제조할 때의 압력으로 분해되어 효력이 저하되는 약, 강한 맛이나 냄새 또는 자극을 방지해야 하는 약 등에 응용된다. 그러나 정제에 비해 젤라틴이 습기에 변화되기 쉽고, 위장장애를 일으키기도 한다.

가) 구강이나 식도에 붙어 염증이나 궤양을 일으킬 수 있으므로 반드시 충분한 양의 물(1컵) 과 같이 복용해야 한다.

나) 캅셀제는 습기나 열, 충격 등에 약하기 때문에 보관이나 취급에 주의해야 한다.

다) 캅셀제는 개봉하거나 씹거나 으깨서 사용하면 쓴맛이나 악취 등으로 복용하기 어렵다.

⑥ 내용액제

내용액제는 물이나 알코올에 녹이거나 현탁시킨 액체 상태로 특히 소아 용 약에 흔히 사용되며 성인의 경우에는 진해 거담제에 주로 사용된다. 내용액제는 산제나 정제에 비해 흡수가 빠르고, 약이 희석되므로 부작용이 적다는 장점이 있기 때문에 유아나 고령자에게 주로 적용된다. 그러나 쉽게 변질되므로 장기간 사용하기에는 부적합하고, 맛이나 냄새가 강한 약인 경우에는 복용이 어렵고, 운반도 불편하기 때문에 응용범위가 한정되어 있다.

가) 마시기 전에 용기를 잘 흔들어서 계량컵 등의 다른 용기로 눈금을 맞춰 마신다.

나) 특히 현탁제인 경우 복용 전에 충분히 흔들어 균일하게 현탁 시켜 복용하지 않으면 초회 복용약의 유효성분 농도는 낮고 계속 복용함에 따라 유효성분의 농도는 점점 더 높아져서 심각한 부작용을 초래할 수 있으므로 주의하여야 한다.

다) 사용 후에 뚜껑을 잘 닫고 냉장고 등 냉암소에 보관한다.

라) 시럽제는 영·유아를 위해 단맛으로 먹기 쉽게 만들었으나 그래도 먹지 않을 경우에는 기관지에 들어가지 않도록 주의하면서 머리를 뒤로 젖히고 코를 쥐고 입으로 흘러 들어가게 하는 것도 한 방법이다.

마) 1회 복용량을 계량컵으로 이용하여 먹이고 약병이 직접 입에 닿지 않도록 한다.

바) 감미 시럽의 경우 많이 복용하는 경향이 있으므로 어린이의 손에 닿지 않는 곳(냉장고 등)에 보관한다.

사) 다른 약과 혼합하여 오래 보관하면 변화되어 효과가 저하된다고 보고되어 있는 약은 별도로 투약하고 복용 시에 같이 복용한다.

(6) 일반적인 약의 복용법

약을 먹을 때는 충분한 양의 물 즉 1컵(240cc) 정도 물을 마시도록 한다. 정제를 먹을 경우 물의 양이 많을수록 위에서의 붕해와 용출이 신속하게 되어 약의 흡수 속도가 빨라진다. 사람에 따라서는 물 없이 약을 복용하는 이가 있는데 Vibramycin과 Minocycline은 식도에 잔류하여 궤양을 유발할 수 있다.

가급적 따뜻한 물로 복용하는 것이 좋다. 너무 찬물로 복용을 하면 위 점막의 흡수력이 저하될 수 있기 때문이다.

차나 커피 등의 음료수로 약을 먹어서는 안된다. 가령 차나 음료수중에는 탄닌이란 성분이 있을 수 있는데, 이 탄닌은 약물을 흡착하여 효과를 떨어뜨리거나, 사이다 콜라 같은 발포성 음료수중의 탄산가스가 위장벽을 자극하여 위장장해의 위험이 더 커지므로 약은 물로만 먹도록 한다.

(7) 식사를 거른 경우의 복용법

정상 식사시간에 맞추어 복용하도록 권장한다. 단 위장장애가 있는 약제는 과자 등의 가벼운 음식물을 섭취한 후 복용하고 당뇨환자의 경우는 식사에 따라 혈당치가 변하므로 환자에게 질병에 대한 이해와 약의 특징을 설명하고 지시대로 복용하도록 지도한다.

(8) 복용을 잊었을 경우의 복용법

생각났을 때 즉시 복용하도록 한다. 그날 복용해야 할 남은 약은 균등한 간격으로 나누어 복용한다.

만일 다음 복용해야 할 시간에 생각이 나면 잊은 양은 생략하고 규칙적으로 지시된 양만을 복용한다. 한꺼번에 2회분을 복용해서는 안된다.

(9) 합병증을 갖고 있거나 약물을 장복하는 경우의 복용법

하루 3회 복용하는 약물이 서로 다른 경우가 있는데 이런 때에는 환자가 각각의 복용시기를 혼동하기가 쉽다. 같은 약물의 연속 복용 등의 위험을 방지하기 위해 각각의 약포지에 아침, 점심, 저녁을 인쇄하여 환자에게 주거나 서로 다른 색의 약포지를 이용하는 것이 좋으며 환자에게 충분한 복약지도를 하여야 한다.

(10) 주의해야 할 복용법의 예

① 약물을 커피나 차 종류, 콜라 등의 음료수와 같이 복용하면 차나 음료수 중의 탄닌 등의 성분이 약물을 흡착하여 효과를 저해되는데 특히 철분제제 복용 시 차에 함유되어 있는 탄닌과 결합해서 흡수의 저하를 초래하기 때문에 복용전후 커피나 홍차와 같은 차의 복용을 금지한다.

② 발포성 음료의 탄산가스가 위벽을 자극하여 위장장애의 위험도를 증가시킬 수 있으므로 피해야 한다. 쥬스 및 탄산음료(pH 2.2~4.0)의 섭취는 산에 불안정한 Ampicillin이나 Erythromycin의 분해를 촉진시켜 생체이용률을 저하시키므로 산성 음료수의 복용을 피하도록 한다.

③ 항진균제(Ketoconazole, Itraconazole)은 강산성 pH에서만 잘 녹으므로 쥬스와 함께 복용하면 용해도를 증가시켜 흡수가 증가되기 때문에 생체이률을 증가시킬 수 있다.

④ 우유나 우유제품은 칼슘을 함유하고 있어서 TC계 항생제와 복용하면 착화합물을 형성해서 흡수저하를 초래하기 때문에 우유의 복용을 금하도록 한다.

⑤ 약을 복용할 때에는 1컵(240ml) 정도의 물과 함께 복용하도록 지시한다.

일반적으로 의약품은 물로 복용하는데 물의 마시는 량에 따라서 약물의 생체이용률의 차이가 올 수 있다. 그 예는 그림9와 같은데 Aspirin(A), Erythromycin(B), Amoxicillin(C)과 Theophylline(D)은 소량의 물(20-25ml)로 복용을 하면 생체이용률이 감소하기 때문에 다량의 물(240ml)로 복용하도록 복약지도를 해야 할 것이다.

〈그림 9〉 약물의 흡수에 미치는 복용 시에 섭취하는 수분양의 영향

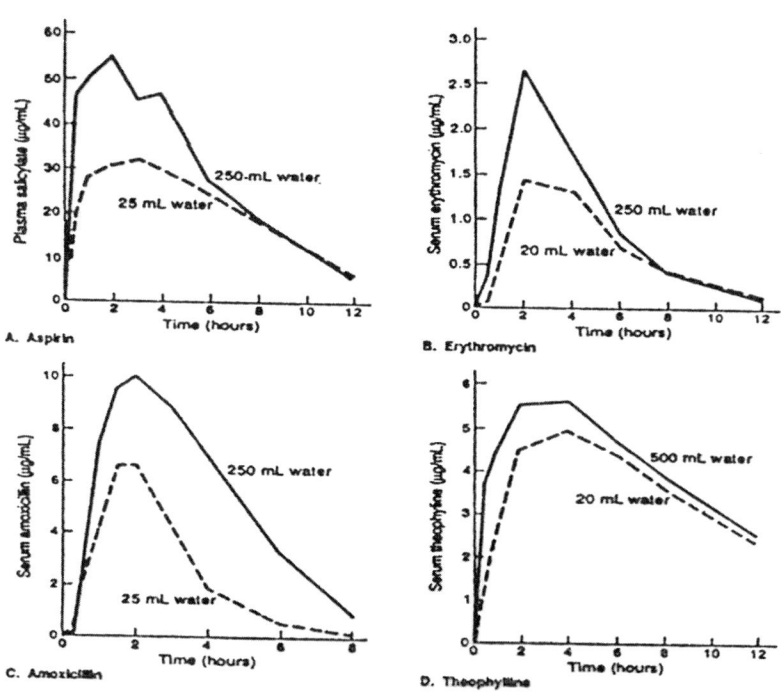

(11) 약물별 복용법의 중요한 복약지도사항

① 골다공증치료제(Alendronate sodium) 복용법의 중요한 복약지도사항

가) 이 약은 식전 30분에 충분한 양의 물과 함께 복용할 것.

나) 미네랄 또는 커피, 주스 등 다른 음료와는 복용하지 말 것.

다) 이 약 복용 후 최소 30분 동안은 눕지 말 것. 앉거나 서서 몸을 바로 세워야 이 약이 위까지 도달하며 식도에 대한 자극을 줄여준다.

② 테오필린 복용법의 중요한 복약지도사항

가) 처방지시대로 정확하게 복용할 것.

나) 서방정인 경우 공복 시 복용 또는 식전 1시간, 식후 2시간에 복용한다.

다) 천식증상을 완화하기 위해 시간에 맞추어 복용한다.

③ 이뇨제의 복용법의 중요한 복약지도사항

가) 가능한 오전에 약물을 복용하도록 한다.

나) 하루에 2~3회 복용하는 경우 마지막 용량을 이른 저녁(6시정도)에 복용 하도록 한다.

④ 테트라싸이크린계 항생제의 복용법의 중요한 복약지도사항

가) 제산제, 철분제제를 복용해야 하는 경우 최소 2시간 간격을 둘 것.

나) 우유, 치즈 등과 최소한 2시간 간격을 두고 복용한다.

⑤ 경구용 부신피질홀몬제의 복용법의 중요한 복약지도사항

가) 처방된 기간, 용량 이상으로 복용하지 않도록 한다.

나) 용량이 자주 변경될 수 있으므로 지시대로 복용하도록 한다.

다) 특히 장기간 복용한 경우에는 의사의 지시대로 서서히 줄여서 중단하는 방법을 알려주는대로 복용하도록 한다.

라) 의사와 상의 없이 약 복용을 중지하지 않도록 할 것.

마) 특별한 지시가 없다면 부작용을 최소화할 수 있어 아침에 복용하는 것을 원칙으로 한다.

바) 위장에 부담을 줄이기 위해 음식이나 우유와 함께 복용하도록 한다.

6) 복용시간

복용시간은 정확히 지키고 또 약은 충분한 물과 함께 복용합니다. 더러 물을 너무 적게 먹는 것이 원인이 되어 원하지 않는 부작용 (예: 식도궤양)이 생기는 경우가 있으니 주의해야 한다.

의약품의 복용시간 준수는 약물의 체내 흡수 및 이에 따른 치료율 향상과 큰 연관 관계가 있으므로 반드시 약사의 지시에 따라 복용하도록 복약지도를 해야 한다.

약의 복용시간은 식사시간과 결부시켜 식전(식사 전 30~60분), 식후(식사 후 30분), 식간(식사 후 2시간 정도 지난 공복 시) 및 식사 직후로 구분해서 선정하는데 그 이유는 환자가 복용시간을 준수하기 쉽고 야간을 제외하고는 투여간격의 조절이 비교적 용이하고 거의 일정하기 때문에 식사시간에 준한 복용시간이 많이 이용되고 있다. 그러나 식사에 의해서 약물의 생체이용률이 감소되거나 증가된다는 연구결과가 많이 발표되었는데도 불구하고 설명서에는 확실하게 언급되지 않아 정확하게 처방되고 조제된 약물이 약효의 감소를 가져올 수 있어 복용시간은 주의를 요하는 복약지도의 검토사항 중의 하나이다.

노인환자일 경우에는 많은 질환(심장질환, 관절염, 당뇨병, 고혈압, 전립선비대 등)을 갖고 있기 때문에 여러 종류의 약이 처방되고 있다. 따라서 복용시간도 식전 30분, 식후 30분, 식사직후로 약에 따라 다르게 처방되고 있다. 이러한 경우에는 의사들은 환자가 장기적으로 약을 복용해야 할 때는 일률적으로 식사직후로 처방을 하는 경우가 있다. 이러한 것이 바람직한지는 약효의 측면과 복약순응도의 향상이라는 2가지 면이 고려되어야 할 것이다. 앞으로 약사가 처방검토와 복약지도를 할 때 꼼꼼히 챙겨야 할 부분이다.

(1) 복용시간에 주의해야 할 의약품

① **부신피질홀몬제, 강압이뇨제, 각성제** : 원칙적으로 아침> 점심> 저녁의 순으로 하는 것이 좋다.

② **항히스타민제** : 낮에 복용을 피하도록 한다.

③ **경구용 혈당강하제** : 투여횟수에 주의할 것

가) Tolbutamide	분 복
나) Chlorpropamide(다이아비네스)	1일 1회
다) Glibenclamice(유글루콘)	1일 1회 또는 분복
라) Buformin(그라나빈)	분 복
마) Gliquidone(글루레노름)	분 복

④ **조혈제(철분제제)** : 위장장해를 일으키기 때문에 식사 직전 혹은 식사 직후 복용

(2) 생체리듬에 따른 복용시간

최근에 circadian rhythm(일내변동)이 관심의 대상이 되고 있다. Chronopharmacology(시간약리학)와 chronopharmacokinetics(시간약동학)의 연구가 발전됨에 따라 조석으로 약물의 체내동태가 다른 것이 점차적으로 밝혀지고 있다. 동일용량의 반복투여가 양호한지 혹은 파상적 투여가 좋은지는 금후 해결해야 할 문제이다.

같은 약을 먹더라도 생체리듬에 잘 맞춰 복용하면 약효는 커지고 부작용은 적어진다. 생체리듬과 관련해 최대의 효과를 얻기 위해서 복용시간에 유위해야 할 약물은 다음과 같다.

① **부신피질홀몬제**

부신피질호르몬의 분비는 새벽에 많이 되고 점차적으로 감소한다. 그래서 부신피질홀몬제의 투여는 오전 9~10시의 투여가 좋다.

② **Warfarin**

와파린의 적응증인 심근경색과 심혈관계질환이 일내변동에 따른다는 보고가 있어 1일 1회 복용시 저녁 7시에 복용하고 1일 2회 복용 시 아침, 저녁 7시에 복용한다.

③ Lovastatin

생체내 지질합성이 주로 밤에 이루어지고 음식물에 의하여 흡수가 증가된다는 보고에 따라 1일 1회 복용시 저녁 식사 직후 복용한다.

④ 테오필린

저녁식사 무렵인 오후 6~7시께 복용하는 것이 좋다. 이때 먹어야 천식 발작이 가장 빈번하고 심한 오전 3~5시에 약효가 정점에 이르기 때문이다.

⑤ 아스피린, 비스테로이드성 소염진통제

류머티스성 관절염은 언제나 아침에 증상이 심하다. 따라서 환자는 저녁 식사 후나 잠자리 들기 직전에 복용하는 것이 바람직하다.

⑥ 라니티딘(잔탁)

보통 1일 2회 복용하는데 아침과 취침 전에 복용한다.

위궤양의 치료는 밤 동안 위산(胃酸)억제가 얼마나 효과적으로 이뤄지는가에 달려 있다. 밤 10시부터 새벽 2시까지 위산이 낮보다 2~3배 더 많이 분비되기 때문이다.

⑦ 경구용 혈당강하제

하루 중 혈당 농도가 가장 낮은 아침 공복시 한번 복용하되 아침에도 혈당이 높으면 아침. 저녁 하루 2번 복용하는 것이 좋다.

⑧ 항히스타민제

아토피성 피부염은 오후 11시쯤 가장 심해지므로 밤에 약의 용량을 높이는 것이 원칙이다.

⑨ 비염치료제

알레르기성 비염은 오전 7시와 오후 11시께 증상이 가장 심하므로 이른 아침과 저녁식사 후 약을 복용하는 것이 옳다.

⑩ 해열제

편도선염이 있으면 오전 7~11시에 열이 가장 높아지므로 해열제를 아침 일찍 복용한다. 반면 바이러스성 감기는 오후 8시쯤 열이 가장 높아지므로 저녁에 약을 복용하는 것이 맞다.

⑪ 항생제

　　항생제를 복용하기에 가장 알맞은 시간은 오전 8시쯤이다. 이 시간대에 간(肝)이 약을 가장 잘 대사(代謝)시키므로 약효가 높아진다.

(3) 복용시간에 따른 약효의 변화

　　최근에는 약동학이 발달됨에 따라 생물학적 반감기($t_{1/2}$)와 약물의 혈중농도로부터 복용횟수와 복용시간이 결정된다.

　　예를 들면 반감기가 4.3 ~ 11.2시간인 테오필린의 예를 들어보면 1일 160mg을 6시간마다 4회 복용할 때 치료역 농도에 잘 들어갈 수 있지만, 식후 3회 또는 식간 4회 복용 시 그림 10과 같이 최소유효혈중농도 이하로 내려가서 충분한 효과를 얻을 수 없다.

　　반대로 반감기가 긴 phenobarbital과 phenytoin은 1일 3회 복용할 필요가 없고 1일 2회로서 효과를 나타낼 수 있다.

<그림10> 복용횟수 및 복용시간에 따른 theophylline의 혈중농도의 변화

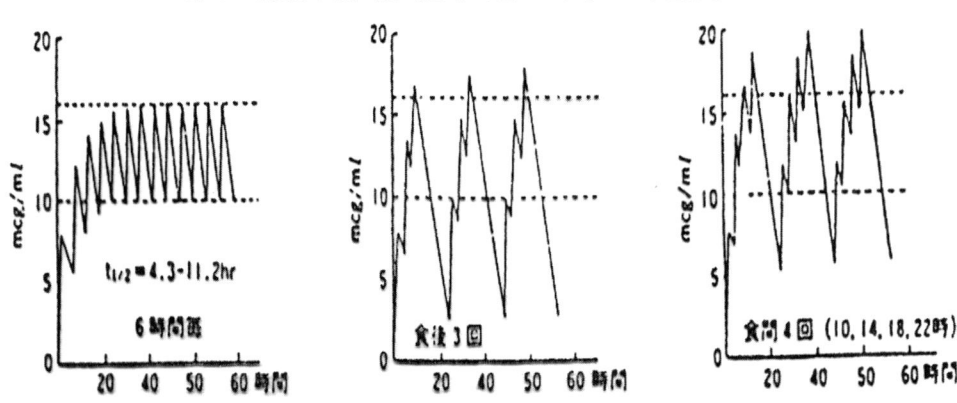

7) 복용횟수

　　복용하는 약의 위장장애 여부 및 약의 인체내 흡수와 관계되는 소화기관내의 pH정도, 그리고 인체의 생체리듬에 따라 다음과 같은 복용 시간대로 복용횟수를 크게 다음과 같이 나누어 볼 수 있다.

(1) 1일 1회 복용

① 아침복용

가) 이뇨제

나) 혈압강하제(atenolol)

다) 혈당강하제(chlorpropamide, acetohexamide)

② 취침 전 복용

가) 완하제

나) 최면제

다) 천식치료제

라) 전립선비대증치료제 중 알파-1 차단제(카두라엑스엘서방정)

마) 로바스타틴류 고지혈증치료제

바) 라니티딘계열 위장약

사) 항히스타민제

아) 근이완제

③ 지속성제제 : 암브탈, 헤모콘틴

(2) 1일 2회 복용

① 아침과 점심에 복용

고혈압이나 울혈성심부전 환자에게 강력이뇨제(라식스, 다이크로진)가 많이 처방되고 있다. 그러나 아침, 저녁 1일 2회로 처방되었을 때 약사는 복용시간을 그대로 지시하지 말고 환자가 야간에 빈뇨로 잠을 자지 못하는가를 확인할 필요가 있다. 환자가 잠을 못잘 경우에는 아침> 점심의 순으로 복용을 권장해야 할 것이다.

그 외 이뇨성 강심제, 부신피질홀몬제, 갑상선치료제, 혈압강하제, 알레르기치료제, 중추신경흥분제(각성제) 등이 있다.

② 12시간마다 복용 : 항생제(doxycycline, ciprofloxacin), 지속성제제

(3) 1일 3회 복용

① 식전 30분 복용

식욕을 증진시키는 약이나 구토를 억제하는 약 식사에 의해 약의 흡수가 방해되는 약 (예 : 결핵에 사용하는 리팜피신) 등은 이 시간대에 복용한다.

가) 정장제

나) 식욕촉진제(트레스탄)

다) 진토제

라) 제산제

마) 궤양치료제(Sucrafate, 데놀, 노엘캅셀)

바) 이담제

사) 과민성대장증후군치료제

아) 혈당강하제

자) 고혈압치료제(Captopril:음식물로 인한 생체이용률 감소 방지)

차) 위장관운동조절제

카) 협심증치료제

② 식사 직후 복용

위장장해가 있는 약이나, 소화기관내의 식사직후 PH가 약물흡수를 더 용이하게 할 경우는 식사직후에 복용한다.

가) 위점막에 자극성이 강한 약(소염진통제)

나) 리보플라빈

다) 항진균제(ketoconazole, itraconazole, griseofulvin)

라) 프로락틴 분비 억제제(bromocriptine, lisuride)

마) 위장장애가 있는 철분제제

바) PAS

사) 위궤양치료제, 소화제

③ 식후 30분 복용

글자 그대로 식사 후 30분 뒤에 복용하는 것이다. 섭취한 음식이 위점막을 보호하기 때문에 복용한 약의 위점막에 대한 자극이 적다. 약의 복용 방법은 대부분이 식후이며, 약의 복용을 잊지 않게 하는 장점이 있다.

　　가) 진정제

　　나) 해열제

　　다) 진해제

④ 식간 복용

음식물이 소화된 후 공복을 느끼는 시간대 즉 공복 시에 복용하는 것이다. 대체로 식사 후 1시간부터 다음 식사 전 1시간 사이에 복용하면 된다.

　　가) 장용피정

　　나) 진정제

　　다) 진해제

　　라) 거담제

(4) 1일 4회 복용

① 항생제

② 설파제

③ 소염제

(5) 둔복 : 증상이 있을 때만 복용

① 진통제

② 진경제

③ 해열제

④ 하제

⑤ 검사약

⑥ 협심증치료제

⑦ 수면제

(6) 일정시간 간격으로 복용

식사여부에 관계없이 일정간격으로 복용해야 하는 경우이다. 이렇게 지시되는 대부분의 약(예 : 항생제나 화학요법제)들은 체내 약물의 농도가 일정하게 유지되어야 할 필요가 있는 경우이다. 양약뿐 아니라 한약의 경우에도 이런 것은 마찬가지로 해당된다.

① 항생제

② 화학요법제

③ 항암제

(7) 일정한 시각을 정해두고 복용

지시된 시간 (예: 취침전, 식전 20분, 아침식사후 등)의 지시가 있는 경우 인체의 생리리듬과 약물의 체내 혈중반감시간 등을 고려하여 지시하는 약의 경우이므로 지시에 충실히 따르면 된다.

① 서방형제제

② TDM 대상약물 : Digoxin, Warfarin, Carbamazepine, Aminophylline

③ 항균제

④ 항원충제

⑤ 항바이러스제

8) 사용법

"처방하는 약제는 가능한 한 자신이 시험해 본 후에 투약한다"라는 지침은 百聞不如一見이라는 고사에서와 같이 보다 알기 쉬운 용법지시를 행하기 위해서는 약사 스스로가 흡입제, 점비제, 좌제, 점안제, 외용제제, 점이제 경우에 따라서는 좌제 등도 한 번 시험적으로 사용해본 후 사용법을 복약지도 하는 것이 좋다.

(1) 흡입제

① 입으로 흡입하는 약 뚜껑을 벗긴 후 충분히 흔든다.

② 천천히 그리고 충분히 숨을 쉰다.

③ 흡입구를 입안에 넣고 약이 새어 나가지 않도록 입에 꼭 문다.

④ 용기를 힘껏 누르면서, 천천히 숨을 깊게 들이마신다.

이 때 용기를 누르는 시점과 숨을 들이 마시는 순간이 일치해야 한다.

⑤ 약물이 최대한 침투될 수 있도록 흡입기를 입에서 뗀 후 약 10초간 숨을 멈추었다가 천천히 내쉰다.

⑥ 한 번 더 흡입할 경우는 1~2분 간격을 두고 반복한다.

⑦ 사용상의 주의 사항

가) 호흡이 짧거나, 흡입구에 입을 대는 것이 불편한 경우에는 보조용기를 사용하여 몇 번에 걸쳐 들여 마시는 것이 좋다.

나) 사용 후 입안을 헹구어 준다.

(2) 점비제

① 코로 흡입하는 약 뚜껑을 벗긴 후 충분히 흔든다.

② 코를 가볍게 푼 후 고개를 약간 뒤로 젖히고 흡입구를 한쪽 비공에 넣고 다른쪽 비공은 한 손가락으로 막는다.

③ 엄지손가락으로 누르면서 신속하고 가볍게 숨을 들이마신다.

④ 2-3초간 숨을 멈췄다가 입으로 천천히 내쉰다.

⑤ 분무기를 뺀 후 몇 초간 머리를 뒤로 젖혀 약이 깊이 스며들게 한다.

⑥ 사용상의 주의 사항

가) 뾰족한 물건을 이용하여 분무 꼭지에 구멍을 뚫지 않는다.

나) 용기의 끝이 직접 코 안에 닿지 않게 한다.

다) 비점막의 자극을 감소시키기 위해 좌우 양쪽의 콧구멍 안에 번갈아 분무한다.

라) 흡입기는 주1회 정도 세척하여 사용한다.

마) 약 15분 동안 코를 풀지 말것.

(3) 좌제

좌제는 입으로 약을 먹을 수 없는 영·유아나 위액으로 분해되기 쉬운 약이나, 위장 장애가 있는 약 등을 항문에 넣도록 만든 약이다. 그러므로 절대로 어린이가 좌제를 먹지 않도록 주의해야 한다.

깨끗한 손으로 포장을 벗겨 좌제를 꺼낸 후 앞의 뾰족한 쪽으로부터 항문 내에 깊이 넣고 잠시 동안(4~5초정도) 누른다. 1/2량만 사용할 때에는 칼등으로 경사지게 자른 후 날카로운 부분을 깨끗한 손으로 따뜻하게 하여 둥근 부분을 유지하며 넣는다.

물에 묻히는 것도 좋다. 또한 좌제가 단단하지 않을 때에는 포장 그대로 냉장고에 넣어 굳은 후에 사용한다.

어린이에게 자주 쓰는 것으로 열을 내리게 하는 좌제가 있는데 이것은 보통 38도 4분이상의 고열이 있을 때 사용한다. 한번 넣고 열이 떨어지지 않는다고 하여 시간 간격 없이 연속하여 넣는 경우가 있으나 적어도 4~6시간 후에 넣는다.

① 사용상의 주의 사항

가) 약이 녹지 않도록 서늘한 곳에 보관한다.

나) 좌약의 삽입이 어려운 경우에는 물을 묻혀 사용한다.

② 소아의 좌제 사용법

변이 정체되어 있는 상태에서 좌제를 사용하면 변과 좌제가 함께 배출되는 일이 있으므로 가급적이면 배변 후에 굵은 쪽부터 항문 깊숙이 넣어 준다. 좌제는 사용 후 15분이 지나야 녹으며 충분히 삽입한 것 같아도 수분후 항문에서 빠져나가는 일도 있으며 나이가 든 아이는 이물감 때문에 꺼내 버리는 일도 있으므로 삽입한 후 15분 정도는 어른이 지켜보아야 한다.

(4) 점안제

① 위를 향해 눈을 뜨고 아래쪽 눈꺼풀을 살며시 잡아당겨 약이 들어갈 수 있는 공간을 만든다.

② 안약 병을 가까이 대고 아래 눈꺼풀 속에 지시된 량(지시가 없는 경우에는 1방울)을 넣는다.

③ 눈물샘으로 안약이 흘러 들어가지 않도록 손가락으로 눈가안쪽을 약 1분간 누른다.

④ 눈을 깜빡거려 안약이 눈에 골고루 퍼지게 한다.

⑤ 반드시 손을 씻은 후 안약을 떨어뜨리도록 하며 안약 병 끝 부분이 눈꺼풀이나 눈가에 닿지 않도록 주의한다.

⑥ 소아에게 안약을 넣는 경우에는 어린아이의 머리를 잡고서 얼굴이 위로 향하도록 하여 눈을 여는 순간에 넣도록 한다.

⑦ 사용상의 주의 사항

가) 2종류 이상의 액체 안약을 같이 사용할 경우에는, 약효가 충분히 발휘될 수 있도록 약 5분 정도의 간격을 두고 투여한다.

나) 2종류 이상의 안연고제를 동시 사용할 경우에는 10분 이상 간격을 두고 넣도록 한다.

다) 안약은 성분이 변화되기 쉽고 세균에 오염되기 쉬우므로 청결히 사용 한다.

라) 보관 시에는 빛과 온도에 주의하고, 치료가 끝난 후 남은 약은 반드시 버린다.

마) 사용 시 일시적으로 시야가 흐려질 수 있으나 염려할 필요는 없다.

바) 안약을 넣은 후 안대의 사용은 특별히 의사의 지시가 없는 한 가급적 사용하지 않는 것이 좋다.

사) 안약으로 치료하는 기간은 콘택트렌즈의 사용을 하지 않도록 한다.

아) 안약은 특별히 의사 또는 약사의 지시가 없으면 한 번에 한 방울만 사용토록 한다.

자) 액체 안약과 안연고를 동시에 사용해야 하는 경우에는 먼저 안약을 넣은 후

최소 5분이상의 간격을 둔 뒤에 나중에 안연고를 넣도록 하여야 한다.

　차) 안연고는 바르기 전에 2~3분 정도 손에 쥐고 체온으로 따뜻하게 한 뒤에 사용하도록 한다. 그리고 사용할 안연고 첫 부분이 굳거나 건조한 상태이면 조금 짜서 그 부분을 버리도록 한다.

　카) 액체 안약을 첫개봉후 1개월 정도가 지나면 오염의 우려가 높으므로 버리는 것이 좋다.

　타) 안약이 현탁액일 경우는 충분히 흔들어서 약이 잘 섞이게 한 뒤에 사용한다.

(5) 점이제

① 귀 주위를 면봉으로 닦아 깨끗이 한 후 머리를 옆으로 기울이고 귀가 위로 향한 자세로 귓속에 지시된 양(보통 2~3방울) 을 떨어뜨린다.

② 귀에 약을 넣은 후 약이 흘러나오지 않도록 약 2~5분 동안 머리를 옆으로 기울이고 움직이지 않도록 한다.

③ 귀에 차가운 약이 들어가면 어지러울 수도 있으므로 사용 전 2-3분간 약병을 손으로 쥐어 약이 체온과 비슷하게 하는 것이 꼭 필요하다.

④ 사용상의 주의사항

　가) 귓속에 상처를 낼 위험이 있으므로 귀 안에 스포이드를 넣어서는 안된다.

　나) 약이 현탁액일 경우는 충분히 흔들어서 약이 잘 섞이게 한 뒤 사용한다.

(6) 외용제제

① 손과 적용부위(환부)를 잘 씻는다.

② 깨끗한 타월로 가볍게 딱고 약간의 습기가 남아 있는 상태에서 적량을 환부에 도포한다.

③ 전문가의 특별한 지시가 없는 한 드레싱은 피한다.

④ 소아는 피부 흡수력이 강하므로 연고제는 과량을 사용하지 않도록 주의한다.

9) 보관방법

보관방법에 대한 복약지도는 입원환자에게는 퇴원 시 지도가 필요하지만 약제를 자주 관리해야하는 외래환자에게는 투여약제의 변질을 방지하기 위해서는 중요한 정보이다.

냉소, 차광, 방습 등의 보관지시와 어린이의 손이 닿지 않는 곳의 일반적인 보관법과 소아용 항생제 건조시럽을 희석시킨 후 냉장보관을 해야 하는 특별한 보관이 필요한 경우는 보관방법을 상세하게 설명하며, 사용 기간을 확실하게 복약지도를 해야하며 구체적인 예는 다음과 같다.

(1) 보관방법 복약지도의 예

① 약은 변질을 방지하기 위해, 습기, 고온, 직사광선을 피해 서늘하고 건조한 곳에 보관한다.

② 액상 제제의 경우 냉장고에 보관해야 하지만 사용하기 30분 전 쯤에 미리 꺼내어 상온으로 한 뒤 투약, 투여하도록 한다. (너무 차가울 경우 국소 부위를 자극할 수도 있지만 용기가 차가운 채로 개봉했을 때, 압력차로 인하여 외부공기의 과다 유입이 일어날 수 있다. 그런 경우에는 약의 변질이 빨라질 수 있다.)

③ 모든 약은 본래의 약병이나 약 봉투에 보관하는 것이 좋다. 사용하던 약을 다른 약병이나 약봉투에 섞어 넣어서는 안된다. 사용하는 도중 다른 용기에 약품을 옮길 경우 잘못 사용될 수 있으므로 용기를 바꾸지 않아야 한다.

④ 모든 약은 어린이의 손에 닿지 않는 안전한 곳에 보관하도록 한다.

⑤ 조제한지 오래된 약은 복용하지 않는 것이 좋다.

⑥ 증상이 유사하다고 본인의 약을 가족이나 친구와 나누어 복용해서는 절대로 안된다.

⑦ 지시한 약은 반드시 다 먹어야 하며, 만에 하나 먹다 남긴 약이 있다면 반드시 버려야 한다.

(2) 약의 보관용기 종류

① 밀폐용기(密閉容器)

고체형태의 이물질이 들어가는 것을 방지하고 내용의약품이 손실되지 않도록 보호할 수 있는 용기. 예) 과립제, 산제(가루약), 정제, 좌제, 캡셀제, 트로키제, 환제

② 기밀용기(氣密容器)

액체상태, 고체형태 및 수분이 침입하지 않고, 내용의약품을 손실, 풍화, 조해, 증발로부터 보호할 수 있는 용기. 기밀용기는 밀폐용기로도 사용할 수 있다. 예) 과립제, 로오숀제, 산제(가루약), 시럽제, 안연고제, 액제, 엑기스제, 엘릭실제, 연고제, 점안제, 정제, 좌제, 카타플라스마제, 캡셀제, 트로키제, 환제

③ 밀봉용기(密封容器)

기체 또는 미생물의 침입을 방지할 수 있는 용기. 예) 주사제

④ 차광용기(遮光容器)

광선의 투과를 방지하거나 광선의 투과를 방지하는 포장을 한 용기. 광선 (자외선)에 약품이 손상 또는 변질되는 것을 방지하기 위해 자외선 차단 목적으로 병 색깔을 갈색으로 한 용기.

⑤ 차광기밀용기

마시는, 액제 우황청심원의 병처럼 갈색으로 되어 있으면서 차광용기와 기밀용기의 특징을 동시에 갖는 용기

⑥ 차광밀봉용기

갈색 앰플로 된 주사약

(3) 냉장보관을 요하는 약물의 예

냉장 보관해야 하는 약은 제형별로 구분하면 다음과 같다.

① 정제

알케란정(melphalan, 항암제), 류케란정(chlorambucil, 항암제)

② 캅셀제

안드리올연질캅셀(testosterone), Etoposide캅셀(항암제)

③ 산제

가란타제산(betagalactosidase)

④ 건조시럽

조제 후 보관(오구멘틴건조시럽, 세프질건조시럽, 시클러건조시럽, 아목시실린
건조시럽, 포리부틴건조시럽, 바난건조시럽)

⑤ 외용제

포타딘질좌약(povidone iodine), 메노칼비강분무액(살카토닌), 마야칼식비강분
무액, 칼토닌비강분무액, 미니린나살스프레이(desmopressin acetate)

⑥ 점안제

트라바탄점안액(travoprost, 녹내장치료제), 잘라탄점안액(latanoprost, 녹내장치
료제), 옵티클점안액, 오큐클로람점안액, 오큐플리딘점안액

(4) 건조시럽 조제 후 보관방법과 사용기간

① Erythromycin, Penicillin 경구용 현탁제

잘 흔들어 복용토록 하고 냉장보관 시 사용기간은 14일 이내

② Amoxicillin 건조시럽

실온보관 시 7일 이내, 냉장보관시 14일 이내

③ 오구멘틴건조시럽(amoxicillin + clavulanate)

냉장보관시 7일이내, 아주 쉽게 변색되고 냄새가 변하므로 특히 주의

④ 바난건조시럽(cefpodoxime proxetil), 시클러건조시럽(cefaclor), 세프질건조시럽
(cefprozil) : 냉장보관시 14일이내

⑤ 클래리시드현탁액 : 실온보관

⑥ 마이코스타틴건조시럽 : 25°C 이하 보관

⑦ 지스로맥스(azithromycin)건조시럽 : 실온보관(될 수 있으면 5일 이내 사용)

<표5> 항생제 및 각종 시럽제제의 안정성

성분명	실온에서의 안정성	냉장보관에서의 안정성	조견표(g/1ml)
amoxicillin	14days	14days	0.774
AMX+CLAV	실온보관안됨	10days	
azithromycin	10days(용해후5일)	10days	0.04
cefaclor	1day	10days	0.04
cefadroxil	10days	14days	0.555
cefdinir	10days	10days	
cicloxacillin		10days	0.84
cefpodoxime	1day	14days	0.2
cefprozil	1day	14days	0.513
ceftibuten	1day	14days	
clarithromycin	14days	냉장보관안됨	0.025
SMX+TMP	안정함	냉장보관 필요없음	
EM	14days	10days	
fluconazole	14days	냉장보관 필요없음	0.628
loracabef	14days	14days	0.6369

10) 사용상의 주의사항

(1) 이상반응에 대한 복약지도는 환자가 안심하고 약을 복용할 수 있도록 하는 것을 원칙으로 한다.

① 이상반응의 예는 과민반응, 순환기, 호흡기 관련 이상반응, 혈관신경성부종, 광과민증, 무과립증, 알레르기, 횡문근무력증 등을 예를 들 수 있다. 가장 흔한 이상반응(이상반응의 발현율이 높은 경우)에 대하여 설명한다.

② 꼭 알아야 할 이상반응(치명적이거나 극히 중대하고 비가역적인 이상반응, 나타난 결과가 극히 중대한 사고에 관련될 가능성이 있는 경우, 축적작용이 있는 경우 등)에 대하여 설명한다.

③ 의사나 약사에게 즉각적으로 알려야 하는 경우에 대하여 설명한다.

④ 이상반응과 관련사항(환자의 원질환, 증상, 합병증, 기왕증, 가족력, 체질 등)을 설명한다.

⑤ 이상반응 발생 시의 대처법을 설명한다.

(2) 의약품 사용설명서에 기재된 것을 약사는 항상 숙지하고 환자에게 확실하게 복약

지도를 해야 하며 사용상의 주의사항의 예는 다음과 같은 것이 있다.

① 항히스타민제, 항알레르기제, 근이완제, 신경안정제, 항전간제, 항파킨슨제, 최면진정제, 항우울제, 진해제와 같은 의약품을 복용할 때는 졸음, 탈력감, 반사운동 등의 저하를 가져오기 때문에 자동차운전, 위험한 기계작업, 높은 곳에서의 작업 등을 피하도록 복약지도를 해야 한다.

② 혈압강하제 복용 시 강압작용에 의해서 현훈이 나타나기 때문에 자동차운전, 위험한 기계작업, 높은 곳에서의 작업등을 하지 않도록 할 것.

③ 최면진정제, 항전간제, 항우울제, 골격근이완제, 항히스타민제와 같은 약물은 술을 먹게 되면 약물의 작용증강이 나타나기 때문에 약물복용 시 음주를 피하도록 한다.

④ Acetohexamide, chlorpropamide, tolbutamide, metronidazole, tinidazole, cephalosporin계 항생제(cefmetazole, cefoperazone, cefmenoxime, lacta moxef)와 같은 약물을 복용할 때는 disulfiram 樣 작용에 의한 alcohol 내성능의 저하가 나타나기 때문에 술을 금하도록 한다.

⑤ Sulfinpyrazone, probenecid, allopurinol은 요량을 증가시켜 부작용을 방지하도록 과량의 물로 복용하도록 한다.

(3) 만 2세~11세 소아에 대한 감기약(일반의약품) 사용 시 주의사항

① 제품설명서에 있는 투약 지시사항을 따른다.

② 동 의약품이 감기를 치료하거나 감기 기간을 단축시키지 않음을 이해해야 한다.

③ 같거나 비슷한 주성분을 가진 두 가지 이상의 품목을 투여하는 것은 과량복용 위험(예 : 항히스타민제)이 있으므로 투여 전에 반드시 주성분을 확인할 것.

④ 약에 첨부되었거나 약 계량을 위해 만들어진 계량스푼이나 계량컵을 사용한다.

⑤ 가능하면 어린이 안전용기가 있는 제품을 선택하고 어린이의 손이 미치지 않는 곳에 약을 보관한다.

11) 효능·효과 및 경고

(1) 효능·효과

효능·효과는 수동적인 복약지도 항목으로서 환자로부터 문의가 없으면 알려줄 필요는 없다. 환자가 지도와 조언을 구할 경우에 주의해야 할 것은 명쾌하게 적응증을 말해서는 안 되는 것이다. 복약지도가 올바른 것이라도 약사의 불필요한 설명이 의사의 사용목적에 따르지 않을 때 환자는 의료불신을 하게 된다. 의사가 어떻게 복약지도를 하는가를 확인해서 환자가 효능을 알고 싶은 이유와 배경을 조사해서 환자와 의사간의 신뢰관계 유지를 염두에 두어 적절한 응답을 하도록 한다.

약사가 알려주어야 할 기본적인 효능/효과의 기본사항은 다음과 같다.

a) 유효성이 실증된 질환명 또는 증상명을 알려준다. 복합제의 경우는 주성분의 그것을 알려준다. (예 : Propranolol – 혈압을 낮추어 고혈압을 치료한다.

– 편두통 예방 목적으로 사용하기도 함.)

b) 성별, 연령층 등으로 한정되는 경우 그 내용을 알려준다. (예 : Tetracycline – 8세 이하 어린이는 사용하면 안된다.)

c) 필요시 효과의 발현 현상, 시기적인 변화를 설명한다. (예 : nitroglycecerin – 사용 후 5분 이내에 효과가 나타난다.)

d) 필요시 효능을 오해하거나 오남용할 우려가 있는 경우의 주의점을 알려준다. (예 : 천식용 $\beta2$ 흡입제 – 천식 발작이 있을 때만 사용한다.)

(2) 경고

이 항목은 주로 의사가 행하는 복약지도이지만 경고에 대해서는 치사적 또는 아주 심하고 비가역적인 부작용이 발현하는 경우와 부작용이 생겨 심한 약화 사고로 연결될 가능성이 있을 경우에는 주의를 환기시킬 필요성이 있기 때문에 투약을 행하는 약사라도 의사의 복약지도와 평행해서 복약지도 할 필요가 있다. 경고에 대한 복약지도 사항도 사전에 의사와 약사와의 긴밀한 연락과 협의를 필요로 한다.

12) 부작용

(1) 정의

의약품이 특정의 목적으로 사용되어질 때, 그의 목적에 따른 작용을 주작용(principal action)이라 하며, 이 치료목적에 맞지 않는 작용을 부작용(side effect)이라 한다. 부작용은 통상의 용량 및 과량투여에서 발현되지만 용인될 수 있는 것과 용인될 수 없는 것이 있으며, 후자는 유해반응(adverse reaction)이라 하며, WHO의 정의에서는 부작용은 이 유해반응을 말하고 있다.

약물은 본질적으로 유해한 부작용을 갖고 있어서 통상의 사용에 있어서도 발현하는 것으로서 탈리도마이드의 최기형, 항악성종양제에 의한 골수장애, 소염진통제에 의한 위궤양발현 등이 있다.

(2) 유해반응의 종류

① 부효과, 부반응(Side effect)

약물 작용기전(인체에 작용하는 원리)에 의해 나타나는 이상반응입니다. 이 반응은 예측하거나 예방이 가능하며 발생 시 해결하면서 약물을 계속 사용가능하다. 상용량에서 약리작용상 발현되며 예측 가능하다. 유익성과 유해성을 비교 검토하고 미리 예방 가능한 문제는 해결하면서 사용한다. (예 : 눈의 조절기능 이상, 구갈, 환각, 비만, 초조함, 고창, 저혈압, 비염, 관절통, 설염, 불면, 부비동염, 서맥, 당뇨, 오심, 뒤틀림, 변비, 현훈, 신경과민, 항히스타민제 복용 시 졸리움)

② 독성작용, 독성반응(Toxicity effect)

상용량이나 과용량에서 화학작용으로 생기며 기능장애나 구조적 손상을 유발한다. 용량과 관계가 있으므로 용량 감소로 해결 가능하다. 유해성이 있다고 할지라도 경우에 따라서 사용할 수 있다. (예 : 무과립구증, 신부전, 탈모증, 근육통, 혈액 이상, 신석화증, 발작, 골괴사, 디기탈리스독성, 신경증, 기지증, 과량, 추체외로 증후군, 마비, 수정율 감소, 비타민 부족증, 간경화, 비아그라의 두통)

③ 과민반응(Hypersensitivity effect)

특정 환자 군에서 상용량 이하에서 발생한다. 증상에 따라 투여하지 않거나 처치가 필요하다. 상용량이나 그 이하 용량에서 특정한 약품(알레르겐)에 노출되었을 때 특이적인 증상과 과민성을 나타낸다. 이때 증상은 간단한 피부발진에서부터 매우 심각한 기관지 수축, 저혈압, 아나필락시스 쇼크 등 다양하게 나타낸다. (예 : 페니실린 항생제의 과민반응, 알레르기, 호흡장애, 저혈압, 발진, 아나필락시스, 호중구 증가증, 혈관염, 혈청병, 용혈성 빈혈, 다형성 홍진, 소양증, 두드러기, 천식)

④ 체이적 반응(Idiosyncratic effect)

상용량에서 약물, 단백질 기타 물질에 대하여 개체적인 특이 반응에 속하며 정확한 기전은 밝혀지지 않았지만 약물 대사에서의 유전적인 차이에 기인되는 것으로 생각된다. 투여하지 않거나 처치(특이반응검사, 환자교육)가 필요하다. (예 : 무과립구증, 발열, 신기능 이상, 오심, 용혈성 빈혈, 위장장애, 간기능 이상, 소화성 궤양, 발작, 간염, 간세포 괴사, 오심, 설사)

(3) 유해반응을 일으키는 원인

① 투약과오(Medication error)

의료진 및 환자 자신의 비의도적인 실수로 발생한다. 미국 등 선진국에서도 5~10%정도 나타나고 있다. 이를 방지하기 위해서는 이중 확인시스템이 필요하다.

② 과량투여

1회의 용량이 통상 이용되고 있는 양을 초과되었을 때 유발되어지는 경우로서 많든 적든 어느 약물에도 나타난다.

③ 과민증 (약물 알레르기)

동일 약물을 다시 투여할 때 특유의 병적 증상을 일으키는 것으로서 약물자체 또는 그의 대사물 또는 분해물이 체내에서 여러 단백질의 고분자와 결합해서 항원으로 되어 항원－항체반응을 유발하게 된다. 아스피린과 아미노필린에 의한 발진과 페니실린에 의한 아나필락시스-쇼크 등이 있다.

④ **특이체질**

선천적 원인에 의해서 이상반응을 일으키는 것이다. 페나세틴에 의한 metohem-oglobulin혈증은 2-hydroxy체를 생성하는 대사능의 크기에 달려 있다.

⑤ **축적**

체내로부터 소실이 늦은 약물에서는 연용에 의해 조직 내에서 축적이 일어난다. 결과적으로 과량투여에서와 같이 같은 유해반응을 나타낸다. Chloroquine에 의한 각막장애가 그 예이다.

⑥ **약물남용**

통상의 사용법을 벗어나서 사용되어 약물의존이 생겨 유해한 작용이 나타나는 경우로서 사회적 영향도 크다. 약물의존은 정신의존과 신체의존으로 분류한다. 약물의존을 일으키는 약물의 대부분은 내약성이 나타내기 때문에 증량 시키지 않으면 안 된다. 정신의존은 사용중지에 의해서 금단증상을 일으키지 않지만 습관성이 생긴다. 신체의존은 사용중지에 의해서 금단증상을 일으킨다. 신체의존이 생긴 상태를 탐닉이라 한다.

(4) 약물 복용 시 나타나는 유해반응의 종류

① 급성 근육긴장 이상증

약물 사용 5일 이내에 나타날 수 있다. 갑자기 눈이 위로 치켜떠지거나, 목이 뻣뻣해지며 혀가 굳어 말을 하기 힘들어지는 증상, 근육들이 과도하게 긴장되고 굳어진다.

② 정좌불능증(akathisia)

한 자리에 가만히 앉아 있지 못하고 안절부절한다. 마음이 불안한 것은 아니며 앉았다 일어섰다, 몸을 어쩌지를 못한다.

③ 가성 파킨슨 증후군

치료한지 3~6주 후에 생기는데 안정 시 진정, 근육긴장, 무운동증 등 가면과 같은 무반응한 얼굴표정, 침흘림, 특유의 촉박보행장애가 특징이다. 젊은 남자에게 흔하다.

④ 자율신경계 부작용 (항콜린성 작용)

입이 마르고, 기립성 저혈압, 눈이 침침해 지거나 노안처럼 가까운 글씨가 잘 안 보이는 증상, 변비, 배뇨곤란, 코막힘 등 심하면 착란상태, 환각, 고열 및 혼수가 오기도 한다. 환자들이 일상생활에서 가장 힘들어하는 이상반응이다.

⑤ 호르몬계나 대사장애

식욕왕성, 체중증가, 성욕감퇴, 발기 및 사정장애, 생리중단, 유즙분비 등의 이상반응이 나타날 수 있다. 약을 끊어도 이상반응이 계속 나타날 수 있으므로 다른 약으로 대체하는 것이 좋지만 이상반응보다 치료효과가 더 중요하다면 이상반응을 감수하고 약을 쓸 수 있다.

⑥ 지연성 운동장애

1년 이상 장기투여 시 10~20%의 환자에게서 나타나는 비가역적 불수의적인 상동성 운동장애 증후군이다. 이상반응 중 가장 두려운 합병증으로 계속 반복해서 볼을 부풀리거나 혀를 내밀거나 핥는 것, 눈을 깜박이거나, 얼굴을 찡그리거나 손발에 운동장애가 나타난다. 여자와 노인, 뇌손상 환자, 정동장애가 있을 때 위험도가 높다. 항정신병 약물의 가장 심각한 유해반응이며 약물복용을 중단해야 한다.

(5) 부작용이 발생했을 때 대처방법

① 초기 1~2주 정도는 유해반응이 심하게 나타날 수 있지만 그 기간이 지나면 괜찮아질 수 있으므로 1~2주 동안 지켜볼 필요가 있다.

② 기다려도 호전되지 않을 경우 의사나 약사와 상의해야 한다.

③ 처방된 용량을 정확히 복용하고, 유해반응이 있다고 약을 불규칙하게 복용하면 안된다.

④ 졸리거나 눈이 잘 안보이면 운전하거나 위험한 기계를 다루지 않아야 한다.

⑤ 임신, 수유 중일 경우 의사나 약사와 상의해야 한다.

⑥ 커피, 담배, 술, 한약 및 다른 약물과의 상호작용을 고려해야 한다.

(6) 일반적인 유해반응의 치료법

① 1~2주 지나면 서서히 줄어드는 경우가 있다.

② 유해반응을 줄여주는 약물을 사용한다.

③ 약물 용량을 줄인다.

④ 다른 종류로 약을 바꾼다.

(7) 부작용의 사례별 대처법

① 광과민증 (대부분의 항생제, 고혈압치료제, NSAIDs, 항암제 등)

　가) 외출 시 SPF 15이상의 햇볕차단제를 바를 것

　나) 될 수 있으면 외출을 삼갈 것

　다) 색안경이나 햇볕 차단복, 양산, 모자 등을 착용할 것

② 졸음, 현기증, 시야몽롱 (정신신경안정제, 항히스타민제, 항우울제, 항불안제, 수면제 등)

　가) 운전을 하지 못 하도록 주의할 것

　나) 기계 조작하지 말 것

　다) 높은 곳에 올라가지 말 것

③ 오심, 구토 (모든 의약품)

　가) 찬 우유를 마실 것

　나) 얼음을 입에 물고 있을 것

　다) 복용법과 용량을 조절할 것

　라) Theophylline, Digoxin 등의 경우는 응급 상태임

④ 구갈, 구강건조 (항히스타민제 등)

　가) 사탕을 입에 물고 있을 것

　나) 얼음 조작을 입에서 녹여 먹을 것

　다) 깨끗한 가제 수건에 물을 적셔서 입에 물고 있을 것

⑤ 발열, 인후통, 인플루엔자양 증상 (대부분의 의약품, 특히 항생제, 항정신병약, 항암제 등)

　가) 응급상태이므로 병원응급실로 이송하여 혈액검사실시

　나) 무과립구증다증 또는 과립구감소증

⑥ 기립성저혈압 (대부분의 항고혈압제, 특히 α1-차단제)

　가) 용량을 정확히 지킬 것을 지시

　나) 천천히 일어나거나 일어설 것을 지시

　다) 심하면 혈액검사를 받도록 권고할 것

(8) 약물복용 시 나타날 수 있는 유해반응

① Digoxin

　가) 위장관계 : 식욕부진, 구역, 구토, 설사(가장 먼저 일어남)

　나) 심혈관계 : 부정맥(맥박이 빨리 뛰거나 천천히 뛰는 것)

　다) 중추신경계 : 혼돈, 두통, 피로감, 시력장애(겹쳐보임, 황시, 녹시)

② Theophylline

　가) 위장관계 : 구역, 구토, 복통

　나) 심혈관계 : 빈맥(빠른 맥박), 말초혈관 혈액응고 (피가 굳는 것)

　다) 중추신경계 : 두통, 불면, 혼란, 현기, 발작

③ Carbamazepine

가) 위장관계 : 구역, 구토

나) 중추신경계 : 어지러움, 피로, 언어장애, 졸림, 혼동

다) 조혈관계 : 빈혈

라) 눈 : 시야몽롱 (눈이 잘 안보임)

④ Valproic acid

가) 위장관계 : 구역, 구토, 설사, 복통, 식욕부진, 소화불량

나) 중추신경계 : 졸림, 어지러움, 불면, 신경과민

다) 피부기계 : 탈모(털이 빠지는 것)

라) 조혈기계 : 혈소판감소증 (멍이 잘 든다)

마) 근육계 : 피곤함, 진전(떨림)

바) 호흡기계 : 호흡곤란

⑤ Phenytoin

가) 위장관계 : 변비, 구역, 구토, 치육증식(잇몸이 붓는 것), 식욕부진, 체중감소

나) 근신경 및 골격계 : 떨림

다) 중추신경계 : 두통, 어지러움, 졸음, 언어장애

라) 심혈관계 : 저혈압, 서맥(느린 맥박)

⑥ Phenobarbital

가) 심혈관계 : 저혈압, 부정맥(맥박이 빨리 뛰거나 천천히 뛰는 것), 서맥(느린맥박)

나) 중추신경계 : 어지러움, 현기증, 졸음, 판단력 저하, 두통, 신경과민

다) 위장관계 : 구역, 구토, 변비

⑦ Methotrexate

　　가) 위장관계 : 입안염증(구내염), 설염(혀염), 잇몸염, 구역, 구토, 식욕부진, 설사

　　나) 중추신경계 : 심한 두통, 발열, 목덜미의 강직(딱딱하게 굳는 것)

　　다) 피부 : 발적

　　라) 신장 : 신부전

　　마) 호흡기계 : 목구멍염증(인후염)

⑧ Cyclosporine

　　가) 심혈관계 : 고혈압

　　나) 중추신경계 : 두통

　　다) 피부 : 다모증(털이 많아지는 것)

　　라) 위장관계 : 구역, 설사, 잇몸증식, 복부 불편함, 소화불량

　　마) 근신경 및 골격계 : 진전(떨림)

　　바) 신장 : 신기능 감소(몸이 붓는 것이 가장 흔함)

⑨ Tacrolimus

　　가) 간 : 간기능 검사 이상, 복수(배에 물이 차는 것)

　　나) 신장 : 신독성

　　다) 심혈관계 : 고혈압

　　라) 위장관계 : 구역, 구토, 설사, 식욕감퇴

　　마) 중추신경계 : 두통, 불면, 발열

　　바) 피부 : 가려움

　　사) 혈액계 : 빈혈

　　아) 호흡기계 : 호흡곤란, 말초부종

(9) 부작용의 전달방법

의약품의 사용설명서의 정보는 약사 등 의료담당자를 위해서 만들어진 것이지 환자용은 아니다. 환자의 복약 불이행의 원인 중 하나로서 부작용을 두려워하여 자기가 판단하여 복약을 중지하는 사례가 적지 않다.

부작용은 질병과 약제의 특성과의 관련에 의해서 치료적 의의와 부작용의 위험성이 크게 다르기 때문에 환자에게 알려야 할 부작용에 대해서 충분히 음미 해서 취사선택할 필요가 있다.

의약품의 대부분은 부작용을 나타내고 있지만 의사와 약사사이에는 충분하게 사전 협의해서 의견을 통일하여 환자에게 불만을 주지 않도록 복약지도를 하는 것이 중요하다. 또한 부작용의 모든 것을 알리는 것은 환자에게 불안을 주어 복약 불이행을 조장할 우려가 있다. 반면 심한 부작용의 전구증상으로서 나타나 미연에 부작용의 발현을 방지할 수 있는 정보도 있기 때문에 부작용의 해당정보를 잘 선택해서 지도하는 것이 중요한 것이다. 환자에게 알려주어야 할 부작용의 범위는 다음과 같이 3항목을 들 수 있다.

① 증상이 자각되면 바로 복용을 중지하고 의사나 약사에게 보고하도록 지도해야 하는 것으로서 심한 부작용의 전구증상으로서 발현되어 복약중지를 필요로 하는 부작용

　가) 아미노배당체(digoxin) 투여에 의한 뇌신경장해의 전구증상으로서 입술부위에 마비감이 나타난다.

　나) Digitalis 복용 중에 오심이 일어난다.

　다) Ethambutol 복용 중에 시력장해가 발현된다.

② 환자의 자각증상으로서 나타나지만 계속 복용해도 지장이 없는 가벼운 것으로서 환자에게 불안감을 주지 않도록 예고해야 하는 부작용. 예)부교감신경 차단제에 의한 구갈

③ 이차적으로 일상생활에 위험을 미치기 때문에 복약지도를 해야 할 필요가 있는 부작용

　가) Phenothiazine계 약물, benzodiazepine계 약물, 항우울제, 골격근이완제, 해열진통제, 항히스타민제에 의한 졸림, 조절장해, 주의력, 집중력, 반사운동능력의 저하

　나) 혈압강하제에 의한 현기증

　다) 혈당강하제에 의한 저혈당

④ 뇨와 변이 착색되는 부작용

　일상생활에 영향을 미치는 것은 아니지만, 약물복용 시 뇨, 변 등이 착색되는 예가 있어 환자가 놀라서 복약을 중지하는 예가 많은데 이러한 일이 없도록 복약지도를 하는 것도 잊어서는 안되는 사항이다. 그 예는 다음과 같다.

　가) 약물복용 시 변이 착색되는 것

　　• 흑색 : 철분제제(ferrous fumarate, ferrous succinate), Bismuth subintrate

　　• 적색 : Pyrvinium pamoate(판퀸), phenovalin

　　• 등적색 : Rifampicin

　　• 녹색 : Indomethacin

　　• 백색 : Barium sulfate

　나) 약물복용 시 뇨가 착색되는 것

　　• 흑색 : Methyldopa

　　• 청색 : Methylene blue

　　• 등적색 : Rifampicin

　　• 녹색 : Pindolol

　　• 등색 : Warfarin

　　• 황색 : Vitamin B2

　　• 암적색 : Metronidazole

　　• 적색 : Senna, Phenovaline

　　• 청백색의 형광 : Triamterene

　뇨와 변의 착색에 대해서는 의약품 사용설명서에 기재되어 있지 않는 것이 많기

때문에 관련문헌을 참고해서 복약지도 메뉴얼에 기록해두어 일람표를 만들어두는 것이 좋다.

13) 약물상호작용

약물상호작용은 두가지 이상의 약물이 함께 사용될 때 한 약물의 작용으로 다른 약물이 영향을 받아 효과가 저하되거나 증강되는 경우로써 이를 평가할 때는 항상 심각성(severity)과 임상적 유의성(clinical significance)을 함께 고려해야 한다. 약물상호작용이 보고되었다고 무조건 병용을 피하는 것은 아니다.

상호작용이 미미하여 별다른 조치가 필요 없는 경우로 부터 상호작용의 정도가 심하거나 심각한 부작용이 예상되어 병용을 금기해야 하는 경우까지 다양하며 그 정보량 또한 방대하다.

그리고 새로운 약물이 등장함에 따라 추가적으로 약물상호작용에 대한 정보가 지속적으로 발생하고 있다. 따라서 약물상호작용에 관한 학술보고는 주로 전문단체 또는 기업이 주관, 정보를 지속적으로 수집, 심각성과 임상적 유의성을 지속적으로 평가하여 책자 또는 데이터베이스로 보건의료인에게 제공하고 있다.

(1) 약물-약물 상호작용

치료 상 2종이상의 의약품이 병용(다제병용)되어지는 것은 빈번하게 행해지고 있다. 그 결과로 각각의 의약품 간에 상호작용이 일어날 수 있으며 약효의 증강, 부작용의 감약 등 유익한 상호작용뿐만 아니라 유해한 상호작용을 나타내는 것도 많다.

약물-약물의 상호작용은 임상 상 중요한 상호작용으로서 약물동력학적 상호작용과 약력학적 상호작용으로 나눌 수 있는데 복약지도 시 약물요법의 효과에 영향을 미칠 수 있는 상호작용은 주의해서 확인하도록 한다. 동시 또는 시기가 다르게 투여된 다른 약물에 의해 한 약물의 효과가 변화(약효 감소 또는 부작용)될 때에 생기는 현상이다.

최근에는 설명서에 약동학적 혹은 약력학적 약물상호작용이 기재되어 있으므로 항상 숙지해야 한다.

① 약물동력학적 상호작용(ADME : 흡수, 분포, 대사, 배설)

가) 흡수단계에서의 상호작용

흡수의 변화는 흡수속도의 변화와 흡수량의 변화로 나뉘는데 임상적으로 중요한 상호작용은 진통제와 같이 약효가 신속히 나타나기를 원하는 약물의 흡수속도가 늦어지는 경우, 그리고 pH변화와 흡수가 불가능한 복합체 형성 등에 의해 흡수량이 감소하는 경우 등을 들 수 있다.

일반적으로 Al과 Mg을 함유하는 제산제와 Fe 및 Zn을 함유하는 조혈제와 비타민제는 아래 약물(TC계 및 Quinolone계 항생제)과 착화합물을 형성하여 흡수를 감소시키며, 난용성 약물(digoxin, griseofulvin)들은 위내용 배출속도에 의해서 흡수가 영향을 많이 받는다.

a) 위내용 배출속도 변화에 의한 상호작용

위장관 운동성의 증가는 흡수부위와의 접촉시간을 단축시키므로 흡수가 감소되나 일부 약물의 생체이용률이 증가된다는 보고도 있다. 위장관 운동성과 관련된 약물은 opiates, metoclopramide, anticholinergic drugs 등이 있다.

　예) ☞ Digoxin, griseofulvin, cyclosporin+metoclopramide → 감소

　　　☞ Acetaminophen + 항콜린제 → 감소

　　　☞ Digoxin, griseofulvin + propantheline → 증대

　　　☞ Riboflavin + propantheline → 증대

b) 착화합물 형성에 의한 상호작용

Tetracycline은 철염과 함께 불용성 복합체를 형성하여 두 약물 모두 흡수량이 감소한다. 따라서 상호작용을 일으키는 두 약물의 투여간격을 적어도 2~4시간을 두는 것이 상호작용을 피할 수 있는 방법이 된다.

　예) ☞ T.C. + 중조, 제산제(Al, Mg) → 감소

　　　☞ Atenolol + 제산제 → 감소

　　　☞ Quinolone계 항생제(enoxacin, ofloxacin, ciprofloxacin)

　　　　+ 제산제, 황산제일철, 아연을 함유하는 영양제 → 감소

☞ 철분제제 + 제산제, TC계 항생제 → 감소

☞ Thyroid hormone과 Cholestyramine → 감소

☞ Ciprofloxacin + Sucralfate→ 감소

c) 흡수부위의 pH 및 용해도 변화에 의한 상호작용

산성 약물은 위장관의 pH가 낮을 때 흡수가 증가한다. 따라서 위장관 pH를 증가시키는 제산제 또는 H_2-blockers와 병용할 시 산성약물의 흡수가 지연된다. 이 경우 두 약물의 투여간격을 적어도 2시간 이상으로 유지함으로써 상호작용을 막을 수 있다.

예) ☞ Ketoconazole or Itraconazole + 제산제 or 시메티딘 → 흡수 저하

☞ 제산제+Ciprofloxacin → Ciprofloxacin의 흡수량 감소

☞ Warfarin or Dicoumarol + 제산제 → 감소

☞ Ketoconazole or Itraconazole, Griseofulvin+지방식 → 증대

d) 장관내 세균총의 변화

항생제는 위장관내 세균의 수를 감소시킨다. Digoxin 복용환자의 10%는 경구 투여량의 40%가 장내세균에 의해 환원대사체로 대사되어 불활성화 되는데, 항생제(erythromycin 등)를 병용할 경우 장내 세균총이 감소되어 불활성화되는 digoxin의 양이 감소되므로 결과적으로 digoxin 흡수량이 높아져 독성이 나타날 수도 있다.

e) 약인성(drug-induced) 점막손상

항암제에 의한 위장관 점막손상은 일부 약물의 흡수를 감소시킨다. Cyclophosphamide, vincristine의 항암요법에 의해 위장관 점막이 손상되어 digoxin의 일부 제제의 흡수가 감소된다. 이런 경우, digoxin capsule제제 또는 digitoxin을 대체, 투여함으로써 이 현상을 피할 수 있다.

나) 분포단계에서의 상호작용

a) 단백결합치환

혈중단백에 결합된 대상약물(1차 약물)이 단백결합력이 보다 강한 약물(2차 약물)에 의해 대상약물의 유리형 약물농도가 증가하여 약효가 증대하는 현상은 일시적으로 발생하고 곧바로 대사, 배설되어 정상적인 혈중농도를 유지하기 때문에 일반적으로 단백결합치환은 중요하지 않다. 그러나 phenytoin(90%), tolbutamide (96%), warfarin(99%)처럼 단백결합률이 매우 높은 약물이나, 분포용적이 적은 약물, 배설속도가 느린 약물, 치료혈중농도범위가 좁은 약물인 경우는 각별한 주의가 필요하다.

단백결합이 큰 약물이 타 약물의 병용에 의해서 혈장알부민과 경합적으로 작용하여 단백결합이 치환되어 유리약물의 농도가 증가되어 약효가 증대되므로 주의를 요한다.

예) ☞Coumarin항응고제(warfarin)+chloral hydrate, phenylbutazone,
barbiturate, 이뇨제 및 항생제 → 약효증대(출혈)

☞Sulfadimethoxine + tolbutamide → 생물학적 반감기 감소

Methotrexate + aspirin → 결합약물의 유리

b) 수용체결합치환

삼환계 항우울제(tricyclic antidepressants)는 세포의 수용체(receptorsite)에서 guanethidine을 치환하므로 이들 약물을 함께 투여할 때 guanethidine의 항고혈압 작용이 현저히 감소된다. 또한 항부정맥제인 quinidine은 digoxin과 함께 투여 할 경우가 많은데 골격근 부위에서의 digoxin을 치환하므로 digoxin의 혈중농도를 증가시킬 수 있다.

다) 대사단계에서의 상호작용

장기간 약물병용 시 효소유도 혹은 효소억제가 되어 대사가 촉진 또는 감소되어 생물학적 반감기($t_{\frac{1}{2}}$)가 감소되거나 증가되며 효소가 상경적으로 작용하여 반감기가 증가된다.

a) 효소유도에 의한 상호작용

어느 약물에 의해 간대사 효소가 유도되기 위해서는 유도약물의 축적과 효소합성이 요구되므로 효소유도작용은 서서히 진행된다. 유도약물을 중지 할 경우, 효소유도의 역전현상도 유도약물의 제거와 효소의 고갈이 전제되므로 또한 서서히 진행된다. 효소유도작용이 임상적으로 중요한 이유는 유도약물을 중지하였을 때 대상약물(유도약물에 의해 영향을 받는 약물)의 갑작스런 농도상승으로 독성이 나타나기 때문이다. 따라서 간대사가 주배 설경로인 약물을 효소유도약물과 함께 투여할 경우는 용량을 높여야 할 필요가 있을 수 있다. 간대사 효소유도약물은 barbiturates, griseofulvin, primidone, carbamazepine, phenytoin, rifampin 등이 있으며 환경인자로써 흡연이 있다.

예) ☞ Rifampicin + tolbutamide, hexobarbital, digoxin → 반감기 감소

　　☞ Phenobarbital + antipyrine → 반감기감소

b) 효소억제에 의한 상호작용

간대사 효소를 억제하는 약물은 함께 투여하는 약물(대상약물)을 대사 시키는 효소의 활성부위에 경쟁적으로 결합하여 대사를 억제함으로써 대상약물 농도가 증가될 수 있다. 효소억제효과는 효소유도와는 달리 신속히(수시간내) 발현된다. 치료농도범위가 좁은 약물을 복용하는 환자 또는 치료농도범위의 상한선에 가까운 혈중농도를 갖는 환자에게 효소억제약물과의 병용은 매우 신중해야 한다. 간대사 효소억제약물로는 cimetidine, ciprofloxacin, allopurinol, chloramphenicol, erythromycin, omeprazole, influenza vaccine, isoniazi d 등이 있다.

예) ☞ Dicoumarol or phenylbutazone + tolbutamide, phenytoin

　　　→ 반감기증가

　　☞ Sulfaphenazone + tolbutamide → 반감기증가

　　☞ Theophyllin + cimetidine → 혈중농도가 높아져 독성증가

c) 효소의 상경적 작용에 의한 상호작용

예) ☞ Acetaminophen + salicylate → 포합이 경합적으로 일어나

반감기증가

☞ Diazepam, antipyrine + cimetidine → 산화반응이 경합적으로 일어나 반감기증가

라) 배설 단계에서의 상호작용

사구체여과는 단백결합에 의해서 영향을 받으며, 병용하는 약물에 의해서 뇨의 pH가 알칼리성 혹은 산성으로 변화하면 세뇨관 재흡수는 감소 하거나 증가되며, 세뇨관 분비도 억제되어 배설을 감소시켜 지속시간을 증가시킨다.

a) 사구체여과와 상호작용

예) ☞ 단백결합이 크면 사구체로만 배설되는 약물은 사구체여과가 감소되어 생물학적 반감기가 지연

b) 뇨 pH 변화와 상호작용

예) ☞ Na_2HPO_4, $NaHCO_3$, acetazolamide와 같이 뇨의 pH를 알칼리성화 시키는 것은 알칼리성약물(암페타민)의 세뇨관 재흡수가 증가되어 생물학적 반감기가 증가

☞ NH_4Cl, ascorbic acid, methionine과 같이 뇨의 pH를 산성화 시키는 것은 산성약물(살리실산)의 세뇨관 재흡수가 증가되어 생물학적 반감기가 증가

c) 신세뇨관분비와 상호작용

투여된 약물의 대부분은 사구체여과를 거쳐 소변으로 배설되나 일부는 수송단백과 결합, 막을 통과하여 신세뇨관(renal tubule)으로 분비되어 배설된다. 수송기전이 서로 비슷한 약물들은 수송단백질과 경쟁적으로 결합하게 되므로 수송체계가 포화되어 일부 약물의 배설이 감소된다.

예) ☞ Penicillin계 항생제와 probenecid를 병용 시 신세뇨관 분비가 억제되어 생물학적 반감기가 증가

☞ Ciprofloxacin + rifampicin → 클리어런스 증가

☞ Probenecid + methotrexate → 혈중농도를 3~4배 증가

d) 신세뇨관 재흡수

사구체여과를 거친 약물은 신세뇨관을 통해 흐르며 재흡수되거나 그대로 소변으로 배설되는데 재흡수기전은 비이온화형(unionized form) 약물이 수동 확산되어 혈중으로 재이동하는 것으로 비이온형 약물의 비율은 약물의 지용성과 뇨의 pH에 의해 크게 좌우된다. 뇨의 pH가 낮은 경우 약산성 약물은 비이온화형 비율이 증가되어 재흡수가 촉진되고 혈중농도가 증가하는 반면에 약염기성 약물은 이온형이 많아져서 배설이 촉진된다. 그 예로 제산제의 만성복용은 뇨의 pH를 증가시키므로 약산성 약물인 salicylate는 소변에서의 이온화형(ionized form)이 증가되어 배설이 촉진된다.

② 약력학적 상호작용

약물은 조직과 세포에 존재하는 수용체와 결합해서 약리작용을 나타낸다. 병용하는 약물에 의해서 수용체에 대해 경합적으로 작용하거나 수용체의 감수성을 변화시킴으로써 약물의 상호작용이 생긴다.

약동학적 상호작용과는 달리 이 상호작용은 체내에 흡수된 두 가지 약물이 작용부위에서 서로 길항하거나 상승작용을 일으키는 경우이다.

가) 길항작용(antagonistic interaction)

서로 상반되는 약리작용을 가진 두 약물을 병용할 때 나타나는 현상이다.

기관지확장을 위해 사용되는 theophylline이나 β-2 receptor agonist(salbutamol, terbutaline 등)를 복용하는 환자에게 비특이적(non-selective)인 β-blocker(예, propranolol)를 투여할 경우, 기관지확장제의 작용을 길항하여 오히려 기관지수축을 유발, 천식발작 등을 일으키므로 천식환자에게는 금기약물이다.

나) 상승적 치료작용(synergistic therapeutic interaction)

동일한 치료효과를 가진 두 약물이 함께 투여되는 경우이다. 항불안제인

diazepam과 수면제인 chloral hydrate를 병용할 경우 두 약물이 공통적으로 갖고 있는 진정 작용이 상승적으로 나타나 과다한 수면작용이 나타날 수 있으나 좋은 치료효과를 발휘할 수도 있다. 고혈압의 치료에 있어서 항고혈압제로 사용되는 이뇨제, β-blocker, calcium channel blocker(nifedipine)을 함께 사용하는 것은 서로 다른 작용기전을 갖고 있는 약물을 병용 투여함으로써 단일 약물 투여로 얻어질 수 없는 혈압강하 효과를 얻고자 하는 경우이다.

다) 상승적 부작용

동일한 부작용을 가진 두 약물이 함께 투여되는 경우이다. Disopyramide와 삼환계 항우울제(tricyclic antidepressant, TCAs)는 모두 부작용으로 항콜린작용(anticholingergic effect)이 있는데 두 약물을 병용할 경우 항콜린작용이 증대되어 과다한 부작용 내지 독성이 나타날 수 있다.

라) 간접적인 약리효과

어떤 약물이 간접적으로 다른 약물의 약효에 영향을 주는 경우이다. 이뇨제는 신장 배설을 촉진하여 체내 칼륨(K^+)농도를 감소시키는데 울혈성 심부전의 치료에 사용되는 digoxin은 이 전해질의 혈중농도에 따라 효과가 증대 또는 감소하거나 정상 범위를 벗어날 때는 오히려 부정맥을 유발할 수 있다.

예) ☞ 경구용 혈당강하제 + 아스피린 → 작용증강, 저혈당

☞ 경구용 항응고제 + 아스피린 → 작용증강, 출혈

☞ Aminoglycoside계 항생물질 + cephalosporin계 항생물질, amphotericin B, cyclosporine → 腎 및 耳독성 증가

☞ Somatotropin + 부신피질홀몬제 → 성장호르몬작용 감약

☞ Terfenadine + ketoconazole, erythromycin, oleandomycin, cimetidine → 부정맥 발생 가능성

☞ 부신피질홀몬제 + rifampicin, barbiturate → 약리작용 감소

☞ Caffeine + 항히스타민제 → 졸리는 부작용을 줄임

③ 약리학적 상호작용

약물은 조직과 세포에 존재하는 수용체와 결합해서 약리작용을 나타낸다. 병용하는 약물에 의해서 수용체에 대해 경합적으로 작용하거나 수용체의 감수성을 변화시킴으로써 약물의 상호작용이 생긴다.

작용부위에 있어서의 상호작용을 말하며 상호작용이 증강되거나 감소되어 나타나며, 그 예는 표6과 같다.

<표6> 약리학적 상호작용

작용의 증강 :	Imipramine, MAO저해제와 epinephrine Phenothiazine계 tranquilizer와 항콜린제 Ethanol과 진정제, 최면제 혹은 항히스타민제 Propranolol과 insuline
작용의 감약 :	삼환성 항우울제와 guanethidine Phenothiazine계 tranquilizer와 levodopa Penicillin 혹은 cephalosporin과 tetracycline 혹은 erythromycin

④ 약제학적 상호작용(pharmaceutic interactions)

이는 두 가지 이상의 약물을 정맥주사용액에 혼합할 때 물리적 또는 화학적으로 서로 변화(침전형성, 불활성화 등 배합변화)를 일으키는 경우이다. Cephalothin, epinephrine, erythromycin 등과 같이 알칼리용액에서 불안정한 약물을 aminophylline처럼 알칼리성을 포함한 IV용액과 혼합하면 이들 약물들이 불활성되므로 함께 혼합해서는 안 된다. 또한 정맥용 phenytoin의 조제 시 희석용액으로 포도당용액을 사용하면 침전이 생성하므로 필히 생리식염수를 사용해야 한다.

2종이상의 약물을 배합할 때 흡습, 액화, 변색, 침전, 이상분리 혹은 용해도 증대 등이 나타나는 것을 말하며 그 예는 표7과 같다.

〈표7〉 약제학적 상호작용

	상 호 작 용	예
습윤	임계상대온도(C.R.H.)의 저하 공융혼합물 생성에 의한 것	안식향산나트륨과 아스피린 아스피린과 안티피린 아스피린과 탄산수소나트륨
화학반응에 의한 것		
변색	산화에 의한 것 pH변화에 의한 것 착염형성에 의한 것	에피네프린의 공기 산화 대황분말과 산화마그네슘 살리실산과 벤토나이트 의 미량 철
침전 분리	pH변화에 의한 것 용해도저하에 의한 것	알카로이드염과 탄산수소나트륨 페노바비탈나트륨과 산 인산코데인과 KI
효력저하	가수분해 산화 pH변화에 의한 것	벤질페니실린, 아스피린, 치아민염, 디기탈리스분말 아스코르빈산 함당펩신

⑤ 유익한 상호작용(beneficial interactions)

임상적으로 약물간 상호작용이 오히려 유용한 경우가 있다. 국소마취제 투여시 혈관수축제인 epinephrine을 첨가하면 마취제의 전신흡수가 감소 또는 예방되어 전신독성을 방지하고 국소마취의 지속적인 효과를 유지할 수 있는 장점이 있다. 또한 carbidopa를 levodopa와 병용하면 carbidopa가 levodopa를 불활성화하는 dopadecarboxylase를 억제하여 levodopa의 대사는 감소되어 결국 뇌로 이행되는 약물이 증가되어 좋은 효과를 볼 수 있어 아예 복합제제로 사용되고 있다.

(2) 영양물질과 약물의 상호작용

음식이나 영양물질을 약물과 동시 투여했을 경우 나타나는 대부분의 경우 몇몇 예를 제외하고는 특별한 것이 없다. 위장관에서 음식은 약물의 흡수에 영향을 줄 수 있고, 약물이 위장관의 운동성에 영향을 줄 수 있으며, 상호간에 화학작용을 일으킬 수 있다.

약물의 흡수에 지방을 주는 경우, 식사 1시간이나 3시간 전에 약물을 투여한다. 여기에 해당하지 않는 약물은 griseofulvin과 Ca제로서 지방음식과 동시 투여 시 오히려 흡수가 촉진된다.

<표8> 비타민과 약물의 상호작용 (Herfindal)

비 타 민	약 물	상 호 작 용
*** 지용성 비타민 ***		
비타민 A	Al(OH)3	A의 흡수 방해
	항응고제(경구)	고용량의 A는 항응고작용 증가
	Isotretinoin	병용하지 말 것
	경구피임약	A의 혈중 농도 상승
비타민 D	Digitalis	고칼슘혈증으로 부정맥 야기
	Phenobarbital	D의 작용 감소
	Phenytoin	D의 작용 감소
	Verapamil	고칼슘혈증으로 부정맥 야기
비타민 E	항응고제(경구)	항응고작용 증가
	비타민 A	A의 농도 증가
비타민 K	항응고제(경구)	항응고작용 감소
	항균제	비타민 K 합성 감소
	Moxalactam	출혈시간 증가 가능
모든 지용성 비타민	Cholestyramine	비타민 흡수 감소
	Mineral oil	비타민 흡수 감소
	Neomycin	비타민 흡수 감소
	완화제(bisacodyl, cascara)	비타민 흡수 감소
	항균제	비타민, 지방, 콜레스테롤 흡수감소
*** 수용성 비타민 ***		
비타민 C	항응고제(경구)	응고작용 감소
	Clintest	1-3g의 C에 의해 가성(양성) 초래
	Ethinylestradiol	후자의 혈중 농도 증가
	Fe	철흡수 증가
	경구피임약	피임약의 혈중 농도 증가
	Phenothiazines	C결핍으로 후자의 효과 감소
	Salicylates	2g의 C로 후자 흡수 증가
	3환계 항우울제	2g의 C로 후자 효과 감소
비타민 B12	CM	CM 효과 감소
	Cholestyramine	B-12 흡수 감소
	Cimetidine	B-12 흡수 감소
	Colchichine	B-12 흡수 감소
	지속성 칼리움제제	B-12 흡수 감소
Folic Acid	경구피임약	엽산 결핍 초래
	Phenytoin & Phenobarbital	후자 효과 감소
	Sulfasalazine	음식 중 엽산 흡수감소
	Triamterene	엽산 흡수 감소
	Trimethoprim	엽산흡수 감소
Niacin	Adrenergic blockers	기립성저혈압으로 혈관확장작용 증가
	INH	niacin요구량 증가
비타민 B6	Barbiturate	후자 효과 감소
	Hydralazine	B-6 요구량 증가
	INH	B-6 요구량 증가
	Levodopa	후자 효과 감소
	경구피임약	B-6 요구량 증가
	Phenytoin	후자 효과 감소

유제품에는 철분과 칼슘이 함유되어 있으므로 tetracycline계열의 약물 흡수를 방해한다.

또한 유제품은 위를 알칼리성 환경으로 만들므로 산성약물의 흡수를 방해한다. 알칼리 환경은 또한 bisacodyl과 같은 장용정을 용해하여 위를 자극 할 수 있다.

산성식품(육류, 계란, 튀김류, 산성과일은 오줌을 산성화하여 산성약물(aspirin, phenobarbital)의 재흡수를 일으킨다. 반면 알칼리성식품(대부분의 과일, 채소, 유제품 등)은 알칼리성 약물(amphetamine)의 재흡수를 촉진한다. 제산제는 약물 흡수에 대한 알칼리성 식품의 효과를 도와준다.

Phenelzine, procarbazine 및 furazolidone 따위의 MAO 저해제와 tyramine이나 교감신경흥분작용을 가진 식품과 상호작용은 문제를 야기할 수 있다. MAO는 위장관, 간 및 교감신경말단에서 존재하는 효소로서 교감신경흥분성 약물을 대사시키는 효소인데, MAO 저해제가 이들 음식물과 동시에 존재하면 고혈압을 일으킬 수 있다. 맥주, 포도주, 치즈, 유제품, 소시지 등에는 tyramine이 많이 들어 있다.

각종 약물이 영양소의 흡수를 방해하는 기전은 (1)약물이 직접 장점막에 대해 독성작용을 나타내는 것 (2)효소를 억제 (3)담즙산과 지방산과의 결합 (4)음식 중의 이온의 변질 (5)pH를 변화하는 것을 통해서이다.

비타민과 약물의 상호작용은 표8에 나타나있다.

(3) 음식–약물의 상호작용

일반적으로 의약품을 식사시에 복용하면 환자의 복약 불이행이 적으며, 공복시에 복용하면 약물의 흡수가 좋고, 식후에 복용하면 약의 부작용을 감소 시킬 수 있는 장점이 있는 것으로 알려졌지만 약물의 흡수, 분포 , 대사 및 배설에 미치는 음식물의 영향을 약동학적인 측면에서 고찰할 필요가 있으며 그것은 다음과 같다.

① 약물의 흡수에 미치는 음식물의 영향

음식물에 따라서 약물의 흡수에 영향을 미친다. Welling은 음식물에 의해 흡수가 저하되는 약물, 흡수가 지연되는 약물, 흡수가 증대되는 약물 및 영향을 받지 않는

저하되는 약물	지연되는 약물	증대되는 약물	영향을 받지 않는 약물
Amoxicillin	Acetaminophen	Canrenone	Cephradine
Ampicillin	Amoxicillin	Dicoumarol	Chlorpropamide
Aspirin	Aspirin	Griseofulvin	Digoxin (elixir)
Demethylchlor-	Cefaclor	Hydralazine	Glibenclamide
tetracycline	Cephalexin	Hydrochloro-	Glipizide
Ethanol	Cephradine	thiazide	Melperone
Isoniazid	Digoxin (solid)	Metoprolol	Metronidazole
Levodopa	Nitrofurantoin	Oxazepam	Penicillin V (acid)
Furosemide	Potassium ion	Phenytoin	Prednisone
Methacycline	Sulfadiazine	Propoxyphene	Propylthiouracil
Oxytetracycline	Sulfadimethoxine	Propranolol	Sufasomidine
Penicillin G	Sulfamethoxy-	Itraconazole	Theophylline
Penicillin V (K)	pyridazine	Slightly increased	
Penicillin V (Ca)	Sulfanilamide	Hetacillin	
Penicillin V (acid)	Sulfasymazine		
Phenacetin	Sufhisoxazole		
Phenethicillin			
Phenylmercapto-			
methylpenicillin			
Pivampicillin			
Propantheline			
Rifampin			
Tetracycline			
Slightly reduced			
Doxycycline			

약물을 4군으로 분류했는데 표 9와 같다.

따라서 약사들은 음식물에 의해서 흡수에 영향을 받는 약물들을 표4를 참조해서 복약지도를 하면 좋을 것이다. 즉, 식후에 약물복용 시 생체이용률이 감소되는 것은 식전에 복용하는 것이 좋고, 생체이용률이 증가되는 것은 식후에 복용시간을 선정하는 것이 바람직할 것이다.

단, 식전에 복용함으로써 위장장해가 올 경우에는 흡수가 감소되는 약물의 상호작용을 일으키는 제산제, 시메티딘 보다 비교적 약물의 상호작용이 적은 파모티딘과

니자티딘이 좋다. 또한 식후에 약물복용 시 작용발현시간이 지연되는 것은 식전에 복용하거나 메토클로프라미드, 돔페리돈과 같은 위 연동운동 촉진제를 병용함으로써 약물의 흡수를 촉진시켜 약물의 작용발현시간을 신속하게 할 수 있을 것이다.

항생제는 음식물에 의해 영향을 받아 생체이용률의 변화가 오기 때문에 다음과 같이 복용하도록 복약지도를 해야 할 것이다.

가) 공복에 복용하는 것이 추천되는 항생제

Ampicillin, Cefaclor, Cefadroxil, Cephalexin, Cephradine, Erythromycin, Azithromycin, Roxithromycin, Fluoroquinolones, Tetracycline, Isoniazid, Rifampin

나) 음식물과 함께 복용하는 것이 추천되는 항생제

Cefuroxime, Cefpodoxime, Dirithromycin, Itraconazole

다) 음식물에 영향을 받지 않는 항생제

Amoxicillin, Augmentin, Clarithromycin, Clindamycin, Metronidazole, Doxycycline, Minocycline, Ketoconazole, Fluconazole, Acyclovir

② 약물의 분포에 미치는 음식물의 영향

약물분포에 중요하게 영향을 미치는 것으로서 단백결합을 들 수 있다. 고지방식의 섭취에 의해 혈액중의 유리지방산농도가 높을 때에는 약물과 유리지방산이 경합적으로 알부민과 결합해서 약물의 단백결합이 감소한다. 단백결합율이 높은 약물(warfarin, cloxacillin, phenylbutazone)에서는 결합률이 약간 감소되어도 약효를 나타내는 비결합형(유리형)의 약물이 증가되어 약효가 증대되기 때문에 주의가 필요하다.

단백결합이 큰 약물을 열거하면 표10과 같은데, 고지방식에 의해서 유리 약물농도가 증가되기 때문에 다음과 같은 약물을 복용할 때는 고지방식 섭취를 금하도록 복약지도를 하는 것이 좋다.

<표10> 혈장단백결합이 90%이상인 약물

Drug	bound (%)	Drug	bound (%)
Amitriptyline	96±8	Ibuprofen	99
Atenolo	96	Imipramine	89−94
Chlordizepoxide	96	Indomethacine	90
Chlorothiazide	94.6±1.3	Ketoprofen	92
Chlorpromazine	95−98	Loperamide	97
Clindamycin	93.6±0.2	Lorazepam	93±2
Clotrimazole	93	Miconazole	98
Cloxacilline	95	Nalidixic acid	93
Diazepam	98.7±0.2	Naproxen	98−99
Diclofenac	99.7	Oxaxepam	90
Dicloxacillin	94.4±1.9	Phenylbutazone	98−99
Dicoumarol	99	Phenytoin	89±23
Digitoxin	90±2	Propranolol	93.3±1.2
Doxycycline	82−93	Spironolactone	98
Flubriprofen	99.5	Sulfisoxazole	88−92
Furosemide	95.9±2	Sulindac	93
Glibenclamide	99	Sulfinpyrazone	98.5
Glipizide	92	Tolbutamide	93±1
Hydrocortisone	90−95	Valproic acid	93±4
Terbinafine	99	Warfarin	99

③ 약물의 대사에 미치는 음식물의 영향

β−차단제인 propranolol 및 metoprolol을 경구투여 시 생체이용률은 공복시 보다 음식물섭취에 의해 상승된다. 그 이유는 음식물섭취에 의해 간 혈류 속도가 상승해서 간 클리어런스가 큰 이 약물들의 간초회통과효과를 저하시키기 때문이다. 간 초회통과효과가 큰 약물들을 표11에 열거했는데 이 약물들은 식후에 투여하는 것이 바람직할 것이다.

<표11> 간초회통과 효과가 큰 약물

Acetylsalicylic acid	Metoprolol
Aldosterone	Nortriptyline
Alprenolol	Organic nitrates
Cortisone	Oxprenolol
Desmethylimipramine	Oxyphenbutazone
Fluorouracil	Pentazocine
Imipramine	Phenacetin
Isoproterenol	Propoxyphene
Lidocaine	Propranolol
Meperidine	Salbutamol
Methyltestosterone	Salicylamide

④ 약물의 배설에 미치는 음식물의 영향

약물의 배설기전은 사구체 여과, 세뇨관 분비와 세뇨관 재흡수로 분류하는데 특히 세뇨관 재흡수는 음식물에 의해서 영향을 가장 많이 받는다.

세뇨관 재흡수는 약물이 지용성이 클수록 신속하며 완전하게 재흡수 되며 pH분배설에 따라서 약염기성 약물에서는 뇨의 pH가 알칼리화 되면 재흡수가 증대되어 뇨중배설이 감소한다. 반대로 pH가 산성화되면 배설이 증가된다. 약산성약물은 이것과 반대되는 현상을 나타낸다. 따라서 알칼리성식품(계란 흰자위, 우유, 미역, 귤, 수박, 시금치 등의 야채류, 과실류, 커피)과 산성식품 {닭고기, 돼지고기, 쇠고기, 계란 노른자, 곡류(백미), 주류(청주, 맥주)}의 과량섭취에 의해서 뇨의 pH가 변할 때 약물의 배설률이 달라져 약효가 달라지기 때문에 주의가 필요하다.

⑤ 주의를 요하는 약물-음식물과의 상호작용

가) 결핵약 복용자는 히스타민성분이 많이 함유된 참치류가 해로우니 피해야 한다.

나) 우울증치료제를 복용하는 사람은 티라민성분이 많은 청어와 치즈를 피해야 한다.

다) 천식약 복용자나 진통제를 쓰는 경우라면 커피나 콜라 등 카페인음료를 마시지 말아야하며 녹차나 홍차류는 특유의 탄닌 성분 때문에 철분제와 동시 복용하지 않도록 한다.

14) 의약품 투여가 종료된 이후의 주의사항
15) 기타 약사가 필요하다고 판단하거나 의사나 환자 등의 요구가 있는 사항

13. 복약순응도와 복약불이행

일반적으로 모든 질환에 있어서 자각증상이 지속되는 기간 동안은 환자는 용법 지시대로 복약하는 경향이 있다(compliance). 그러나 자각증상이 소실 또는 경감됨에 따라서 복

약이 느슨하게 되는 경우(noncompliance)와 극단적인 경우는 통원 조차 하지 않는 경우도 빈번하게 발생하므로 적절한 약물요법을 시행하기 위해서는 정확한 복약이 전제 조건으로 따라야 하고, 복약불이행의 상태에서는 아무리 우수한 처방이어도 약물의 효과는 감소되므로 복약불이행의 원인을 파악하여 제거해야만 가능한 것이다.

복약불이행의 이유는 "복용하는 것을 잊어버렸다", "병이 잘 낫지 않기 때문에", "부작용이 걱정이 되어서", "부작용이 나타나서" 등 여러 가지가 있지만, 대부분은 자기질환에 대한 인식 부족과 치료의 중요성에 대한 이해 부족에서 유래되기 때문에 의사와 약사 측의 충분한 설명이 필요한 것이다.

그래서 단지 용법을 지시한대로 환자가 그대로 복약한다고 생각하는 것은 경솔한 생각이며 양호한 복약순응도를 얻기 위해서는 용법지시를 포함한 철저한 복약지도가 필요한 것이다.

일반적으로 입원환자에 대해서는 복약지도를 위한 충분한 시간을 할애할 수 있지만, 외래환자에 대해서는 한정된 시간 내에서 복약지도를 한다는 것은 곤란한 경우가 많다. 그의 원인으로서는 외래 진료에 충분한 시간을 할애할 수 없는 현행 의료제도가 문제가 되지만 한정된 진료시간 내에서도 양호한 복약순응도를 얻기위한 노력은 필요한 것이다.

정확한 복약은 유효하고 안전한 약물요법의 전제조건이며 더구나 우수한 처방이어도 환자가 복약을 준수하지 않는 한 약물의 치료효과는 얻을 수 없다. 따라서 약사는 복약지도와 용법지시를 명확하게 합으로써 복약순응도(patient compliance)를 증대시키고, 복약불이행(patient noncompliance)을 개선시켜 약물의 치료효과를 극대화 시킬 수 있다. 비록 복약순응도(patient compliance)에 관한 문제가 오랫동안 제기되어 왔지만, 대다수의 환자들이 복약지도(instruction)에 따라서 약물요법을 행하고 있지 않다.

복약 불이행은 가끔 약물의 사용부족(underutilization)에 의해서 초래되며 이로 인해서 기대되는 치료효과를 환자로부터 박탈시킬 수 있으며, 치료되어야 할 질병을 점차적으로 악화시킬 수 있다. 복약불이행의 다른 경우인 약물의 과다사용(overutilization)은 부작용의 위험성을 증가시킬 수 있다

1) 정 의

의사가 처방해서 용법대로 지시한 약을 환자가 그대로 복약하는 경우를 복약순응도라 하고, 그대로 복약하지 않는 경우를 복약 불이행이라는 용어로 표현한다.

(1) 복약순응도 (Patient Compliance)

① 의사가 처방한 약을 환자가 정확하게 복용하고 전문 의료인의 충고나 지시를 따르는 정도

② 투약 후 환자가 지시대로 복용하는 태도 및 그의 행위

③ 환자의 복약 지시준수

④ 환자의 복약이행도

⑤ 환자의 복약준수

(2) 복약불이행 (Patient Noncompliance)

① 정확하게 약을 복용하지 않거나 지시에 따르지 않는 것을 말함

② 환자가 복약 지시대로 준수하지 않는 행위

③ 환자의 복약 지시위반

④ 환자의 복약 과오

⑤ 환자의 복약 비순응도

2) 복약불이행의 실태와 유형

복약불이행의 실태조사에는 환자의 혈액, 소변, 타액으로부터 약물의 혈중농도를 측정하는 직접법과 환자상담 등으로 아는 간접법이 있다. 혈중농도측정은 복약불이행을 확실히 체크 할 수 있지만, 대상약물이 한정되어 있기 때문에 실태조사로서는 환자상담에 의한 것이 대부분이다.

외래환자를 대상으로 한 실태조사에서는 지시대로 복용하고 있지 않은 복약불이행의 환자의 비율은 60%로 다른 조사의 보고와 큰 차이는 없었다. 또 과별로 조사한 결과에서

는 뇌신경외과 환자에서는 유사약의 오인, 복용방법의 오해가 타과에 비교해서 많은 경향을 나타냈다.

복약 불이행의 범위와 정도는 광범위하게 연구가 행해져 왔는데, 환자의 1/3이 지시대로 따르고 있지 않고 있으며, 장기간 치료를 요하는 만성질환을 갖고 있는 환자를 대상으로 한 연구에서는 약 50%의 복약불이행률을 나타내었다.

소아과 외래환자에 대해서 어머니를 대상으로 한 조사에서는 139명중 82%가 제대로 복용하고 있어 양호한 결과를 나타냈으며, 특히 천식, 腎, 혈액계, 신경계의 전문외래환자는 91%라는 높은 복용순응도를 나타냈다.

고령자의 조사에서는 순응도는 비교적 높지만 시력, 청력저하, 기억력저하로 인하여 복용 미스가 많은 것이 특징을 볼 수 있다. 약물요법 시 복약불이행은 가장 흔하게 일어나는 상황이며, 그 유형은 조제과오, 용량 착오, 잘못된 용법, 복용시간 착오, 약물복용 중단 및 약물오용 등이 포함된다.

3) 복약 불이행의 결과

복약 불이행의 결과는 아직까지 충분하게 평가되고 있지 않는 것이 현 실정이다. 대부분의 복약 불이행은 약물의 사용부족에 의해서 기인되며, 그로 인해서 환자로부터 예상되는 치료효과를 박탈시켜 치료될 수 있는 질병을 더욱더 악화 시킬 수도 있는 것이 문제점으로 대두되고 있다.

복약 불이행의 사례는 여러 가지가 있는데 2가지의 경우를 예를 들면 다음과 같다.

요도염과 방광염의 환자는 자각증상이 없어지거나 증상이 완화되면 항생제의 복용을 중단하고 보통 1주일 동안 복용하도록 처방된 약을 복용하지 않는다. 2~3일의 짧은 복용기간은 세균의 감염을 박멸시키기에는 충분하지 않으므로 항생제의 복용 중단은 감염질환(요도염, 방광염)의 재발을 초래할 수 있다.

고혈압환자의 약물치료 시 만약에 환자가 지시된 대로 약을 복용하지 않는 것을 의사가 제대로 파악하지 못하고 혈압이 잘 떨어지지 않는 것으로 착오하여 의사는 같은 약을 증량해서 처방하거나 보다 효력이 강력한 혈압강하제를 처방하게 되어 환자에게 부작용의 위험성에 보다 크게 노출되게 할 우려가 있을 수도 있다.

그래서 의사는 처방한 처음의 치료방법이 적절하지 못해서 치료 되지 않았다고 판단하기 전에 환자가 약을 지시된 대로 복용하고 있는지를 확인해야 할 것이다. 복약 불이행과 부적절한 투약은 상승된 혈압을 불충분하게 관리하는데 원인이 될 수 있다.

진단할 때 복약 불이행은 가장 흔하게 실수할 수 있는 것 중에 하나인데, 의사는 약물요법을 바꾸기 전에 환자가 사용하고 있는 약의 복약 상태를 반드시 점검해야 할 것이다. 또한 복약 불이행은 약의 과다사용에 의해서 발생하기도 한다. 과량으로 복용하거나, 약의 처방된 횟수보다 너무 자주 복용하였을 때에 부작용의 위험도는 증가될 것이다. 환자가 약을 복용하는 것을 잊어버리고 나중에 알고 난 후에 보상하기 위해서 다음에 2배의 약을 복용하는 것과 같이 오히려 무지에서 오는 경우도 있다.

일부 환자들은 정제 한 알을 복용해도 증상의 개선이 되는데도 불구하고 2알 또는 3알의 정제를 복용하면 보다 효과적일 것이라고 믿고 있어 과량 복용을 할 수 있어 주의를 요한다.

4) 복약불이행을 행하는 환자의 유형

복약불이행과 나이, 직업, 사회·경제적 지위, 성격요인, 생리적 기능 및 질병의 수·유형, 질병의 심한 정도와 같은 요인과의 상관관계를 밝히고자 많은 연구자들이 노력을 해왔다.

비록 일부 복약불이행을 행하는 환자의 유형은 많은 연구에 의해서 밝혀지긴 했지만 그 결과들은 일반적으로 일정하지 않고, 복약불이행이 어느 환자에 의해서 많이 일어나는지를 정확하게 확인하는 것은 어렵다. 그 이유는 어떤 환자들은 의도적으로 복약불이행을 행하는 경우가 있기 때문이다.

그래서 복약불이행의 의도적 혹은 비의도적 여부의 평가는 복약순응도를 증진시키는 방안을 수립하는데 도움이 되고 있는데도 과소평가되고 있는 것이다.

모든 환자가 잠재적인 복약 불이행자 이므로 비협조적 유형을 정확하게 확인하는 것은 불가능하며, 이러한 환경 하에서는 복약순응도를 결코 보증할 수 없을 것이다. 복약불이행을 행하는 환자의 유형은 다음과 같다.

(1) 노인 환자를 대상으로 한 연구에 의하면 3/4의 노인 환자가 복약 불이행을 하고 의도적으로 지시된 대로 약을 복용하지 않는다.

(2) 가장 많이 빈번하게 제기되고 있는 복약 불이행의 이유는 의사가 처방한 약의 용법을 환자들이 믿지 않고 있기 때문이다.

(3) 2곳 혹은 그 이상의 약국이나 병원을 이용하는 환자들이 의도적으로 복약 불이행을 하고 있는 것 같다.

(4) 혼자 사는 환자는 간병인이 있거나 가족과 함께 사는 환자들보다 복약순응도가 떨어진다.

5) 복약 불이행을 일으키는 요인
(1) 치료의 중요성에 대한 환자의 이해부족

복약 불이행의 주요 원인은 약물치료의 중요성과 약을 지시대로 사용하지 안 했을때의 잠재적인 결과를 환자에게 주지시키지 못한데서 온다. 일반적으로 환자들은 자기의 질환에 대해서 별로 알지 못해서 치료의 혜택이나 약물 치료로 야기될 수 있는 문제들을 방치해버린다. 그래서 환자들은 약물치료의 효과에 관한 예상과 질환 상태를 자기 나름대로의 사고방식으로 평가해버린다.

만약에 치료효과가 예상과 부합되지 않으면 환자들은 더욱더 복약지시를 위반하는 경향이 크다. 환자의 질환 상태뿐만 아니라 약물치료의 혜택과 한계를 사려 깊게 설명하면 환자들은 보다 협조적인 자세를 취한다.

(2) 복약지시에 대한 이해부족

환자지시에 대한 지적으로서 "지시한대로"의 처방지시는 심각한 결과를 초래할 수 있는 오해의 근원이 될 수 있으며, 환자에 대한 지침이 "지시한대로" 것보다 구체적이어도 혼란이 일어날 수 있다.

처방지시에 관한 한 연구 보문에 의하면 지시가 애매모호한 것으로 여겨지지 않는 것인데도 불구하고 해석할 때 빈번하게 실수를 한다. 예를 들면 Tetracycline 250mg을 6시간마다 복용하라는 처방전을 읽고 해석하는데, 67명 환자의 36%만이 매일 6시간마다 시간에 맞추어 4번복용을 한다. 25%의 환자는 기상하는 시간 부터 6시간 간격으로 3번 나누기 때문에 밤에는 복용을 하지 않는다.

이런 유형의 예는 지시가 분명함에도 불구하고 일부 환자에서는 혼란을 초래한다. 그러나 많은 처방이 구체적인 투여 일정에 관한 부가적인 명백한 설명 없이 하루에 몇 번 복용하는 것만 기재되어 있거나 라벨로 표시되어 있다.

예를 들면 하루에 3번 한 정의 정제를 복용하라는 지시를 어떻게 해석해야 하는가? 이것은 8시간마다 복용해야 하는가, 혹은 식사 때 마다, 그렇지 않으면 다른 일정으로 복용해야 하는가?

만약에 약을 식후 혹은 식전 또는 식후에 지정된 시간에 투여된다면 환자는 하루에 3번 식사 때 복용하는 것으로 항상 생각한다. 환자들은 지시사항의 중요성을 인식하지 않고 단지 약을 복용하는 지정된 시간과 용법에 대해서만 알고 있을지도 모른다.

국소용 안약인 부신피질홀몬 현탁제에 대한 복약순응도를 조사한 연구에 의하면 용기에 빨간 글씨로 "잘 흔들어 사용하라"고 표시한 지시와 함께 "하루에 4번 한방울씩 눈에 점적하라, 잘 흔들어 사용하라"고 적혀 있다. 100명의 환자 중에서 63명은 라벨에 표시된 사항을 읽은 후에 약병을 흔들지 않았기에 부신피질홀몬제의 최대농도의 29% 혹은 그 이하로 투여된 것으로 평가되고 있다.

투여 일정이 잘못된 경우가 있을 뿐만 아니라 약의 투여경로가 잘못되는 경우도 있다 (예, 귀의 염증에 사용되는 경구용 소아용 항생제를 점적제로 착오하여 귀에 점적하는 경우 혹은 경구용제제가 좌제로 투여되는 경우).

(3) 다제 병용

일반적으로 환자가 복용하는 약의 수가 많으면 많을수록 복약 불이행의 위험성은 높아지게 된다는 것이 상례이다. 특별하게 약의 용법지시가 주어졌을 때에도 복약불이행은 여전히 일어날 수 있다. 예를 들면 많은 노년층 환자들이 하루에 각기 다른 시간에 5~6가지 혹은 그 이상의 약을 복용하고 있다.

건강한 젊은 여성들이 특수하게 디자인된 복약도구를 사용해서 단순한 용법 일정에 따라서 경구용 피임제를 복용하는 것이 얼마나 어려운가를 고려해 볼때 노년층 환자들이 약물요법을 행할 때 왜 혼동하는지를 이해하기가 쉽게 될 것이다. 더불어 일부 노년층 환자들은 기억의 착오를 일으켜 복약 불이행을 더 많이 하게 될 것이다.

복합제제를 복용하게 되면 여러 개를 복용하는 것보다 오히려 한 개의 제제로 투여가 가능하기 때문에 일부 환자에 있어서는 복약순응도를 증진시킬 수 있다. 그러나 약물요법은 복합제제로 시작하는 것이 아니고 단일 약물로 하는 것이 바람직하다. 일단 개개 약들의 적절한 용법이 결정되고, 만약에 복합제제의 용량과 일치한다면 유용하게 이용되어질 수 있다.

(4) 복용 시의 용량 및 투여방법

환자가 지시에 따른다 해도 정확하지 못한 약의 계량과 부적절한 계량 기구의 사용때문에 환자들은 약의 잘못된 복용량을 복용할지도 모른다.

소아환자의 항생제의 사용에 관한 한 연구결과에 의하면, 130ml의 teaspoon용적을 측정해본 결과 2ml에서 9ml의 편차를 나타내고 있다. 액제를 투여하기 위해서 사용되는 teaspoon의 부정확성은 쏟아질 가능성과 teaspoon의 일부분만 계량하는 것에 의해서 야기되어진다. 비록 이러한 문제는 오랫 동안 인식되어 왔지만 아직까지 효과적인 해결방안이 발표된 바 없고, 계량컵, 경구용 시린저 혹은 보정된 dropper가 경구용 액제를 투여하기 위해서 환자에게 공급되어야 한다는 중요성만 분명하게 대두되고 있다.

Metered-dose 분무식 흡입제를 일부 환자들이 잘못 사용하여 천식이 control되지 않고 있다.

(5) 투여횟수

약의 빈번한 투여는 환자의 일상생활과 업무일정을 방해하여 약을 복용하는 것을 잊어버리게 하며, 환자들은 불편한 것을 원하지 않기에 약을 자주 복용하는 것에 당황하게 될 것이다. 개개 약물의 투여횟수의 빈도가 줄어들면 복약순응도는 증진되지만, 한가지 약의 많은 횟수의 복용은 여러 종류의 약을 복용하는 것보다 복약순응도에 덜 영향을 미칠 것이다.

(6) 치료의 장기화

복약 불이행률은 치료기간이 길어질 때 높게 된다. 복약 불이행의 위험성은 치료를 중단할 때 증상의 신속한 재발과 질병의 악화로 연관되지 않으면 만성질환을 갖고 있는 환자에서 더 커지게 된다.

(7) 부작용

약의 불쾌한 효과의 진전은 예기된 것보다 중요한 요인은 아니라고 보고된 바 있지만 복약순응도를 저해할 것이다. 특히 부작용의 발생은 고혈압환자에서 자주 일어 나는데 치료를 시작하기 전에 느꼈던 것보다 환자로 하여금 불유쾌하게 느끼게 하여 당혹스런 상황에 처하게 된다.

성기능장애인 임포텐스로 인하여 혈압강하제, 항우울제 및 이러한 부작용을 일으키는 약물의 사용을 환자로 하여금 중단시키는 결과를 가져오게끔 한다. 항암제의 사용으로 인한 부작용(오심, 구토, 탈모)은 환자들이 지시대로 약을 복용하는 것을 저지시킨다. 심한 오심과 구토로 인하여 생기는 생활의 질 저하 때문에 치료될 수 있는 희망이 있음에도 불구하고 약물요법에 따르지 못하게 될 수도 있다.

(8) 증상의 치료여부

환자가 치료를 시작하기 전에 증상을 느끼지 못했을 때에 약물치료의 가치를 확신하는 것은 어려운데 고혈압을 치료할 경우가 그렇다. 만약에 치료를 중단하면 고혈압 증상이 나타나는 것이 줄어들거나 이전의 증상도 줄어들면 환자로 하여금 복약 불이행을 더하게 할 수 있는 확률이 높아진다.

다른 경우로서 환자가 약을 복용한 후에 증상이 개선되면 약을 더 이상 복용할 필요가 없다고 생각한다. 일단 환자가 감염증이 치료되었다고 느끼면 항생제의 장기 복용을 마치지 못하는 경우가 자주 생긴다. 이것으로 인하여 감염의 잠복 및 재발의 가능성을 증가시킨다.

(9) 의약품 가격

비록 의약품 가격이 비싸지 않더라도 약을 사용하는데 복약 불이행이 자주 일어나는데 환자가 약값이 고가일 경우에는 지시에 따르지 않을 경우가 더 많다. 비용 때문에 일부 환자들은 처방대로 약을 복용하지 않거나, 복용을 중단하거나 처방된 것 보다 약을 덜 복용하기도 한다.

(10) 약물의존에 대한 공포

날로 증가되는 약물 남용과 탐닉으로 인한 문제로 인하여 합법적인 치료를 위해서 처방되는 약들조차 의존성에 대한 두려움과 인식들이 증가되고 있다. 비록 의존성의 우려와 남용의 잠재성이 있는 약들이 자주 처방되어 약물요법에 이용되고 있지만 일부 환자들은 장기간 복용해야 하기 때문에 의존성의 두려움을 갖고 있다. 이러한 가능성을 두려워하고, 환자 자신들이 약에 의존하기 싫어서 치료를 중단하거나 포기하기도 하고 약의 복용량을 줄이기도 한다.

(11) 약의 불쾌한 맛
(12) 의사 또는 약사와의 상담을 위한 장시간의 대기
(13) 질병의 상태
(14) 복용 시 약의 계량

6) 복약불이행을 방지하는 방법

(1) 질병의 성질과 예후에 대해서 환자를 이해시킬 것

(2) 복약 불이행을 일으키는 원인을 식별, 판정할 것

(3) 환자의 일상생활 pattern을 충분히 고려해 치료계획을 수립할 것

(4) 약물 복용시간을 정확하게 지시할 것

(5) 1일 1-2회 복용할 수 있는 제제로 투여할 것

(6) 복약의 중요성에 대한 환자교육(구체적 지시와 주의)

(7) 소아 및 노인 환자일 경우에는 환자 가족에게 복약지도를 명확하게 할 것

(8) T.D.M.(약물치료관리시스템)

(9) 부작용을 전부 알리지 말 것

(10) 복약시간을 지시해주는 기억장치나 복약도구의 사용

7) 복약순응도를 향상시키는 방법
(1) 담당 의료진과 환자와의 협력관계 조성

담당 의사, 약사, 간호사 등과 환자와의 상호관계는 치료계획에 따르려는 환자의 의지에 중요한 역할을 할 수 있다. 따라서 의료진과 환자는 상호신뢰가 구축되어야 한다. 치료계획의 상태와 진전에 대해서 환자와 정기적으로 상담을 갖도록 한다.

(2) 올바른 정보의 제공
(3) 정보제공 방법의 다양화

① 문서지시

② 테스트를 통한 재확인

③ 시청각교재의 활용

④ 팜프렛

⑤ 집단토의

(4) 기억력 향상방법 제공

① 알람기능이 있는 휴대용 시계를 사용하게 한다.

② 눈에 잘 띄는 곳에 약을 보관하도록 해야 한다.

(단 어린이의 손이 닿지 않는 곳)

　　③ 약 옆에 주의 표를 붙여 놓도록 한다.

　　④ 냉장고 문이나 약장 위에 주의를 환기시키는 메모를 붙여 놓도록 한다.

　　⑤ 아침 식사나 취침전과 같이 다른 규칙적인 일과와 함께 복용하게 계획하도록 한다.

　　⑥ 한 주 혹은 한 달 동안 복용할 약을 하루 복용량씩 담아둘 수 있는 약통을 이용한다.

　　⑦ 장기간의 치료를 필요로 하는 환자에게 1개월 분 이상을 하루 복용량씩 packing card로 제공할 수도 있다.

(5) 기타 사용에 주의를 요하는 경우 그에 필요한 기구를 같이 제공한다.

(6) 보호자에 대한 복약지도

배우자나 가족, 친구 등과 같이 가까운 사람들이 투약 계획 관리를 도와주고, 격려와 긍정적인 독려를 해주는 것은 환자의 약물치료를 성공적으로 이끌 수 있으므로 약사는 환자를 도와줄 수 있는 가족 및 친구와 같은 제 삼자에게도 복약지도를 실시하여야 한다.

14. 복약지도를 위한 대화기법

1) 약사와 환자간의 대화기법의 필요성

다양한 질환의 치료를 위해 병원을 방문한 환자들은 처방전을 받아 약국을 방문하게 되고 약국에서 조제약을 받게 된다. 환자는 이미 의사에게 처방된 약에 대해서 들은 바 있겠지만, 의사와 나눈 대화가운데 처음 듣게 되는 약에 대한 설명을 모두 기억하는 것은 사실상 무리이다.

한편 과거에 받은 약과 동일한 약을 처방 받았을 경우에 의사는 약에 대해 아무런 언급도 하지 않을 수도 있다. 약사는 어떠한 경우라도 조제된 약 또는 판매하는 일반약에 대해 환자에게 복약지도를 해야 한다. 이 약이 환자에게 높은 효과를 나타내고 안전하게 사용될 수 있도록 약효, 용법과 용량을 설명하고, 부작용이나 상호작용, 식사와의 관계 등의 정보를 제공해야 한다.

그렇다면, 약사의 복약지도는 환자에게 약에 대한 정보를 주는 것만으로 충분한 것인가?

환자에 대한 올바른 복약지도를 설명하기 전에 일반적으로 약사와 환자와의 대화를 살펴보기로 하자.

> **약사** : 홍길동씨, 조제약이 나왔습니다. 상태가 좀 어떠세요?
>
> **환자** : 네, 어깨가 좀 뻐근한 상태입니다.
>
> **약사** : 그렇습니까? 오늘은 진통제와 근이완제가 조제되었습니다.
>
> 1일 3회, 매 식사 후에 복용하십시오.
>
> 이 약들은 현기증이나 떨림이 올 수 있으므로 주의하셔야 합니다.
>
> 약을 복용하는 동안에는 운전은 하지 않는 것이 좋습니다.
>
> **환자** : 아…네.
>
>
> **약사** : 질문 있으십니까?
>
> **환자** : 음…아니오.
>
> **약사** : 그럼, 안녕히 가십시오.

위의 대화에서 얼핏 보면 약효나 용법과 용량의 설명 또는 약에 관한 주의사항 등 필요한 정보는 모두 제공하고 있는 것처럼 보여 진다. 그러나 실제로 이 예는 약사와 환자 간의 대화가 성립되고 있지 않는 경우이다. 즉, 이 환자가 근이완제의 의미를 이해하고 있는지, 현기증, 떨림 증상이 나타나면 어떻게 하는 것이 좋은지 알고 있는지, 운전을 하는 사람인지, 약사의 설명을 모두 이해 했는지, 그리고 약사의 말을 신뢰하고 있고, 제공받은 약을 정확하게 복용하겠다는 의지가 있는지 등에 대해 확인할 수 없다.

상담이나 컨설팅이라고 하면, 아무래도 심리적인 이미지가 떠오르게 된다. 물론, 심리학적 지식이 있다면 좋겠지만, 대부분의 약사는 심리학의 전문가는 아니다. 그러나 약사는 약학의 전문지식을 갖고 있는 약물 전문가이다. 약학에 대한 지식을 기본으로 약사와 환자간의 유기적인 관계를 형성하고, 약사이기 때문에 할 수 있는 복약상담을 실시하는 것이 약사의 역할일 것이다.

약사이기 때문에 할 수 있는 상담으로는 다음과 같이 집약할 수 있다.

(1) 환자와 대화 중에 필요로 하는 약물 정보를 인식하여 그것을 설명한다.

(2) 부작용이나 약물상호작용 등의 약제투여에 관한 문제를 사전에 방지한다.

(3) 복약순응도 향상에 기여한다.

(4) 환자교육을 실시한다.

약의 전문가인 약사로서의 복약상담은 어려운 것이 아니다. 환자의 이야기에 귀를 기울여 환자와의 대화를 효과적으로 이끌어내고, 상담 양식에 따른 대화를 진행하는 것으로 누구라도 높은 수준의 환자 복약지도를 할 수 있다.

2) 효과적인 대화기법

환자와 능숙한 의사소통을 하는 것은 효과적인 약과 마찬가지로 환자에게 또한 의료 제공자에게 높은 장점을 가져온다. 능숙한 대화기법이 가져오는 장점에는 크게 3가지가 있다.

첫째, 능숙한 상담은 약사에 대한 환자의 신뢰성을 높여 환자가 "이 약사와 상담하길 잘했다", "이 약국에 오길 잘했다"고 생각하게 되어 환자 만족도의 향상에 크게 공헌한다.

둘째, 약사가 능숙한 대화를 시도하는 것으로 약사 자신의 일을 보다 즐길 수 있게 되어 약사라는 직능에 대한 만족도가 상승한다.

셋째, 전술한 두 가지의 시너지 효과로 환자 치료에 대한 성과 향상이 이루어진다. 환자 치료 성과를 보다 향상시키기 위해서는 효과적인 대화기법이 꼭 필요하다. 환자와의 의사소통을 효과적으로 풀어가기 위해서는 다음의 7가지를 항상 염두에 두어야 한다.

(1) 환자의 말에 귀를 기울여라.

옛날부터 "잘 들어주는 사람이 말을 잘하는 사람이다"라는 말이 있듯이 상대방의 말을 경청하는 것에서부터 대화는 시작된다. 보다 적극적으로 들어줌으로써 환자는 보다 많은 것을 이야기하게 되고, 결과적으로 보다 많은 환자정보를 수집할 수 있게 된다.

그런데 이 "잘 들어 준다"라는 것이 의외로 어렵다. 따라서 듣는 방법에도 기술이 필요한 것이다. 적극적으로 잘 듣는 방법으로는 '환자의 감정을 반영하는 것'과 '환자가 궁금해 하고 말하고 싶어 하는 것을 미리 짚어 주는 것' 두 가지가 효과적이다.

　우선 '환자의 감정을 반영 한다' 라는 것은 환자가 갖고 있을 감정을 약사가 미리 헤아려 위로해 주는 것이다. 예를 들면 다음과 같다.

　환자 : (어깨에 손을 대고) "어깨 결림이 심해서요." 라고 말하는 환자에게
　약사 : "아.. 어깨 결림이 있으시군요. 상당히 불편하시죠." 라고 환자와 같이 불편한 듯한 얼굴로 질문을 하는 것도 한 방법이다.

　불안한 듯 시계를 몇 번이나 쳐다보는 환자에게
　약사 : "급하신가 보네요. 서둘러 약을 지어 드리겠습니다."

　다음으로 '환자가 궁금해 하고 말하고 싶어 하는 것을 미리 짚어 주는 것'은 환자가 말을 할까 말까 망설이고 있을 때 또는 설명을 잘 할 수 없어 말을 더듬고 있다고 생각될 때 사용하는 방법이다.
　예를 들면 다음과 같다.

　약사 : 저녁식사 후에 복용해 주십시오.
　환자 : 저… 저녁식사 후에… 술을 …
　약사 : 약을 복용할 때 저녁에 술을 마셔도 괜찮은지 궁금하시군요.

　등과 같이 약의 복용과 음주와의 관계를 묻고 싶으나 어떻게 질문해야 할지 몰라 우물거리는 환자에게 환자의 입장에서 분명하게 말해주는 것이다. 이때는 확실하지 않은 환자의 말을 추궁하는 것이 아니라 환자와 같은 시점에서 생각한 말을 감정을 넣어서 사용하는 것이 중요하다.

(2) 다른 행동을 하면서 환자와 대화하지 않는다.

일상적으로 시간에 쫓기는 일을 하고 있는 약사는 자신도 모르게 다른 행동을 하면서 환자와 대화하는 경우가 있다. 그러나 말과 행동이 다르면 환자와의 의사소통에 마이너스 효과로 작용한다. 혹시 아래를 쳐다 본 채로 서있거나 다음 환자의 처방전에 눈길을 주면서 환자에게 "몸조심 하세요"라고 말하고 있지는 않은지, "안녕하세요"라고 말을 하고 있지만 컴퓨터를 응시하고 있지는 않은지, "아, 그거 참 큰일이네요"라고 환자의 말에 맞장구를 치면서 눈은 약의 개수를 세고 있지 않은지?

말과 행동이 다르면 환자는 예상 외로 불쾌감을 느끼고 이 때문에 약사에 대한 신뢰는 급격히 떨어진다. 그리고 한번 떨어진 신뢰를 회복하기 위해서는 그것을 쌓아온 이상의 노력이 필요하다. 그러므로 말과 행동에는 일관성이 있어야 한다.

(3) 의학 · 약학적 용어는 피해라.

"좌약이란 말을 듣고 앉아서 먹었다"라는 농담처럼 약사에게는 지극히 상식적으로 생각되는 단어라도 환자는 이해하기 힘든 경우가 있다.

복약지도 시에는 환자와의 대화나 질문에서 환자의 의학 · 약학적 용어의 지식수준을 파악하고 가능하면 환자 수준에 맞는 용어를 선택하여 대화를 이끌어가는 것이 필요하다. 질병에 대한 이야기 등 약간 전문적인 부분의 대화는 물론이고, 약의 복용방법 등의 설명에서도 평이한 단어나 보다 상세한 설명을 부가할 수 있도록 노력한다.

약효의 설명이라고 해서 진통제, 근이완제, 위점막보호제 등의 전문적인 용어를 사용할 필요는 없다. 가능하면 보통 일상적인 회화에서 사용하고 있는 혈압약이나 바르는 약, 먹는 약 등의 단어를 사용하여 쉽게 설명하는 것이 좋다.

(4) 차이를 인식하고 선입견을 버려라.

인간의 감각이나 감정은 사람마다 다르고, 개개인의 경험이나 지식에 따라서도 달라진다. 또한 정신 상태나 감정의 차이 등에 따라 같은 것을 보고도 다르게 생각할 수 있다.

약사가 접하게 되는 환자들은 모두 지식수준이나 경험상태가 다르다. 물론 생활환경도,

입장도 다르다. 약사와 천천히 질병이나 가족에 대한 이야기를 하고 싶어 하는 사람이 있는가하면, 빨리 약을 받아서 일터로 돌아가야 하는 사람도 있고, 무언가에 화가 나있는 사람, 가족이나 자신의 질병으로 의기소침해져 있는 사람 등 다양하다. 또 귀나 눈이 불편한 사람도 있고, 한국어가 모국어가 아닌 사람들도 있다.

이 모든 것이 약사와 환자 간의 벽이 되어 원만한 복약지도를 방해한다. 따라서 약사와 환자 간의 효과적인 대화를 위해서는 이 벽을 극복해야 한다. 바꿔 말하면 약사와 환자 간에 벽이 존재하면 효과적인 의사소통은 어려워진다는 것이다.

약사는 환자와의 차이를 인식하는 것으로 보다 환자의 입장에 서서 대화를 진행할 수 있게 된다.

(5) 대화를 위한 공간을 확보하라.

복약지도 시 복약지도실이나 복약지도 코너 등이 있으면 보다 효과적인 의사소통을 실행할 수 있다. 그러나 약국 면적이 한정되어 있어 그만한 시설을 확보하기 힘든 경우도 있고, 또 개별공간에 익숙하지 않은 환자는 복약지도실 등 다른 공간에 들어 간다는 것에 대해 공포감 같은 것을 느낄 수 도 있을 것이다.

여기서 중요한 것은 전문가적인 대응을 할 수 있는 환경이 정비되어 있는가 하는 것이다. 복약지도실이나 복약지도 코너의 설치가 무리라면 환자와 대화하는 공간이나 투약창구를 청결한 상태로 유지하고, 다른 환자나 약국 직원들의 통로가 되는 곳은 피하라는 것이다. 그리고 여기에 관엽식물 등으로 약간 분리된 공간을 연출하는 등 조금만 노력하면 분위기가 상당히 변화되어 편안한 복약지도 공간이 마련된다.

(6) 대화에 마음과 애정을 담아라.

대화에 마음과 애정을 담는 것은 환자와 효과적인 대화를 하기 위해 말하는 기술이상으로 필요하다. 환자가 질병을 앓고 있는 것에 대해 감추고 싶어 하는 경우도 있다. 자신의 질병에 대해 이야기하는 것이 세상사를 말하는 것과 같이 누구에게나 가능한 것은 아니다. 마음을 담아서 환자의 입장에서 이야기를 진행하면 환자는 언젠가 분명히 마음을 열

것이고, 약사가 말한 것을 실행하고 주의해 줄 것이다. 마음과 애정을 담은 복약지도는 약사와 환자 사이를 가로막는 다양한 벽을 제거해 주어 최고의 치료효과를 가져올 것이다.

(7) 환자의 이야기로 진행되는 대화를 하자.

환자와 대화하는 목적의 하나는 환자 정보를 수집하는 것이다. 환자와 대화를 진행하면 다양한 환자 정보를 수집할 수 있게 된다. 약의 복용방법이나 약효 등의 이해는 정확한가, 부작용이 나타나지는 않는가, 복약순응도는 좋은가 등의 환자 정보는 환자와의 효과적인 의사소통에 의해 단시간에 수집 가능하다.

약사와 환자는 설명이나 지도를 하는 측과 받는 측이라는 관계가 성립하여 아무래도 일방적인 약사의 '말'로 끝나게 마련이다. 하지만 그렇게 해서는 환자 정보를 수집할 수 없고, 복약지도는 약사의 자기만족으로 끝나는 경우가 많다. 따라서 적극적인 대화를 하기 위해서는 환자에게 질문을 하고, 그에 대한 대답을 얻어내는 기술이 필요하다.

환자가 대화를 이끌어 갈 수 있도록 함으로써 단시간의 대화에서 많은 환자 정보를 수집하고 효과적인 복약지도를 실행할 수 있게 될 것이다.

3) 일반약 판매의 상담기법의 실례
(1) 역매품 판매는 크게 두 가지로 나눠진다.
① 만원 이하 품목
기본적으로 구색의 다양성과 짝짓기가 중요하다. (아시클러버 연고+항산화 비타민제)
② 만원 이상품목
덕용약(통약)을 판매하는 경우

(2) 덕용약(통약)을 판매하는 것에는 세 가지 경우가 있다.
① 소비자에 좀 더 적합한 약을 권하는 경우(삐콤씨, 인사돌 등 유명제품 지명구매)
② 약을 찾는 경우

③ 상담에 의해서 판매하는 경우

(3) 덕용약(통약)을 판매하는 경우

① 지명구매 소비자에 좀 더 적합한 약을 권하는 경우의 원칙

가) 상대방이 그 약을 찾는 이유를 빨리 파악해야 된다.

나) 속전속결이 중요하다. 상대방의 마음을 흔들 수 있는 한 두 마디가 중요하다.

　　(예를 들자면 "치료용 치약도 함께 쓰세요." 강치환 등)

다) 돌린다는 생각 이전에 다른 약도 함께 권한다고 생각을 해야 한다.

② 약을 찾는 경우 (예 : 빈혈약 하나 주세요)

가) 약값은 먼저 이야기하면 안된다.

나) 왜 필요한지 파악되기 전에는 약을 들고 나가면 안된다.

다) 대화의 주도권을 쥐어야 하지만 말을 많이 해서는 안된다.

라) 약은 무조건 2개 가지고 나가서 함께 추천한다 (철분제와 당귀작약산).

　– 지명구매 소비자에게 더 적합한 약을 추천하는 경우의 사례 (케이스 1)

　　손님 : 빈혈약 주세요.

　　약사 : 네(기쁜 마음으로)… 여기, 좋은 거에요.

　　손님 : 얼마에요?

　　약사 : 5만원이요

　　손님: (잠시 구경한다)

　　약사 : 이 약은 위장장애가 적고, 흡수율이 적고… 등 등 등 좋습니다.

　　손님 : 깍아 줘요

　　약사 : 안되는데

　　손님 : 깍아 줘요.(한동안 실랭이)

　　약사 : 그럼 깍아 주는 대신 이거 하나 드릴께요(보통은 드링크 내지 솔라씨

같은 비타민 주거나 그러지요)

– 지명구매 소비자에게 더 적합한 약을 추천하는 경우의 사례 (케이스2)

손님 : 빈혈약 주세요

약사 : 예… 여러 가지 좋은 게 많은데… (잠시 얼굴을 보며 뜸을 들이 다가)

누가 드실려구요?

손님 : 제가요…

약사 : 어지럽거나 피곤해서 드시는 거에요?

(물론 임신부인 경우는 또 다르지만^^)

손님 : 그런 것도 있고… 머리도 잘 아프고…

약사 : 예… 소화 안되거나 이런 건 없구요…

(참고로 빈혈이 있는 사람은 99%는 위도 안 좋습니다. 당연하겠지요?)

손님 : 그런 것도 있어요…

약사 : 예… 요즘은 속에 부담을 거의 안주는 빈혈약이 나왔거든요.

그리고 손님 같은 경우는 뇌 혈액순환제도 같이 드시면 좋을 것 같네요…

(약 두 개 가지고 나와서 그 약의 적응증과 좋은 점을 잠시 설명함)

손님 : 얼마에요…

약사 : 5만원, 4만원해서 9만원입니다…

약사는 약을 파는 게 아닙니다. 소비자가 원해서 구입하는 것입니다.

따라서 약사는 구입하는 데 도움이 되는 조언과 추천을 해주는 것입니다.

다만 소비자는 스스로 뭐를 원하는지 스스로가 헷갈릴 때가 있습니다.

이런 것을 빠르게 캐치 하는 것은 중요하고 숙련이 필요합니다.

③ 상담에 의해서 판매하는 경우 (예 : 내가 요즘 피곤해서…)

가) 상대방의 원하는 바를 이해해야 한다.

이해되기 전까지는 섣불리 단정지어서는 곤란하다.

나) 증상의 호소와 말은 환자가 많이 하는 것이다.

　약사는 도움이 되는 조언과 의약품을 추천하는 것이다.

다) 자신(약사)의 말을 환자가 부정하더라도 크게 당황하거나 신경 쓰지 말라.

라) 상대방(환자)의 시선을 고정시켜야 한다.

마) 상대방(환자)과 싸워서 이기려고 하지 말라.

◆ 상담에 의해서 판매하는 경우 (예 : 내가 요즘 피곤해서…)

〈케이스-1〉

환자 : 내가 요즘 영 피곤해요.

약사 : 간이 안 좋아서 그래요.

환자 : 종합검진 때 병원에서 검사해보니 아무 이상 없다고 하던데…

약사 : 검사해서 나올 정도면 엄청 안 좋은 거지요… 그게 아니라 술 먹고 이래서

　　　간도 지치고…

환자 : 술 끊은 지 몇 년 되었는데요.

약사 : 직장생활 다니다 보면, 스트레스 싸이고 그러면 간이 안 좋아져요….

　　　이러쿵 저러쿵

〈케이스-2〉

환자 : 내가 요즘 영 피곤해요…

약사 : 그래요… 왜 그러실까요?(웃으면서 자신 있게 얼굴을 응시하면서 물어봐야

　　　합니다. 몰라서 물어 보는게 아니라… 이야기 할 기회를 주는 것입니다.)

환자 : 그냥 피곤 하네요.

약사 : 아침에 일어나기도 피곤하시고 그러겠네요…

환자 : 그렇지요… 낮에 식곤증도 심한 것 같구…

약사 : 피곤하면 부부생활에 지장도 생길텐데요…

환자 : 그치요…

약사 : 소화도 예전 같지 않으실 꺼고… 뱃속이 불편해지는 경우도 많아요?

환자 : 그치요… 이러쿵 저러쿵…

　　　 (이정도 되면 자기 불편한 이야기가 늘어지지요)

약사 : (적당히 듣다가 어디가 불편한지 무슨 약을 줘야 할지 판단이면)

　　　 증상이 이렇고 이러니까 이 약과 이 약을 드세요…

　　　 (이때도 약은 2개를 가지고 간다)

15. 고령층 환자의 복약지도

　고령자의 복약지도에의 대응은 종래에도 증가해서 중요하게 되고 있다. 인간은 가령과 더불어 신체의 기능이 저하되어 각 신체의 부위도 변화한다. 이것이 노화이며 노화의 진행과 더불어 여러가지 질환이 발병되어 나타난다.

　고령자는 몇 가지 만성적인 질환을 합병증으로 갖는 것이 보통이다. 고혈압, 당뇨병, 부정맥, 뇌경색, 전립선비대, 골다공증, 백내장 등은 나이가 들어감에 따라 많이 발병되는 것이다. 이러한 질환을 합병해서 갖고 있는 경우 치료를 하기 위해서 많은 약이 투여되어 진다. 약사는 우선 고령자의 신체적 특징과 약물의 체내동태의 특이성을 이해하고, 더욱이 의약품정보, 그것도 고령자에 관한 정보를 기초로 해서 약물치료를 적정하게 진행할 필요가 있다.

　약사의 고유 업무는 처방감사, 조제, 복약지도 및 약력관리를 들 수 있을 것이다. 이중에서 복약지도는 투약업무의 최종단계로서 직접 환자나 그의 보호자에게 알기 쉽게 설명해야 하는 것으로서 성격상 약학적 지식 외에 의학적 지식과 환자심리학 등이 요구되고 있는 것이다. 궁극적으로 환자가 보다 유효하고 안전한 약물요법을 수용할 수 있도록 적절한 지도를 의사와 약사가 하는 것을 복약지도라 할 수 있다.

　특히 고령층 환자의 복약지도는 청장년층 환자에 비해서 약사들이 유의할 점이 많기 때문에 복약지도 시 문제점과 약사들의 대응책을 설명하고자 한다.

1) 고령자 의료의 현황

최근 인간의 평균수명은 의료기술의 진보에 따라서 급속히 신장되어 고령자가 차지하는 비율이 증가되고 있기 때문에 고령자에 대한 의료문제가 중요시 되고 있다. 65세 이상 고령층 인구는 총 인구에 대한 비율을 1984년을 기준으로 해서 각국을 비교해보면, 표12과 같은데 세계 모든 국가가 고령화 사회에 접어들고 있음을 알 수 있다.

이와 같은 급속한 고령자인구의 증가는 필연적으로 의료 면에서 큰 영향을 미쳐 노년의학의 발전을 촉구하게 되었다. 그 이유는 노인은 전체 인구 당 2명중 1명이 질환을 갖고 있으며, 병원의 입원율도 증가하고 있으며, 입원일수도 6개월 이상 장기화되고 있고, 재택환자로 나날이 증가되고 있다. 이 결과로 노인의료비는 계속해서 상승되고 있기 때문에 노령자 의료는 앞으로 사회문제로 비약될 수 있어 관심이 집중되고 있는 것이다.

<표12> 인구고령화도의 국제비교

국 명	비 율(%)	2025년 추계비율
스페인(1983)	16.8%	22.2%
영 국(1983)	15.1%	18.7%
서 독(1983)	14.9%	22.5%
프랑스(1984)	13.0%	19.3%
미 국(1984)	11.9%	17.2%
일 본(1986)	10.9%	23.4%

2) 가령에 따른 신체기능, 정신기능의 변화

가령이 진행됨에 따라 신체기능과 정신기능이 변화한다. 이러한 변화는 약물의 체내동태와 약물치료에 영향을 미친다. 복약지도의 지식으로서 특히 신체적기능변화에 관한 지식은 중요하다.

(1) 신체기능의 변화

① 외견상의 변화

신장의 감소, 골변화에 따른 자세의 변화, 근육의 감소, 복부의 지방증가, 피부의 노화 증상으로서 주름이 증가, 모발의 탈락과 백발의 증가 등이 나타난다.

② **시력의 저하**

눈의 조절력의 저하에 의한 노안, 시력의 저하, 시야협착, 암순응시간의 연장 등이 있어 자립하는 생활에 영향을 미친다.

③ **청력의 저하**

청력은 나이와 더불어 고음역의 청력이 감퇴해서 중음역에까지 확대된다. 의사소통을 원활히 하고 부자유스럽지 않은 생활의 유지하기 위해서는 청력저하 고령자에 대해서 특별한 배려가 필요하다.

④ **치아의 퇴행변성**

가령과 더불어 치아의 퇴행변성이 생겨 음식 섭취와 미각의 변화에 영향을 미친다. 타액의 분비의 저하는 복약에도 영향을 미친다.

⑤ **기타**

지각, 평형상태, 운동능력 등의 저하도 나타난다. 일상생활을 될 수 있는 한 지장없이 보내도록 근력의 저하방지에 노력하는 것도 중요하다.

(2) 정신기능의 변화

나이가 들어가면서 정신기능은 저하 한다. 그러나 이것은 개인차가 현저하다.

기억, 인식, 판단, 추리, 사고, 학습, 문제해결 등의 지적활동에는 개인차는 있지만 서서히 저하한다. 오래된 정보의 기억과 그것의 保持 및 想起는 비교적 保持 되고 있지만 새로운 정보에 대해서는 곤란하다. 또한 감정의 기복의 확대, 불안감의 증대, 무력감, 우울 상태 등의 감정의 변화도 나타난다.

그러나 생활양식과 성격의 영향도 커서, 이러한 저하를 모두 가령에 의해서 필연적으로 일어나는 것으로 처리하는 것은 성급한 판단이다. 고령자의 복약지도에 있어서는 고령자의 신체기능과 정신기능의 변화를 충분하게 이해한 후에 행하는 것도 중요하다.

3) 약물동태의 변화

고령자는 체용적, 체지방량, 수분량 등의 신체구성성분의 변화와 심장, 폐, 간, 신장 등의 생리기능의 저하가 표13과 같이 현저해서 약물의 체내동태, 약력학도 변화한다.

따라서 약물요법에 있어서는 고령자의 약물동태의 특징과 고령자질환의 특징을 파악하는 것이 필요하다.

<표13> 고령자의 생체기능의 변화

생체기능	변화	생체기능	변화
총수분량	감소	뇌혈류량	감소
체지방	증가	신기능	저하
신혈류량	감소	간기능	저하
간혈류량	감소	뇌기능	저하

(1) 체내동태의 변화

① 흡수의 변화

고령자에서는 일반적으로 소화관의 혈류량, 연동운동의 저하, 점막세포의 감소 등에 의해서 약물의 흡수와 흡수속도가 저하되는 것으로 알려져 있다. 약제의 용출속도보다도 점막투과성이 흡수의 율속 단계가 되어 가령이 약물의 흡수에 미치는 영향은 적게 된다.

② 체내분포의 변화

고령자에서는 총수분량의 감소와 체지방량의 증가가 나타난다. 수용성약물의 분포용적은 감소하고 지용성약물의 분포용적은 증가한다.

안티피린과 같은 수용성약물의 분포용적은 감소해서 혈중농도가 상승하고, 디아제팜과 같은 지용성약물의 분포용적은 젊은 사람에 비해서 4~5배나 증가하기 때문에 복용을 중지해도 약물의 혈중농도의 저하는 지연된다. 또한 혈청알부민은 가령과 더불어 저하되기 때문에 단백결합이 높은 약물의 고령자에의 투여는 주의할 필요가 있다.

③ 대사기능의 변화

약물의 대사 주요 장기는 간이다. 간은 가령과 더불어 간실질세포수의 감소, 간혈류량, 담즙유량, 약물대사효소(주로 P-450) 활성의 감소가 나타난다.

따라서 고령자에서는 주로 간에서 대사되어지는 약물 (isoproterenol, propranolol, imipramin 등)의 혈중농도가 높게 되어 약효가 증대되어서 부작용이 발현하게 된다.

④ 배설기능의 변화

약물의 배설기관인 신장은 가령과 더불어 약물의 배설능, 배설속도가 저하된다. 그의 원인은 네프론수와 신혈류량의 감소, 사구체여과속도의 저하에 의한다. 따라서 신장에서 주로 배설되어지는 약물, 예를 들면 디곡신, 아미노글리코사이드계 항생제, 탄산리튬 등의 혈중농도의 상승에 의한 작용의 증대와 부작용의 발현에 주의할 필요가 있다.

4) 고령자의 질환과 약제

고령자의 복약상황을 조사해 보면, 10 종류 이상의 약제를 복약하고 있는 사례가 전체 복약자 중 약 10%를 차지하고 있으며, 그 중에는 20 종류 이상을 복용하고 있는 사례도 있어 노령자의 복약 상 문제점으로 지적되고 있다. 이래서 노령자의 약물요법을 어떻게 대처해야 좋은지 가 관심의 대상이 되고 있으며, 문제의식의 제기도 대두되고 있는 것이다.

또한 노령자의 생리적 기능과 질환이 반드시 청장년층과 똑같지 않아서 약물요법을 복잡하게 하고 있기 때문에 고령층 환자의 개개인에게 적합한 특별한 대응이 강구되어야 할 것이다. 특히 고령자는 지능, 동작이 저하된 사람이 청장년층에 비해서 비율적으로 많기 때문에 고령자의 생리와 질환의 특이성을 충분하게 인식하는 것이 복약지도상 필요한 것이다.

(1) 고령자의 질환

고령자의 有病率은 65세 이상이 되면 질환수가 급격히 증가해서 50%이상이 된다. 고령자가 가장 많이 갖고 있는 질환은 순환기계 질환(고혈압, 심혈관질환, 뇌혈관장해 등)으로서 전체질환 중 40%를 차지하며, 다음으로 근골격 및 결합 조직의 질환, 소화기질환,

신경계 및 감각기 질환의 순서로 많다. 그외 치매, 골다공증도 고령자에게 많은 질환이다. 고령자의 이러한 질환은 대개 만성화되는 경향을 나타내고 있으며, 일상생활에 불편을 가져오는 질환도 많은 것이 특징으로 들 수 있다.

또한 이러한 질환은 하나만 있는 것이 아니라 복수의 질환으로서 합병증을 많이 갖고 있어 고령자의 약물요법 시 개체차를 현저하게 증가시키고 있다.

노령자의 병태는 청장년 환자와 비교할 때 똑같은 질환이어도 그의 임상증상과 검사 성적에는 큰 차이가 있다. 똑같은 폐렴이어도 고령자는 발열, 해소, 객담은 청장년에 비해서 적고 X선 소견도 드물게 나타내는 반면에 순환부전, 탈수 증상을 조기에 가져오기 쉽다.

고령자에서는 각각의 질환특유의 임상증상을 나타내는 경우가 적은 편이며, 전신적 소모 현상만이 급격하게 악화되는 경우가 많다.

또한 고령자의 특징으로는 많은 증상을 호소하는 경향이 있는데 배경으로는 불안, 고독, 외로움 등의 심리적 요인 때문에 두통, 복통, 불면, 하리, 변비 등을 호소하는 적이 많다. 이러한 자각증상 때문에 복약을 원하는 노령자의 대부분이 Placebo의 투약만으로도 유효하게 치료할 수가 있다. 따라서 될 수 있는 한 중증질환에만 약물요법을 시행하고 다제 복용은 부작용 때문에 신중하게 선택해서 약물치료를 해야 할 것이다.

(2) 고령자 약물요법의 문제점

약물요법을 받고 있는 고령자 1600 예 중 10.2%가 부작용의 발현을 경험한바 있는데 60세 이상과 59세 이하의 군으로 분류하여 부작용의 발현률을 비교해 보면 전자는 63%, 후자에서는 15%로서 고령자가 4배나 많은 편이다.

또한 약물상호작용 때문에 입원이 필요로 하는 환자수도 치료총수의 2.9%에 달하고 있다.

Wade등의 보고에 의하면 부작용은 나이가 먹음에 따라 그의 발생빈도가 높게 되어 60~70세대에서는 30세대에 비해 2~2.5배나 높다. 더구나 복용하는 약의 종류도 많아 고령자가 부작용이 많은 편인데 부작용의 대부분(82%)은 약제의 과잉투여에 의해 기인되고 있다.

Boston Collaborative Drug Surveillance Program 부작용의 보고에 의하면 16~25세의

연령층에서는 19.4%이지만, 이것이 76~85세의 연령층이 되면 30.4%에 달해서 나이 증가에 의한 부작용 발현율의 상승을 나타내고 있다.

또한 부작용 발현률은 질병과 약제의 명확한 감별이 곤란하기 때문에 조사기관에 따라서 차이가 나타날 수 있다. 고령자의 부작용의 특징은 청장년층 환자에 비해서 심한 부작용이 많은 편이다. 일반적으로 청장년층 환자의 부작용은 알레르기 쇼크를 제외하면, 피부 부속기관 장해와 위장장애 등 경증인 것이 많고 대부분의 부작용은 자연 치유가 가능하다. 그러나 고령자에서는 의식장해 등의 중추신경장해, 출혈 등의 혈액장해, 심부전, 심근경색, 부정맥, 저혈압 등의 순환기장애, 저혈당, 眼장해, 골절 등의 심한 후유증을 남기는 경우가 많으며, 부작용에 의한 사망에도 가령과 더불어 증가되는 경향을 나타내고 있다. 또한 중증은 아니지만 배뇨장해, 호흡장해, 식욕부진, 변비 등이 빈번하게 발생하기 쉽다.

노인들은 부작용의 증상을 올바르게 호소하는 적이 적기 때문에(예를 들면 위출혈이 있어도 위통을 호소하지 않고 식욕부진만을 호소한다) 부작용이 악화되어 노인의 부작용은 청장년에 비해서 몇 배 크게 나타나기 때문에 주의할 필요가 있다.

또한 노인에서는 다제병용이 많기 때문에 약물상호작용을 일으키기 쉽다. 예를 들면 고혈압과 당뇨병이 併發될 경우에 강압이뇨제의 사용이 문제가 되며, 협심증과 자극전도장해가 있으면 베타-차단제가 病의 상태를 악화시킬 수 있다. 또한 골절 및 요통에 감염증이 병발하는 경우 퀴놀론계 항생제에 의해서 부작용의 문제를 일으키는 등 노인환자의 약물요법은 치료에 곤란을 가져오는 경우도 많다.

May등의 보고에 의하면 약제수가 5이하에서는 부작용의 발생률은 4%이지만, 약제수가 6~10개, 11~15개, 16~20개로 증가하면 부작용은 10%, 20%, 54%로 증가하고 있다.

노인환자는 복수질환을 갖고 있어 여러 종류의 약제를 투여 받고 있기 때문에 약물 상호작용이 빈번하게 발생하지만 이 상호작용이 일반적으로 주목받기 시작한 것은 비교적 최근이다.

(3) 고령자질환의 특징

① 여러 장기에 질환이 나타난다.

② 질환의 증상이 비정형적이며 무증상의 질환과 정신장애를 수반하고 있다.

③ 독립해서 일상생활을 영위하는 것을 저해하는 많은 증후와 기능장애가 있다.

④ 급성질환으로부터 회복이 지연되어 합병증을 계속해서 발병한다.

⑤ 검사치의 변동을 가져오기 쉽고 항상성과 제어계의 실조를 일으키기 쉽다.

⑥ 약물의 사용이 많아져서 부작용의 발현이 증가한다.

⑦ 사회적요인과 환경의 변화에 의해서 증상이 변동한다.

⑧ 허약고령자, 초고령자(85세 이상), 정신장애자는 수술의 적응이 문제이다.

⑨ 장기요양을 요하기 때문에 복지와의 제휴와 팀의료가 필요하다.

⑩ 종말기의료가 많아져서 죽음을 어떻게 맞이하는가가 문제로 되고 있다.

5) 고령자 복약지도 시 문제점

현재 일반적으로 65세 이상의 환자는 약 85%가 약물요법을 필요로 하며 복약지도에 있어서도 65세 이상의 고령자가 차지하는 비율은 상당히 크다. 최근에 의학과 약학이 현저하게 진보됨에 따라서 우수한 효과를 나타내고 작용이 강한 약물들이 많이 개발되고, 또한 그의 사용이 보편화되어지고 있기 때문에 그의 복잡하고 다양화되어지는 약물에 관한 정보의 수집, 정리와 이것에 따른 복약지도를 정확하게 하여야 할 책임이 약사에게 한층 더 부여되고 있다.

고령자의 약물요법 시 약리학적 면과 복약지도 면을 동시에 고려할 필요가 있는데 다음과 같은 사항들이 복약지도 시 문제점으로 되는 것이다.

(1) 접수받은 처방전만의 자료로서는 환자의 배경인자를 알 수 없기 때문에 약사들은 복약지도를 하기가 어렵고 복약지도의 내용은 당연히 제한적이다.

(2) 약사의 복약지도 영역은 의사와 간호사의 복약지도 영역과 중복되고 있어서 확실하게 구분하는 것이 어렵다. 따라서 의사와 간호사의 영역을 침해하지 않는 것이 필요하며 second doctor로서의 역할을 하지 않도록 할 필요가 있다.

(3) 인적 내지는 시간적인 문제 때문에 면담을 해야 하는 환자는 한정되어 있으므로 장

시간 복약지도를 하는 것이 곤란하다.

(4) 임상현장에서 때로는 약사들이 환자들의 질문에 대한 대응이 신속성과 정확성이 요구되고 있는 상황이 있을 때 올바르게 대응할 수 없으면 타 의료종사자의 신뢰를 얻을 수 없어서 충분한 병동활동을 할 수 없다.

(5) 환자자신이 많은 약제를 복용하고 있을 때 복용법이 잘못되거나 혹은 복용을 잊어버리거나, 그 외에 환자자신이 임의로 용량을 조절하여 증감하는 경우가 있으면 복약지도의 문제는 복잡하게 되는 것이다.

6) 고령자의 복약지도의 기법

(1) 시력장애가 있는 노인환자에 대한 복약지도의 기법

① 라벨에는 크고 또박 또박 정자로 쓴다.

② 라벨에 있는 용법을 읽어주거나 따로 큰 글씨로 적어준다.

③ 여러 가지 약인 경우 라벨의 색깔로 구별해 주면 좋다. 노인환자는 보라색, 파란색, 녹색보다는 노란색, 오렌지색, 빨간색을 더 잘 볼 수 있다.

(2) 청력장애가 있는 노인환자에 대한 복약지도의 기법

① 대화에 들어가기 전에 환자로 하여금 상담에 임할 자세를 가지도록 유도한다.

② 환자를 바로 쳐다보면서 대화한다.

③ 때로는 대화의 내용을 적어가면서 상담한다.

④ 똑하고 분명한 발음과 조금 낮은 어투로 이야기한다.

⑤ 되도록 천천히 이야기한다.

⑥ 적절한 제스처를 사용하여 이해를 돕는다.

⑦ 시각효과를 줄 수 있는 그림 등을 이용한다.

⑧ 조용한 분위기와 잡음이 없는 환경에서 상담한다.

(3) 인지능력 · 기억력장애가 있는 노인환자의 경우에 복약지도의 기법

① 주의사항을 간단명료하게 분류하여 설명한다.

② 그림 등 이해력을 높일 수 있는 방법을 이용한다.

③ 일상적인 사건과 연결시켜 설명해준다.

④ 이해하기 쉬운 단어로 설명한다.

⑤ 조언은 이유를 달아서 설명하면 납득시키기 쉽다.

⑥ 너무 많은 설명은 적은 것보다 못하다.

⑦ 중요한 부분은 다시 강조해 준다.

⑧ 과거의 병력, 오류에 대해 너무 겁을 주지 않는 것이 좋다.

⑨ 되도록 친밀감을 주도록 주의한다.

⑩ 쉽게 알아듣지 못한다고 너무 성급히 재촉하는 것은 금물이다.

⑪ 환자가 의미하는 것이 분명하지 않으면 추측하지 말고 물어 확인한다.

⑫ 한 번에 한 가지씩 짚어 나간다.

⑬ 논리의 비약이 있으면 환자가 이해하지 못한다.

⑭ 환자가 잘못 이해하고 있는 부분이 있는지 질문으로 파악한다.

(4) 노인환자의 일상생활에 대한 복약지도 사항

약사는 노인환자와의 상담 시 약물요법뿐만 아니라 비약물요법인 운동요법, 식이요법, 일상생활에 대한 조언을 하게 된다. 환자의 질병과 반대되지 않는 경우라면 아래와 같은 내용을 권유하는 것이 좋다.

① 하루 세끼의 규칙적인 식사

② 지방, 설탕, 소금이 많이 든 음식은 피할 것

③ 섬유질이 많은 음식을 먹을 것

④ 다량의 물을 마실 것

⑤ 규칙적인 운동을 할 것

⑥ 건강진단이나 의사와의 약속을 지킬 것

⑦ 건강한 삶에 대한 태도를 가질 것

⑧ 의사, 약사, 또는 다른 의료관계 직업인과 유기적인 관계를 가질 것

⑨ 의약품복용기록카드를 사용하여 복용중인 약을 파악하고 있을 것

⑩ 담당약사가 환자가 복용하는 모든 약에 대해서 알도록 할 것

⑪ 약사에게 환자가 복용하는 약에 관해 충분히 질문할 것

⑫ 다른 사람의 처방약을 비슷한 증상을 가졌다고 해서 복용치 말 것

⑬ 의사나 약사의 지시에 따르고 필요시 적어달라고 할 것

7) 고령자의 복약순응도의 특성

고령자의 복약순응도를 좌우하는 것은 일반적으로 젊은 사람과는 다소 차이가 있다. 최근에 "3시간대기 3분 진료" 라는 것이 일반인 사이에서는 상식으로 될 만큼 병원에 가보면 너무나 의사들은 바쁘기 때문에 환자들이 제대로 복약지도를 받는 것과 의약품에 대한 설명, 주의사항 및 부작용에 대해서 상세하게 설명을 듣는다는 것은 참으로 불가능한 것이다. 더욱이 일반사람과는 달리 고령자에게 복약지도 사항을 이해시키기 위해서는 장시간의 시간이 필요로 하며, 고령자 특유의 복약순응도에 영향을 미치는 요인도 충분히 고려하지 않으면 원활한 복약지도를 할 수가 없다.

고령자는 기억력이 감퇴되어서 약을 복용하는 것을 잊어버리는 경우가 많지만 다음과 같은 이유 때문에 복약순응도와 연령 간에는 일정한 관계가 성립되지 않으며 또한 용법지시의 이해도에도 연령차에 따라서 크게 다르지 않는 것으로 보고 되기도 했지만 앞으로 복약지도 시 충분히 검토해야 할 것이며, 이러한 사항을 잘 활용을 해서 고령자의 복약순응도를 증진시켜야 할 것이다.

(1) 고령자는 약을 좋아하는 경향이 있다.

(2) 질환이 많고 만성이기 때문에 의료에 충실하다.

(3) 성격이 모범적이다.

(4) 시간적인 여유가 많다.

8) 고령자의 복약 불이행의 실태

고령자는 질병을 치료하기 위해서는 복약은 당연한 것으로 납득하고 있는 사람이 많으며, 약을 싫어하는 사람은 거의 없다. 더구나 복수의 질환을 갖고 있기 때문에 다제병용이 보통이다. 약물상호작용과 부작용 등을 고려해 볼 때 모든 종류의 의약품이 무조건 투여 가능한 것으로 생각할 수 없다.

부작용이 적은 의약품이어도 20종류를 초과할 때는 위장장애가 일어날 수 있으므로 의약품의 수는 더욱더 증가하게 된다. 따라서 실제로 조제에 종사하고 있는 사람은 환자가 실제로 이러한 의약품을 어김없이 결정된 대로 완전하게 복용하고 있는가의 여부를 확인해야 하며 약물상호작용도 검토하지 않으면 안 된다.

외래 노인환자만을 대상으로 진료하는 노인전문병원에서 의약품의 용법 및 사용에 대하여 조사한 결과를 열거해보면 다음과 같다.

(1) 지시대로 복용하고 있는가?

대부분의 환자가 "약을 제대로 복용하고 있다"고 대답하는 결과가 많지만(86.7%), "자신이 증상에 따라서 약을 조절해서 복용하고 있다"고 대답하는 환자도 있으며, 증상에 상관없이 약을 복용하고 있다"고 하는 환자도 있는데, 그의 숫자는 정확하지 않아도 고령자의 성격이 그대로 반영되고 있다. 아마도 "예"라고 말하지 않으면 주치의에게 혼나지 않을까 라고 생각하고 있는 환자가 상당수 있어서 그 이유 때문에 "아니오" 라고 대답하는 환자가 13.3%로 적은 편이다.

(2) 복용시간

복용하는 시간에 대해서 약 반수가 잊어 먹는 편이다. 고령 환자의 대부분이 직업을 갖고 있지 않기 때문에 잊어버리는 것이 특징이며, 점심 식사를 하지않는 것도 낮에 약을 복용하는 것을 잊어버리는 이유의 하나로 들 수 있을 것이다.

(3) 복용 시 가족의 협력이 있는가?

대부분의 환자가 자신이 알아서 약을 복용하고 있으며, 가족은 확인하는 차원에서 말만 하는 정도이다. 대상 중에는 자신이 약을 복용할 수 없는 사람도 있다.

(4) 2주 후에 약이 어느 정도 남았는가?

약 반수의 사람이 충실하게 복용하고 있어서 45%정도는 약이 남아 있지 않다고 대답하고 있다. 그 외 10%는 처방이 변경 및 중지에 의해서 약이 남는 경우가 있다.

(5) 남아 있는 약의 처분

"오래된 순서로 복용한다" "보존한다"를 같이 대답하는 사람이 1/3이 되며, 고령자 특유의 성격이 나타내고 있다. 그 외는 의사와 약사의 지시를 받고 남아있는 약을 처분하고 있다.

(6) 약을 싫어하는가?

약을 싫어하는 사람은 43%이다. "좋아한다"와 그 외를 포함해서 약 60%가 약을 복용하는 것이 지장이 없으며 음식물과 같이 똑같이 생각하여 병이 나면 약을 복용하는 것을 당연시하고 있는 것 같다.

9) 고령자 복약 불이행의 내용

처방약 복용 시 고령층환자의 복약 불이행의 내용은 표14와 같은데 약 60%가 처방된 대로 복용하고 있지 않으며 처방된 양보다 적게 복용하고 있다.

〈표14〉 처방약 복용 시 고령층환자의 복약불이행의 내용

약물사용의 범위	환 자	Drug
과량복용(over-use)	8.7%	5.0%
소량복용(under-use)	34.7%	22.0%
기타(other inappropriate use)	15.1%	3.7%
total misuse	58.5%	30.9%
적정사용(appropriate use)	41.3%	69.1%
total use	99.8%	100.0%

10) 고령자 복약불이행의 요인과 배경

고령자의 대부분은 이해력의 저하, 난청, 시력장해, 노령자 특유의 심리(완고성, 편견,

오해 등) 및 부작용의 염려 등과 더불어 다종의 제형이 출현하고 다제병용 하기 때문에 투약을 받고 있는 대부분의 노령자들은 복약 불이행을 일으키기 쉽다. 복용하고 남아 있는 약을 체크해 본 조사에서도 복약 불이행은 고령층 환자가 청장년층 환자에 비해 비교적 크다는 결과가 보고 된 바 있다. 따라서 고령자의 복약지도 시 완전 복약은 불가능한 문제로 될 수 있기 때문에 의사의 설명만으로는 불충분하다는 것이 최근 지적되고 있다. 따라서 약사들의 복약지도의 필요성이 크게 대두되고 있으며, 의사와 약사들의 정확한 복약지도만이 고령층 환자의 복약 불이행을 방지하고 유효한 치료효과를 얻을 수 있을 것이다.

고령층 환자의 복약 불이행의 이유로서는 식사를 하지 않는 경우, 복용을 잊어버리는 경우, 부작용의 염려가 있어 복약을 기피하는 경우를 들 수 있다.

(1) 고령자의 복약불이행의 배경이 되는 이유
① 환자의 정신기능
② 질환(치매, 난청, 시력저하 · 장해)
③ 생활환경
④ 처방계획의 내용
⑤ 환자와 의사와의 인간관계
⑥ 복약의 의의 및 설명에 대한 이해부족
⑦ 노인 특유의 성격

(2) 고령자의 복약불이행의 원인
① 일반적으로 성인에 비해서 이해력이 나쁘고, 기억력이 저하되어 의사, 약사의 지시가 올바르게 전달되지 못하고 이해시킬 수 없다.
② 고령자는 같은 병이어도 젊은 사람에 비해서 고통과 자각증상이 적다.
③ 치료효과가 신속하게 나타나지 않기 때문에 복약 의욕이 결핍되고 있다.
④ 고령자는 복수질환을 갖고 있어 다제 투여를 해야 하기 때문에 복용법이 복잡해

서 誤藥과 복용을 잊어버리는 경우가 많다.

11) 고령자의 복약이행도를 높이는 방법

고령자의 복약이행도를 높이기 위해서는 약에 대한 자세한 설명보다는 약 복용이용이
하도록 처방하고, 조제하는 것이 중요하다. 약의 복용 횟수가 많아 복용에 어려움이 있다
면, 약물−약물 상호작용, 약물−음식 상호작용 등을 검토하여 복용 횟수를 최소화하는 것
이 필요하고, 반드시 복약안내문이나 약물 복용 시 주의사항에 대한 내용을 서면으로 제
공한다.

특히 복약순응도가 좋지 않은 고령층 환자는 근본 원인을 찾아 환자와 함께 노력하여야
하고, 환자와 약사간의 상호 신뢰감을 높이도록 하며, 가족과의 유대관계에 의해 교육의
효과를 높이는 것이 바람직하며, 다음과 같은 방법을 강구하도록 한다.

(1) 복합제나 하루 한번 복용이 가능한 약물을 사용함으로써 복용약물 수와 복용 횟수
를 최소화한다.

(2) 구두로만 전달하기보다는 약물별 복약 안내문과 복용시간표를 작성하여 준다.

(3) 알람, 달력 등 복약을 알려주는 용품을 사용하도록 하는 것도 좋다.

(4) 항상 보호자와 함께 복약상담을 실시한다.

(5) 약의 사용법, 복용 기간, 약물유해반응, 복용 중 피해야 할 것, 약물 복용을 잊었을
때의 대처방법, 약 보관법 등에 대한복약상담을 시행하도록 한다.

12) 고령자 복약지도에 영향을 미치는 요인

고령자의 복약지도에 영향을 미치는 요인들은 다음과 같다.

(1) 고령자의 생리적 기능 감퇴

고령자는 지능이 감퇴됨에 따라 이해력, 기억력, 주의력 등이 저하됨과 동시에 연하력,
청력과 시력이 떨어지고 성격 등에 기인해서 복약 상에 문제를 일으키기 쉽게 되는 것이
다. 나이가 들어감에 따라서 신체기능상의 문제는 기억력, 근력, 시력, 청력, 미각의 순으

로 나타난다.

생리기능감퇴에 따른 복약상의 문제 예를 들어보면 다음과 같다.

    ① 정신적 장애와 신체적 장애의 경우

    ② 시력저하와 시력장애의 경우

    ③ 청력저하와 청력장애의 경우

    ④ 미각 상에 문제가 있는 경우

    ⑤ 고령자 특유의 성격

(2) 다제병용과 처방 · 조제의 문제

(3) 제제상의 문제점

(4) 포장 · 용기의 문제점

(5) 용법상의 문제

(6) 고령자 세대와 복약의 문제

(7) 부작용에 관한 문제

(8) 복약지도상 의사와 간호사와의 관계

11) 고령자 복약 지도상의 대응책

고령자의 복약지도는 여러 면에서 성인에게 하는 복약지도와는 다르기 때문에 성인을 대상으로 한 종래의 복약지도와는 많은 점에서 차이가 있다.

고령자의 복약지도의 기본은 고령자가 위험성이 높은 약물의 부작용이 발생하지 않도록 해야 하며 약물의 오 · 남용을 하지 않도록 하는 것이며, 복약순응도를 높이는 것이다. 이렇게 하기 위해서는 다음과 같은 대응책이 강구되어야 할 것이다.

(1) 의사와 약사는 복약지도에 강한 열의를 갖고 할 것.

(2) 약사는 복약지도를 정확하게 할 것.

(3) 복약지도의 방법을 항상 연구하고 개선할 것.

(4) 복약지도의 환경을 정비할 것.

(5) 가족·친지의 협력을 구할 것.

(6) 상세한 약력을 작성할 것.

(7) 부작용 설명은 충분히 주의해서 할 것.

(8) 의료종사자의 일원으로서 팀웍을 좋게 할 것.

(9) 노령자용 약제·제제 및 포장을 개발하고 개선하도록 할 것.

12) 결론

고령자 의료는 고령화 사회에 접어들면서 점차적으로 만성병의 시대가 되고 있다. 이 고령자 질환의 치료목표는 수명의 연장과 더불어 건강하고 활동적이며, 생동감 있는 인생을 보내게 하는 데 있는 것이다. 즉 건강하면서 장수를 목표로 하지 않으면 안된다.

복약지도의 목적은 복약순응도를 향상시켜 치료효과를 높이는 것이지만 환자의 복약순응도는 고령자에 있어서 여러 요인에 의해서 영향을 받고 있다. 따라서 약사는 복약순응도를 높이기 위해서는 의약품정보를 충실하게 제공하고 노령자에게 적합한 약제와 제제 및 포장을 개선시키고 개발하며 복약지도 시 열의와 성의를 갖고 해야 할 것이다. 노령자의 생체는 개개인마다 차이가 있어 변동이 심하며 약제에 대한 반응도 각각 차이가 있기 때문에 이것을 충분히 고려해서 복약지도를 하지 않으면 안된다.

제4장

주요 질환 치료제의 중요 복약지도 사항

1. 소화성궤양 치료제

소화성궤양의 원인은 점막방어, 창상치유의 메카니즘의 장애가 되는 H. pylori 및 NSAIDs, 스트레스와 위산과다 등이 있다. H. pylori는 위암의 원인 중 하나로 되고 있다.

내시경 진단의 진보에 의해 집단검진의 결과에 의하면 소화성궤양 유병률은 전 인구의 5~10%에 달하고 있으며 십이지장궤양이 위궤양보다 4배나 많다. 특히 소화성궤양은 재발성의 질환으로 1년 이내에 50%이상이 재발하고 있는데 약사는 재발 요인을 숙지해서 소화성궤양이 재발하지 않도록 복약지도를 철저히 해야 할 것이다.

십이지장궤양은 암으로 되는 예는 극히 드물고 위궤양 환자의 5%가 암으로 악화될 수 있기 때문에 특히 위궤양의 질환을 갖고 있거나 병력이 있었으면, 환자를 세심하게 관찰하고 사후관리를 철저히 하는 것이 좋을 것이다.

현재 소화성궤양의 질환을 갖고 있거나 과거에 이 병에 기왕력을 갖고 있던 환자가 다른 질환이 병발할 경우에 각종 약물의 투여를 부득이하게 해야 할 경우가 적지 않다. 이런 경우에는 소화성궤양의 악화 및 재발을 초래하는 약물을 체크해서 이 약물의 사용을 될 수 있는 한 피해야 할 것이다.

이와 같은 이유에서 우선 소화성궤양의 발생기전을 아는 것이 가장 중요하며, 궤양을 발생시키는 약물, 궤양의 치료에 악영향을 미치는 약물뿐만 아니라 소화성 궤양치료제에 대한 부작용, 생체내동태, 약물상호작용을 파악해 두어야 올바른 복약지도를 할 수 있을 것이다.

(1) 소화성궤양환자의 복약지도사항

① 약사가 소화성궤양치료제의 약리작용과 소화성궤양을 일으키는 병태생리를 충분히 이해해 두어야 환자에게 약효에 관해서 충분히 설명할 수 있고 환자가 약을 올바르게 복용할 수 있게끔 납득시킬 수 있을 것이다.

② 부교감신경억제제가 함유되어있는 제제를 복용하면 視調節障害, 현훈, 권태등이 일어날 수 있기 때문에 차의 운전 및 위험을 수반하는 기계조작에 주의하도록 환

자에게 복약지도를 한다.

③ 소화성궤양은 재발성의 질환이므로 H2-차단제는 적어도 6주 이상, Proto pump 저해제인 Omeprazole은 4주 이상을 복용하도록 하며 환자가 복약을 제대로 하여도 치료가 안 될 경우에는 유지요법으로 4주 이상을 더 복용하도록 복약지도를 한다.

④ 소화성궤양을 일으킬 수 있는 다음과 같은 약물은 반드시 위장약과 같이 복용하고 식후에 복용하도록 복약지도를 해야 한다.

　　가) Erythromycin

　　나) NSAIDs (Nonsteroidal anti-inflammatory drugs)

　　다) Warfarin(Coumarin)

　　라) Potassium chloride

　　마) Ethacrynic acid

　　바) Iron salts

　　사) Reserpine

　　아) Chemotherapeutic agents

　　자) Aspirin

　　차) Bromocriptine

　　카) Corticosteroids

　　타) Ethanol

⑤ H_2 차단제를 비롯한 많은 소화성궤양치료제는 급성위염, 만성위염, 역류성 식도염, Zollinger-Ellison증후군(가스트린을 분비하는 췌장의 종양으로 인하여 위산과 펩신이 과다분비, 궤양을 일으키는 증후) 등에도 이용할 수 있기 때문에 약효를 설명할 경우에는 주의를 요한다.

(2) 소화성궤양환자의 일상생활상의 주의사항

① 소화성궤양의 치료는 약물요법도 중요하지만 규칙 바른 생활과 식이요법도 매

우 중요하다. 또한 스트레스를 해소할 수 있도록 노력하고 수면을 충분히 취하도록 생활요법의 복약지도를 해야 한다.

② 하루에 20개비 이상의 담배를 흡연하거나, 매일 술을 2홉 이상 마시거나 커피를 하루에 3잔 이상 마실 때에 소화성궤양을 악화시키거나, 치유를 지연시키므로 특히 이러한 기호품에는 주의를 하도록 복약지도를 한다.

③ 재발률이 높은 질환으로 유지요법 후 생활상의 주의를 강조해서 지도한다.

④ 위산의 분비를 자극하고 증상을 악화시키는 자극성 음식과 스트레스는 최소화하도록 한다.

⑤ 정신적 안정을 취하고 스트레스를 완화시키도록 한다.

⑥ 매운 음식, 기름진 음식이나 산도가 높은 음식은 피하도록 한다.

(3) 소화성궤양 치료제의 복약지도사항

소화성 궤양의 약물치료는 공격적 인자인 산분비를 억제하거나 분비된 산을 중화하여 이루어지거나 이러한 공격적 인자에 대한 방어기전인 위 점막들을 보호하는 방법을 통해 이루어진다. 소화성궤양치료제는 제산제, 위산분비억제제(H_2 차단제, Proton pump 저해제), 점막보호제(항펩신제, Prostaglandin제제, Bismuth제제), 방어인자증강제 (Cetraxate, Teprenone), 항콜린제 및 복합제제가 있으며 중요한 복약지도사항은 다음과 같다.

① 제산제 (NaHCO$_3$, CaCO$_3$, Al(OH)$_3$, Mg(OH)$_2$)

제산제는 값이 쌀 뿐만 아니라 위궤양의 통증완화에 효과적이라서 많은 소화성궤양 환자들이 사용하고 있다. 감기약과 신경통약 등이 위장장해를 가져와 처방조제시 제산제를 많이 이용되고 있는데 특히 제산제는 약물상호작용이 커서 다른 약물의 약효를 감소시키기 때문에 처방검토를 할 때에는 주의를 요하며, 또한 장기적으로 과량의 제산제를 연용 할 때 부작용을 나타낼 수 있으므로 환자가 오·남용을 하지 않도록 철저한 복약지도가 필요한 약물이며 주의해야 할 복약지도사항은 다음과 같다.

가) 제산제의 작용기전상, 정제보다는 현탁제가 훨씬 점막보호에 효과적이다. 따라서 정제 복용 시에는 충분히 씹어서 그 표면적을 넓게 하여 복용해야 한다.

나) 제산제는 설사와 변비와 같은 위장관계 부작용을 일으킨다. 특히 마그네슘염은 설사를 유발하는 반면, 알루미늄염은 변비를 일으키므로 장기간 복용시 주의를 요한다.

다) 수산화알루미늄과 수산화마그네슘의 배합제인 Malox는 제산제로서 소화성궤양에 임상적으로 이용되기도 하지만 이상발효 및 소화불량성 만성하리에도 이용한다. 또한 산화마그네슘은 완하제로서 이용하거나 요로수산칼슘 결석의 발생을 예방할 목적으로도 처방되기 때문에 환자에게 적절한 설명을 해 줄 필요가 있다.

라) 제산제는 소화성궤양치료제로서 이용되기도 하지만 급성위염, 만성위염, 신경성 식욕부진, 위하수 등에도 약효가 있음을 환자에게 알려준다.

마) 수산화마그네슘제제는 장기투여 시 칼슘 및 인의 흡수를 저해시켜 골연화증과 골다공증을 일으킬 수 있다. 신장해 환자에서는 마그네슘 중독을 일으킬 수가 있기 때문에 주의를 요한다.

바) 마그네슘을 함유한 제산제는 설사가 나거나 심하게 피로하며 심장이 이상하게 뛸 경우에는 약사에게 문의하도록 지도한다.

사) 제산제는 식후 1~2시간 및 취침 시에 복용하도록 한다.

아) 나트륨의 제한을 필요로 하는 고혈압 환자에게는 주의를 하도록 한다. (NaHCO₃)

자) 흑변, 흑갈색 구토 및 관절통의 증상이 복용하는 동안 완화되지 않을 경우에는 의사나 약사에게 알리도록 한다.

② H₂ blockers (Cimetidine, Ranitidine, Famotidine, Nizatidine)

위산의 분비는 히스타민, 아세틸콜린, 게스트린에 의해 일어난다. 그러나 결국 어떤 경우에도 마지막에는 H+/K+ ATPase를 통하여 이루어지므로 이 과정을 억제함으로써 산 분비를 막을 수 있다. 이들 H₂ 차단제는 벽세포의 H₂-수용체에 경쟁적 가역적으로 결합하여 용량 의존적 산분비를 저해한다. 십이지장 궤양은 보통 2달 이내에 대부분 치료되지만 재발할 확률이 높다.

가) 검은색의 타르질 변이나 커피색의 구토를 하게 되면 궤양출혈일 수 있기 때문에 즉시 약사나 의사에게 알리도록 한다.

나) H_2 차단제는 위산의 분비억제작용이 강력하기 때문에 자각증상이 빨리 없어지므로 환자는 소화성궤양이 치료된 것으로 착각하여 아직 완전히 궤양이 치유되지 않는 시기(1~2주 후)에도 복약을 중지하는 환자가 많다.

따라서 중도에 복약을 끝낼 경우에는 재발할 확률이 높고 재발될 때는 초기에 발병될 때보다 더 중증으로 악화될 수 있음을 환자에게 알려주고 처방되어진 분(6~8주분)은 계속해서 복약하도록 충분히 설명한다.

다) 임산부, 수유부가 H_2 차단제를 복용할 경우에는 주의를 요한다.

환자가 임신하고 있을 경우나 수유부의 경우는 주치의와 상담하도록 한다.

라) 장기간 복용할 경우에는 정기적으로 간기능, 신기능 검사를 하도록 복약지도를 하도록 한다.

마) Cimetidine은 고령의 환자의 경우 두통과 어지럼증을 유발하거나 장기간 투여 시 여성화유방과 성욕감퇴가 나타날 경우에는 약사나 의사에게 알리도록 한다.

바) Cimetidine은 대표적인 효소억제제(enzyme inhibitor)로서 간에서 대사를 많이 받는 약물 특히 간 microsom의 cytochrome p-450과 결합해서 산화적 대사를 많이 받는 약물(warfarin, phenytoin, propranolol, lidocaine, diazepam, chlordiazepoxide, quinidine, nifedipine, verapamil, diltiazem)들 대사를 지연시켜 혈중농도를 상승시키고 간혈류량도 감소시켜 theophy lline, imipramine, nortriptyline, procaineamide의 배설을 지연시켜 혈중농도를 높이기 때문에 cimetidine과 병용 시는 감량하거나 신중하게 투여 하도록 한다.

사) Ketoconazole과 itraconazole은 강산성의 pH에서만 녹는 약물이기 때문에 cimetidine과 병용투여 시 위내의 pH를 증가시켜 용해도를 감소시켜 위장관 흡수가 저해되어 생체이용률이 감소되기 때문에 병용 투여해서는 안 되며, 케토코나졸

을 복용하고 있다면 케토코나졸 복용 2시간 전이나 복용 2시간 후에 이 약을 복용
하도록 한다.

아) 온 몸에 힘이 없거나 열이 나면 빨리 의사나 약사에게 문의하도록 복약지도
를 한다.

자) 통증을 완화시킬 목적으로 제산제를 복용하는 경우에는 cimetidine 복용후
적어도 30분~1시간 간격을 두고 복용하도록 한다.

차) 위산분비억제 효과는 흡연에 의해 감소되므로 반드시 금연하도록 한다.

카) 커피, 알코올에 의해 위산분비가 증가할 수 있으므로 피하도록 한다.

타) 항우울제, 쿠마딘, 테오필린, 아미노필린, 베타 차단제, 니페디핀, 페니토인, 메
트로니다졸, 케토코나졸 을 복용하고 있으면 약사나 의사에게 미리 알리도록 한다.

③ Proton pump inhibitors(Omeprazole, Lansoprazole(란스톤), Pantoprazole(판토록),
Rabeprazole(파리에트))

이 계열의 약물은 위산 분비의 최종단계인 H+/K+ ATPase를 저해함으로써 위산
분비를 비가역적으로 완전하게 억제한다. 단기간의 소화성 궤양과 Zollinger-Ellison
syndrome 등에 사용된다.

가) Omeprazole의 단점은 위산에 불안정해서 장용피정으로 투여하기 때문에 환
자가 씹어서 복용하지 않도록 복약지도를 해야 하며 조제 시 분쇄하지 않도록 한다.

나) 간에서 약물의 산화 대사를 억제하기 때문에 warfarin, phenytoin과 diaz
epam의 간에서의 대사와 배설을 지연시켜 혈중농도가 상승되는 약물상호작용을
일으키므로 주의를 요한다.

다) 가슴부위가 아프거나 복통이 나타나면 유방이 딱딱하게 되고 아프며, 성 기
능에 문제가 생기면 약사에게 문의하도록 복약지도를 한다.

라) 눈이 잘 안보일 수 있고, 손발이 붓거나 관절이 아플 수 있으며, 두통이 생기
거나 졸릴 수 있으며, 변이 묽어 질 수도 있고 변비가 생길 경우에는 약사에게 문의
하도록 한다.

마) 간에 부담을 줄 수 있으므로 정기적으로 간기능검사를 하도록 한다.

바) 궤양증상이 1~2주내에 소실되더라도 최소한 4-6주 동안은 꾸준히 이 제제를 복용하도록 해야 한다.

사) 어지러움, 두통, 오심, 구토, 설사, 기침이 날 경우에는 의사나 약사에게 알리도록 한다.

아) 란소프라졸은 위산분비를 현저하게 억제하기 때문에 강산의 pH에서 흡수가 좋은 약물 (Ketoconazole, Ampicillin ester, Iron salts, Digoxin)과 병용투여 하면 생체이용률이 현저히 감소될 수 있다.

자) 심장약(디곡신), 항진균제(스포라녹스, 케토코나졸)를 복용하고 있다면 약사나 의사에게 미리 알리도록 한다.

카) 흡연에 의해 약효가 감소할 수 있으므로 금연을 하도록 한다.

④ 항펩신제 (Sucralfate, 아루사루민정)

Sucralfate는 초기에는 항펩신제제로 사용되었으나 지금은 점막보호 작용을 이용한 궤양치료에 사용되고 있다. 곧 공격적 인자에 대한 방어적 개념으로 사용되고 있다.

가) 강산성 pH에서만 점막단백과 결합해서 pepsin, 위산, 담즙 등에 의한 침식을 방지하는 작용이 있기 때문에 위액의 pH를 높이는 제산제 혹은 H_2 차단제 (cimetidine), 프로톤 펌프억제제와 같이 투여하면 scralfate의 약효가 떨어지기 때문에 병용 투여하지 않고 30분 앞서 투여하도록 해야 할 것이다.

나) Tetracycline, phenytoin, cimetidine, ciprofloxacin, digoxin 들은 sucralfate와 결합해서 흡수를 저해시켜 생체이용률이 감소되기 때문에 동시에 투여 하지 않고 sucralfate를 투여하고 나서 2시간 후에 투여함으로서 약물상호작용을 피하도록 한다.

다) 소량의 물로 복용해야 하며, 식전과 자기 전에 복용해야 하므로 약 먹기 전후 30분간은 음식은 드시면 안된다.

라) 투석요법을 받고 있는 환자나, 신장애 환자에게는 투여를 하지 않도록 한다.

마) 효과를 최대화하기 위해 식전 1시간에 복용하도록 한다.

바) 이 약의 부작용인 변비를 줄이기 위해 다량의 물과 섬유소가 풍부한 음식을 먹도록 한다.

사) 변비, 복통, 구갈증이 심하거나 오래 지속될 경우에는 약사나 의사에게 알리도록 한다.

⑤ Prostaglandin제제(Misoprostol)

Prostaglandin의 주된 작용은 위액분비의 억제에 의한 것이다. 그러나 프로스타글란딘은 세포보호 작용도 같이 가지고 있다. 특히 비스테로이드성 소염진통제에 의해서 발병되는 소화성궤양의 예방과 치료에 널리 사용되고 있다.

가) 설사가 심하거나 위장장애를 있을 경우 식사직후와 취침 전에 복용하도록 한다.

나) 제산제와 병용하면, misoprostol의 흡수속도를 감소시킨다.

다) 마그네슘을 함유하는 제산제와 병용하면, 설사가 나거나 배변 횟수가 증가하기 때문에 같이 병용해서 사용해서는 안 되기 때문에 주의를 요한다.

라) Misoprostol은 유산을 촉진시키는 작용이 있기 때문에 임신 중일 때는 절대로 금기이며, 임부, 수유부는 절대로 복용하지 않도록 한다.

마) 용법은 1일 20μg을 식간과 취침 전에 4회 분복해서 사용하도록 한다.바) 복통이 심하거나, 월경 주기가 변할 수 있는 부작용이 있다.

사) 두통, 얼굴이 붓거나 혀가 아리는 감이 생길 수 있다.

아) 토혈, 혈변이 있으면 약사에게 알리도록 한다.

자) 흡연에 의해서 약효가 감소되므로 금연을 하도록 한다.

차) 십이지장궤양 치료목적으로 사용하는 경우 의사 지시 없이 4주 이상 연용하지 않도록 한다.

카) 뇌혈관 및 관상동맥질환, 신질환, 설사와 같은 질환이 있으면 약사나 의사에게 미리 알리도록 한다.

⑥ Bismuth 제제(Bismuth subnitrate, bismuth subsalicylate)

H. pylori 가 소화성 궤양과 관련이 있다는 것이 알려지게 되어 사용되고 있으며, 소화 불량이나 설사에 사용되어 왔으며 살균제로도 이용되어 왔었다. 또 다른 효능으로 펩신 활성도의 억제, 점막 발생의 자극, prostaglandin합성증가 등의 작용이 있다.

가) 속이 따끔거리거나 통증이 느껴질 수 있다.

나) 약에 의해 혀, 대변이 검게 변할 수 있으나 몸에는 해롭지 않다고 환자에게 알려주도록 한다.

다) 고마그네슘혈증으로 인하여 설사가 나거나 심하게 피로하며 심장이 이상하게 뛰는 부작용이 생길 수 있다.

라) 흡연에 의해 이 약의 효과가 감소할 수 있으므로 금연을 하도록 한다.

마) 의사의 지시한 기간 동안만 복용하도록 한다.

바) 제산제에 의해 약효가 감소될 수 있으므로 이 약 복용 30분 이내에는 제산제를 복용하지 않도록 한다.

사) 위산분비 억제제, 철분제제, 테트라사이클린을 복용하고 있으면 약사나 의사에게 미리 알리도록 한다.

⑦ 방어인자증강제 (Cetraxate, Teprenone)

가) 위장점막의 미소순환을 개선시키고 위장 점액 생산을 증가시켜 위장 점막을 보호하는 작용을 가진 약으로 위궤양, 급성위염 또는 만성위염에 사용되는 약임을 환자에게 알려준다.

나) 뇌혈전, 심근경색, 혈전성 정맥염, 소비성 응고장애, 신부전과 같은 질환이 있으면 약사나 의사에게 미리 알리도록 한다.

다) 흡연에 의해 이 약의 효과가 감소할 수 있으므로 금연을 하도록 한다.

라) 2주 이상 복용해도 증상이 개선되지 않거나 악화되면 약사나 의사에게 알리도록 한다.

마) 입마름, 구역, 구토, 설사, 변비, 위부불쾌감, 팽만감이 심하거나 오래 지속될

경우에는 약사나 의사에게 알리도록 한다.

바) 입마름이 나타날 경우 수분을 많이 섭취하며, 얼음, 딱딱한 사탕, 무설탕 껌 등이 도움이 될 수 있음을 알려준다.

⑧ 항콜린제

항콜린제는 위액분비억제의 목적으로서 사용되고 있지만 단독으로 사용하지 않고 제산제와 병용하고 있다. 3급아민은 진경작용이 강하지만 위산분비억제 작용이 약하고, 4급 암모늄 화합물은 위산분비억제작용이 강하지만 진경작용은 약한 경향을 나타내고 있다.

가) 변비가 생길 수 있어 마비성 장폐색 환자는 주의를 요한다.

나) 식도하부괄약근 내압의 감소로 인한 부작용 때문에 십이지장궤양은 역류성 식도염을 합병시킬 수 있으며 역류도 일어나서 식도염으로 악화시킬 수 있다.

다) 동공조절근의 부전, 산동, 안압항진, 현훈, 타액분비억제, 구갈, 동계, 심계항진, 빈맥, 부정맥, 중추흥분, 변비, 배뇨장해, 뇨폐, 기립성 조절장해 등이 나타나기도 하지만 보통 감량 또는 투여중지에 의해서 이러한 일과성 부작용은 없어진다.

라) 녹내장, 출혈, 전립선비대, 유문협착증, 장폐색증(ileus intestinal abstruction), 환자에게는 금기이므로 주의를 요한다.

마) 전립선 비대 환자는 입이 마르고 오줌이 시원하게 안 나올 수 있다.

바) 녹내장 환자는 눈이 건조해지고 눈부심이 나타나거나 눈앞이 아른거릴 수 있다.

사) 산에 불안정한 약물(erythromycin, benzylpenicillin, ampicillin)은 항콜린제에 의해서 위내용 배출이 지연되어 위산분해를 많이 받아 흡수율이 저하된다.

아) Acetaminophen은 항콜린제의 병용에 의해서 흡수속도가 지연되어 생체이용률이 감소된다.

자) 난용성약물인 digoxin, griseofulvin, ketoconazole 및 itraconazole은 항콜린제에 의해서 위내에 오래 정체되기 때문에 위액에 의해서 용해도가 증가되어 흡수가 좋아진다.

차) Riboflavin, hydrochlorothiazide, nitrofurantoin은 항콜린제(propantheline bromide)의 병용에 의해서 생체이용률이 증가된다.

2. 기능성소화불량 치료제

소화불량(Dyspepsia)은 식욕부진, 복부팽만감, 복통 등의 소화기증상을 총칭하며, 궤양과 암과 같은 기질적질환이 아닌 경우를 기능성소화불량(Non ulcer dyspepsia, NUD)이라고 한다. 식후의 상복부 불쾌감, 구역, 구토, 식욕감퇴, 속쓰림, 신트림, 공복시의 통증 등이 흔한 증상이며 위의 운동성이 저하되고 위액의 분비가 증가하며 십이지장 내의 내용물이 위로 역류하거나 위 내용물이 식도로 역류하는 현상이 일어난다.

(1) 기능성소화불량 환자의 일상생활상의 주의사항

① 식후에 곧바로 활동을 하지 말고 휴식을 취하도록 한다.

② 식사를 하고 최소한 식후 2시간 내에는 자리에 눕지 않도록 한다.

③ 과식을 피하고 소량씩 자주 음식을 먹도록 한다.

④ 소화가 잘 되도록 천천히 씹어서 먹는다.

(2) 기능성소화불량 치료제의 중요한 복약지도사항

① 가나톤 (Itopride), 아크라톤

가) 위장관 운동 조절제로 기능성 소화불량으로 인한 소화기 증상인 복부팽만감, 상복부통, 식욕부진, 흉통, 오심, 구토를 치료해주는 약물임을 알려준다.

나) 항콜린제와 병용할 경우 이 약의 효과가 감소할 수 있음을 알려준다.

다) 항콜린제 (배뇨곤란 치료제 등), 파킨슨 치료제. 정신과 약물 (항우울제 등)을 복용할 경우에는 약사나 의사에게 알리도록 한다.

라) 현재 임신 또는 수유 중이거나 계획이 있다면 의사나 약사에게 미리 알리도록 한다.

② 멕소롱 (Metoclopramide)

가) 이 약은 식사 전에 복용해야 가장 효과적이나 위장 장애가 있을 경우 식사 후에 복용하도록 한다.

나) 이 약을 복용하면 졸릴 수 있으므로 운전이나 위험한 기계조작은 하지 않도록 한다.

다) 페노바르비탈, 진정제, 신경안정제, 우울증치료제, 마약성 진통제를 복용할 경우에는 약사나 의사에게 알리도록 한다.

라) 설사, 변비, 졸음, 현기증, 초조 증상이 심하거나 지속될 경우에는 의사나 약사에게 알리도록 한다.

③ 베사코린

가) 콜린성 약물로 위장관 평활근에 작용하여, 위장관 운동성을 항진시키며 위 긴장도를 증가시키고 손상된 연동운동의 리듬을 회복시켜 연하곤란, 마비성 장폐색에 사용되는 약물임을 알려준다.

나) 오심, 구토를 피하기 위해 공복시(식전 1시간이나 식후 2시간)에 복용하도록 한다.

다) 한 번에 두배의 용량을 복용하지 않도록 한다.

라) 치과 수술을 포함한 다른 수술을 받아야 하는 경우 이 약을 복용하고 있음을 약사나 의사에게 미리 알리도록 한다.

마) 갑상선기능 항진증, 천식, 파킨슨 질환, 위궤양, 방광내 감염, 간질, 고혈압, 심질환과 같은 질환이 있다면 의사나 약사에게 미리 알리도록 한다.

3. 과민성장증후군 치료제

과민성대장증후군이란 정서적 긴장이나 스트레스로 인하여 장관의 운동 및 분비 등에 기능장애를 일으키는 상태를 말한다. 장 전체가 과민하게 된다는 점에서 과민성장증후군이라고도 한다. 소화기 질환 중에서 가장 빈도가 높은 것으로, 위장병 환자의 50~70%를 차지한다.

스트레스로 인한 심리적 인자와 주로 부교감신경의 기능항진으로 인한 자율신경의 실조 등이 원인이 되어 장관이 과민상태가 되어, 장관긴장 및 운동항진, 분비 기능항진이 일어나 변비와 설사, 복통을 일으킨다.

변통이상은 설사형, 변비형, 설사와 변비가 교대적으로 일어나는 교체형이 있으며 어느형이나 복통을 느끼지만 배변에 의해서 복부불쾌감이 없어진다. 복통과 변통이상은 심리적 요인에 의한 것이 크기 때문에 환자가 호소하는 것을 잘 청취한 후 장에 병변이 아닌 것과 치유되는 질환임을 잘 설명해서 안심 시키도록 한다. 자신이 스스로 스트레스 대처법을 고안해서 증상을 조절하도록 하는 것이 치료에 있어서 중요한 것임을 알려주도록 한다.

(1) 과민성장증후군 환자의 일상생활상의 주의사항

① 하루 세끼 규칙적인 식사를 한다. 특히 아침식사는 배변 리듬을 회복시키는데 중요하므로 거르지 않도록 한다.

② 탄산음료, 기름진 음식, 술과 담배, 카페인음료, 자극적인 음식은 피한다.

③ 채소, 과일, 해조류 등의 섭취를 늘린다.

④ 수분을 충분히 섭취한다.

⑤ 충분한 휴식과 수면을 취한다. 항상 스트레스를 줄이고 편안한 마음을 갖도록 한다.

⑥ 산책, 체조, 복식호흡 등의 운동을 하루에 15~20분씩, 1주일에 3일 이상 가볍게 한다.

⑦ 배변감을 참게 되면 습관성변비가 되기 쉽다. 배변 신호가 오면 아무리 바쁘더라도 즉시 해결한다.

(2) 과민성장증후군 치료제의 중요한 복약지도사항

임상적으로는 3개의 병형(설사형, 변비형, 설사·변비 교체형) 으로 분류되며, 복통에 대한 처방을 기본으로 변비, 설사, 불안, 우울증상에 대한 약물요법을 행한다. 주로 장관운동억제 때문에 항콜린제, 정장제, 소화관운동억제제 등을 중심으로 해서 사용되고 있지만, 필요에 따라서는 신경안정제, 항우울제, 부교신경차단제도 이용될 수 있다. 또한 설사가 멈추지 않는 경우에는 지사제를, 변비가 개선되지 않는 경우에는 하제를, 일시적으로 복용해서 증상의 개선을 시도하는 경우도 있다.

① 설사형 치료제 (Trimebutin, 포리부틴)

가) 이 약은 식전에 복용해야 효과적이나 위장장애가 있을 경우 식후에 복용할 수가 있음을 환자에게 알려준다.

나) 부작용으로 구갈이 나타날 경우에는 수분을 많이 섭취하며, 사탕이나 무설탕껌이 입마름을 해소시켜 주고 도움이 될 수 있음을 알려준다.

다) 이 약을 복용하면 졸릴 수 있으므로 운전이나 위험한 기계조작은 하지않도록 복약지도를 한다.

② 변비형 치료제 (Mosapride, 가스모틴)

가) 소화관 평활근 운동을 촉진시키는 물질을 분비하게 하여 소화관 운동이 원활하게 되는 약임을 환자에게 알려주도록 한다.

나) 아스피린, 소염진통제는 위장출혈 경향을 증가시킬 수 있으므로 병용 시 주의해야 한다.

다) 커피, 술, 흡연에 의해 위산분비가 증가할 수 있으므로 피하도록 알려준다.

라) 심장질환을 앓은 적이 있는 환자, 신기능과 간기능이 저하된 환자는 미리 약사나 의사에게 알리도록 한다.

마) 항콜린제 (황산아트로핀, 브롬화부틸스코폴라민)과 병용 시 이 약의 작용이 감소될 우려가 있으므로 복용 간격을 두어서 병용하도록 한다.

③ 교체형 치료제 (Polycarbophil, 실콘)

　　　가) 대변의 수분 조절 효과로 변비 또는 설사를 치료하는 약임을 환자에게 알려준다.

　　　나) 물 없이 복용하면 목구멍과 식도가 막히고 질식의 원인이 될 수도 있기 때문에 다량의 물과 함께 복용하도록 복약지도를 한다.

　　　다) 구토, 삼키기 어려움, 호흡곤란, 흉부통증이 나타나면 약사나 의사에게 알리도록 한다.

　　　라) 디곡신을 복용하고 있는 심부전증환자에게는 강심배당체의 작용이 증강되기 때문에 주의를 요한다.

　　　마) 내장 폐색, 분변 매복(숙변), 연하 곤란과 같은 질환이 있으면 약사나 의사에게 미리 알리도록 한다.

　　　바) 테트라사이클린을 복용하는 경우 이 약 복용 2시간 전이나 1시간 후에 테트라사이틀린을 복용하도록 한다.

4. 역류성식도염 치료제

　위나 소장의 내용물이 식도로 역류하는 상태로 대부분 식도 점막에 손상을 끼쳐 역류성 식도염을 유발한다. 특히 식도의 점막은 알칼리성이고 여기에 강한 산성인 위산이 역류하여 명치부분에 타는 듯한 통증이나 작열감(가슴쓰림)을 유발하거나 심하면 목 부분까지도 통증을 일으키는 질환이다.

(1) 역류성 식도염 환자의 일상생활상의 주의사항

　　① 하부식도괄약근의 힘을 약하게 하는 음식이나 음료를 과다하게 섭취하지 않는다. (예: 술, 커피, 탄산음료, 튀김, 기름진 음식, 쵸코렛, 케찹, 머스타드, 아스피린 등의 진통소염제)

　　② 식사의 양을 줄인다.

③ 식후 2~3시간 이내에 위식도 역류가 많으므로 과식을 삼가고 식후 곧장 눕는 것은 위산역류가 잘 일어날 수 있다.

④ 심한 식도염 환자는 침대머리를 높게 한다.

⑤ 비만인 환자는 체중을 줄인다.

⑥ 금연한다. 흡연은 하부식도괄약근의 운동을 방해한다.

(2) 역류성식도염치료제의 중요한 복약지도사항

Proton pump 저해제 <Omeprazole, Lansoprazole(란스톤), Pantoprazole(판토록), Rabeprazole(파리에트) >와 위장관운동조절제(Cisapride)가 임상적으로 많이 이용되고 있다.

① Omeprazole의 단점은 위산에 불안정해서 장용피정으로 투여하기 때문에 환자가 씹어서 복용하지 않도록 복약지도를 해야 하며 조제 시 분쇄하지 않도록 한다.

② 간에서 약물의 산화 대사를 억제하기 때문에 warfarin, phenytoin과 diazepam의 간에서의 대사와 배설를 지연시켜 혈중농도가 상승되는 약물상호작용을 일으키므로 주의를 요한다.

③ 가슴부위가 아프거나 복통이 나타나면 유방이 딱딱하게 되고 아프며, 성기능에 문제가 생기면 약사에게 문의하도록 복약지도를 한다.

④ 눈이 잘 안보일 수 있고, 손발이 붓거나 관절이 아플 수 있으며, 두통이 생기거나 졸릴 수 있으며, 변이 묽어 질 수도 있고 변비가 생길 경우에는 약사에게 문의하도록 한다.

⑤ 간에 부담을 줄 수 있으므로 정기적으로 간기능검사를 하도록 한다.

⑥ 궤양증상이 1-2주내에 소실되더라도 최소한 4-6주 동안은 꾸준히 이 제제를 복용하도록 해야 한다.

⑦ 어지러움, 두통, 오심, 구토, 설사, 기침이 날 경우에는 의사나 약사에게 알리도록 한다.

⑧ 란소프라졸은 위산분비를 현저하게 억제하기 때문에 강산의 pH에서 흡수가 좋

은 약물 (Ketoconazole, Ampicillin ester, Iron salts, Digoxin)과 병용투여 하면 생체이용률이 현저히 감소될 수 있다.

⑨ 심장약(디곡신), 항진균제(스포라녹스, 케토코나졸)를 복용하고 있다면 약사나 의사에게 미리 알리도록 한다.

⑩ 흡연에 의해 약효가 감소할 수 있으므로 금연을 하도록 한다.

5. 빈혈치료제

빈혈이란 혈액중의 적혈구 수 또는 헤모그로빈(혈색소)량이 정상보다 저하된 상태를 말한다. 빈혈은 원인 및 병태에 의해서 철결핍성빈혈, 거대적아구성빈혈(Vit.B12 결핍증, 엽산결핍증), 철아구성빈혈, 재생불량성빈혈, 선천성 및 후천성, 용혈성빈혈로 분류 할 수 있다. 그러나 빈혈 중 가장 빈도가 많이 발생하며 가장 많이 접하는 질환인 철결핍성 빈혈은 철분 섭취의 부족, 위절제술 또는 저산증으로 인한 흡수의 감소, 임신이나 수유에 의한 철 요구량증가, 실혈(위장관 출혈, 치질, 월경과다, 기생충) 등이 원인이 되고 있다.

(1) 빈혈환자의 일상생활상의 주의사항

① 편식하지 않도록 하며 철분이 풍부한 계란, 쇠고기, 곡분, 신선한 채소, 과일, 오렌지주스, 간, 시금치, 이스트, 아스파라가스에 철분이 풍부하게 들어 있으므로 이런 것을 많이 먹도록 복약지도를 한다.

② 적혈구는 철 부족에 의해서 hemoglobin합성이 불량하게 되어 소구성저색소성을 나타내게 되며 혈청 철치도 당연히 저하되는 것이다.

저장철은 조직 내에 ferritin 혹은 hemosiderin의 형으로서 저장되어 있다가 생체가 철 결핍 상태로 되면 다시 혈장 중에 동원되어 hemoglobin철로서 이용 되어진다. 혈액 또는 hemoglobin과 철분과의 관계를 알기 쉽게 설명한다.

③ 햄철이 많이 함유된 식품의 섭취를 환자에게 권유하도록 한다. 그 이유는 햄철의 흡수율은 비햄철보다 더 높은 것은 물론이지만 햄철을 다량 함유한 식품의 섭취에

의해서 비햄철의 흡수도 촉진시키기 때문이다. 햄철이 많이 함유되어 있는 식품은 간, 시금치, 이스트, 아스파라가스, 고기와 어류임을 알려줄 필요가 있다.

(2) 빈혈치료제의 중요한 복약지도사항

① **철분제제** 〈Ferrous sulfate(훼로바유서방정), Ferric hydroxide polymaltose(훼럼포라), Iron protein succinylate (헤모큐액), Ferric hydroxide-polymaltose complex(훼럼메이트액), Ferrous fumarate (마터나정)〉

가) 생체내의 철분이 감소해서 빈혈로 된 것을 철 결핍성빈혈이라 한다.

여성은 월경 등으로 혈액을 상실하기 때문에 철 결핍상태에서는 철분을 보급할 필요가 있다는 내용과 보통 효과는 1개월 후에 나타나므로 꾸준히 복용할 것을 환자에게 주지시킨다.

나) 철결핍성 빈혈환자에게 철분 제제를 경구투여 할 경우에는 빈혈의 증상이 개선되어도 투여를 중지하지 않고 저장철이 충분히 보충될 때까지 4~6개월 동안 꾸준히 복용하도록 복약지도를 해야 한다.

다) 철분제제는 위장장애를 줄이기 위해서 서방형제제로 제제화해서 시판되고 있는 그 의미를 설명하고, 씹어서 복용하지 않도록 한다.

라) 철분을 함유하는 제제를 탄닌산이 들어있는 녹차로 복용한 경우에 철의 흡수에 대해서는 영향을 미칠 수도 있기 때문에 30~60분 간격을 두고 차를 복용하도록 하고 진한 녹차의 복용은 피하도록 하는 것이 좋을 것이다.

마) 흡수를 좋게 하기 위해서 공복에 복용하도록 하지만, 위장장애가 나타나는 경우에는 식사 직후 또는 식사 중에 복용하도록 복약지도를 하도록 한다.

바) 시럽제의 경우 치아를 일시적으로 변색시킬 수 있으므로 희석하거나 빨대를 이용하여 복용하도록 복약지도를 하도록 한다.

사) 철분을 함유하는 제제를 비타민C나 glutathione을 병용하면 철의 흡수가 촉진되지만, 제산제는 흡수를 저해하기 때문에 병용하지 않은 쪽으로 복약지도를 하는 것이 좋고, 제산제, 우유 등 복용 시 최소 2시간 정도의 간격을 두고 복용한다.

아) 대변이 검게 변할 수 있음을 사전에 알려주어 복약을 중지하지 않도록 한다. 그러나 속쓰림이 지속되면서 대변이 검게 나오는 경우에는 약사에게 문의 하도록 한다.

자) 약의 흡수를 방해할 수 있는 식이섬유, 커피, 우유, 달걀 또는 녹차와 함께 복용하지 않도록 한다.

차) 위궤양, 장염 및 궤양성 대장염이 있는 경우에는 복용하지 않도록 한다.

② 시아노코바라민, Folic acid, Ferritin의 복합제제 (훼로모아)

가) 일정기간 복용하여도 증상이 개선되지 않으면 의사나 약사와 상의하도록 한다.

나) 변의 색깔이 검게 되는 경우가 있으나 걱정하지 말고 계속 복용하도록 한다.

다) 흡수를 극대화하기 위해서는 공복 시에 복용하는 것이 좋으나 위장관에 부작용이 나타나면 식사와 함께 복용하도록 한다.

라) 악성빈혈 및 위절제 후의 시아노코바라민 결핍성 빈혈에서는 유지요법과 계속해서 복용하도록 한다.

6. 알레르기성 비염치료제

알레르기성비염(allergic rhinitis)은 비점막에서 알레르기반응이 일어나 코를 지배하고 있는 부교감신경이 흥분되어 발생하는 질환으로서 주 증상은 재채기를 자주 하거나, 콧물이 많이 나오거나, 비점막에서 콧물의 생성이 항진되어 점막의 부종을 일으켜 코가 막히기도 한다. 그 외 눈꺼풀, 구개 및 비점막 소양감 등이 합병되는 예도 있다. 점막의 부종이 현저하면 비내 소견상 비강 전면이 창백한 색을 나타낸다. 병리학적인 특징으로는 콧물과 비점막 상피세포에 호산구가 많이 나타난다. 알레르기성비염은 계절성 비염(seasonal rhinitis)과 비계절성 비염(다년성 비염, perennial rhinitis)의 2종류로 구분하고 있다.

계절성비염은 주로 봄이나 가을에 나타나는 계절적인 특정 알레르겐인 나무, 잔디, 잡초의 화분(pollen)에 의해서 발병되는 질환으로서 고초열 (hay fever) 혹은 화분증이라고도 한다.

비계절성비염은 비계절적 알레르겐 즉, 집먼지(house dust), 동물 털 및 집 진드기 (house mites)에 의해서 1년 내내 발병되는 질환이다. 치료는 우선 원인이 되고 있는 알레르겐을 회피하는 것이 좋으며 이것이 불가능할 경우에는 원인 알레르겐요법(탈감작요법)을 실시한다. 이 요법과 더불어 대증요법으로는 항히스타민제, 비충혈제거제, 부신피질홀몬제, 화학전달물질 유리억제제 등 항알레르기제를 내복하거나 국소적으로 적용해서 재채기, 콧물, 코막힘의 치료에 이용되고 있다.

(1) 알레르기성비염 환자의 복약지도사항

① 알레르기성 비염환자가 국소용 제제를 사용할 때는 사용 전에 콧구멍이 통기가 잘 되도록 한 후 사용하도록 복약지도를 할 필요가 있다.

② 국소용 분무제는 소아나 노인환자일 경우에 사용법이 어렵기 때문에 환자가족에게 충분히 설명해 주어야 할 것이다.

③ 경구용 화학전달물질유리억제제는 효과발현이 산성제제에 비해서 염기성제제가 약간 빠르지만 대개 느린 편이며, 2주간 이상 계속 투여할 필요가 있다.

④ 치료역 정상상태농도에 도달하기 위해서는 4~8주간을 요한다. 따라서 이 약제의 투여 시 계절성 알레르기성비염의 경우에는 화분이 비산하는 시기보다 2주 빨리 투여를 개시하고 비산기가 끝나면 투약을 쉬도록 한다.

⑤ 다년성 알레르기성 비염의 경우에는 투여초기는 속효성인 국소용 제제를 병용하며, 효과가 불충분할 때는 항히스타민제를 추가한다.

⑥ 화학전달물질유리억제제의 염기성약제는 항히스타민 작용도 있기 때문에 졸음이 발생할 염려가 있어 차운전, 그 외 위험한 작업을 행하는 환자에게는 복용을 금하도록 하며 어쩔 수 없을 경우에는 작업을 중지하도록 복약지도를 할 필요가 있다.

⑦ 가벼운 간기능 장애와 위장장애가 나타나기도 하며 방광염도 발생하기 때문에 이 약물투여 시 유의하지 않으면 안 된다.

(2) 알레르기성비염 환자의 일상생활상의 주의사항

① 비타민과 미네랄이 많이 함유한 균형 잡힌 식사를 섭취하도록 한다.

② 인스턴트식품이나 가공식품의 섭취를 피해야 한다.

③ 살균, 표백제를 사용하여 곰팡이 성장을 최소화 하도록 하며, 실내를 청결하게하여 알레르기 원인을 제거하도록 한다.

④ 흡연은 코의 점막을 자극해서 증상을 악화시키므로 실내에서 금연하도록 한다.

⑤ 애완동물의 털이나 비듬, 눈에 안 띄는 진드기등도 알레르기의 원인이 되므로 집안에 애완동물을 두지 않도록 한다.

⑥ 집안의 습도를 50%이하로 유지하도록 하며, 공기가 건조한 계절에는 가습기 사용이 바람직하며 가습기의 정기적인 청소도 중요하다.

⑦ 적당한 운동은 자율신경의 활동을 촉진하는 효과가 있다. 다만 수영은 코점막의 과민성을 높여 증상을 악화시킬 경우가 있으므로 주의하도록 한다.

⑧ 찬 공기 또는 급격한 온도변화, 담배연기 등은 피하도록 한다.

⑨ 계절성 알레르기 환자들은 화분이 있는 계절에는 외부에서 보내는 시간을 최소화하고, 실내에선 창문을 닫도록 한다.

(3) 알레르기성비염치료제의 중요한 복약지도사항

항히스타민제들은 감기로 인한 증상과 꽃가루로 인한 가려움, 콧물, 재채기 등 다양한 알레르기 증상을 완화하고 예방하기 위한 약물이다. 이들 약물은 인체가 알레르기 반응을 일으키는 물질에 노출되었을 때, 체내에서 만들어지는 히스타민이라는 물질의 분비와 작용을 억제한다. 일부 항히스타민제는 처방전 없이도 구입할 수 있으나, 약물에 따라 졸음, 어지러움 등의 부작용을 초래 할 수 있으므로 복용 시 주의를 기울여야 한다.

① 항히스타민제제의 중요한 복약지도사항

항히스타민제는 졸음이나 어지러움의 정도에 따라 1세대약물 (chlorpheniramine maleate, clemastine fumarate), 2세대 약물(Astemizole, mequitazine, terfenadine, loratidine, ebastine, cetrizine, fexofenadine)로 분류하며 2세대 약물을 1세대에 비해서 이런 부작용이 감소된 약물들이다.

가) 항히스타민제는 옛날부터 chlorpheniramine maleate와 clemastine fumarte가 주로 사용되어 왔는데, 이 약물들은 속효성이지만 졸림, 어지러움, 전신권태, 구갈 등의 부작용을 나타내기 때문에 운전 및 주의가 요하는 작업을 피하도록 한다.

나) Astemizole, mequitazine, terfenadine 및 loratidine은 2세대 항히스타민제로서 종래의 항히스타민제에 비해서 졸리는 부작용도 적고 효과도 좋은 약물 이어서 최근에 마이카시대인 만큼 진정작용이 없고, 하루에 1~2회 복용하는 위와 같은 지속성 항히스타민제를 선택해야만 환자의 복약순응도를 증진시킬 수 있을 것이다. 이중 terfenadine이나 astemizole은 부정맥의 부작용으로 인해 완전히 퇴출된 약물이다.

다) 항히스타민제를 복용하고 있는 환자가 "알레르기성 비염의 자각증상이 나타나지 않으면 이 약의 복용을 중단해도 좋은가"라고 질문을 하면 "재채기, 콧물, 코막힘과 같은 자각증상이 소실되어도 아직 체내에서 알레르기성 비염의 원인이 되고 있는 항체라는 것이 생성되고 있기 때문에 약은 계속해서 복용을 하세요"라고 설명하는 것이 좋다.

항히스타민제는 유리된 히스타민의 작용을 저해하는 것이지 비만세포로부터의 히스타민 유리를 억제하는 것은 아니다. 따라서 히스타민의 유리는 계속되기 때문에 항히스타민제의 복용도 계속할 필요가 있다는 것을 환자에게 잘 이해시키는 것이 중요한 것이다.

라) 항히스타민제 이외의 약을 병용하고 있는 경우에는 다른 약의 내용을 조사해서 상호작용이 생기지 않도록 체크해서 복약지도를 해야 할 것이다.

마) 항히스타민제는 항콜린 작용을 나타내기 때문에 항콜린 증상인 구갈, 안건조, 시야 몽롱, 배뇨곤란, 변비, 빈맥 등이 나타날 수 있다.

특히 녹내장환자의 안압을 상승시킬 우려가 있다. 즉, 콜린 차단작용에 의해 산동이 생겨 전압수의 배출이 방해되어 안압이 상승한다. 따라서 녹내장의 환자에 대해서는 항히스타민제의 투여는 금기이기 때문에 녹내장으로 안과에서 치료받고 있는가를 반드시 확인할 필요가 있다.

바) 항히스타민제가 갖고 있는 항콜린 작용에 의해서 전립선비대 등 하부 요로의 폐색성 질환이 있는 환자는 뇨폐가 일어날 수 있기 때문에 주의를 해야하며 60세 이상의 남성에서는 전립선비대 환자가 많기 때문에 뇨폐가 생길 경우에는 신속하게 의사나 약사에게 상담을 하도록 설명을 해야 할 것이다.

사) 항히스타민제 투여 시 환자로부터 "이 약을 복용하는 동안 술을 마셔도 될까요"라는 환자의 질문에 대해서는 다음과 같이 약사들은 대처해야 할 것이다. 음주에 의해서 항히스타민제는 알코올과 상호작용을 일으켜 작용이 증강되기 때문에 감량하는 등 신중하게 투여하지 않으면 안 된다. 환자에게는 "음주를 하는 것과 병을 치료하는 것 중 어느 것이 중요한가를 한번 생각해 보세요"라고 이야기 할 필요가 있고 병이 치료될 때까지 음주를 하지 않도록 복약지도 할 필요가 있을 것이다.

아) 항히스타민제를 투여 받고 있는 환자가 고령자일 경우 항히스타민제의 복용에 의해서 현훈, 착란, 진정, 저혈압 등이 일어날 수 있고, 이럴 때는 복용을 중지하도록 복약지도를 해야 할 것이다.

자) 항히스타민제가 동물실험에서 최기형성 작용이 보고된 바 있고, 최기형성작용이 없어도 태아 독성이 있으므로 임산부의 투여 시는 주의를 요한다.

차) 어린이의 경우 불안, 흥분 및 안절부절 등 중추흥분작용이 나타날 수 있으므로 용량을 꼭 확인하고 복약지도를 신중히 하도록 한다.

카) 항히스타민제를 식품과 복용할 경우 흡수가 저해될 수 있으므로, 공복에 복용 하도록 한다.

② 경구용 항히스타민제와 비충혈제거제(슈도에페드린)복합제의 중요한 복약지도사항

알레르기성비염 환자에게 가장 많이 사용되는 약제는 항히스타민제와 비충혈제거제 복합제 < 리노에바스텔 (ebastine +pseudoephedrine), 씨러스 (cetrizine +pseudoephedrine, 알레그라디 (fexofenadine +pseudoephedrine)>가 임상적으로 많이 이용되고 있다.

　가) 슈도에페드린(예, 액티피드 등)은 교감신경 흥분약과 병용할 때 약물의작용이 증대되고 마취제와 함께 쓰면 심실성 부정맥이 생길 수 있다. 고혈압약, 삼환계 항우울약과 함께 먹을 경우 혈압을 잘 관찰해야 한다.

　나) Pseudoephedrine을 복용하는 동안에는 cocaine이나 phenelzine, isocarboxazid, tranylcypromide와 같은 MAO inhibitors의 복용을 피하고, 특히 MAO inhibitors는 이 약의 복용 2주내에 복용을 피하도록 한다.

　다) 술을 마실 경우 졸음의 부작용을 증가시킬 수 있으므로 음주를 피하도록 한다.

　라) 커피, 차, 콜라와 함께 복용하면 잠이 잘 안 올 수 있다.

　마) 졸릴 수 있으므로 운전이나 위험한 기계의 조작 시에는 주의해야 한다.

　바) 임산부나 수유부, 심질환이나 고혈압, 당뇨병, 전립선 비대로 인한 배뇨장애, 갑상선 기능 항진증이 있는 경우에는 이 약을 복용하기 전에 의사나 약사에게 미리 알리도록 한다.

　사) 잠을 못자고 신경과민 상태가 나타나거나, 졸릴 수 있으므로 주의해야 한다.

　아) 장기연용을 하지 않도록 하며, 10일 이상 복용하지 않도록 한다.

　자) 이 약물은 두 가지 성분의 복합제이므로 다른 감기약을 복용할 때 같은 약이 중복되지 않도록 하며, 진정제나 다른 항히스타민제를 병용할 경우에는 주의를 요한다.

③ 국소용 치료제(후릭소나제, 나조넥스나잘스프레이)

국소용 치료제는 점비제 혹은 spray제로 부종이 생긴 비점막에 직접 적용시키는 것이다.

　가) 알레르기성 비염환자가 국소용 제제를 사용할 때는 사용 전에 콧구멍이 통기가 잘 되도록 한 후 사용하도록 복약지도를 할 필요가 있다. 또한 국소용 분무제는 소아나 노인환자일 경우에 사용법이 어렵기 때문에 환자 가족에게 충분히 설명해 주어야 할 것이다.

나) 이 제제들은 대부분 의사의 처방전 없이 환자가 임의적으로 선택해서 사용할 수 있는 매약이어서 널리 이용되고 있지만 장기적으로 사용할 때는 약인성비염, 즉 비점막에 심한 손상을 입히거나 비점막 수용체의 감수성을 감소시킬 수 있다.

다) 비충혈제거제를 오랜 기간 동안 사용한 후 갑자기 사용을 중지하면 충혈반동(rebound congestion)이 일어나 더욱 악화되어 수면장해가 올 수 있어 주의를 요한다.

라) 비점막에 적용하는 스테로이드제는 단기간 사용 시 유효한 치료효과를 얻을 수 있지만 장기간 사용해서는 안된다. 따라서 국소용 비충혈제거제는 갑자기 사용을 중지하지 말고 중지할 경우에는 가능한 한 투여간격을 연장해서 저용량으로 서서히 중단하는 것이 좋으며 사용기간은 3~5일이 가장 적합하다.

마) 부작용으로는 刺傷(stinging), 비출혈(epitaxis) 및 재채기(sneezing)가 일어날 수 있으며 치료효과는 속효성으로 나타나지 않기 때문에 환자에게 충분한 설명을 해 주어야 할 것이다.

바) 국소용 스테로이드제의 금기사항으로는 비중격궤양 혹은 최근에 코 수술을 했거나 외상을 입었을 경우에는 사용하지 않는다.

사) 점비제는 증상의 개선을 가져오는 데 며칠이 걸리므로 정기적으로 사용하되 의사가 지시한 것보다 더 자주 사용하지 않도록 한다.

아) 점비제를 사용할 때에는 코를 깨끗이 하고, 사용하기 전에 용기를 가볍게 흔든 다음, 뚜껑을 열고 병의 끝부분을 콧구멍에 넣고 숨을 들이 쉬는 동시에 분무하도록 한다.

7. 요로감염증 치료제

요로감염증(Urinary tract infection : UTI)은 상부요로감염증에는 신우신염이 있으며, 하부요로감염증에는 방광염과 요도염이 포함되고 있다.

증세는 신우염 등 상부 요로감염증의 경우에는 발열, 오심 및 구토, 늑골척추 각압통, 혈청항체 증가, 백혈구 원주 등의 징후가 나타나고, 방광 및 요도염 등 하부 요로감염증의 경우에는 배뇨곤란, 다뇨증, 절박 요실금, 치골상부 통증 등의 증세가 나타난다. 급성 방광염은 배뇨통 · 빈뇨 · 혈뇨 등의 증세를 일으키고 급성 신장염은 고열 · 측복통 · 방광자극 증세를 일으키는데 만성화하면 결석 · 신부전 · 고혈압 등을 일으킬 수도 있다. 어린이의 경우에는 방광염이 가장 많다. 합병증으로 신장 유두괴사, 신장농양, 신장 주위 농양 등이 나타날 수 있다.

약물요법의 주체는 어느 질환이나 주로 항균제를 투여하고 있다. 항균제는 항생제와 순화학적으로 합성되어진 합성 항균제를 포함하고 있지만 화학요법제, 항생물질이라는 용어에는 항암제의 개념도 포함되고 있기 때문에 환자를 지도   할 때는 주의를 요한다. 따라서 항균제라는 용어를 이용하는 것이 무난하다.

환자에의 항균제에 대한 일반적인 복약지도 항목은 아래와 같은데 우선 요로감염증에 사용되는 경구용 항균제는 감염이 오래가지 않도록 용법대로 복용하도록 지시한다. Shock, 과민증의 경우는 중지하지만 대부분의 항균제는 세균에만 작용하기 때문에 부작용은 적다.

(1) 요로감염증환자의 복약지도사항

① 2~3일 내에 치료가 되어도 감염증이 완치되도록 의사가 지시한 기간 동안 꾸준히 약을 복용을 계속하도록 하며, 너무 빨리 중단할 경우 감염이 재발될 수 있음을 알려준다.

② 경구용 항균제를 복용하는 것을 잊은 경우에는 우선 복용하지 않은 것을 복용하고, 2~4시간 후에 또 다시 복용하도록 한다.

③ 알코올과 항균제는 상호작용을 하는 항생제가 많기 때문에 치료기간 중에는 음주를 피하도록 한다.

④ 약사나 의사의 지시 없이 항균제를 다른 감염증에 이용하거나 다른 사람에게 투여하지 않도록 한다.

⑤ 소아의 손에 닿지 않는 곳에 보관한다.

⑥ 항균제는 혈중농도를 어느 정도 일정량 이상으로 유지하지 않으면 효과를 기대

할 수 없기 때문에 식사와 관계없이 일정시간 간격으로 복약 하도록 지도한다.

⑦ 임산부에게 항생제를 투여할 때는 주의하지 않으면 안 되기 때문에 입원 환자일 경우에는 반드시 확인해야 하며, 외래환자가 임신했을 경우에는 주치의와 상담하도록 지도한다.

⑧ 3~4일 이상 복용했는데도 증상의 개선이 전혀 없거나 더 악화 될 경우 의사의 진료를 받도록 한다.

(2) 요로감염증 환자의 일상생활상의 주의사항

① 성관계 시 콘돔 등을 사용하여 성병이 전염되지 않도록 유의한다.

② 30일 이내 환자와 성관계를 맺은 상대자도 검사를 받고 치료를 받도록 권고한다.

③ 피임제를 복용하고 있는 여성 환자인 경우에는 약물복용에 의해 피임효과가 떨어지므로 피임기구를 사용하도록 한다.

(3) 요로감염증 치료제의 중요한 복약지도사항

대표적인 항균제는 β-Lactam계 항생제, Quinolone계 항생제, Sulfa제, Aminoglycoside계 항생제, Tetracycline계 항생제, Macrolide계 항생제가 임상적으로 많이 이용되고 있다.

① β-lactam계 항생제

* 경구용 페니실린계 항생제

<Ampicillin, Pivampicillin, Bacampicillin, Sultamicillin (유나신), Amoxicillin, Amoxicillin +Clavulante potassim (오구멘틴정, 오구멘틴시럽) >

* 세파로스포린계 항생제

제1세대: Cefadroxil, Cephalexin, Cephradine

제2세대: Cefaclor, Cefotiam, Cefprozil, Cefuroxime

제3세대: Cefdinir, Cefixime, Ceftibuten, Cefpodoxime

가) β-lactam계 항생제는 세포벽합성을 저해해서 살균적으로 작용한다. 세포벽

은 세균에만 존재하기 때문에 사람에게는 부작용이 적은 편이다.

나) 맛이 쓰고 페니실린의 특이한 냄새와 인습되기 쉽기 때문에 분쇄는 하지 않는 것이 요망된다.

다) 본제는 혈중농도와 뇨중농도가 일정치 이하에서는 효과를 나타내지 않기 때문에 치료농도를 유지하기 위해서는 복용시간을 준수해서 복용하도록 한다.

라) 흡수량과 최고혈중농도는 음식물에 의해서 감소할 가능성이 있으므로 공복시 투여가 바람직하다. 또한 단백식에 의해서 흡수가 억제되지만 큰 차이는 없다.

마) 주약이 분해하기 때문에 aminoglycoside계 항생제와의 혼주 투여는 피하도록 한다.

바) Disulfiram 작용을 갖는 약물(Cefoperazone, cefotetan, lactamocef)들을 복용할 때는 음주를 금한다.

사) 항균제를 장기간 복용 시 장내의 이로운 균이 죽어 균교대가 생겨 설사를 하게 되므로 유산균을 함유하는 음료나 제제를 복용하도록 복약지도를 한다. 의사 또는 약사와 상담 없이 지사제와 정장제를 복용하지 않도록 한다.

아) β-lactam계 항생제 투여 시 드물게 간질성 신염 등의 신장장해가 일어날 수 있으므로 주의를 요한다.

자) 이 약을 사용하는 경우에는 페니실린 알레르기나 세파계 알레르기의 약력을 확인해야 하며, 경구피임제의 작용을 방해할 수 있으므로 피임을 원하는 경우 다른 피임방법을 병행해야 한다.

차) 이 약을 복용하는 도중 설사가 2일 이상 지속되거나, 여성의 경우 질염의 증상이 나타나면 의사나 약사에게 알려야 한다.

카) 건조시럽의 경우 복용 전에 잘 흔들어서 복용하도록 한다.

타) 조제된 약은 냉장고에 보관하며 14일이 지난 약은 복용하지 말고 버리도록 한다.

② **퀴놀론계 항생제**

　　제2세대: Ofloxacin, Norfloxacin, Ciprofloxacin

　　제3세대: Levofloxacin, Sparfloxacin, Tosufloxacin

　　제4세대: Gemifloxacin, Gatifloxacin, Moxifloxacin

　가) 이 약을 복용하는 동안이나 중단 후 수 주 동안에는 햇빛에 민감해질 수 있으므로 과도한 노출은 피하는 것이 좋으며, 외출 시에는 자외선 차단크림이나 색안경을 착용해야 하며, 선탠을 하지 않도록 한다.

　나) 심한 운동을 하지 않도록 하며 근육통 또는 관절통이 나타나면 즉시 약사나 의사에게 알리도록 한다.

　다) 쓴맛이 있기 때문에 씹지 말고 삼켜서 복용하도록 한다..

　라) 제산제, 철분함유제제, 아연제제, 아연 함유 비타민제와 같이 복용하면 흡수를 저해하기 때문에 같이 복용해서는 안 되며, 시간 간격을 두어 본 약물 복용 4시간 전이나 2시간이상 지난 다음 복용하도록 한다.

　마) 고도의 신장해가 있는 환자, 간질 등의 경련성질환 또는 이 질환의 기왕력이 있는 환자에게는 신중하게 투여한다.

　바) Quninolone계 항생제와 비스테로이드성 소염진통제를 병용투여 시 경련이 일어날 수 있기 때문에 주의를 요한다.

　사) Enoxacin은 theophylline의 혈중농도를 상승시켜 기관지 확장작용을 증강시켰다는 보고가 있어 주의를 요한다.

　아) 특기해야 할 부작용으로서 일부 quinolone계 항생제는 동물실험에서 관절장애가 문제가 되고 있다. 연골의 발달을 지연시키기 때문에 임산부에게 사용하지 않는다.

　자) 18세 이하의 소아에서는 관절통, 경직 등을 유발할 수 있고 관절연골조직에 영구적인 병변과 관절질환을 초래할 수 있기 때문에 유익성과 유해성을 충분히 고려하여 사용해야 한다.

　차) 요농축이나 결정뇨의 발생을 예방하기 위해 2~3L 가량의 물을 충분히 섭취

해야 한다.

카) 복용 중에는 알코올을 피하고, 카페인 함유 음식(커피, 콜라, 녹차, 초콜렛) 등을 많이 섭취할 경우 카페인에 의한 신경과민, 불면, 가슴 두근거림, 불안감 등이 증가될 수 있습니다. 카페인 함유 음식을 과다하게 섭취하지 않도록 한다.

타) 중추신경 부작용(현기증, 두통, 수면장애 등)이 나타날 수 있으므로 운전 및 기계 조작 시 주의를 요한다.

파) 우유, 요구르트와 같은 유제품과 같이 복용하지 않도록 한다.

하) 심부전 등 심장질환을 가졌거나 노인, 항부정맥제를 복용하는 경우 약사나 의사에게 알리도록 한다.

③ **설파제**

가) 설파제의 항균작용은 정균적이어서 세균의 엽산합성 저해에 근거하고 있다.

나) 과립은 쓴맛을 제거하기 위해서 코팅한 것이기 때문에 한 알도 빠짐없이 복용한다.

다) 차광 보존할 것.

라) 다른 제제가 무효 혹은 사용할 수 없는 경우에만 투여한다.

마) 이 약제는 설파제 알레르기의 약력을 확인해야 하며, 위장장애를 일으키므로 간식이나 식사 후에 복용해야 한다.

바) 결정뇨(crystaluria)를 예방하기 위해 충분한 양의 물을 섭취해야 한다.

사) 햇빛에 민감해 질 수 있으므로 과도한 노출을 피하고 외출 시에는 자외선 차단크림이나 선글라스를 착용하는 것이 좋다.

아) 이 약을 복용하기 전에 빈혈, 혈액관련질환, 천식, 심한 알레르기 체질, 갑상선부전, 간질환, 신장질환 등의 다른 질환이 있는 경우에는 약사에게 미리 알리도록 한다.

자) 환자에게 설명하고 혈액 장애 (빈혈, 출혈경향 등)의 부작용을 사전에 설명하고 발진 등의 피부 이상이 인지된 경우에는 신속히 의사에게 연락하게 하고, 장

기간 투여 중인 환자는 규칙적으로 혈액검사를 실시하도록 복약지도를 해야 한다.

④ Aminoglycoside계 항생제

가) 세균의 liposome과 결합해서 단백합성을 저해한다. 효과는 세균에만 선택적이다.

나) 硬結을 가져오기 때문에 근육주사 직후는 국소를 충분하게 문질러 준다.

다) Aminoglycoside계 항생제는 항균력은 강하지만 신독성 및 耳毒性이 발현하는 것이 문제가 된다.

라) 본인 또는 그의 가족이 aminoglycoside계 항생제에 의한 난청의 기왕력이 있거나 생기는 경우는 투여하지 않는 것이 요망되지만 어쩔 수 없이 투여하는 경우에는 신중하게 투여한다.

마) 청력이 정상이어도 사전에 audiometer로 검사하고 정기적으로 검진 기록, 검사를 행하여야 한다.

⑤ Tetracycline계 항생제

가) 임산부 및 8세 이하의 소아에게 사용하는 경우, 최기형성 및 골격형성 장애 등이 나타나므로 복용 전 의사와 충분히 상의해야 한다.

나) 식사 1시간 전이나 2시간 후의 공복 시에 다량의 물과 함께 복용하도록 하고 취침 직전에는 복용하지 않는 것이 좋다.

다) 햇빛에 민감해질 수 있으므로 과도한 노출은 피하는 것이 좋으며, 외출시에는 긴소매를 입고, 자외선 차단 크림이나 색안경을 착용해야 하며 선탠을 하지 않도록 한다.

라) 알루미늄이나 마그네슘을 함유한 제산제, 칼슘제, 아연, 철분제, 유제품과 함께 병용 시 비흡수성 복합체를 형성시키며 특히 제산제와의 병용은 위장내 pH를 증가시켜 tetracycline의 흡수를 감소시키므로 복용 시에는 2~3시간 투여간격을 유지한다.

마) Estrogen 함유 경구피임제와 병용 시 피임약의 잔류농도를 감소시키고 출혈을 야기 시키므로 피임을 원하는 경우 다른 피임방법을 병행해야 한다.

⑥ Macrolide계 항생제 (Erythromycin, Clarithromycin, Roxithromycin)

가) 현재 임신 또는 수유 중이거나 계획이 있으면 약사에게 미리 알려 주도록 복약지도를 철저히 해야 한다.

나) 간질환, 신장질환, 장관 질환 등 다른 질병을 앓은 적이 있는 경우에는 약사에게 미리 알려주도록 한다.

다) 증상이 좋아져도 지시한 기간 동안 꾸준히 약물을 복용하도록 한다.

라) 적절한 혈중농도를 유지하기 위해서는 식사와 상관없이 약을 일정 시간 간격으로 다량의 물과 함께 복용하도록 한다.

마) 설사가 2일 이상 지속되면 약사에게 알리도록 한다.

바) 테오필린, 항히스타민제, 와파린, 싸이클로스포린, 로바스타틴, 지도부딘, 리파부틴 등을 복용할 경우 약사에게 알리도록 한다.

8. 결핵 치료제

결핵의 감염은 결핵환자가 기침 또는 재채기를 할 때 결핵균이 포함된 아주 미세한 침방울이 몸 밖으로 나와서, 이것이 곧 증발하여 공기 중에 비산하고 있다가 사람들이 숨을 들이쉴 때 공기와 함께 폐 속으로 들어가 증식함으로써 감염이 발생하는 것이다.

감염에서 발병하는 것은 흡입한 균이 대량이거나, 몸의 저항력이 고령, 위절제 후, 진폐증의 기왕력, 알코올중독증, 부신피질홀몬제 복용 중, 당뇨병과 에이즈바이러스 감염 등의 원인에 의해서 저하되면 발병으로 연관되는 것이다.

폐에 병소가 생겨도 면역능이 충분하게 있으면 결핵균은 증식하지 않고 석회화되어 발병하지 않는다. 그러나 석회화 되어도 결핵균은 동면상태로서 계속해서 살아 있어, 숙주의 감염 방어력의 균형이 깨지는 경우에는 폐에 새로운 결핵의 병소를 만들어 발병 하는 것이다. BCG 접종을 받은 사람도 반 수 정도는 발병하는 것으로 알려져 있다.

(1) 결핵환자의 일상생활상의 주의사항

① 결핵은 다른 사람에게 전염이 될 수 있다. 결핵 환자의 경우 초기에는 다른 사람과 격리하는 것을 권장하고 있다.

② 일부 증상이 아주 심한 환자를 제외하고는 요양소나 병원에 입원할 필요가 없으며, 무리하지 않는 범위 내에서 직장생활을 하면서도 치료가 가능하다.

③ 결핵 약물을 복용하기 시작한 10~14일 후부터는 전염성이 없어지므로 격리 할 필요가 없다.

④ 결핵을 처음 진단받은 환자(활동성 결핵 환자)와 접촉한 경우에도 검사를 받아야 하며, 필요시 특히 어린이의 경우에는 예방적으로 약물을 복용해야 한다.

⑤ 결핵치료제는 술을 마시는 사람에서 간장애와 신경장애를 유발할 수 있으므로 약을 복용하는 경우에는 음주를 하지 않도록 한다.

⑥ 결핵은 소모성 질환으로 고단백 식이가 권장된다.

⑦ 대부분 6~12개월의 치료기간을 요하므로 치료기간을 준수하도록 한다.

⑧ 2~3주간 투여 후에도 효과가 나지 않을 경우에는 약사나 의사와 상의하도록 한다.

(2) 결핵환자의 중요한 복약지도사항

① 결핵균은 내성을 막기 위해서 3~4 가지 약물을 동시에 하루에 한번 복용 하도록 한다.

② 천천히 치료되므로 6개월에서 1년 동안 꾸준히 복용하도록 한다.

③ 의사의 지시 없이 약 복용을 중단하거나 복용을 게을리 하면 내성균이 생길 수 있으며, 약제 내성인 결핵균은 치료가 매우 어렵다는 것을 알려준다.

④ 약을 복용하는 동안 음주를 삼가도록 한다.

⑤ 다른 사람에게 전염이 될 수 있으므로 초기에는 다른 사람과 격리하도록 한다.

⑥ 결핵 약물을 복용하기 시작한 10~14일 후부터는 전염성의 위험률을 무시할 수

있어 격리할 필요가 없음을 알려준다.

⑦ 결핵약을 복용하는 동안에는 치료효과 및 부작용 모니터링을 위해 정기적으로 의사의 진료를 받도록 한다.

(3) 결핵 치료제의 중요한 복약지도사항

결핵치료제는 1차 치료제(Isoniazid, Rifampicin, Ethambutol, Pyrazinamide, Streptom-ycin)와 2차 치료제(PAS, Cycloserine, Prothionamide)로 분류하며, 결핵균을 완전히 죽이는 작용(살균작용), 증식을 정지시키는 작용(정균작용), 내성을 막는 작용 등을 나타내며, 약마다 이들 특성을 나타내는 정도가 다르다. 결핵균은 서서히 증식하고, 내성 발현율이 높은 특징을 나타내고 있다. 효과적인 치료와 내성 예방을 위해 결핵치료는 단일 약물 보다는 여러 약물로 구성되어야 한다. 결핵치료의 일차 목표는 결핵균을 신속하게 죽이고, 약물 내성 발현을 예방하고 재발을 막기 위해 신체로부터 지속적으로 제거하는 것이다.

① 결핵 치료제의 공통 복약지도사항

가) 복용을 임의로 중단하거나 거르면 내성이 생길 수 있으므로 지시한 기간동안 꾸준히 복용하도록 한다.

나) 복용 후 2~3주가 지나도 증상의 호전이 느껴지지 않으면 약사나 의사에게 알리도록 한다.

다) 음식물로 약물의 흡수가 감소될 수 있으므로 이소니아지드(INHA), 에탐부톨(EMB)과 리팜피신(RFp)이 INHA, RFp, EMB은 아침 식전에 복용해야 한다. 효과를 높이기 위해서 1일 1회 투여한다. 피라진아미드(pZA)는 식후 30분에 복용한다. 이들 약물을 분할 투여하지 않고 1일 1회 투여하는 이유는 유효혈중농도를 유지하는 것 보다 최고혈중농도를 높이는 것이 살균력이 뛰어나기 때문이다.

라) INHA, RFp(리팜피신)은 황달을 포함한 간장애를 유발할 수 있으므로 정기적으로 간기능 검사를 받아야 한다.

마) 뇨 색이 진해지거나 눈, 피부가 황변할 때에는 간독성이 의심되므로 약사나

의사에게 즉시 알리도록 한다.

② 이소니아지드 (INHA)의 복약지도사항

가) 말초신경염은 이소니아지드가 피리독신으로부터 생산되는 조효소의 생성을 방해하는데 , 이를 예방할 목적으로 pyridoxin을 병용 투여한다.

나) 제산제로 인해 흡수가 감소될 수 있으므로 같은 시간에 복용해서는 안된다. 최소 1시간의 간격을 두고 복용한다.

다) 치즈나 참치 같은 tyramine이 풍부한 음식물을 섭취하는 경우 INHA에 의해 tyramine, histamine 대사가 저해되므로 피부발적, 사지에 작열감이 나타나거나 저리거나 감각이 둔해지면 의사나 약사에게 알리도록 한다.

라) 제산제와는 적어도 1시간 이상의 간격을 두고 복용하도록 한다.

마) 한약, 술은 이 약의 간에 대한 해로운 작용을 증가시킬 수 있으며, 술과 병용 시 가슴 두근거림, 홍조, 두통, 오심, 구토 등의 증상이 나타날 수 있으므로 삼가도록 한다.

③ 리팜피신(RFp)의 복약지도사항

가) 리팜피신 복용 시 오심, 식욕부진, 경미한 복통이 나타날 수 있으며, 이로 인해 복용이 힘들 경우에는 식사 직후에 복용을 해본다. 지속될 경우 약사나 의사에게 알리도록 한다.

나) 리팜피신 복용 시 소변, 대변, 땀이 오렌지-빨간색으로 변할 수 있으나 이는 부작용이 아니고 약의 색에 의한 것이므로 안심해도 된다.

다) 홍조가 나타나거나, 렌즈가 착색될 수 있으므로 렌즈 착용을 피하도록 한다.

라) 자반이나 이상 출혈이 있는 경우에는 즉시 약물을 중단하고 응급실을 방문하도록 한다.

마) 다른 약물 (혈당강하제, 에스트로젠 함유 피임제, 디곡신, 퀴니딘)의 효과를 감소시킬 수 있으므로 다른 약물을 복용하고 있을 때는 약사나 의사에게 미리 알려

야 한다.

바) 알코올에 의해 리팜피신 유도 간독성이 증가되므로 음주를 피하도록 한다.

사) 커피 또는 술을 자주 마실 경우, 담배를 필 경우에도 이 약물의 효과에 영향을 미칠 수 있으므로 피하도록 한다.

아) 경구피임약의 효과를 떨어뜨릴 수 있으므로 피임을 원할 경우 다른 방법을 병용하도록 한다.

④ 에탐부톨 (EMB)의 복약지도사항

가) 에탐부톨에 의해 시야몽롱, 색맹 등의 시력 이상이 나타날 수 있다. 시력이상은 신문을 한쪽 눈으로 일정거리에서 매일 읽어봄으로써 빨리 발견할 수 있다. 조기 발견 시에 시력이 회복될 수 있다. 복용 전에 안과 검사를 시행하고 시력 이상이 나타날 경우에는 빨리 알린다.

나) 시각장애를 일으킬 수 있으므로 운전이나 위험한 기계조작을 피하도록 한다.

다) 임신 중이거나 수유중인 경우, 통풍이나 신질환, 간질환이 있는 경우에는 약사나 의사에게 알리도록 한다.

⑤ 피라진아마이드(QZA)의 복약지도사항

가) 피라진아마이드는 통풍을 유발할 수 있으므로 통풍, 신장해가 있을 경우에는 약사나 의사에게 미리 알리도록 한다.

나) 햇빛에 민감해질 수 있으므로 외출 시에는 자외선차단제를 바르고 선글라스를 착용하도록 한다.

다) 간장애 환자, 신장애 환자와 임산부, 수유부는 미리 약사나 의사에게 알리도록 한다.

9. 골다공증 치료제

골다공증은 무기질인 골량의 감소에 의해서 생기는 대사성의 골질환으로서 골절 할 위험성이 크며, 골의 불안정화에 따른 동통과 변형이 주증상으로 하는 증후군이다. 본 질환은 임신 후나 부신피질홀몬제를 복용할 경우에 젊은 사람들도 발병되는 질환 이지만 대다수는 폐경후의 여성과 고령자에서 발병되며 나이를 먹음에 따라 증가하기 때문에 골다공증은 인류가 가장 많이 갖고 있는 질환 중의 하나이다.

골다공증의 위험인자는 폐경, 고령, 칼슘부족, 야윈 사람, 근육마비 또는 운동부족, 소화관 수술 또는 소화관 흡수부전, 음주, 흡연 및 과도한 카페인의 섭취를 들 수 있다. 특히 칼슘의 부족, estrogen의 감소, calcitonin의 감소, 비타민 D_3의 저하 및 장관으로부터 칼슘 흡수의 감소, 부갑상선 홀몬의 분비항진 등 내분비 대사 이상에 하여 골다골증이 생기기 때문에 이러한 위험인자의 제거와 대사이상의 개선이 골다공증의 예방과 치료의 방침이 될 수 있다.

폐경 후 여성에서 발생하는 골다공증은 체내에서 에스트로젠의 양이 감소하여, 골이 형성 되는 것보다 더 빠르게 제거되어 발생하며 이 경우에는 에스트로젠의 복용과 충분한 칼슘, vitamin D를 섭취하여 예방할 수 있다. 특히 노인에서 발생하는 골다공증은 뼈를 형성하는 세포(조골세포)의 기능저하와 칼슘, vitamin D의 흡수기능저하, 여러 생화학적인 불균형, 성호르몬의 부족(폐경으로 인한 에스트로젠 부족)으로 발생한다.

(1) 골다공증환자의 일상생활상 주의사항

① 하루 1,000~1,500mg의 칼슘과 비타민 D(간, 간유구, 생선, 계란 등에 많이 함유)와 칼슘이 풍부한 음식(우유, 요구르트, 치즈, 연어, 시금치 등)을 섭취하고 햇빛을 많이 쬐도록 복약지도를 한다.

② 음식에 따라 칼슘이 우리 몸에서 이용되는 정도가 달라진다. 적당량의 단백질, 비타민 D는 칼슘의 흡수를 촉진시켜 이용률을 높여준다.

③ 커피, 콜라, 홍자 등 카페인을 많이 함유한 음료는 신장에서 칼슘배설을 증가시

켜 골다공증에 좋지 않은 영향을 줄 수 있으므로 삼가는 것이 좋다. 또한 탄산음료에는 인이 다량 함유되어 있어, 뼈의 칼슘을 빼내는 작용을 하므로 피하는 것이 좋다.

④ 고지방식이도 칼슘의 흡수를 저하시키고 칼슘의 배설을 증가시키므로 피하는 것이 좋다.

⑤ 근육의 강도와 유연함, 균형 및 뼈의 건강을 유지하기 위해서는 운동과 활동을 계속 하도록 한다.

⑥ 우유(2~3컵), 유제품, 뼈째 먹는 생선류, 해조류, 두류, 곡류, 녹색 채소류 등 섭취를 권장한다.

(2) 골다공증환자의 복약지도사항

① 정기적인 골밀도 검사를 하여 골절되기 전에 골다공증을 알아낼 수 있고, 골절이 일어날 확률을 예측할 수 있도록 한다.

② 골다공증은 골절이 유발되어 사망의 빈도가 높은 질환임을 환자에게 잘 설명한다.

③ 골다공증 환자와 상담 시 위험인자를 잘 설명하고 특히 과도한 술, 담배 및 카페인의 섭취를 줄이도록 하며, 특히 알코올은 칼슘 배설을 촉진시켜 골다공증을 악화시킬 수 있다는 것을 알리도록 한다.

④ 폐경기 여성, 야윈 사람, 골다공증의 가족력이 있는 사람 및 육체적 활동이 적은 사람들은 골다공증이 자주 발생하기 때문에 예방법으로 운동(jogging, walking, running, biking 및 테니스)을 하도록 권유한다.

(3) 골다공증치료제의 중요한 복약지도사항

골다공증치료제는 골형성촉진제(Vitamin D제제와 Calcium제제)와 골흡수억제제(부갑상선호르몬제, Bisphosphonate제제)가 있다.

골형성촉진제는 성인의 뼈의 표면에서는 뼈의 흡수와 형성과정이 반복적으로 죽는날까지 일어나는데 골형성 촉진제는 이러한 과정에서 체내에 부족한 칼슘을 보급하여 칼슘이 뼈로 들어가게 도와주어 골형성 작용을 하며 뼈에서 칼슘이 빠져나가는 것을 억제하며 골량의 감소를 개선시키고, 골흡수 억제제는 칼슘이 빠져 나가는 것을 억제하고 골량의 감소를 개선시키어 골절을 방지하고 요통을 개선해주어 골절을 예방하여 준다.

① 골형성촉진제

– 칼슘제제 (칼디비타츄어블정, 칼테오40정)

– 활성형 비타민 D제제 (Alfacalcidol, Calcitriol)

가) 칼슘제제 1일 권장량(1000mg)보다 과잉 복용 시 고칼슘혈증과 요로결석 등을 일으키는 경우가 있으므로 주의를 요하며, 장기 투여 시 혈중 및 뇨중 칼슘이 높게 되므로 정기적으로 혈중 또는 뇨중 칼슘을 check하도록 한다.

나) 칼슘제제는 tetracycline계 항생물질의 흡수를 저해하기 때문에 동시에 복용하지 않도록 철저하게 복약지도를 한다.

다) 1개월 정도 복용해도 증상이 개선되지 않으면 약사에게 문의하도록 한다.

라) 칼슘제제의 복용 시 최소 30분, 최대 2시간 동안 다른 약과의 상호작용이 있어 복용을 피하도록 한다.

마) 탄닌을 함유한 것 (홍차, 녹차, 홍시)은 피하도록 한다.

바) 처방을 받아서 칼슘제제를 복용할 때는 음식으로 너무 많은 칼슘을 섭취하지 않도록 한다.

사) 활성형 비타민 D 제제의 1일 권장량(200~400IU)보다 과잉 복용 시 고칼슘혈증, 식욕저하, 오심, 다뇨, 하리, 신석회화증, 이소성석회화, 신부전 및 신결석 등이 나타날 수 있어 용량을 특히 주의해서 복용하도록 한다.

아) 비타민 D 제제는 마그네슘을 함유하는 제제(제산제, 미네랄영양제)와 병용 시 고마그네슘혈증을 유발한다는 보고가 있으므로 환자가 병용을 하지 않도록 주의를 요한다.

자) 만성 심부전 환자가 비타민D와 병용 시에는 혈중칼슘과 인산염의 농도를 자주 측정하도록 한다.

② 골흡수억제제

– Estrogen

– 부갑상선 호르몬제 (Calcitonin)

– 비스포스포네이트 경구용제제

  • 한독 악토넬 5mg : 1일 1회 복용, 35mg : 주 1회 복용, 150mg : 월 1회 복용

  • MSD 포사맥스 70mg

  • 한미 '알렌맥스'

  • GSK '본비바' (월 1회 복용/3개월에 1회 주사)

  • 노바티스 '아클라스타' (연 1회 주사))

대개 일주일에 한 알 씩 복용하는 비스포스포네이트 경구용제제는 그러나 식전이나 식사 사이 2시간 간격을 두고 복용해야 하거나 식도에 자극을 주지 않기 위해 일정시간을 허리를 곧게 편 자세로 유지해야 하는 등 복용상의 불편이 따랐다. 이는 약을 평생 복용해야 하는 환자들의 복약순응도를 낮춰 치료효과를 떨어뜨리는 결과로 이어지고 있어 복약지도의 중요성이 큰 약물이다.

가) 1주일에 1회 복용하는 약으로 기억하기 쉬운 특정 요일을 정하여 복용하도록 한다.

나) 아침에 일어난 후 다른 음식물 섭취 전에 30분에 충분한 양의 물과 함께 복용하도록 하며, 미네랄 또는 커피, 주스는 약의 흡수를 저해시키므로 다른 음료와는 복용하지 않도록 복약지도를 한다.

다) 이 제제는 식도염이나 위궤양을 일으킬 수 있으므로 식전 30분에 충분한 양의 물(180~240ml)과 함께 복용해야 하며, 이 약을 드신 후 최소 30분동안은 눕지 않도록 복약지도를 한다.

라) 칼슘과 비타민 D가 많이 함유된 음식을 섭취하도록 한다.

마) 위장장애나 근육통 등이 오래 지속될 경우 약사에게 알리도록 한다.

바) 만약 복용하는 날에 복용하는 것을 잊은 경우, 기억한 다음 날 아침에 1정을

복용하고, 같은 날 2정을 복용하지 않도록 하며, 다음 복용부터는 기존에 정해진 요일에 복용하도록 한다.

사) Calcitonin제제는 간혹 shock증상을 일으키기 때문에 과민증상을 일으키기 쉬운 체질을 갖는 환자들이 두드러기, 발진, 불쾌감, 구내이상, 현훈 및 이명 등의 증상이 나타나면 의사나 약사에게 알리도록 복약지도를 해야 한다.

아) Calcitonin 점비제는 일단 사용하게 되면 실온에서 보관하며 1개월 내에 사용하도록 한다.

자) Estrogen제제를 폐경기 이후의 여자가 장기간(1년 이상) 복용 시 자궁내 막암의 발생빈도가 높기 때문에 사용기간과 사용량에 주의를 요하며 환자 상담시 정기검진을 받도록 복약지도를 해야 한다.

③ 복합제제

－ 비스포스포네이트제제 + Calcitriol 복합제제(유유 '맥스마빌')

－ 비스포스포네이트제제 + Cholecalciferol (포사맥스플러스정)

가) 이 약은 식전 1시간 전에 충분한 물과 함께 복용하도록 한다.

나) 위장장해나 근육통이 오래 지속될 경우에는 의사에게 알리도록 한다.

다) 미네랄 또는 커피, 주스 등 다른 음료와 같이 복용하지 않도록 한다.

라) 이 약을 복용하는 동안은 비타민D (종합영양제)는 복용하지 않도록 한다.

마) 칼슘 섭취량을 늘리면 부작용이 나타날 수 있으니 주의하도록 한다.

바) 이 약을 복용한 후 최소 30분 동안은 눕지 않도록 한다.

10. 고지혈증 치료제

고지혈증은 생명을 위협하는 동맥경화와 췌장염의 원인이 됨과 동시에 허혈성심질환, 뇌혈관 장애, 당뇨병 등의 위험요인으로 적절한 치료가 요구되는 질병 상태이다. 생활패턴의 서구화, 영양 섭취량의 증가, 동물성지방 섭취량의 증가, 평균체중의 증가, 운동량 감소, 스트레스 증가, 평균 수명의 연장 및 노년층 인구의 증가 등과 관련하여 그 유병률이 점점 증가하고 있다. 이러한 양상 중에는 예방 가능한 조건들이 있기 때문에 충분한 교육 및 홍보를 통하여 효과적인 환자관리가 필요하다.

약물을 복용함에 있어 복약이행에 장애가 되는 부작용의 경우를 설명해 주고, 환자가 스스로 약물복용을 중단하는 일이 없도록 지도한다. 고지혈증 치료약물은 식전에 먹는다든지, 식사와 함께 먹는다든지, 저녁이나 취침전에 먹는다든지 하는 특수한 용법을 가진 것이 많으므로 환자에게 복용시간과 이유를 잘 설명해 주어 환자가 항상 기억하도록 해야 한다.

(1) 고지혈증환자의 일상생활상의 주의사항

① Cholesterol치를 저하시키기 위해 복용하는 약은 약만으로 효과를 보기가 어렵다는 것을 주지시키도록 한다.

② 이미 시행하고 있을 식사요법과 생활변화를 꾸준히 병행해 나가야 한다.

③ 올바른 식사, 충분한 운동, 체중감소 및 금연은 필수조건이다.

④ 고지혈증 치료는 식이요법이 기본이다. 콜레스테롤이 다량 함유된 음식(장어, 꼴뚜기, 곱창, 명란젓, 한치, 각종 알, 물오징어)이나 지방이 많이 든 음식은 먹지 말고 등푸른 생선과 야채를 많이 들도록 한다.

⑤ 땀이 밸 정도의 가벼운 운동(수영, 걷기, 조깅, 자전거 등)을 매일 30분 이상 꾸준히 하도록 한다.

⑥ 담배를 피우지 않도록 한다.

⑦ 스트레스를 피하고 충분한 수면을 취하도록 한다.

⑧ 하루 세끼 균형 잡힌 식사를 하되 양을 줄인다.

⑨ 싱겁게 먹고, 튀김, 볶음보다는 삶거나 찌는 조리법을 선택한다.

(2) 고지혈증환자의 복약지도사항

① 투여하기 시작한 첫 1년간은 간장애로 인하여 SGOT/GPT의 상승과 더불어 간

염 증상이 올 수 있으므로 정기적으로 간기능 검사를 받도록 한다.

② 운동요법, 식이요법, 고혈압치료, 금연을 병행하는 것이 합병증 예방에 중요하며, 간에 부담을 줄 수 있으므로 술은 들지 않도록 한다.

③ 약을 복용하는 동안 설명되지 않는 근육통, 압통, 근육약화의 증상이 나타나면 약사나 의사에게 알리도록 한다.

④ 다른 약을 복용중이면 반드시 미리 의사나 약사에게 알리도록 한다.

⑤ 약사나 의사의 지시 없이 약복용을 중지하지 않도록 한다.

⑥ 약의 복용을 중지한 후 콜레스테롤 수치를 유지하기 위해 특별한 식이요법을 할 필요가 있음을 알려준다.

(3) 고지혈증치료제의 중요한 복약지도사항

① Bile acid sequestrant (Cholestyramine, Colestipol)

가) 건조 상태로 복용해서는 안되며 반드시 물로 복용하도록 한다.

나) 과일 주스, 스프, 사과즙 등과 섞어 식사하기 전 복용한다.

다) 팽만감, 소화불량, 가스, 변비가 발생할 수 있다.

라) 과일, 섬유식 섭취를 늘리면 부작용을 경감시킬 수 있다.

마) 다른 약의 효력감소를 방지하기 위해 복용시간을 조정할 필요가 있다.

다른 약을 복용하려면 이 약 먹고 4~6시간 후에 복용하도록 한다. 또는 다른 약을 미리 복용했으면 1시간 후에 복용하도록 한다.

바) 당뇨가 있으시면 약사나 의사에게 알리도록 한다.

사) 담석증이 생길 수 있다.

② HMG Co-A 환원효소억제제 〈Lovastatin(바스로틴), Pravastatin (메바로친), Simvastatin (조코), Fluvastatin (레스콜엑스엘서방정), Atrovastatin (리피토), Rosuvastatin (크레스토)〉

가) Circardian rhythm을 따라 생체 내 지질의 합성이 밤에 주로 이루어지므로 이 약물을 1일 1회 복용 시에는 저녁 식사 후 복용하는 것이 효과적이다. Atrovastatin,

Rosuvastatin, Pitavastatin은 반감기가 길어서 하루 중 어느 시간에 복용해도 된다.

나) 두통, 근육통과 소화불량, 변비 등의 위장관 부작용과 권태, 발열, 근육통, 피곤함, 쇠약 등이 나타날 수 있으며 이러한 부작용은 투여를 지속하면 대체로 사라지며, 심하거나 지속되는 경우에는 의사나 약사에게 알리도록 한다.

다) 이들 약물의 부작용은 비교적 적은 편이나, 드물지만 심각한 부작용으로 근육병증, 횡문근융해증이 있으며 발생 시 투여를 중단해야 하며 fibricacid 유도체나 niacin 병용 시 발생위험이 증가하므로 금기임을 알려준다.

라) 소아나 간질환이나 폐쇄성 담도 질환자에게는 사용하지 않도록 되어 있다.

마) HMG Co-A 환원효소억제제는 내인성 콜레스테롤의 합성을 저해하는 약으로 증상이 없다고 임의적으로 복용을 중단해서는 안 되고 장기적으로 복용하는 것이 좋다.

바) EM, Azole계 항진균제, 칼슘채널차단제(diltiazem, verapamil) 항우울제(Alprazolam), 사이크로스포린, Wafarin은 스타틴계 약물과 상호작용을 하여 혈중 농도를 증가시킬 수 있어 상기의 약을 병용할 경우에는 미리 약사에게 알리도록 한다.

사) 임부 또는 임신 계획이 있는 환자는 복용해서는 안 된다. 수유부에 있어서의 사용도 잠재적인 부작용 때문에 금기이다.

아) Fluvastatin의 복용으로 피부가 햇빛에 민감해질 수 있으므로 과도한 노출을 삼가하고, 외출 시 자외선차단크림, 모자, 선글래스 등을 착용하도록 한다.

③ Fibrate 〈Clofibrate, Gemfibrozil (로피드), Fenofibrate (리피딜슈프라정), Bezafibrate, Procetofen〉

가) 이들 약물은 1일 1정 복용으로 지속적인 효과를 볼 수 있도록 서방형 제제로 상품화 되어 있다.

나) 소화기계 부작용으로 오심, 복부 팽만감 등이 나타나며, 소양증, 피부 발진등의 부작용도 있다.

다) Warfarin과 같은 경구용 항혈액응고제와 병용 시 작용을 증가시키므로 환자의 증상을 주의 깊게 관찰해야 하며 혈액검사를 시행한다.

라) 횡문근융해증, 급격한 신기능 악화가 나타나면 복용을 중단해야 한다.

마) 신장으로 배설되므로 신 장애 시 용량을 감소시켜야 한다.

바) Gemfibrozil은 식전 30분에 복용하며 3개월 후에도 적절한 반응이 나타나지 않으면 투여를 중단하도록 한다.

④ Niacin (Nicotinic acid, Acipimox)

가) 흔한 부작용으로는 오심, 복부 불쾌감, 설사와 같은 소화기계 증상과 피부 홍조와 같은 피부증상을 들 수 있다.

나) 소화성 궤양이나 과뇨산혈증, 간장애가 있는 환자에게는 투여 금기이며, 이 약을 복용하는 중에는 간기능 검사와 혈중뇨산치, 혈당치를 확인하면서 사용해야 한다.

다) 머리가 아프고, 얼굴이 화끈거리고 붉어지는 부작용이 나타나는데 투여를 지속함에 따라 증상이 감소한다. 취침 전에 복용함으로써 불편함을 최소화 할 수 있으며 심한 경우 니아신 복용 전에 아스피린을 복용한다.

⑤ 항산화제 (Probucol)

가) 강한 지용성 물질로서 저밀도지단백과 결합하여 이의 산화과정을 억제하는데 사용은 매우 제한적이다. 이는 LDL Cholesterol치를 낮추는 효능도 약하면서 HDL Cholesterol치를 감소시키기 때문인 것으로 보인다.

나) 다른 기타 지질강하제에 듣지 않거나, 사용할 수 없는 경우에 이용 가능하며 식사와 함께 복용하면 흡수가 향상된다.

다) 불규칙한 심장박동이나 흉통이 나타나면 복용을 중단해야 한다.

⑥ 음이온결합수지 (Cholestyramin)

　가) 중증의 변비가 나타나면 복용을 중단한다.

　나) 본제를 복용할 경우에는 복용 1시간 전이나 4시간 후에 다른 약물을 복용해야 합니다. 동시에 복용하면 다른 약물의 생체이용률이 40~50% 감소한다.

　다) 1회 분량을 미리 물에 타서 냉장고에 보관하여 차게 해서 복용하면 복용하기 좋습니다. 분말상태로 복용 시 기도에 들어가서 기도를 막을 수 있으므로 반드시 액체에 현탁시켜서 복용하도록 한다.

⑦ 복합제제 〈Ezetimibe + Simvastatin (바이토린)〉

　가) 임신 중에 이 약제를 복용하는 것을 태아에게 해를 끼칠 수 있다. 적극적인 피임법을 이용하고, 만약 이 약제를 복용하는 중에 임산한 것 같다면 즉시 약사나 의사에게 알리도록 한다.

　나) 간질환, 신장질환이나 근육이상일 경우 약사나 의사와 상의하도록 한다.

　다) 평상시 과음을 한다면 약사나 의사에게 알리도록 한다.

　라) 이 약을 복용하는 동안 설명되지 않는 근육통, 압통, 근육약화의 증상이 나타나면 약사나 의사에게 알리도록 한다.

　마) 적절한 약효를 위해서는 충분한 양의 물과 같이 복용하도록 한다.

11. 고혈압 치료제

　혈압이란 심장에서 보내진 혈액이 혈관 내를 흐를 때 혈관 벽에서 받는 압력을 의미하며 이 압력이 정상에 비해 항상 높은 상태를 고혈압이라고 한다. 고혈압의 약 90%는 원인을 알 수 없어 본태성 고혈압이라고 하며 다른 원인 질환에 의해서 생긴 약 10%의 고혈압을 이차성 고혈압이라고 한다.

　고혈압은 대부분 증상이 없으므로 진단을 위해서는 수축기 혈압과 확장기 혈압을 관찰하게 된다. 고혈압 기준은 나이, 성별, 인종에 따라 조금씩 변하나 일반적으로 다음의 세계

보건 기구의 혈압 판정 기준에 의한다.

고혈압은 환자의 관리가 어느 질환보다도 치료에 큰 영향을 미치므로 약사들의 복약지도의 중요성이 증가하는 질환이다. 고혈압 환자의 복약 지도 내용은 고혈압에 대한 이해, 고혈압 약물을 복용하는 이유, 고혈압의 합병증, 고혈압 약 복용 시 주의 사항 및 일상생활상의 주의사항 등을 포함한다.

(1) 고혈압환자의 일상생활상의 주의사항

① 소금 섭취 제한, 운동, 체중관리, 금연, 금주 등의 생활양식을 개선하도록 한다.

② 규칙적인 생활을 통하여 변비를 방지하고 충분한 수면과 함께 요가나 명상과 같은 심리적인 요법 등을 이용하여 스트레스를 해소하는 것이 필요하다.

③ 갑자기 추위에 노출되지 않도록 하고 목욕물은 40도로 하며 집에서 자주 자가혈압 측정기로 혈압을 측정하는 등의 세심한 관리가 필요하다.

④ 경계고혈압으로 진단이 되면 약물을 쓰기 전에 먼저 6개월간 생활요법과 식이요법을 이용한다.

⑤ 먼저 기상시간과 배변시간을 규칙적으로 가져가고 정신적인 안정을 취해야 한다.

⑥ 몸을 따뜻하게 하고 적당한 운동을 하도록 한다.

⑦ 술과 담배는 끊도록 한다.

⑧ 식이요법으로 가장 주의하여야 할 것은 소금에 대한 제한이다.

⑨ 계란과 생선알, 육류 등과 같은 콜레스테롤이 많은 음식을 피하고 전체적인 칼로리 양을 제한한다.

⑩ 야채, 버섯 등과 같은 알칼리 식품과 섬유질과 단백질을 많이 섭취하도록 한다.

⑪ 생활요법과 식이요법만으로 호전되지 않을 때는 항고혈압약 등의 약물치료가 병행 되어야 한다.

(2) 고혈압 치료제의 공통복약지도사항

① 고혈압 약은 높은 혈압을 조절하는 데 사용하는 약물로 복용하면 혈압이 정상치

로 조절되나 다른 약과 같이 치료되지는 않으므로 지속적인 복용이 혈압 조절에 필수적이다.

② 약물 복용으로 혈압이 정상으로 유지되어도 생활상의 주의 사항은 계속 지켜야 한다.

③ 약물 복용 방법은 매일 같은 시간에 복용하는 것이 좋으며 복용을 잊은 경우 생각난 즉시 복용하나 다음 복용 시간이 가까우면 복용하지 않아야 하며 절대로 2회분을 한 번에 복용하지 않는다.

④ 고혈압은 치료되는 것이 아니라 조절되는 것이기 때문에 상태가 호전되더라도 임의로 복용을 중단하지 않도록 지도한다.

(3) 고혈압치료제의 중요한 복약지도사항

이뇨제, 베타차단제(ß-adrenergic receptor blocker), ACE 저해제(angiotensin converting enzyme inhibitor), Angiotensin II 수용체 차단제(Angiotensin II receptor blocker), 칼슘채널차단제(Calcium channel blocker), 혈관확장제가 주로 임상적으로 이용되고 있다.

① 이뇨제- Bumetanide, Furosemide, Hydrochlorothiazide, Spironolactone, Triamterene

체내의 나트륨을 고갈시키고 혈액량을 감소시켜서 혈압을 하강시킴.

가) 이 약은 뇨의 횟수 증가로 수면에 영향을 끼칠 수 있으므로 1일 1회 요법은 아침 식후에 복용하고 그 이상 복용하는 경우에도 오후 6시 이전에 복용해야 한다.

나) 이 약은 뇨의 양과 횟수를 증가시키므로 이상하게 느낄 필요가 없음을 알린다.

다) Thiazide계 이뇨제(Hydrochlorothiazide)는 저칼륨혈증이 일어날 가능성이 있으므로 칼륨이 많이 첨가된 음식(과일 주스, 시금치 등)을 복용하고 정기적인 혈액 검사가 필요하다.

라) 칼륨보존성 이뇨제(Spironolactone)는 고칼륨혈증 및 여성형 유방이 일어날 수 있으며 이런 경우는 감량하거나 중단하도록 한다.

마) Loop 이뇨약(Furosemide)은 임산부와 수유부에게 투여할 때는 주의를 요하며, 당뇨, 통풍 환자는 복용 전에 미리 약사에게 알리도록 한다.

바) 정기적으로 체중을 확인하여 체중이 급속도로 감소될 경우에 약사나 의사에게 알리도록 한다.

사) Furosemide를 복용하는 동안은 체위성 고혈압의 위험성이 증가될 있으므로 음주, 장기간 서있거나 운동하는 것, 더운 날씨가 계속될 때는 주의하도록 한다.

② 베타차단제(ß -adrenergic receptor blocker)

베타 아드레날린성 수용체에 대해서 카테콜아민을 길항하여 심박출량을 떨어뜨려 혈압을 낮춘다.

- Acebutolol(섹트랄, 아벤티스), Arotinolol(알말, 제일제당), Atenolol(테놀민, 현대), Betaxolol(켈론, 부광), Bisoprolol(콩코르), Carteolol(미케란, 오츠카), Carvedilol(딜라트렌, 종근당), Labetalol(트란테이트, 글라소), Celiprolol(셀렉톨), Propranolol(인데랄에이, 대웅), Metoprolol, Nadolol, Timolol

가) 일부 환자에서는 어지러움, 졸음을 유발할 수 있으므로 운전, 기계 조작 등 집중을 요하는 작업 시 주의해야 한다.

나) 발진, 누액분비 감소 증상이 나타나면 투약을 중지해야 한다.

다) 임산부, 수유부에의 투여는 피하도록 한다.

라) 의사의 지시 없이 복용을 중지하지 않도록 하며, 고혈압을 치료하는 것이 아니라 단지 혈압을 강하시키는 약이라는 것을 주지시킨다.

마) 감기약, 심장약, 편두통약, 이뇨제, 비충혈제거제를 포함하여 다른 약을 복용할 경우에는 약사에게 미리 알리도록 한다.

바) 흉통, 갑작스런 체중증가, 숨가쁨, 손발이 찬 증상이 나타날 경우에는 의사나 약사에게 알리도록 한다.

사) 갑자기 일어서거나 자세를 바꿀 경우 어지러울 수 있으므로 천천히 일어나도록 알려준다.

③ ACE inhibitor (angiotensin converting enzyme inhibitor)

안지오텐신 I 을 II 로 가수분해할 뿐 만 아니라, 강력한 혈관확장제인 NO와, bradykinin을 불활성화 시키는 효소인 angiotensin converting enzyme을 억제함으로써 혈압강하를 나타낸다.

– Benazepril, Fosinopril(모노프릴), Quinapril, Captopril(카프릴, 보령), Enalapril(레니텍, 중외), Lisinopril(제스트릴, 현대), Ramipril(트리테이스, 한독), Moexipril (유니바스크, 한미), Perindopril (아서틸, 한국베링거인겔하임), Cilazapril(인히베이스), Alacepril(세타프릴)

가) 이 약은 태아에 유해한 영향을 미칠 수 있다. 현재 임신 또는 수유 중이거나 계획이 있다면 미리 알려준다.

나) 이뇨제, 심장약, 혈압약, 리튬 등을 복용 할 경우에는 의사에게 미리 알린다.

다) 특히 이 약을 처음 드시면 갑자기 혈압이 떨어져서 어지러움, 실신이 나타날 수 있다. 눕거나 앉은 자세에서는 천천히 일어난다.

라) 마른기침, 어지러움, 두통, 위장장해, 설사, 근육통, 피로감, 피부발진 등이 나타 날 경우 의사와 상의한다.

마) 목이 붓거나 목소리가 변할 수 있다.

바) 바나나, 감자, 토란 등은 먹지 않도록 한다.

사) 오줌이 뿌옇게 보이면 의사에게 연락하고, 정기적으로 신기능 검사를 받도록 복약지도한다.

아) 관절이나 근육에 통증이 생길 수 있으며, 손발에 감각이 이상하거나 떨릴 수 있다.

자) 이뇨제를 복용하고 있는 환자가 이 제제를 처음 복용한 후 어지러움 증이 생길 수 있으므로 운전이나 주의력을 요구하는 일을 할 경우에는 주의한다.

차) 탈수가 오지 않도록 주의하며, 심한 오심, 구토, 설사가 계속되면 약사나 의사에게 알리도록 한다.

④ Angiotensin II 수용체 차단제(Angiotensin II receptor blocker)

안지오텐신 II 수용체를 차단함으로써 bradykinin 대사에는 효과가 없으므로 ACE inhibitor보다 좀 더 선택적으로 안지오텐신 효과를 좀 더 선택적으로 차단하여 혈관을 확장하여 혈압을 낮춘다.

- Losartan (코자), Valsartan (디오반), Irbesartan (아프로벨), Candesartan(아타칸), Telmisartan (미카르디스), Olmesartan (올메텍), Eprosartan (테베텐)

가) 임신 또는 수유 중이거나 계획이 있을 경우 의사나 약사와 상담하도록 한다.

나) 술을 마실 경우 저혈압, 어지러움 등의 부작용 발현률이 증가될 수 있으므로 금주 하도록 하고, 정기적으로 혈압을 측정하도록 한다.

다) 약물 복용 초기에는 두통, 어지러움, 설사, 소화불량, 복통, 근육통, 상기도감염, 인두염, 비염, 발진, 기침, 피로 등이 나타날 수 있으나 이는 투여를 중지하면 대부분 사라집니다. 그러나 증세가 심하거나 오래 지속될 경우에는 의사나 약사에게 알리도록 한다.

라) 체내 칼륨을 저류시킬 수 있으므로 칼륨이 함유된 약 또는 칼륨보충제, 칼륨을 저류하는 이뇨제를 함부로 복용해서는 안된다.

마) 심장약, 혈압약, 이뇨제, 리튬을 복용 할 경우에는 약사나 의사에게 알리도록 한다.

바) 얼굴, 입술, 인후의 혈관부종, 횡문근융해증, 혈소판감소증, 호중구감소증 등이 나타나면 복용을 중단하고 의사 또는 약사에게 알리도록 한다.

사) Telmisartan(미카르디스)은 디곡신과 함께 복용했을 때 디곡신의 혈중농도를 증가시켜 구역, 구토, 부정맥과 같은 독성을 발현시킬 수 있으므로 의사와 상의해서 혈중농도를 모니터링하도록 한다.

⑤ 칼슘 채널 차단제 (Calcium channel blocker)

말초세동맥을 이완시켜 혈압을 감소시킨다.(혈관 확장제)

- Amlodipine(노바스크, 화이자), Barnidipine(올데카, 제일), Felodipine(무노발, 한독),

Manidipine(마디핀, 씨제이), Lercanipine(자니딥, 엘지), Nicardipine(페르디핀, 동아), Nifedipine(아달라트, 바이엘), Verapamil(이숩틴, 일성신약), Diltiazem(헤르벤, 한일), Cilnidipine(시나롱), Lacidipine(박사르, 글라소스미스클라인), Isradipine(다이나써크, 대웅), Nisoldipine

가) 가슴이 두근거리거나, 심장의 통증을 느끼고, 발목의 부종이 생기고, 두통이 있을 수 있으나 계속되거나 심한 경우에는 의사와 상의한다.

나) 일부 환자에서는 장기 복용 시 잇몸이 과도하게 증식되어 붓거나 출혈이 일어날 수 있다. 따라서 양치질에 신경을 쓰고 잇몸 마사지를 해주는 등 치아 위생을 유지한다.

다) Nifedipine을 복용하는 환자는 혈관 확장 작용이 강할 경우 안면 홍조가 나타날 수 있으므로 이런 경우는 서방형 제제로 변경 사용하는 것이 좋다.

라) Diltiazem, Verapamil을 복용하는 환자는 서맥을 유발할 수 있으므로 맥박을 규칙적으로 check해야 하며 만일 정상적인 속도보다 너무 느리거나 분당 50회 보다 적으면 의사와 상의해야 한다.

마) 혈압강하 효과로 어지러움, 현기증이 나타날 수 있으므로 앉거나 누웠다가 일어날 때 천천히 일어나며, 운전 등의 위험한 기계 조작 시 주의하도록 한다.

바) 복용을 임의로 중단하면 금단증상인 rebound effect가 나타날 수 있으므로 점진적으로 감량하도록 한다.

⑥ 혈관확장제

세동맥의 평활근을 이완시켜 전신 혈관저항을 감소시켜 혈압을 낮춘다.

- Hydralazine, Minoxidil, Sodium nitroprusside, Diazoxide

가) 두통, 어지러움이 일어날 수 있으므로 집중력을 요구하는 작업은 되도록 피하고 증상이 계속되면 의사와 상의하도록 한다.

나) 음식과 함께 복용할 경우 약 효과가 증가되니 주의하도록 한다.

다) 원인 모를 발열, 홍반, 피부발진, 관절통, 흉통, 손발 감각이상 등이 나타날 경

우에는 복용을 중단하고 약사나 의사와 상의하도록 한다.

　　라) 혈관확장 작용으로 두통, 홍조, 어지러움이 나타날 수 있으나 복용하다 보면 점차적으로 증상이 소실될 수 있다.

12. 저혈압 치료제

저혈압의 정의는 일반적으로 수축기혈압이 100mmHg 이하이고 확장기혈압이 60mmHg 이하일 때 저혈압이라고 하지만 명확한 정의는 아직까지 확립되어 있지 않다. 저혈압은 일반적으로 자각증상이 나타나지 않으면 치료의 대상이 되지 않고 있으며 피로하기 쉽고, 휘청거리며, 식욕이 없고, 동계가 나타날 경우에 위장약이나 비타민제를 복용하여도 자각증상이 개선되지 않는 것이 특징이다.

저혈압증은 본태성저혈압과 증후성저혈압으로 분류하고 있는데 증후성저혈압은 내분비질환, 자율신경장애, 약제복용 등이 원인이 되어 발병되는 저혈압을 말한다. 본태성저혈압과 증후성저혈압과는 상관없이 기립 시에 현훈, 실신 등의 증상 나타나는 것을 기립성저혈압증이라고 한다.

원인질환을 치료하는 것을 우선적으로 되어야 증후성저혈압을 치료할 수 있으며, 홀몬결핍증에 의한 경우에는 호르몬의 보충요법에 의해서 저혈압은 완치될 수 있다. 그러나 본태성저혈압일 경우에는 근치하기가 어렵기 때문에 약사들의 생활지도에 대한 철저한 복약지도가 필요하며 심한 현훈이나 실신 등의 증상이 나타날 경우에는 약물요법을 실시해야 하기 때문에 저혈압 치료약물의 부작용 및 투여 시 주의사항에 대해서 언급하고 약물요법이 한계가 있을 경우에 환자에게 약사들이 시행해야 할 생활지도에 대한 복약지도 사항은 다음과 같다.

(1) 저혈압환자의 일상생활상의 주의사항

　　① 하지정맥의 혈류 저류를 방지하기 위해서 탄력 스타킹 등 물리적 방법을 이용하도록 한다.

② 대체로 저혈압의 약물치료는 효과가 현저하지 않기 때문에 균형 있는 식사와 규칙 바른 생활을 하도록 권장한다.

③ 기립성 저혈압이 심할 경우에는 기립 시 천천히 일어나도록 한다.

④ 신경쇠약 환자가 저혈압으로 오인될 우려가 많기 때문에 정확하게 진단할 필요성을 환자에게 알려준다.

⑤ 증후성저혈압은 치료가 가능하기 때문에 조기치료를 하도록 권장한다.

⑥ 저혈압의 대부분을 차지하고 있는 본태성저혈압은 위험하고 예후가 나쁜 질환이 아니라는 점을 환자에게 주지시킨다.

⑦ 저혈압 환자들은 대부분 소화불량과 헛배 부름을 호소하는 경우가 많으므로 규칙적으로 식사를 하고 1일 4~5회 소식을 하도록 지도한다.

⑧ 저혈압 환자들은 신경쇠약이 많으므로 정신단련을 하도록 하며 심하면 정신치료를 받도록 한다.

⑨ 목욕을 자주 하도록 하며, 냉수마찰을 매일 아침 규칙적으로 할 것을 권장한다.

⑩ 취침 시 베개 높이를 15~20도 정도 높이도록 한다.

⑪ 식염섭취를 많이 하도록 한다.

(2) 저혈압 치료제의 중요한 복약지도사항

원인이 분명하지 않은 저혈압을 본태성저혈압이라 하고, 혈압이 낮은 자체는 병적인 상태로 간주하지 않기 때문에 환자가 아프다고 호소하지 않는 경우에는 치료할 필요가 없다. 그러나 장기 환류 혈액량이 감소해서 피로감, 기립성 현훈, 두중감, 동계 등의 자각증상이 강한 경우와 장기의 기능장애가 나타나는 경우에는 약물요법을 행한다.

약물요법으로서는 비소제, 호르몬제(부신피질호르몬, 하수체호르몬), 비타민제, 니코틴, 에페드린, 세로토닌 등이 이용되고 있지만 대개 그의 효과는 일과성으로 나타내고 있다. 저혈압에 임상적으로 가장 많이 이용되고 있는 대표적인 약물은 다음과 같으며 각 약물에 대한 부작용 및 투여 시 주의사항을 약사들은 숙지하여야만 약물치료의 극대화를 기할 수 있으며 환자에게 복약지도 시 유용한 정보로 활용할 수 있을 것이다.

① Etilefrine (effortil), Norphenephrine (Zondel) : 교감신경자극제

갑상선 기능항진증, 고혈압, 급성울혈성심부전 환자에게 신중하게 투여한다.

② Carnigen : p-hydroxyephedrine(suprifen)과 동물에서 추출한 nuclotide를 함유한 제제

승압효과가 서서히 발현되기 때문에 급성순환부전(쇼크 등)과 같이 급속한 승압 효과를 필요할 때는 속효성의 승압제를 투여할 것.

13. 협심증 치료제

관상동맥의 일부가 좁아지거나, 막히게 되면 공급되어지는 혈액량이 감소되어서, 심장의 원동력이 되는 산소와 영양이 부족하게 된다. 이와 같이 심근의 산소가 결핍하는 상태를 심근허혈이라고 한다. 이러한 심근허혈이 오랫동안 지속되면 심근은 전혀 활동할 수 없는 괴사상태로 빠진다. 이와 같이 관상동맥의 혈액순환이 악화되어 일어나는 질환을 허혈성질환이라고 하며, 협심증과 심근경색으로 크게 2가지로 나눈다.

심장의 영양보급로인 관상동맥이 어떤 원인에 의해 좁아진다면 심근이 필요로 하는 만큼의 혈액을 보낼 수 없게 된다. 이런 경우 환자들은 흉통을 호소하는데 이것이 협심증인 것이다. 만약 하나 또는 몇 개의 관상동맥이 완전히 막혀서 심장에 혈액을 공급하는 일이 불가능해지면 심근의 일부가 괴사에 빠진다. 이것을 심근경색이라고 한다.

(1) 협심증환자에 대한 복약지도사항

① 복약지도 시 약사가 강조해야 할 것은 어떠한 협심증이라도 자각증상이 소실되어도 질환이 치유된 것은 아니라는 사실을 환자에게 이해시키도록 해야 할 것이다.

② 약제에 대한 반응이 양호해서 복약개시 후 바로 발작이 완전히 소실되는 예가 있는데, 환자가 질환 그 자체가 치유된 것으로 착각해서 자기가 판단하여 복약을 중지하여 협심증발작이 보다 빈번하게 일어나게 할 수 있으며, 심한 심근경색을 발병하는 케이스도 있기 때문에 주의를 하도록 복약지도를 철저히 해야 할 것이다.

③ 약물요법에 의해서 협심증이 완화되거나 소실되어도 관상동맥의 변축성과 기질

적 협착은 쉽게 치유될 수 없음을 환자에게 충분히 인식시켜 두는 것도 중요한 것이다.

④ 협심증에 대한 각종 치료법의 장점과 단점, 또한 약물요법을 선택한 이유와 의의 및 그것의 한계를 환자에게 충분히 이해시킬 필요가 있다.

⑤ 관상동맥 위험인자를 감소시킬 수 있는 일반요법의 중요성에 대해서도 강조하는 것이 필요하다. 또한 약물요법에 의해서 충분한 치료효과를 얻을 수 없는 경우는 CABG나 PTCA에 의한 치료가 필요한 경우도 있다는 것을 반드시 주지시켜야 할 것이다.

⑥ 환자가 복용하는 협심증치료제는 약의 이름과 작용에 대해서 설명하는(처방약의 명시) 것은 원칙이지만 환자의 이해능력에 따라 그의 내용은 다를 수가 있다. 복용시간 및 투여횟수에 대해서는 식사의 유무에 관계없이 복용시간이 되면 복용하도록 지도한다.

⑦ 복용하는 것을 잊었을 경우에는 생각이 날 때 복용하는데, 다음 복용시간이 가까울 경우 2회분을 1번에 복용하지 않도록 지시한다.

⑧ 질산제 및 항응고제는 사용법이 특수하기 때문에 알기 쉽게 설명할 필요가 있다.

⑨ 부작용에 대해서는 환자에게 불필요한 불안을 주어서 복약순응도의 저하를 가져오지 않도록 부작용의 내용을 신중하게 선택해서 알려줄 필요가 있다.

⑩ 약제관리 상 주의해야 할 것은 차광, 방습이 원칙이다. 특히 질산제는 휘발성이며, 열·빛에 약하기 때문에 습기를 피하고 냉암소의 보관이 요망되며, 냉장고 안에 보관하도록 지시한다.

⑪ 질산제를 협심증발작시에 대비해서 휴대할 경우에는 차광성이 있는 용기에 넣고 또한 신체에 접촉하지 않고 갖고 다닐 수 있도록 복약지도를 한다.

(2) 협심증환자의 일상생활상의 주의사항

① 조절 가능한 위험인자인 비만, 고지혈증, 흡연을 감소하도록 한다.

② 음주는 Nitroglycerin의 부작용 및 질병의 위험도를 증가시킬 수 있으므로 금주하도록 한다.

③ 일반적으로 협심증치료제는 혈압저하작용이 있어서 목욕 전후의 복용 및 음주 후의 복용은 특히 혈압저하를 가져오기 때문에 될 수 있는 한 피하도록 지도 한다.

(3) 협심증 치료제의 중요한 복약지도사항

협심증의 치료에 이용되고 있는 약제는 몇 가지 공통점을 갖고 있는 것이 특징이다.

질산제, 칼슘길항제, 베타차단제가 협심증치료제의 중심이 되고 있으며, 이들 3가지 약제가 공통적으로 갖고 있는 약리작용은 어느 것이나 혈압저하작용을 갖고 있는 것이다. 중증 협심증 증상에 질산제, 칼슘길항제, 베타차단제의 3가지 약제를 병용할 때는 혈압저하에 주의할 필요가 있다. 또한 협심증환자에서는 관상동맥 위험인자에 대한 치료제가 병용되는 적이 많아 이들 약제와 협심증치료제와의 상호작용이 문제가 되고 있다. 특히 고혈압치료제, 당뇨병치료제, 항부정맥약, digitalis 등과의 병용에 의해서 각 약물의 작용을 증강시키는 적이 있기 때문에 주의를 요한다.

최근에는 비뇨기과에서 배뇨장해치료에 α1－차단제가 처방되거나 안과에서 녹내장치료에 베타차단제의 점안제가 처방되는 등 타과에서도 심·혈관계에 작용하는 약제가 처방되어지는 case가 있기 때문에 기왕력과 함께 현재 치료중인 타과 질환에도 유의할 필요가 있다.

협심증의 치료에 이용되고 있는 질산제, 칼슘길항제 및 베타차단제의 중요한 복약지도사항은 다음과 같다.

① 질산제(Nitrate제제 , Isosorbide dinitrate 제제)

가) 발작시의 설하정의 질산제는 효과가 수십초 내지는 수분이내에 나타나는 것이 보통이며, 10분이 있어도 증상이 완화되지 않을 때는 1정 추가한다. 20분 이상에서도 증상이 완화되지 않을 때는 심근경색 혹은 불안정협심증이 의심되기 때문에 신속하게 의사의 판단을 구할 필요가 있다.

나) 발작시의 증상이 가벼운 경우 환자가 설하정의 사용을 주저하는 경우가 있는데 협심증발작의 증상정도와 중증도와는 반드시 일치하지 않고 발작시간이 오랫

동안 지속될 위험성이 있음을 알릴 필요가 있다. 원칙적으로 협심증 발작은 일어나지 않은 쪽이 좋으며, 발작이 예측되어지는 경우는 질산제를 예방목적으로 사용하는 것이 좋다고 복약지도를 한다.

다) 입욕, 배변 시나 계단 올라갈 때 발작이 유발되는 경우는 미리 수분 전에 설하정 혹은 스프레이제를 사용함으로써 발작의 출현을 억제한다.

라) 연고 및 패취제는 좌측 흉부에만 첩부하고 있는 환자가 있지만, 상복부, 배부, 대퇴부, 상완부에서도 효과는 같으며, 접촉성 피부염을 방지하기 위해서 첩부부위를 바꾸는 것도 좋다.

마) 질산제의 부작용으로서는 두중감, 두통, 안면홍조, 동계 및 혈압저하 등이 있으며, 혈관확장작용에 의한 것이다. 혈압저하는 때로는 쇼크 상태로 되는 적도 있으며, 특히 발작 시에 설하정을 투여할 경우에는 의사의 지시가 없으면 1회 1정을 원칙으로 하고 앉거나 누운 상태에서 사용하는 것이 좋다.

바) 질산제는 안압 상승작용이 있으며, 그 때문에 녹내장을 악화시킬 수가 있기 때문에 안과질환의 문진도 중요한 것이다.

사) 니트로글리세린 설하정의 보관방법으로서 공기, 열, 습기에 민감하므로 실온에서 밀봉 하며, 차광상태로 원래의 갈색병에 보관하며, 휘발성이 있으므로 사용 후 마개를 꼭 닫아 두도록 하며, 개봉 전에는 유효기간이 2년이나, 개봉후에는 6개월 이내에 사용하도록 복약지도를 한다.

아) 니트로글리세린 설하정은 체위성 저혈압을 피하기 위해 앉은 상태에서 복용하도록 하며, 혀 밑에 설하정을 놓고 침을 자주 삼키지 않도록 하며, 투여 후 5분 이내에 흉통이 소실되지 않는 경우 재 투여 하며, 최대 15분 이내 3회 복용하여도 통증이 20~30분 지속되면 심근경색으로 진행됨을 의미할 수 있으므로 즉시 응급실로 가도록 복약지도를 한다.

자) 급성 협심증 발작에 임상적으로 많이 이용되고 있는 알코올성분을 함유하고 있는 Isosorbide dinitrate spray제제의 사용법은 다음과 같이 복약지도를 한다.

• 사용 전에 흔들지 않는다(알코올이 함유되어 있기 때문이다).

- 보호캡을 벗기고 처음 사용 전에는 추진가스가 없으므로 균질하게 분무될 때까지 공중에 분산한 후 사용한다.
- 똑바로 세운 다음 분사구를 입에 가까이 대고 혀 밑에 분사한 후 즉시 입을 다물고 있는다.
- 삼키거나 흡입하지 않도록 한다.
- 5분 이내에 증상이 개선되지 않으면 다시 투여 한다.

차) 임산부, 임신 가능성이 있는 부인, 수유부는 주의를 요하나, 치료 상의 유익성이 위험성을 상회한다고 판단되는 경우에는 투여를 한다.

카) Isosorbide dinitrate는 내성이 생기는 경우 약물효과가 감소하므로 증상이 악화되는 경우에는 의사와 상의하여 용량을 증가시키도록 해야 한다.

② **칼슘채널차단제(dihydropyridine계, benzodiazepine계, phenylalkylamine계 약물)**

가) 칼슘길항제의 최대의 적응증은 관상동맥평활근의 단수축에 의해서 생기는 혈관 변축성 협심증이다. 혈관 변축의 억제효과는 dihydropyridine계 칼슘 길항제 (nifedipine)가 가장 강하고 verapamil은 약하고 benzodiazepine계는 그 중간이다. 혈관변축성 협심증에 칼슘길항제를 사용하다가 갑자기 중지하면, 심한 발작을 일으킬 수가 있다. 이것은 병이 치료되었다고 자기가 판단해서 복약을 중지하거나 술이 취해서 취침 전 복용을 잊어버릴 경우에 나타날 수 있는데 때로는 죽음에 이르게 하는 발작을 초래하기 때문에 엄중하게 경계해야 할 것이다.

나) 칼슘길항제의 부작용은 dihydropyridine계에서는 안면홍조가 가장 많고 이 부작용은 강력한 혈관확장작용에 의해서 일어나는 것이다. 이 혈관확장작용은 혈압저하를 가져오고 특히 혈압저하에 의한 반사성 빈맥 때문에 동계를 호소하는 적이 많다. 이것은 부작용이라기보다는 칼슘길항제가 본래 갖고 있는 주작용이다.

다) 정제를 씹어서 분쇄하거나 연질캡셀제의 내용물만 꺼내어 복용하면 급격히 효과가 나타나기 때문에 복약 시 주의를 꾀할 필요가 있다.

라) 칼슘길항제의 부작용은 증상이 가벼운 환자에게는 이유를 설명해서 납득시

키도록 하며 복용하면서 부작용에 서서히 익숙해지도록 하게 한다. 때로는 다리에 경도의 부종이 생기는 경우가 있는데 통상 그대로 복용해도 문제는 되지 않는다.

마) 장기복용으로 치육비후가 나타나는 경우가 있는데 이때는 복용을 중지시킨다.

바) Benzodiazepine계는 diltiazem이 대표되는 약물이다. Diltiazem의 부작용으로서 문제가 되는 것은 자극전도계 억제작용이 있으며, 서맥 및 방실 block이 있는 경우와 고령자에게 투여할 때는 주의를 요한다.

③ 베타차단제

가) 베타차단제의 각종 심·혈행 동태에 대한 작용가운데 협심증치료제로 적용시 중요한 작용은 심박수 감소, 심근수축력저하 및 혈압저하 등에 의한 심근산소수요의 억제이다. 관상동맥의 기질적 병변에 의해서 심근의 산소공급이 감소된 상태에서는 특히 노작시의 심근산소수용증대를 억제해서 수요·공급의 balance를 갖게 하는 것이 협심증의 증상경감에 역할을 하게 되는 것이다.

나) 혈관 변축성 협심증에서는 베타차단제의 사용에 의해 협심증발작이 악화되는 예가 있어 사용을 삼가는 것이 원칙이다.

다) 중요한 부작용으로서는 심부전, 고도 서맥, 동방 block, 방실block, 혈압저하, 말초 순환부전, 기관지천식, 저혈당, 임포텐스, 탈력·권태감 및 우울상태 등이 있다. 그 가운데 심·혈관계 이외의 부작용은 환자가 베타차단제에 의한 부작용으로 생각하지 않고, 가볍게 처리해서 말하지 않는 예도 있기 때문에 사용전의 설명과 사용 후의 부작용 추적을 반드시 하여야 할 것이다.

라) 고령자와 심기능이 저하된 사람에게 이 약물을 투여할 때 부작용에 의하여 심한 결과를 초래하는 예가 있기 때문에 사용할 때는 저용량으로 시작해서 투약하거나 경우에 따라서는 입원시키는 등의 신중한 배려가 필요하다.

마) 다른 협심증치료제와 병용할 때는 혈압저하를 초래할 우려가 있으며, 칼슘길항제인 diltiazem과 verapamil등을 병용한 경우는 심부전 및 방실block의 빈도가 증가한다. 칼슘길항제의 경우와 마찬가지로 자기가 판단하여 복약을 중지할 때는

rebound 현상의 위험이 있어 엄중하게 경계해야할 것이다.

14. 심부전 치료제

심장의 펌프기능이 쇠약해져서 몸에 필요한 만큼의 혈액을 보내지 못함으로써 호흡곤란, 빈맥 등의 증상이 나타난다. 바꾸어 말하면 심장의 박출량이 감소하기 때문에 각 조직에의 혈액공급이 부족한 상태를 초래한다. 이렇게 박출량이 감소하기 때문에 혈관에 저류하는 혈액량이 증대한다. 이것이 울혈성심부전이라고 한다. 폐가 울혈하기 때문에 조금만 움직여도 호흡곤란이 오고, 또한 심장에 혈류가 감소해서 다리에 부종이 오고 심하면 복수가 차는 현상이 온다.

(1) 심부전환자의 일상생활상의 주의사항

① 염분이 적은 식사와 수분의 과잉섭취를 하지 않도록 하여 심장에 부담을 적게한다.

② 표준체중을 유지하여 비만을 방지한다. 1kg이상의 체중증가가 2~3일 계속해서 나타나는 경우에는 심부전이 악화되는 것으로 의사의 진찰을 받도록 해야 한다.

③ 빈혈을 일으키는 원인이 없도록 한다.

④ 심한 운동이나 과로를 피하고 적당한 운동을 한다.

⑤ 야식은 위에 부담을 주므로 가능한 피하도록 한다.

⑥ 너무 뜨겁거나 지나치게 찬 음식은 피하도록 한다.

⑦ 지나치고 만성적인 스트레스와 음주를 하지 않도록 한다.

(2) 심부전환자의 복약지도사항

① 환자가 자기가 판단해서 복약을 중지하면 증상이 급격히 악화되어 사망할 수도 있기 때문에 경과가 좋아도 의사의 지시에 따르도록 한다.

② 맥박을 매일 측정하여 맥박이 정상보다 느리면 의사와 협의하여 심부전 치료제의 복용 여부를 결정하도록 한다.

③ 장기간 약을 복용해야 하기 때문에 복용하고 있는 약의 부작용의 증상이 나타날 경우에는 의사에게 문의하도록 한다.

④ 호흡곤란, 하지 및 발목 부종은 약의 효과가 적다는 신호일 수 있으므로 이러한 증상이 나타나면 약사나 의사에게 알리도록 한다.

⑤ 만성신부전의 악화예방의 생활지도사항 (금연, 염분제한, 수분제한, 비만방지)을 지키도록 철저하게 복약지도를 해야 한다.

(3) 심부전 치료제의 중요한 복약지도사항

심부전의 병태는 심장 펌프기능 부전에 의한 것으로서 심부전의 치료는 이 펌프부전을 회복시키는 것이다. 이것을 위해서는 심장에 대한 전부하 정맥환류, 후부하인 동맥저항과 심장의 수축성, 즉 어느 부위에 이상이 있는가를 정확하게 파악해서 치료도 이 목적에 부합되는 약물을 선택한다.

심장 펌프기능부전에는 강심약 (Digoxin), 후부하 및 심장의 부하량을 경감시키는 혈관확장약, 전부하 및 울혈을 경감시키는 이뇨제가 사용되어지고 있다.

① Digoxin

가) 디곡신은 안전역이 특히 좁은 약물이기 때문에 중독이 발생하기 쉽다. 따라서 오심, 구토, 부정맥 등의 부작용에 특히 주의하지 않으면 안된다. 또한 신기능 저하와 저칼륨혈증에도 유의하여야 할 것이다.

나) 소아 특히 미숙아와 유아는 신기능이 미숙하기 때문에 중독을 일으키기 쉽고 디곡신을 조금 많이 투여하게 되면 부정맥을 일으키거나 심전도에 이상이 나타나기도 한다.

다) 고령자는 신기능저하와 근육량이 감소되는 등 전반적으로 생리적기능이 감퇴되기 때문에 중독을 일으키기 쉬우며, 소량의 투여량으로도 과량투여로 될 수 있어 주의를 요한다.

라) 중독이 의심이 되는 경우에는 혈중농도를 측정해서 digoxin 2ng/㎖이상일 경

우에는 중독 또는 이것에 가까운 상태로 판정한다. 방실block, 동방 block이 있는 환자, digitalis중독, 폐색성 심근질환이 있는 환자에게는 금기로 한다.

마) 디곡신의 투여에서 가장 주의해야 하는 것은 디기탈리스중독이다. 식욕부진, 부정맥, 설사 등의 부작용이 나타나는가를 환자에게 질문에서 체크한다. 디기탈리스의 중독현상은 빈도가 많은 증상은 식욕부진, 오심, 구토이며, 임상상 가장 중요한 증상은 부정맥이며, 고령자가 특히 주의해야 할 부작용은 두통, 피로감, 불면, 현훈, 신경통, 지각이상 등이 있으며 복약지도를 반드시 해야 한다.

바) 매일 같은 시간에 정확한 양을 복용하도록 하며, 임의로 복용을 중단하지 않도록 철저하게 복약지도를 해야 한다.

사) 이 약의 효과를 최대로 하고, 부작용을 최소화하기 위해 정기적인 혈액검사를 하도록 한다.

자) 제산제 및 지사제는 약물의 흡수를 감소시키므로 동시 복용을 피하도록 하고 디곡신 투여 후 적어도 2시간 간격을 두고 복용하도록 한다.

② 이뇨제

일반적으로 이뇨제는 신세뇨관에 직접 작용해서 Na^+, Cl^- 및 물의 재흡수를 억제시켜서 뇨량을 증가시키는 약물을 말한다. 임상적인 사용목적으로는 거의 이뇨효과만을 기대하는 경우와 혈압강하효과를 기대하는 경우가 있다. 전자는 울혈성심부전, 신질환 및 간질환에 의한 부종, 특발성 부종 등에 사용하며, 후자는 고혈압증 (본태성 및 2차성)에 사용된다. 이뇨효과를 목적으로 하는 경우는 효과를 확인해서 쓸데없이 장기연용을 하지 않도록 하며, 혈압강압효과를 목적으로 하는 경우에는 처음부터 반영구적으로 장기연용을 의도하는 약물요법을 시행 하여야 한다.

가) Thiazide계 이뇨제

a) 야간의 휴식이 특히 필요한 환자에게는 야간의 배뇨를 하지 않도록 하기 위해서 오전 중에 투여한다.

b) 이뇨효과가 급격하게 나타날 수가 있기 때문에 전해질실조, 탈수에 특히 주의하고 소량으로 투여를 시작해서 서서히 증량한다.

c) 연용하는 경우 전해질실조가 나타날 수가 있기 때문에 정기적으로 검사를 한다.

d) 간경변증이 진행되고 있는 환자는 간성 혼수를 유발시킬 수 있기 때문에 주의 요

e) 심질환이 있는 고령자, 심한 관경화증 또는 뇌동맥경화증을 갖고 있는 환자에게 투여 시 급격한 이뇨가 나타나는 경우 급속한 혈장량 감소와 혈액 농축을 가져와서 혈전색전증을 유발시킬 우려가 있기 때문에 주의를 요한다.

f) 다른 혈압강하제와 병용을 하면 혈압강하작용을 증강시키기 때문에 혈압강하제의 용량조절에 주의할 것

g) Digoxin과 병용 투여 시의 심장에 대한 작용을 증강시켜 digitalis중독을 일으킬 수가 있기 때문에 신중하게 투여해야 한다.

h) 부신피질홀몬제 및 부신피질자극홀몬제(ACTH)와 병용 시 과잉의 칼륨을 방출해서 손실시키기 때문에 주의를 요한다.

i) 혈당강하제와 병용 시 혈당강하작용을 현저하게 약화시킨다.

나) Loop계 이뇨제 (Furosemide, 라식스)

a) 이뇨효과가 급격하게 나타나기 때문에 전해질 실조와 탈수에 주의하고 소량으로 시작해서 서서히 증량한다.

b) 연용하는 경우 전해질 실조가 나타날 수 있기 때문에 정기적으로 검사를 한다.

c) 특히 야간에 휴식이 필요한 환자에게는 낮에 투여가 요망된다.

d) 다른 강압제와 병용한 경우에는 강압 작용 증강을 나타내므로 용량조절 등에 주의를 요한다.

e) Lithium의 腎에 있어서 재흡수를 촉진하여 독성이 증가되어 주의를 요한다.

f) 본제 투여 시 당뇨병 약의 작용을 현저하게 감약시키므로 주의를 요한다.

g) 피부에 광과민성이 나타날 수 있으므로 자외선차단제를 바르지 않는 상태에서 외출하거나, 광선의 노출에 피하도록 한다.

다) 칼륨보지성 이뇨제 (Spironolactone)

　　a) 연용 하는 경우 전해질실조가 일어날 수 있으므로 정기적으로 검사를 한다.

　　b) ACE저해제와의 병용 시 고칼륨혈증의 우려가 있기 때문에 병용은 금한다.

　　c) 칼륨보지 작용이 있기 때문에 고칼륨혈증으로 될 가능성이 있으므로 특히 신기능 저하된 환자에게는 주의를 요한다.

　　d) 다른 강압약을 병용한 경우에는 강압작용을 증강시킬 우려가 있기 때문에 강압약의 용량 조절 등에 주의하여야 한다.

　　e) 본제 투여중의 칼륨보급은 고칼륨혈증을 초래할 우려가 있기 때문에 병용시는 주의를 요한다.

　　f) 위장장해를 줄이기 위해서 식사나 우유와 함께 복용하도록 한다.

15. 혈전증 치료제

혈관 내에서 혈액이 굳어지는 상태(혈액응고괴)를 혈전(thrombus)이라 하며, 혈관내의 손상, 염증, 혈류의 변화와 혈액 응고능의 항진에 의해서 일어난다. 일반적으로 수술 후 오래 누워 있는 환자에게 빈번하게 일어나기 쉽다. 혈관의 내피에 손상이 일어나면 이 부위에 혈소판이 부착해서 응집을 일으켜 주로 백색혈전을 형성한다. 점착해서 응집을 일으킨 혈소판은 점착성변태(viscous metamorphosis) 즉 집합체를 형성한다. 더불어 백색혈전의 형성부위를 중심으로해서 응고기능이 항진되어 fibrin망을 갖는 강고한 혈전을 형성한다. 이 혈전은 적혈구를 함유해서 적색을 나타내기 때문에 적색혈전이라 한다.

혈전의 혈관 내 형성은 혈류를 현저하게 저해시켜 조직의 장해를 가져와 혈전증을 유발시킨다. 또한 혈액성상의 변화, 혈류의 울체 및 혈관벽의 변화 등에 의해서 혈관 내에서 혈액이 응고되면 혈전이 생성되는데 이러한 상태를 혈전증(thrombosis)이라 한다.

혈전증은 동맥혈전증과 정맥혈전증으로 분류할 수 있다. 동맥혈전은 일반적으로 동맥경화증과 같이 혈관벽의 이상이 생겼을 때 일어나며, 병리조직학적으로 혈소판을 많이 함유하고 있는 백색혈전이 주체를 이루고 있다. 동맥혈전의 예로는 뇌경색증, 심근경색증 및 말초동맥혈전증을 들 수 있다. 정맥혈전은 혈류장애 및 혈액응고가 심할 때 생성되며 적혈구를 둘러 싼 fibrin에 의해서 생긴 적색혈전이 주체가 되어 생기며 하지의 심부정맥 혈전증과 폐동맥 색전증을 예로 들 수 있다.

(1) 혈전증 환자의 일상생활 주의사항

① 임신, 악성종양은 혈전증을 악화시킬 수 있으므로 임신, 피임법은 약사나 의사에게 문의하도록 한다.

② 상처를 입기 쉬운 운동이나 활동을 삼가하고 면도 시 전기면도기를 사용하는 등 출혈을 일으키지 않도록 주의한다.

③ 비만인 경우 체중감소, 운동, 저지방 및 저콜레스테롤 식이요법, 금주와 금연은 필수적으로 하도록 한다.

④ 너무 작은 신발은 피하고, 하지로의 혈류를 증가시키기 위해 다리부위를 따뜻하게 유지하도록 한다.

⑤ 출혈 부작용 시 약사나 의사에게 문의하도록 한다.

⑥ 여행을 갈 경우에는 복용할 약을 여유있게 가지고 가며, 가능한 평상시 생활과 비슷한 식사습관과 신체활동을 유지하도록 한다.

⑦ 음주와 흡연을 피하도록 한다.

⑧ 겨울철에 미끄러지거나 넘어지지 않도록 하며, 세게 부딪히지 않도록 주의하도록 한다.

⑨ 가능한 한 일상에 갑작스런 변화를 주지 않고 규칙적인 생활습관을 갖도록 한다.

(2) 혈전증 치료제의 중요한 복약지도사항

혈전의 생성기전에 따른 혈전증의 약물요법을 분류해 보면 항응고제(Warfarin)와 항혈소판제(Aspirin)를 예를 들 수 있다. 항응고제와 항혈소판제의 대부분은 혈전증의 치료보다는 혈전증 예방 목적으로 투여되어진다. 이 약물은 혈중농도와 효과가 상관성이 없으며, 효과가 지연되어 나타나는 것이 많기 때문에 혈중농도가 아니고 혈소판기능과

prothrombin시간 등의 항응고능을 지표로 한다.

① **Warfarin**

가) Warfarin은 쿠마린계의 항응고제로서 과량복용은 심한 출혈을 초래할 수 있다고 환자에게 알려준다.

나) 복용량은 정기적으로 prothrombin시간과 thrombotest를 check 해서 결정하여 알려주고, 가능하면 불의의 사고에 대비해서 이러한 검사수치와 복약량을 기입하는 수첩 「Warfarin-card」를 발행해서 항상 휴대하는 것이 좋을 것이다.

다) Vitamin K가 많이 함유된 식품(시금치, 양배추, 상치, 콩, 브로콜리, 겨자, 낫또, 청국장 등)은 warfarin 효과를 저하시키기 때문에 매일 먹지 않도록 하며, 또한 알코올은 효과를 증강시키기 때문에 환자에게는 술을 마시지 않도록 복약지도를 철저히 한다.

라) Warfarin은 의사가 혈액응고검사를 실시해서 초회량과 유지량을 결정하기 때문에 환자가 임의적으로 급하게 복약을 중지하면 위험을 초래할 염려가 많기 때문에 의사의 지시 없이 용량을 변화시키거나 복용을 중단하지 않도록 한다.

마) Warfarin은 임부와 수유부에 대한 투여는 주의를 해야 하기 때문에 의사나 약사에게 반드시 알리도록 환자에게 복약지도를 하며 의사와 약사는 반드시 확인을 하도록 한다.

바) Warfarin은 다른 약물 (아스피린, 소염진통제, 항생제, 위장약, 결핵약, 부정맥 치료제)과의 병용에 의해서 상호작용을 많이 일으키기 때문에, 다른 약물을 복용하고 있거나 다른 의사에게 치료를 받을 경우에는 반드시 약사에게 Warfarin 복용중임을 알리도록 한다.

사) 이 약은 가능한 저녁시간에 복용하는 것이 좋고, 매일 같은 시간에 정확한 용량을 잊지 말고 복용하도록 한다.

아) 잦은 코피, 잇몸 출혈, 쉽게 멍이 듬, 과다한 월경량, 검은색 대변, 객혈 등 출혈 증상이 보이면 즉시 의사나 약사에게 알리도록 한다.

자) 뇨가 오렌지색으로 변색하거나, 탈모가 일어날 수 있으며 지속되면 의사나 약사에게 알리도록 한다.

차) 투약이 끝난 후에도 혈액응고능이 정상으로 회복될 때까지 시간이 많이 걸리므로 복용중과 같은 주의를 요한다.

카) 용량이 적절하고 안전한지를 판단하기 위해 정기적으로 혈액응고검사를 받도록 한다.

타) 와파린 복용을 잊은 후 보충하기 위해 다음 날 2배를 복용하지 않도록 환자에게 알려준다.

하) 한약 (인삼, 오가피, 감초, 상황버섯, 영지버섯 등)은 와파린의 효과를 감소시켜 혈전가능성이 높아지고, 당귀, 양파즙, 마늘즙, 마늘환 등은 와파린의 효과를 증가시키기 때문에 약효에 좋지 못한 결과를 가져 올 수 있어 주의하도록 한다.

② Aspirin (아스트릭스캅셀, 아스피린프로텍트정)

가) 저용량의 아스피린 제제로서 혈액성분인 혈소판이 서로 응집되는 것을 막아서 혈관 내에 혈전이 생성되는 것을 방지하는 약임을 환자에게 미리 알려준다.

나) 위장장해를 줄이기 위해서 식후에 충분한 양의 물과 함께 복용하도록 한다.

다) 치과 수술을 포함한 다른 수술을 받아야 하는 경우 이 약을 복용하고 있음을 약사나 의사에게 미리 알리도록 한다.

라) Aspirin은 혈소판응집억제약인데 warfarin과 마찬가지로 쉽게 출혈되는 부작용이 있다. 감기에 걸리거나 열이 날 때 복용하는 소염진통제는 이러한 작용을 증강시키는 것으로 알려져 있으며, 또한 이를 뽑을 때는 반드시 사전에 상담하는 것을 의무화해야 할 것이다.

마) 아스피린장용정은 씹거나 갈아서 복용하지 않도록 한다.

바) 귀가 안 들릴 때나 이명이 있을 경우와 변의 색이 붉거나 검을 때, 호흡곤란, 어지러움, 졸음, 피부발진이 나타나면 의사나 약사에게 문의하도록 한다.

사) 소화성 궤양 환자에게는 금기이며, 속쓰림 등의 위장장애가 나타나면 식직후

에 복용하도록 하며, 심하거나 오래 지속될 경우에는 복용을 중단하도록 한다.

아) 출혈의 위험이 있을 수 있으므로 상처 등의 부상을 입지 않도록 주의하도록 한다.

③ Triflusal (디스그렌, 티그린)

가) 혈소판 응집 억제 작용이 있어 혈관 내에 혈전이 생성되는 것을 막고 혈관확장작용도 있어 혈액순환을 개선시키는 약임을 알려준다.

나) 아스피린, 항응고제, 혈당강하제를 복용할 경우에는 미리 약사나 의사에게 알리도록 한다.

다) 위출혈, 대변이 검거나 붉게 나타날 때, 눈에서 피가 날 경우, 피부발진, 편두통이 있을 경우에는 약사나 의사에게 알리도록 한다.

라) 이 약은 혈액응고 억제효과로 멍이 잘 들 수 있으며, 출혈이 날 경우 멈추는데 오랜 시간이 걸릴 수 있음을 환자에게 알려준다.

마) 속이 쓰리거나 메스꺼우며, 구토 등이 나타날 경우에는 식사와 함께 복용하거나 제산제와 같이 복용하도록 한다.

바) 혈소판응집저해제(아스피린, 티클로피딘, 실로스타졸), 항응고제(와파린), 혈당강하제를 복용하고 있으면 미리 약사나 의사에게 알리도록 한다.

④ Clopidogel (플라빅스)

가) 혈관 내에서 혈소판이 응집되어 생기는 혈전이 과도하게 생성되는 것을 방지하고, 뇌졸중의 위험을 낮추어주는 작용도 가지고 있는 약임을 환자에게 알려준다.

나) 의사나 약사와 상의 없이 임의로 용량을 바꾸거나 복용을 중단하지 않도록 한다.

다) 이 약에 의한 위장장해가 있을 수 있으므로 가벼운 식사와 함께 복용해도 좋다.

라) 갑작스런 출혈이 있거나 피부나 눈이 황색으로 변할 때, 뇨나 변의 색이 붉거나 검게 변할 때, 피부 발진이 있을 때는 약사나 의사에게 알리도록 한다.

마) 소화성궤양 환자나 병적인 출혈이 있는 환자에게는 금기이다.

바) 이 약은 혈액응고 억제효과로 멍이 잘 들 수 있으며, 출혈이 날 경우 멈추는 데 오랜 시간이 걸릴 수 있으므로 상처 등의 부상을 입지 않도록 주의 하도록 한다.

사) 소염진통제, 와파린, 헤파린, 페니토인 등을 포함한 다른 약물을 복용하고 있다면 미리 약사나 의사에게 알리도록 한다.

16. 갑상선기능저하증 치료제

갑상선기능 저하증이란 갑상선에서 갑상선 호르몬이 잘 생성되지 않아 체내에 갑상선 호르몬 농도가 저하된 또는 결핍된 상태를 뜻하며, 원인은 갑상선 자체에 문제가 있어서 갑상선 호르몬 생산이 줄어드는 경우와 갑상선에서 호르몬을 만들도록 하는 신호에 문제가 생겨서 갑상선 호르몬 생산이 줄어드는 경우로 나눌 수 있다.

갑상선호르몬이 지나치게 적게 분비돼 몸에 열이 없어 추위를 많이 타고 피로를 쉽게 느끼며 조금만 먹어도 살이 찌고 손과 얼굴이 붓는 등의 증상을 보인다. 갑상선기능 저하증은 초기증세는 비특이적이고 서서히 나타나는데 주로 피로감, 변비, 식욕부진, 체중과다, 한냉 불내성, 피부건조, 지능 및 운동기능 저하 등을 보이며 청력이 약화되고 폐쇄성 수면 무호흡증이나 점액수종을 나타낸다.

(1) 갑상선기능저하증 환자의 일상생활상의 주의사항

① 스트레스를 피하고 긴장을 풀고 충분한 수면과 안정을 취하도록 한다.

② 갑상선 기능이 저하된 사람은 에너지 소비의 저하로 고지혈증이 되기 쉬우므로 고지방식과 콜레스테롤을 제한하도록 한다.

③ 장운동저하로 변비가 생길 수 있으므로 야채와 과일 등 섬유질을 많이 섭취하고, 충분한 수분을 섭취하도록 한다.

④ 요오드의 섭취가 지나치게 많아지면 갑상선의 호르몬의 생성이 억제되므로 해조류는 적정량을 섭취하도록 한다.

⑤ 흡연은 갑상선기능 항진 시 심혈관계 질환 발생의 위험인자가 되므로 담배는 피우지 않도록 한다.

⑥ 땀이 날 정도의 가벼운 운동을 매일 30분 이상, 꾸준히 하도록 한다.

⑦ 철결핍성 빈혈이 있는 경우에는 충분한 철분을 함께 섭취하도록 한다.

(2) 갑상선기능저하증 치료제의 중요한 복약지도사항

갑상선기능저하증의 치료 목표는 부족한 만큼의 갑상선 호르몬을 보충하여 갑상선 기능 및 전신 대사작용을 정상적으로 회복, 유지하는 것이다. 갑상선 호르몬제로는 liothy-ronine (테트로닌), levothyroxine (씬지로이드)와 levothyroxine + liothyronine (콤지로이드)을 사용하여 갑상선 호르몬을 대신한다. 신지로이드는 T_4단독제제이며, 콤지로이드는 T_4와 T_3가 4:1의 비율로 혼합된 제제이다.

① 이 약의 복용 중 의사의 정기적인 진료를 받도록 한다.

② 이 약을 갑상선기능이 정상인 사람에 대해서 체중조절의 목적으로 사용해서는 안된다. 이 약은 정상인에 대한 체중조절 기능이 없으며 심각하거나 생명에 위협이 되는 독성을 야기할 수 있다.

③ 이 약이 효과를 나타내는 데에는 수주일이 걸리므로 갑상선 기능 저하증의 증상이 바로 개선되지는 않는다. 효과를 나타낼 때가 되었음에도 병세가 나아지지 않는 경우에는 의사나 약사에게 문의하도록 한다.

④ 이 약을 복용하는 동안에는 술을 마시지 않는 것이 매우 중요하며, 술을 마신 경우에는 약사나 의사에게 알리도록 한다.

⑤ 갑상선 기능 저하증을 치료하지 않으면 혈압이 높아지고 콜레스테롤이 증가되어 동맥경화가 심해지거나 심장근육에 병이 생기거나 심부전이 심해지므로 반드시 약을 복용해서 치료하도록 한다.

⑥ 약을 복용하는 동안 땀이 많이 나고 체중이 빠질 수 있음을 알려준다.

⑦ 손이 떨리고 근육에 통증이 나타나거나, 두통이 나거나 잠을 못자거나, 월경 주기가 변할 경우에는 약사나 의사와 상의하도록 한다.

⑧ 이 약물을 복용하는 동안 주의해야 할 약물과 음식물은 항경련제 (페니토인), 항우울제, 항응고제 (와파린), 테오필린, 디곡신, 심장, 혈압약, 당뇨약, 여성호르몬제, 콜레스티라민(퀘스트란, 바이트란)을 복용하고 있는 경우라면 이들 약은 이 약을 복용하기 4시간 이전이나 1시간 이후에 먹어야 한다.

⑨ 용량이 과도한 경우 흉통이 생기며, 맥박이 빨라지거나 불규칙하게 되며, 숨이 가쁜 증상이 일어날 수 있으니 약사나 의사에게 알리도록 한다.

⑩ 심혈관계 질환자에는 질환이 악화될 수 있으므로 소량으로 시작해야 하며 의사나 약사에게 미리 알리도록 한다.

⑪ 폐경기 여성의 경우 골다공증의 위험이 증가되므로 약사나 의사에게 미리 알리도록 한다.

17. 갑상선기능항진증 치료제

갑상선기능 항진증은 갑상선에서 분비되는 호르몬(T_3 및 T_4)이 어떠한 원인에 의해서 과다하게 분비되어 갑상선 중독증을 일으키는 상태를 말하며 그레이브스병, 바세도우병이라고도 한다. 또한 갑상선 기능 항진증이 심하여 사망에 이르게 될 경우 이를 갑상선 기능 항진증의 발작 또는 급성발작이라고 한다.

갑상선호르몬이 많이 분비되어 섭취한 음식이 빨리 타서 없어지면서 몸에 열이나며, 더위에 민감해지고 교감신경이 자극되어 심장이 빨리 뛰고, 신경이 예민해지며 손발이 떨리는 등의 증세가 나타나며, 갑상선이 커져 목이 부은 것처럼 보이고 안구가 돌출 되는 등 겉모습이 변하기도 한다. 갑상선기능 항진증은 체중감소, 식욕증가, 발한, 신경과민, 불면, 설사, 열불내성, 월경불순 등을 보이며, 주기성 마비 (특히 남성의 경우), 빈맥, 울혈성 심부전, 안검퇴축 등이 발생한다.

(1) 갑상선기능항진증 환자의 일상생활상의 주의사항
① 칼슘제제는 갑상선기능 항진증에 의한 신경의 과흥분을 안정화시키므로 복용

을 권장하도록 한다.

② 쉽게 피곤해지므로 과도한 운동을 피하도록 한다.

③ 갑상선기능 항진 시 술은 맥주 1병 정도만 먹도록 한다.

④ 양배추, 브로컬리, 복숭아, 배, 시금치는 갑상선호르몬 생성을 억제하기 때문에 섭취를 권장하도록 한다.

⑤ 장운동을 증가시켜 설사를 일으키기 때문에 양념이 많은 음식, 섬유소가 많은 음식은 섭취를 제한하도록 한다.

⑥ 스트레스를 피하고 긴장을 풀고 충분한 수면과 안정을 취하도록 한다.

(2) 갑상선기능항진증 치료제의 중요한 복약지도사항

갑상선기능항진증은 갑상선 호르몬의 체내합성을 방해하는 항갑상선제인 propylthiouracil(안티로이드)이나 methimazole (메티마졸), carbimazole (카멘)을 사용하고 보조요법으로 베타차단제를 병용한다.

① 다치거나 감염이 일어난 경우, 혹은 몸살이 난 경우 약사나 의사에게 알려 용량을 조절하도록 한다.

② 이 약을 먹는 동안 속쓰림이 심하게 나타나면 음식이나 우유와 함께 먹도록 한다.

③ 이 약을 먹는 동안이나 약을 끊은 후에도 일정기간 동안은 의사의 승인 없이 예방주사 등을 맞아서는 안된다. 이 약의 효과가 나타나는 동안에는 몸의 면역기능이 저하되어 있으므로 예방주사에 의해서 병이 걸릴 수도 있으므로 주의를 요하도록 한다.

④ 투여 첫 3개월 이내에 인후통을 동반한 고열이 나면 무과립구증이 발생될 수 있으므로 의사나 약사에게 문의하도록 한다.

⑤ 목이 붓는다든가, 무기력, 탈모 등의 증상이 나타나면 복용량이 많은 것으로 의사나 약사에게 알리도록 한다.

⑥ 정기적으로 간기능 검사를 하도록 한다.

⑦ 두통이 나거나 어지러울 수 있고, 머리카락이 빠질 수 있음을 알려준다.

⑧ 재발하는 경우가 많아 항갑상선제는 2-3년 동안 계속해서 복용하도록 한다.

⑨ 기형아 보고가 있어 임신부는 절대 복용하지 않도록 한다.

18. 파킨슨씨질환 치료제

1817년 영국의 J.파킨슨이 보고한 것으로, 유전성의 신경소질도 고려되는 질환으로 치매와 함께 치명적인 노인성 질환으로 알려져 있으며 진전마비(振顫痲)라고도 한다. 또 같은 증세가 유행성 뇌염(일본뇌염), 뇌매독, 일산화탄소중독, 망간중독, 윌슨병(病) 등일 때에도 나타나며, 파킨슨증후군이라고 한다. 발병률은 1천 명 중의 한명 꼴로 연령이 높을수록 발생빈도가 높다. 50세 이상에서는 백 명 중 한 명의 발병률을 보이고 있다. 파킨슨씨 질환은 손이나 팔, 다리, 얼굴 등이 떨리는 진전, 팔다리나 몸이 뻣뻣해지는 경직, 움직임이 느려지는 운동완서, 균형을 잡지 못하는 자세 불안정을 특징으로 하는 운동 신경계질환이다.

간뇌의 흑질에서 신경전달물질의 하나인 도파민을 생성하는 세포가 죽거나 손상되어 뇌내의 도파민 농도가 감소해서 발생한다. 도파민은 근육운동을 조절하는데 필요한 신경전달물질이다. 연구에 따르면 파킨슨씨병 환자에서는 흑질에서 도파민을 생성하는 세포가 80%이상 소실되었다고 한다. 주로 50~60대에 발생하는 만성질환으로 시간이 지남에 따라 증상이 서서히 악화된다. 이 병은 전염되거나 유전되지 않는다.

파킨슨 증상은 환자마다 다르게 나타날 수 있고 복용하는 약물의 효과도 개인마다 다르므로 약효는 최대가 되면서도 부작용은 최소한으로 줄이기 위해 약물을 선택하고 용량을 조절하게 된다. 환자 본인이 느끼는 증상호전 여부와 부작용을 의료진에게 쉽게 전달할 수 있도록 약사는 신뢰 있는 복약지도가 필요하다.

(1) 파킨슨씨질환 환자의 일상생활상의 주의사항

① 스트레스나 지나친 걱정과 같은 감정 요소에 의해 진전이 더 악화될 수 있으므로 이런 요인을 줄이도록 노력한다.

② 파킨슨씨병은 움직이는 것이 불편한 질환이므로 규칙적인 운동을 하는 것이 도

움이 된다. 물리치료나 근육을 강화하는 운동을 한다. 잘 사용하지 않아서 뻣뻣한 근육은 가능한 한 크게 움직여 근육을 풀어 준다.

③ 집에서 쉽게 할 수 있는 운동에는 걷기, 정원 손질, 수영, 미용 체조 등이 있다.

④ 운동은 진행의 속도를 멈추지는 못하지만 걸음걸이를 교정시켜 주고, 보다 잘 말하거나 씹을 수 있도록 한다.

⑤ 운동은 성취감을 느낄 수 있게 해 주어서 이 질환으로 인한 우울증과 같은 감정적 장애에도 도움을 준다

⑥ 과도한 고단백식이를 하는 경우 levodopa제제의 효과를 감소시킬 수 있으므로 지나치게 많은 양의 단백질을 섭취하는 것은 피한다.

⑦ 영양학적으로 균형 잡힌 식이를 하는 것이 건강에 도움이 된다.

⑧ 파킨슨씨병으로 소화가 더뎌지기 때문에 적은 양의 음식을 자주 섭취하는 것이 소화에도 좋고 음식을 이용하는 데에도 더 좋다.

(2) 파킨슨씨질환 치료제의 공통복약지도사항

① 의사의 지시에 따라 일정한 시간마다 정확한 용량을 꾸준히 복용하도록 하고, 임의적으로 중단하지 않도록 한다.

② 침의 분비가 줄어 입이 마를 수 있어 물을 마시거나 껌을 씹도록 한다.

③ 눕거나 앉았다가 빨리 일어나는 경우에 어지러울 수 가 있으므로 서서히 일어나도록 한다.

④ 이 약 복용 중에 갑작스런 졸음, 어지러움증, 시야 흐림 증상이 나타날 수 있으므로 운전이나 위험한 기계조작을 피하도록 한다.

⑤ 임신부 또는 수유부는 약사나 의사와 상의 후 복용하도록 한다.

(3) 파킨슨씨질환 치료제의 중요한 복약지도사항

파킨슨씨병 치료제는 저하되고 있는 도파민 신경의 기능을 보충하거나 높이는 L-Dopa제제, 도파민효능제, 상대적으로 항진상태에 있는 아세틸콜린 신경의 활성을 억제하

는 항콜린제, 도파민의 분해를 억제하는 MAO—B저해제, COMT 억제제, 항바이러스제
가 이용되고 있다.

① L-Dopa제제< Levodopa-Carbitopa(시네메트씨알) , Levodopa- Benserazide (마도파),
Levodopa-Carbitopa/ Entacapone (스타레보필름코팅정)>

가) 약을 제시간에 복용하도록 하며, 외출 시에는 늘 가지고 다니도록 한다.

나) 파킨슨병과 약의 효과를 평가하기 위해 정기적인 진료를 받아야 한다.

다) 구갈이 나타날 경우에는 따뜻한 물로 입안 헹구기, 딱딱한 사탕빨기, 무설탕
껌을 이용하도록 한다.

라) 이 약은 뇨, 침, 땀을 검게 할 수 있어 의류를 착색시킬 수 있으므로 주의하도
록 한다.

마) 고단백질 식사는 이 약의 효과를 감소시킬 수 있으므로 단백질 섭취량을 급
격히 변화시키지 않도록 한다.

바) 술은 이 약에 의한 졸리움을 증가시킬 수 있으므로 주의하도록 한다.

사) 약효가 나타나는데 시간이 많이 걸릴 수 있다고 알려 준다.

② 도파민효능제 <Bromocriptine, Ropinirole (리큅), Pramipexole(미라펙스)>

가) 이 약물은 신배설 약물이므로, 신기능 저하 환자는 약물 복용 시 용량을 조
절하도록 한다.

나) 다른 진정제나 알코올을 이 약과 병용투여하면 상가 작용이 일어날 가능성이
있으므로 주의하도록 한다.

다) 이 약의 복용으로 활동감이 나아졌다고 해서 지나치게 몸의 움직임을 증가시
키지 않도록 한다.

라) 이 약으로 인해 위장 장해가 나타나면 식사 후 복용하도록 한다.

③ 항콜린제 (Benztropine, Diphenhyramine, Trihexyphenidyl)

가) 중추신경억제제제(감기나 알레르기 치료제인 항히스타민제), 항우울제를 복용하고 있는 경우에는 의사나 약사에게 알리도록 한다.

나) 침 분비가 줄어 입이 마를 수 있으므로 적당한 양의 물을 마시고 껌을 씹거나 사탕을 빨아먹는 것이 좋다. 또한 구강 위생을 위해 양치질을 자주 하도록 한다.

다) 변비 및 배뇨 장애가 있을 경우는 충분한 섬유소와 물을 섭취하고 적당한 운동을 하는 것이 좋으며, 지속되는 경우에는 의사나 약사와 상의하도록 한다.

④ MAO—B저해제 〈Selegiline (유멕스)〉

가) 이 약으로 인해 위장 장해가 나타나면 식사 후 복용하도록 한다.

나) 하루 10mg보다 많이 복용하는 경우, 티라민이 풍부한 음식(치즈, 적포도, 연어, 맥주)를 지나치게 많이 섭취하지 않도록 한다.

다) 이 약은 빛에 대한 민감도를 증가시킬 수 있어 햇빛에 짧은 시간동안 노출되더라도 피부 발진, 가려움 등이 나타날 수 있으므로 되도록 직사광선을 피하고 선글라스, 모자, 썬블록 제품을 사용하도록 한다.

라) 술은 이 약으로 인한 졸음을 증가시킬 수 있으므로 주의하도록 한다.

마) 수면에 영향을 줄 수 있으므로 1일 2회 복용 시 두 번째 복용 분은 점심에 복용하도록 한다.

⑤ COMT 억제제 〈Entacapone (콤탄정)〉

가) 투여를 갑작스럽게 중단할 경우 파킨슨씨병의 응급 증상이 발생할 수 있으므로 중단하고자 할 경우에는 서서히 줄이도록 한다.

나) 뇨와 땀의 색깔이 갈색으로 변할 수 있으나 약 자체의 색이므로 놀라지 않도록 한다.

⑥ 항바이러스제 〈Amantadine (피케이멜즈정, 아만타정)〉

가) 파킨슨씨 질환으로 이 약을 복용하고 있을 경우 의사의 지시 없이 임의로 복용을 중단하지 않도록 한다.

나) 커피 또는 술을 자주 마실 경우, 담배를 필 경우에도 이 약물의 효과에 영향을 미칠 수 있으므로 피하도록 한다.

다) 근육경직, 혼란, 빠르고 불규칙적인 심박음, 열과 땀이 나는 등의 증상이 나타나면 응급실에 가도록 한다.

19. 통풍 치료제

통풍은 엄지발가락에 발생하는 관절염으로 알려져 있다. 통풍은 체내에 요산이 과도하게 침착이 되어서 발생하는 질환으로 관절염 이외에도 다양한 질환을 유발할 수 있다. 무증상 고뇨산혈증, 급성 통풍성 관절염, 만성 결정성 통풍, 요산에 의한 요로결석과 신장결석, 통풍성 신장병증 등이 과도한 요산에 의해 발생하는 질환들이다.

요산치가 7mg/dL를 초과하면 고뇨산혈증이라 하며, 8mg/dL이 되는 상태에서 치료하지 않고 방치하면 통풍발작, 요로결석, 신장애 등을 일으키게 된다.

요산은 산성에서 용해도가 저하되기 때문에 치료하지 않고 방치하면, 신장에 요산이 부착해서 기능이 저하된다. 더욱이 요산염이 뇨세관강과 간질에 부착하면 통풍신이 발병하게 된다. 요산강하제를 투여해서 3~6개월에 걸쳐서 혈청뇨산치를 6mg/dL 이하로 하여 그대로 유지하는 것이 중요한 것이다.

(1) 통풍환자의 일상생활상의 주의사항

① 알코올(맥주, 포도주 포함)은 요산 생성을 증가시키므로 금주해야 한다.

② 발가락을 많이 사용하는 스포츠(유도, 골프 등)는 피하는 것이 관절에 좋다.

③ 과격한 근육 사용은 퓨린 생성을 증가시킬 수 있으므로 피하는 것이 좋다.

④ 비만은 관절염을 악화시킬 수 있으므로 체중감소를 권장한다. 비만을 치료한다

고 칼로리를 급격히 제한하거나, 물을 덜 마시는 것은 좋지 않다.

⑤ 술은 요산을 상승시켜 통풍을 악화시키므로 반드시 금주하도록 한다.

⑥ 이유 없이 피로해진다거나 몸이 잘 붓는 신체이상은 신장계 부작용이 의심되는 것이다.

⑦ 요산의 배설에 영향을 주는 약들이 있으므로 감기 등으로 아스피린 등을 복용하게 될 때는 통풍치료약을 복용하고 있음을 알려야 한다.

(2) 통풍환자의 식이요법 시 주의사항

① 퓨린이 다량 함유된 식품(정어리, 멸치, 간, 섭조개, 맥주, 어란, 청어, 와인 등)의 섭취를 제한하도록 한다.

② 저지방의 식사를 하도록 하고, 많은 양의 물(2리터 이상)을 마시는 것은 요산 배설과 고뇨산 혈증에 도움이 된다.

③ 과당(꿀, 과일, 설탕 등)의 섭취를 제한하도록 한다.

④ 알칼리성 식품의 섭취 (과일, 야채류, 해조류, 우유, 콩)는 뇨의 pH를 산성에서 거의 중성(pH 6.5)으로 해서 요산 배설에 도움이 된다.

⑤ 요산은 단백질이 분해되면서 생성되는 것으로 통풍이 있는 환자는 단백질의 섭취를 제한하는 것이 도움이 된다.

(3) 통풍치료제의 중요한 복약지도사항

통풍치료제는 요알칼리화제(구연산칼륨, 구연산나트륨), 요산배설촉진제(benzp-romarone, probenecid), 요산생성억제제(Allopurinol), 통풍발작치료제(콜히킨, 비스테로이드성 소염진통제)가 있다.

① 대사체가 활성을 가지고 반감기가 길어서 1일 1회, 아침 식후에 복용한다. (Allopurinol)

② 임신 중, 또는 수유 중, 과민성이 있을 때는 사용하지 않는다(Allopurinol).

③ 첫 번째 복용 시에 피부발진이 있으면 약복용을 중지하고 약사나 의사에게 문의하도록 한다.

④ 배뇨 시 심하게 아플 때, 혈뇨, 눈의 자극감 등이 있어도 약사나 의사에게 문의하도록 한다.

⑤ 급성 통풍이 재발 시 요산 생성억제제 복용은 더욱 악화시킬 수 있다.

⑥ 신결석을 예방하기 위해서 매일 10~12잔의 물을 마시도록 한다.

⑦ 이 약을 복용하면 졸릴 수 있으므로 운전이나 위험한 기계조작은 하지 않도록 한다(Allopurinol, 콜히킨).

⑧ 비타민C 함유 약물과 병용 시 신결석의 가능성이 증가되니 함께 복용하지 않도록 한다(Allopurinol).

⑨ 심한 설사, 피부 발적, 발열, 비정상적 출혈이나 멍, 인후통, 오한, 통풍증상 지속, 감각이상 발생 시 의사나 약사에게 알리도록 한다(콜히킨).

20. 여드름 치료제

가벼운 여드름은 치료하지 않아도 저절로 사라지나 정도가 심한 경우 악화와 호전을 반복하면서 색소 침착을 남기기도 한다. 더욱 심한 경우에는 흉터가 영구적으로 남을 수 있으므로 적절히 치료해 주는 것이 바람직하다.

여드름의 치료라는 것은 결국 이미 생긴 것을 없애는 것보다는 새로 생기는 것을 막는 데 중점을 둔다. 따라서 여드름이 없어지는 데는 시간이 오래 걸리게 되므로 인내를 갖고 최소 3개월 정도는 치료해야 한다.

(1) 여드름 환자의 일상생활상의 주의사항

① 비누로 하루 두 번 정도 세안하는 것이 좋으며, 지나치게 자주 세안을 하면 오히려 비누의 자극으로 여드름이 악화될 수 있다.

② 생리불순, 위장장애, 변비, 편도선염 등 국소감염증이 있으면 가급적 화장을 삼가는 것이 좋고, 덥고 습한 환경이나 강한 자외선도 좋지 않다.

③ 여드름은 만지지 않고, 짜지 않는 것이 좋다.

④ 지방이 많은 육류는 제한하고 콩, 두부, 생선 등의 단백질 식품을 충분히 섭취한다(깨, 콩, 해바라기 씨앗, 호도, 잣 등도 좋은 단백질 급원이다).

⑤ 옥살산이 많은 식품(초콜릿 등)의 과잉섭취를 피한다.

⑥ 푸른 잎 야채와 해조류를 충분히 먹는다.

⑦ 비타민 B군(특히 B2, B5, B6)은 안면 기름기를 줄이는데 도움을 준다(우유, 계란, 맥주효모, 간 등).

⑧ 비타민 D를 섭취한다. 깨끗한 피부를 돕는 칼슘의 배설을 방지해준다(예 : 청어, 연어, 간유, 유제품, 푸른잎 채소 등).

⑨ 비타민 E는 흉터 방지에 도움을 준다(압착유, 씨, 견과류, 콩, 소맥배아유 등).

⑩ 비타민C를 충분히 먹는다(유자차, 감잎차, 귤차, 콩나물 국, 신선한 과일, 고구마, 감자, 풋고추, 무청, 토마도 등).

(2) 여드름 치료제의 중요한 복약지도사항

국소에 적용하는 제제는 benzoyl peroxide(벤작에이씨겔), retinoic acid, 항생제
<erythromycin(스티마이신겔), clindamycin(크레오신티액)>, azelaic acid(아젤리아크림)가 있으며, 경구용제제로는 항생제, 비스테로이드성 소염제, 경구용 스테로이드제, retinoic acid, dapsone, 항안드로젠 등 여러 가지가 있으며, 요즘 피부과에서는 비타민 A의 유도체인 isotretinoin(로아큐탄)을 고용량으로 4~6개월간 처방하는 경우가 많다.

① Isotretinoin (로아큐탄)

가) 특정 부위에 비후성 반흔이 생길 수 있기 때문에 약물을 복용 중 및 복용 후 6개월간은 밀납 발모(epilation)나 박피를 하지 않도록 한다.

나) 이 약 복용 중 피임법으로 마이크로 용량의 프로게스테론 제제를 쓰는 것은 적합하지 않다.

다) 이 약을 투여하는 동안 야간 시력이 감소하며 치료 중단에도 지속되는 경우가 보고되었으므로 이러한 문제점의 가능성을 주지하고 야간 운전 시 주의 하여야

한다.

라) 임신하지 않도록 한다.

마) 아이에게 모유를 주지 않도록 한다 (복용종료 한 달 후 까지도 수유를 해서는 안 된다).

바) 헌혈을 하지 않도록 한다.

사) 햇빛과 자외선에 노출되지 않도록 한다.

아) 피부미용 시술을 피하도록 한다.

자) 이 약은 혈중의 중성지방의 농도를 높일 수 있으므로 지방식이나 알콜성 음료의 섭취를 금하도록 한다.

차) 테트라싸이크린계 항생제의 병용은 뇌내압 상승(가성뇌종양)이 보고되어 있기에 병용투여는 금기이다.

카) 비타민 A 함유 영양제를 복용하면 안된다(비타민 A 과다로 인해 피부와 입술 건조가 나타날 수 있다).

② Benzoyl peroxide (벤작에이씨겔, 옥시5, 10 로오션, 브레복실겔)

가) 치료효과는 보통 2주내에 나타나며 그때까지 증상이 개선되지 않으면 의사나 약사에게 문의하도록 한다.

나) 눈이나 입술 등이 닿지 않도록 한다.

다) 햇빛에 노출되는 것을 피하고, 외출 시 자외선 차단제를 사용하도록 한다.

라) 따가움이나 작열감이 나타나면 비누와 물로 약물을 씻어낸다.

③ Adapalene (디페린)

가) 과도한 햇빛과 자외선 노출을 피하도록 한다.

나) 상처부위, 점막, 눈, 입과 코 주위와의 접촉을 피한다.

다) 수유부의 가슴부위에는 적용하면 안된다.

④ Clindamycin phosphate (크레오신티)

　　가) 다른 피부용 약을 처방 받았을 때는 시간 간격을 두고 피부에 적용하도록 한다.

　　나) 화장품 사용으로 여드름이 더 악화 될 수 있으므로 주의를 요하며, 될 수 있는 한 수용성 기제를 함유한 화장품을 이용하도록 한다.

　　다) 피부 발진, 얼굴이나 입술 부종, 심한 설사, 혈변증상이 나타나면 즉시 약사나 의사에게 알리도록 한다.

　　라) 적용 부위의 피부 건조 또는 피부 박리와 적용 부위 자극 또는 작열감 증상이 나타나면 의사나 약사에게 알리도록 한다.

⑤ Azelaic acid (아젤리아크림)

　　가) 피부탈색의 가능성이 있는 약물이므로 주의하도록 한다.

　　나) 부작용은 적지만 때때로 피부자극감, 발적이 나타날 수 있다.

21. 아토피피부염 치료제

아토피 피부염(Atopic dermatitis)과 아토피 습진(atopic eczema)은 모두 같은 말이다. 피부 염증에 의해 피부가 홍조를 띠고 심한 소양증이 나타나는 상태를 일반적으로 습진 (eczema)이라고 합니다. 어린이들에게 나타나는 습진의 가장 일반적인 유형이 천식이나 알레르기성 비염을 동반하기도 하는 아토피 피부염이다. 아토피는 유전적 원인이 대부분 이지만 도시·산업화가 잘된 곳에서 발병률이 높은 것으로 나타나고 있으며, 최근에는 환경오염·공해 등의 환경적 요인이 점점 증가하면서 '문명질병' 으로 불리기도 한다.

유전적 요인이 60~70% 차지하며 상인이 되면서 자연스럽게 치유되는 것으로 알려져 왔으나 최근에는 자연 치료율이 낮아지고 있고 성인 아토피도 증가하고 있다.

(1) 아토피피부염환자의 일상생활상의 주의사항

　　① 헐렁한 면소재의 옷을 입어 땀이 차는 것을 최소화한다.

② 생물학적 세제 (예 ; 효소성분함유 세제)가 아닌 제품을 사용한다.

③ 자극성음식을 피한다. (감귤류의 열매와 토마토 같은 식품은 입 주위에 습진을 유발할 수 있다. 또한 아이들이 입술을 핥거나 먹다가 흘려서 상태가 나빠 질 수도 있다.)

④ 밀폐된 공간에서의 담배연기에 노출을 피한다.

⑤ 외부온도 및 습도의 급격한 변화에 노출되지 않도록 한다.

⑥ 부드러운 털이 있는 애완동물은 아토피 피부염이 있는 아이들에게 알레르기 반응을 유발할 수 있으니 키우지 않는 것이 좋다.

⑦ 집 먼지 진드기를 방지한다. 집안의 오래된 매트리스와 카페트 등에 있는 먼지에서 아주 많은 수의 미세한 생물들이 발견 된다. 이러한 미생물들은 아토피 피부염을 악화시키며, 호흡기로 들어가면 천식을 유발한다.

⑧ 잔디와 꽃가루를 주의한다. 아토피 피부염이 있는 많은 아이들이 꽃가루에 대해 알레르기를 갖고 있다.

⑨ 손톱을 짧게 유지하여 피부를 긁어서 생기는 2차 감염을 방지한다.

(2) 스테로이드연고제의 중요한 복약지도사항

① 강도가 높은 스테로이드제의 사용은 피부염의 치료에 효과적이나 부작용이 생길 가능성이 크므로 주의하여야 한다.

② 약한 스테로이드제 도포에 잘 반응하지 않고 만성적으로 병변이 지속되는 경우에 한하여 일시적으로 강한 스테로이드제를 사용할 수 있는데, 증상의 호전에 따라 약한 강도의 제제로 바꾸어 주어야 한다.

③ 보습제를 사용하여 피부의 건조를 막아주고 기능을 회복시켜주면 비교적 강도가 약한 스테로이드제의 사용으로도 높은 효과를 얻어 부작용을 줄일 수 있다.

④ 피부에 습기가 있을 때 바르는 약의 투과성이 높아지므로 목욕 후 3분 이내에 바르면 효과적이다.

⑤ 박테리아, 곰팡이균, 바이러스균 등의 감염이 의심되는 경우에는 스테로이드제의 도포를 일시적으로 중단한다.

⑥ 유아 연령에서 강도가 높은 스테로이드제를 사용하는 경우에는 다음의 사항을 지켜야 한다.

- 얼굴, 겨드랑이, 기저귀 차는 부위와 팔다리의 접히는 부위의 사용을 금한다.
- 바른 부위가 밀폐되어 약의 흡수가 증가되는 것을 피해야 한다.
- 바르는 부위가 체표면적의 1/4을 넘지 않도록 한다.
- 2주 이상 연속해서 같은 부위에 바르지 않도록 한다.

22. 기관지천식 치료제

기관지천식은 발작성의 호흡곤란, 천명(기관지가 부분적으로 막혀 숨을 내쉴 때 쌕쌕거리거나 가랑가랑하는 소리), 해소와 기도폐색에 의한 기류제한을 나타내는 질환을 말한다. 영어로 bronchial asthma는 그리스어로 숨차다, 헐떡인다는 의미이다. 기관지천식은 기관지가 염증이 발생하여 수축하는 만성 호흡기질환이며, 가벼운 자극에도 쉽게 기도가 좁아지게 되어 천명, 기침, 가슴이 답답함, 호흡곤란 등의 증상이 나타난다. 만일 치료를 하지 않고 그대로 방치한다면 오랫동안 폐 기능이 감소된다.

기관지천식은 매일 관리해 주어야 하는 만성적질환이므로 꾸준히 예방약물을 복용하는 것이 가장 중요하다. 약물의 효과와 사용법을 숙지하여 정확하게 사용하면 같은 용량으로도 최대의 효과를 기대할 수 있기 때문이다.

아직까지 기관지천식을 완치할 수 있는 치료법은 없지만 기관지천식을 올바른 방법으로 관리하면 성공적으로 기관지천식 조절을 할 수 있다.

(1) 기관지천식 환자의 중요한 복약지도사항

① 꾸준히 사용하는 약과 필요할 때 사용하는 약이 따로 있다.

② 먹는 약보다 뿌리는 흡입약물이 효과나 부작용 측면에서 월등히 낫다.

③ 기관지천식은 기도의 만성염증이 기도점막상피의 손상과 반응성을 항진시키기 때문에 치료는 스테로이드 흡입제가 중심이 되는 약물이다.

④ 기관지천식 환자의 대부분이 증상이 개선되면 자기 판단으로 스테로이드 흡입제를 감량해서 사용하거나 중지하기 때문에 천식이 양호하게 관리되어도 자기 판단으로 중지하지 않도록 사전에 충분히 설명한다.

⑤ 보통 사용하는 용량의 스테로이드 흡입제로는 전신적인 부작용은 거의 없으며, 대부분의 국소 부작용은 흡입 후 구강세척을 제대로 함으로써 예방 가능하다.

⑥ 증상완화제의 사용이 늘거나, 사용 후에도 증상이 지속 또는 재발하면 반드시 병원을 방문하도록 조언을 한다.

⑦ 급성발작을 예방하고 증상을 조절하기 위하여 약을 지속적으로 복용하도록 하며, 처방된 약물을 규칙적 또한 정확하게 사용하도록 한다.

⑧ 자가관리를 위하여 호흡기능평가인 최대호기유량 측정법, 증상악화 시의 확인과 대응법의 지시사항을 지도할 것.

⑨ 적절한 약물사용과 더불어 자극인자를 제거하여 기도를 자극하지 못하게 하도록 한다.

⑩ 증상이나 최대호기유속을 잘 기록하도록 한다.

(2) 기관지천식 환자의 일상생활상의 주의사항

① 살리실산이 많은 음식(감자, 오이, 토마토, 사과 등)은 피하도록 한다.

② 천식 유발원인 (감기, 담배연기, 향수, 먼지, 화학물질, 스트레스, 심한 운동)을 피하도록 한다.

③ Sulfite, EDTA와 Benzalkonium chloride가 함유된 방부제는 급성천식을 발작 할 수 있으니 주의를 요한다.

④ 찬바람에 갑자기 노출되지 않도록 하며, 감기에 걸리지 않도록 조심한다.

⑤ 과식 자체가 천식을 유발할 수 있으므로 과식하지 않도록 한다.

⑥ 많은 양의 운동은 삼가도록 하며, 심한 운동 후 기관지 천식발작이 생기면 앉아서 휴식을 취하도록 한다.

⑦ 따뜻한 물을 자주 마시는 것이 바람직하다.

(3) 기관지천식 치료제의 중요한 복약지도사항

기관지천식의 약물요법은 급성발작에 대한 대증요법과 만성천식에 대한 발작 예방적 치료로 분류할 수 있다.

기관지천식 치료제는 항염증천식약과 기관지 확장제로 구분할 수 있다. 기관지 확장제의 투여는 기도평활근을 이완시켜 기관지 직경을 증가시키는 효과에 의하며 β-adrenergic receptor agonist를 주로 사용하고 antimuscarinic 약물, theophylline 등이 사용된다. 항염증 작용을 위해 스테로이드를 사용하거나 비만세포 탈과립 억제제인 cromolyn, nedocromil 등을 사용하기도 한다. 또한 leukotriene 생산경로를 억제하기 위한 물질들도 최근에 개발되었다. 알레르기를 일으키는 물질에 대한 hyposenstization도 외인성 천식의 경우 사용된다.

염증을 없애기 위해서는 흡입용 스테로이드제제가 가장 효과적이며, 기관지천식 예방은 흡입용 스테로이드제제와 장시간형 기관지 이완제를 병용하면 효과적이다.

흡입제는 아주 미량의 약 성분으로 폐에만 직접 작용하여 전신 부작용이 없지만 정제나 주사제는 부작용이 많아 고용량으로 천식이 악화되는 경우에만 단기간 사용한다.

① 기관지확장제(β-adrenergic agonist)

β-adrenergic agonist는 강력한 기관지 확장작용을 가지며 작용이 빠르고 (15~30분) 4~6시간 정도 효과가 지속된다. 이들은 기도 평활근을 이완시키고 비만세포로부터 기도를 수축하는 물질의 유리를 억제한다. 또한 미세혈관 누출를 억제하고 섬모운동의 증가와 섬모운동을 향상시킨다.

Epinephrine, ephedrine, isoproterenol 등의 약물과 β_2-receptor에 선택적인 salbutamol(벤토린), hexoprenaline(이피라돌), formoterol(아토크), bambuterol(밤백), terbutaline(브리카닐), fenoterol(베로텍), procaterol(메프친), orciprenaline(아루펜트) 등이 있다. 이들은 급작스러운 기관지의 수축 시 구급약이며 항염효과는 없고 만성천식 시에는 사용하지 않는다.

가) 과도하게 사용을 계속하는 경우에는 부정맥, 경우에 따라서는 심정지를 일으킬 우려가 있다.

나) 이 약은 처방에 따라 지속적으로 복용해야 하며, 처방받은 용량을 초과해서 복용하지 않도록 한다.

다) 이 약은 증상을 경감시키는 작용을 하며 병을 완전히 치료하는 약이 아니기 때문에 증상이 개선되었다고 해서 임의로 복용을 중단하지 않도록 한다.

라) 고혈압, 심장 질환, 부정맥, 갑상선 질환, 당뇨병, 간질, 녹내장과 같은 질환이 있는 환자는 약사나 의사에게 미리 알리도록 한다.

마) 심장이 빨리 뛰고 혈압이 올라갈 수 있으며, 목이 붓고 코피가 날 수 있으며, 손이 떨리는 증상이 나타날 수 있으며 이러한 증상이 계속해서 나타나면 약사나 의사에게 알리도록 한다.

바) 이 약을 복용하는 동안은 수유를 하지 않도록 한다.

② 기관지확장제 (theophylline)

가) 체내의 약물의 혈중농도가 항상 유지되도록 하기 위해서는 일정한 시간 간격으로 복용하도록 한다.

나) 정해진 용량을 지속적으로 복용해야 하며, 증상이 개선되었다고 해서 임의로 복용을 중단하지 않도록 한다.

다) 담배를 피울 경우 약효가 떨어지므로 흡연을 삼가도록 한다.

라) 심장질환, 간질환, 궤양이 있는 경우에는 약사나 의사와 상의하도록 한다.

마) 오심, 구토, 불규칙적인 맥박이 나타날 경우에는 의사나 약사와 상의하도록 한다.

바) 카페인을 섭취할 경우에는 불면, 이뇨 효과가 증가할 수 있으므로 환자에게 미리 알리도록 한다.

사) 커피, 콜라, 차, 초콜릿 등은 부작용을 증가시키기 때문에 피하도록 한다.

아) 약물의 효과적이며 안전한 사용을 위해 주기적인 혈액검사를 하도록 한다.

자) 약물상호작용이 많아 다른 약물과 병용할 때 주의를 요하도록 한다.

③ 항염증 기관지천식 약(경구용 부신피질홀몬제제)

가) 기관지천식 증상이 심한 경우 1주일 미만 단기간 사용하도록 한다.

나) 급성 증상이 조절된 후에는 서서히 감량한 후 중단하도록 한다.

다) 염분과 나트륨은 적고 칼륨과 단백질이 풍부한 식사를 하도록 한다.

라) 현재 임신 또는 수유중이거나 계획이 있다면 미리 약사나 의사에게 알리도록 한다.

마) 하루 한번 복용할 때는 아침 일찍 약 먹고 30분 후에 식사하도록 한다.

바) 소아에게 투여할 경우에는 발육억제가 나타날 수 있으므로 주의를 요한다.

사) 고령자에게 장기 투여할 경우에는 감염증의 유발, 당뇨병, 골다공증, 고혈압, 백내장, 녹내장의 부작용이 나타날 수 있으므로 신중하게 투여하도록 한다.

아) 처방된 기간, 용량 이상으로 복용하지 않도록 하며, 의사와 상의 없이 약 복용을 중단하지 않도록 한다.

자) 궤양의 경력이 있거나 아스피린, 관절염약을 함께 복용하고 있는 경우 금주를 하도록 한다.

차) 비정상적으로 체중이 증가하는 경우에는 의사나 약사에게 알리도록 한다.

④ 흡입용 부신피질홀몬제제

가) 규칙적이고 지속적으로 사용해야 효과적이다.

나) 사용 후 1~2주후부터 효과가 발현되므로 천식 예방 목적으로만 사용하도록 한다.

다) 흡입 후 약이 입 안에 남아있을 경우 구내염(캔디다, 아구창), 목소리가 쉴 수 있으므로 이를 예방하기 위해 흡입 후 물로 입을 헹구도록 한다.

라) 부신피질홀몬 제제의 흡입제는 천식 예방용이므로 갑자기 발작이 나타나는 경우에는 단시간형(속효성) 기관지 이완제를 사용하여야 한다.

⑤ 흡입용 베타교감신경흥분제

　가) 장시간 지속형제제로 급성 천식 발작 시 사용하지 않도록 한다(장시간형).

　나) 기관지 확장을 목적으로 지속적으로 사용하도록 한다(장시간형).

　다) 흡입 후 12시간까지는 추가로 흡입하지 않도록 한다(장시간형).

　라) 경등도의 천식의 경우 급성 발작 시에만 사용하도록 한다(단시간형).

　마) 중등도 또는 중증의 천식의 경우 환자의 상태에 따라 지속적으로 사용하기도 한다(단시간형).

　바) 상용량 보다 많을 경우 빈맥, 불안증, 진전이 나타날 수 있으므로 용량을 지키도록 한다(단시간형).

⑥ 흡입용 복합제제 〈 세레타이드 (Fluticasone+Salmeterol), 심비코트 (Budesonide+Fomoterol) 〉

　가) 세레타이드와 심비코트는 스테로이드제와 기관지확장제의 복합제로서 상호 보완 작용이 있다.

　나) 흡입제는 아주 미량의 약 성분으로 폐에만 직접 작용하여 전신 부작용이 없지만 정제나 주사제는 부작용이 많아 고용량으로 천식이 악화되는 경우에만 단기간 사용한다.

　다) 흡입용 복합제제는 천식 예방용이므로 매일 규칙적이고 지속적으로 사용해야 한다.

　라) 흡입용 복합제제는 천식 예방용이므로 갑자기 발작이 나타나는 경우에는 단시간형(속효성) 기관지 이완제를 사용하여야 한다.

　마) 흡입용 복합제제는 천식 예방용이므로 사용 후 1~2주후부터 효과가 나타난다.

　바) 흡입용 복합제제는 사용 후 약이 입 안에 남아 있을 경우 구내염(캔디다, 아구창) 또는 목소리가 쉴 수 있으므로 이를 예방하기 위해 물로 입을 헹구도록 한다.

　사) 흡입용 복합제제 사용 후 효과가 불충분하거나 단시간형(속효성) 기관지 이완제를 하루 3회 이상 사용하는 경우 연락하도록 한다.

23. 당뇨병 치료제

당뇨병은 인슐린의 상대적 또는 절대적 부족으로 인해 고혈당의 상태 및 대사장애가 만성적으로 지속되는 질환으로 다뇨, 다식, 다갈의 특징적인 증상을 나타내고 있다. 당뇨병의 원인은 췌장 자체의 기능이상이 아닌 대부분의 당뇨병은 과식, 비만, 운동부족, 정신적 스트레스, 고지혈증이 주요인으로 작용한다. 당에 세포 속으로 들어가지 못하면 필요한 에너지원이 없기 때문에 아미노산을 당으로 바꾸고 간에 있는 글리코겐을 포도당으로 바꾸는 역할을 한다. 이렇게 만들어진 당도 이용 되지 못하고 혈액 중에 모이게 되므로 점점 고혈당이 되며, 많아진 당은 소변으로 빠져 나가게 된다. 이렇게 되면 신장은 삼투압이 증가되어 체내의 물이 신장 쪽 으로 끌려가게 되어 다뇨증이 나타난다.

수분이 소변으로 많이 빠져 나가면 갈증이 생기고 혈액량은 줄어들어 전해질 손실로 인한 세포 탈수증이 생겨 피부는 건조해지고 나중에는 탈수증이 된다. 특히 당뇨병은 고혈당으로 인하여 시력장애, 사지통, 저림과 지각이상, 가려움, 종기나 부스럼, 폐렴, 폐결핵, 질염 등의 심각한 합병증에 대하여 주의하여야 한다.

(1) 당뇨병환자의 일상생활상의 주의사항

① 금연과 금주를 하도록 철저하게 지도한다.

② 항상 규칙적인 생활을 하며, 고단백 식사를 섭취하도록 한다.

③ 표준체중을 유지하기 위해 식사요법과 운동요법을 철저히 해야 한다.

④ 짠 음식과 설탕이 많이 함유한 음식의 다량 섭취를 피하도록 한다.

⑤ 임의로 금식을 하지 않는다.

⑥ 구강 위생에 주의한다.

⑦ 매우 덥거나 추운 환경을 피하도록 한다.

⑧ 절대 과식을 하지 말고, 비만을 방지하며, 하루에 4~5회 정도 조금씩 나누어서 한다.

⑨ 정신적, 육체적 스트레스를 피한다.

⑩ 변비를 반드시 피한다.

⑪ 합병증의 예방 및 관리가 매우 중요하다. 특히 발관리의 주의, 규칙적인 혈당, 혈압, 혈중지방 측정을 한다.

⑫ 규칙적인 운동을 한다. 조깅, 수영, 자전거 등의 운동이 좋다.

(2) 당뇨병환자의 식이요법 시 주의사항

① 경증의 당뇨병은 식사요법만으로도 치료가 될 수 있으며, 중등도 이상이면 약물요법을 하더라도 적절한 식사 요법을 하지 않으면 당뇨병은 치료될 수 없다.

② 추천되는 총 섭취 열량은 표준체중을 기준으로 30~35Kcal/Kg/day로 정하고 활동량에 따라 조정한다. 식사의 구성비는 단백질은 총 섭취열량의 15~20%, 탄수화물은 55~60%, 지방은 20~25%로 섭취하는데 불포화 지방산의 섭취를 증가시키고 하루 콜레스테롤의 섭취량을 450mg 이하로 제한한다.

③ 외식은 자칫하면 열량이 높고 영양학적으로 불균형이 되기 쉬우므로 1일 2회 이상 외식을 하지 않도록 한다.

④ 단 것을 많이 사용한 음식, 당질 또는 기름기가 많은 식사는 피한다.

⑤ 식품의 종류가 골고루 포함되어 있는 음식을 택한다.

⑥ 라면 등 기름기가 많은 음식의 국물은 먹지 않는다.

⑦ 커피나 홍차는 하루에 두 잔 정도로 마신다.

⑧ 술도 열량 계산에 넣어야 한다.

⑨ 과식은 피하고 계획된 식사 패턴에 따라 정해진 양만 먹는다.

⑩ 보리밥이나 잡곡밥이 쌀밥보다 섬유소가 많아 당의 흡수를 지연시키고, 공복감을 덜어주는 역할을 하여 쌀밥보다는 혈당 조절에 도움이 되지만 이것도 적절한 양을 초과하면 안 된다.

⑪ 포화지방 및 콜레스테롤은 심장, 혈관계 합병증을 유발하기 쉽다.

⑫ 비타민, 미네랄은 부족되지 않도록 섭취한다.

⑬ 식물성 단백질은 콩과 잡곡, 해조류, 야채, 멸치 등을 주로 섭취한다.

⑭ 흰 쌀밥, 흰 밀가루, 설탕, 기름진 음식, 과음, 과식은 절대 피한다.

⑮ 생고구마, 오이, 과실, 유제품, 오이, 흰 콩, 양파, 익힌 마늘, 켈프 등이 좋다.

⑯ 크롬, 마그네슘과 같은 미량 원소를 많이 섭취하여야 하고 갈증 해결 목적이 아니면서 물을 많이 마셔야 한다.

⑰ 섬유소가 적고 당분이 많은 수박과 포도는 바람직하지 않다.

(3) 당뇨병환자의 중요한 복약지도사항

① 규칙적인 약물 복용이 중요하다. 용량을 임의대로 바꾸면 안 된다.

② 약을 항상 휴대하고, 의사의 처방을 받지 않은 약물을 함부로 복용하지 않는다.

③ 정기적으로 병원에서 검진하도록 한다.

④ 당뇨 환자임을 알 수 있는 인식카드를 지참하도록 하고, 병원, 약국 및 가족의 연락처를 항상 휴대하도록 한다.

⑤ 인슐린 주사나 경구용 혈당강하제는 반드시 용량을 준수하고 복약을 잊어버리는 일이 없도록 세심한 주의를 한다.

⑥ 갑작스런 저혈당의 위험이 있으므로 항상 당류(설탕이나 사탕)를 지참하고 다닌다.

⑦ 한방요법이나 기타의 대체요법 치료 시 임의로 인슐린의 주사나 당뇨병 약을 중단하는 것은 금물이며, 이때는 전문가의 도움을 받아 혈당을 수시로 측정하여 약물의 용량을 조절할 필요가 있다.

(4) 당뇨병 치료제의 복약지도사항

경구용 혈당강하제는 크게 5종류가 있으며, 중요한 공통복약지도사항은 다음과 같다.

① 일반의약품 및 전문의약품을 임의로 구입하거나 복용하지 않도록 한다.

② 약물 복용 중 갑자기 중단하지 말고 혈당을 낮추고 정상적인 상태를 유지하기 위해서는 지시한대로 꾸준히 복용하도록 한다.

③ 용량을 임의로 늘리거나 줄이거나 하지 않도록 한다.

④ 복약을 잊은 경우 함부로 복용하지 않도록 한다.

⑤ 처음 복용 후 이상 현상이 나타나면 즉시 연락하도록 한다.

⑥ 고혈당이 지속되는 경우에는 심부전, 혈관질환, 안과질환, 신질환 등의 치명적인 합병증을 유발할 수 있음을 알려준다.

⑦ 일정기간 약물을 복용함에도 불구하고 증상이 개선되지 않으면 약사나 의사에게 문의하도록 한다.

⑧ 과거 약물에 대한 알레르기가 발생한 경우가 있었으면 필히 알려주도록 한다.

⑨ 과거 질병이 있거나, 장기 복용한 약물이 있었으면 약사에게 알리도록 한다.

⑩ 현재 질병이 있으면 약사에게 알리도록 한다.

⑪ 이 약은 당뇨병을 치료하는 약이 아니라 조절하는 약인 것을 알려준다.

① 인슐린〈Human insulin(휴물린알주), Insulin aspart (노보믹스30플렉스펜주), Insulin detemir(레버미어플렉스펜주), Insulin glargine(란투스주), Insulin lispro(휴마로그주)〉

가) 주사부위를 항상 바꾸어 주사하도록 한다.

나) 주사 전 미리 체온과 비슷한 온도로 한 후 주사하도록 한다.

다) 용량 실수를 피하기 위해 동일 형, 동일 상표의 주사기를 사용하도록 한다.

라) 구토나 열이 나면 즉시 알리도록 한다.

마) 실온 보관할 수 있고 변성되면 버리도록 한다.

바) Lispro insulin은 식전 15분 내에 투여하고 regular insulin은 식전 30~60분전에 투여하도록 한다.

② 경구용 설폰요소제제

〈 1세대제제 : Acetohexamide, Chlorpropamide, Tolazamide, Tolbutamide

2세대제제 : Glibenclamide(다오닐), Gliclazide(디아미크롱), Glimepiride(아마릴), Glipizide , Gliquidone(글루레노름) 〉

가) 이 약을 복용하는 동안 부작용을 줄이기 위해 금주하도록 한다.

나) 발열, 쉰 목소리, 발진, 멍 또는 출혈이 나타나면 즉시 약사나 의사에게 알리

도록 한다.

다) 저혈당을 예방하기 위해 식사를 규칙적으로 하고, 저혈당에 대비하여 사탕같이 혈당을 상승시킬 수 있는 것을 휴대할 것을 알려준다.

라) 임신할 경우 인슐린으로 교체해야 하며, 현재 임신 또는 수유중이거나 계획이 있다면 약사나 의사에게 미리 알리도록 한다.

마) 약사가 지시한대로 복용하는데도 저혈당 및 고혈당 증상(과도한 구갈, 배뇨감)이 나타나면 약사에게 알리고 다른 약물과의 병용을 피하도록 한다.

바) 음식물에 의해 약효가 달라질 수 있으므로 식사 30분전에 복용하도록 한다.

③ Biguanide제제 〈글루코파지(Metformin)〉

가) 흔하게 복부팽만, 설사, 복통 등이 나타날 수 있다.

나) 부작용으로 유산증이 발생하는데 증상으로서는 원인 모를 근육통, 피로, 호흡곤란, 권태감, 혼몽이 나타나면 약사나 의사에게 알리도록 한다.

다) 충분히 수분을 섭취하여 탈수현상이 나타나지 않도록 한다.

라) 심한 피로감, 복통, 어지러움, 호흡곤란, 느리거나 빠른 심박동 등의 증상이 있는 경우 약사나 의사에게 알리도록 한다.

마) 복용 시 금속성 맛을 느낄 수 있고, 위장 장애가 있을 수 있으므로 식사와 함께 또는 식사 직후 복용하도록 한다.

④ Meglitinide계제제 〈Repaglinide(노보넘), Nateglanide(파스틱정), Mitiglionide(글루패스트정)〉

가) 이 약을 복용하는 동안 술과 흡연은 피하도록 한다.

나) 일반적으로 식사 직전 또는 식전 15분에 복용한다.

다) 식이요법과 운동요법을 계속하고, 정기적으로 혈당을 측정하도록 한다.

라) 식사를 거르게 될 경우에는 이 약 복용도 걸러도 된다고 알려준다.

마) 현재 임신 또는 수유 중이거나 계획이 있으면 약사에게 알리도록 한다.

바) 저혈당을 예방하기 위하여 식사를 규칙적으로 한다.

사) 간장애가 있는 경우 약사나 의사에게 미리 알리도록 한다.

⑤ Alpha-glucosidase 저해제 〈Acarbose (글루코바이), Voglibose(베이슨)〉

가) 방귀, 설사, 복통 등의 증상이 나타날 수 있으며, 대부분 시간이 지날수록 경감되는 것에 대해 설명해준다.

나) 단독 투여로는 저혈당을 일으키지 않으나 다른 당뇨약과 함께 복용 시 저혈당이 나타날 수 있으므로 주의하여야 한다.

다) 식사 직전에 복용하도록 하며, 약사나 의사의 지시 없이 복용을 중단하지 않도록 한다.

라) 장폐색 등 장질환이 있는 환자는 복용 전에 미리 약사에게 알리도록 한다.

마) 어지러움과 오심 구토가 있으면 투여 중지 후 약사에게 문의하도록 한다.

바) 피부나 눈이 노랗게 변하는 경우 약사나 의사에게 알리도록 한다.

⑥ Thiazolidinedione계제제 〈Rosiglitazone(아반디아), Pioglitazone(액토스)〉

가) 이 약은 효과가 나타나는 데에 시간이 걸리므로 꾸준히 복용하도록 한다.

나) 심부전이나 부종이 나타나면 즉시 알리도록 한다.

다) 간기능 검사를 자주 하도록 주지시킨다.

라) 이 약을 복용하는 동안 월경불순이 나타나면 즉시 약사에게 문의하도록 한다.

마) 폐경기 여성에서 이 약을 복용함으로써 배란이 유발될 수 있으므로 피임이 필요 한 것을 알려준다.

바) 식사와 관계없이 복용해도 상관이 없음을 알려준다.

⑦ 복합제제〈 Glibenclamide+Metformin(글루리아드), Glimepiride+ Metformin(아마릴엠), Glimepiride+Rosiglitazone(아마반,아반다릴), Metformin +Rosiglitazone(아반다메트)〉

가) Glibenclamide + Metformin (글루리아드)

a) 이 약을 과다하게 복용하거나 술을 많이 마실 경우에 저혈당이 나타날 수

있고, 저혈당에 의해서 의식불명 상태로도 빠질 수 있으므로 빨리 조치하도록 한다.

b) 건강기능식품, 한약, 비타민 등을 복용할 때는 의사나 약사와 상의하도록 한다.

c) 이 약을 복용하는 동안 술과 흡연은 피하도록 한다.

d) 이 약을 먹는 동안 체중이 증가될 수 있으므로 영양사나 의사에 의하여 처방된 운동 및 식이를 반드시 따르도록 한다.

e) 저혈당을 예방하기 위해 식사를 규칙적으로 하고, 저혈당에 대비하여 사탕과 같은 혈당을 상승시킬 수 있는 것을 지참하도록 한다.

나) Glimepiride + Metformin (아마릴엠)

a) 식이요법과 운동요법을 계속하고, 정기적으로 혈당을 측정하도록 한다.

b) 장기복용 시 간기능에 영향을 줄 수 있으므로 정기적으로 의사의 진료를 받도록 한다.

c) 현재 임신 또는 수유 중이거나 임신을 계획하고 있는 경우 의사나 약사에게 미리 알리도록 하며, 임신할 경우에는 인슐린으로 전환하도록 한다.

d) 이 약물을 복용하는 동안 햇빛에 민감해질 수 있으므로 외출 시에는 썬크림을 사용하여 피부와 입술을 보호하도록 한다.

e) 항응고제, 소염진통제를 포함하여 저혈당을 초래하는 다른 약을 복용할 경우에는 의사나 약사와 상의하도록 한다.

다) Glimepiride + Rosiglitazone (아마반)

a) 1일 1회 첫 식사와 함께 복용하도록 한다.

b) 반드시 약물요법과 함께 식이요법을 잘 하도록 한다.

c) 빈혈이나 기타 혈액질환, 간질환, 심부전, 부종이 있는 경우에는 의사나 약사에게 미리 알리도록 한다.

d) 심부전 환자의 경우 부종이 발생하면 즉시 약사나 의사와 상담하도록 한다.

e) 임부, 수유부의 경우 약사에게 미리 알리도록 한다.

라) Metformin + Rosiglitazone (아반다메트)

a) 이 약은 식사와 함께 복용하며, 처음 약을 복용하면 현기증이 나타날 수 있음을 알려준다.

b) 발열, 쉰 목소리, 발진, 멍 또는 출혈이 나타나면 즉시 알리도록 한다.

c) 부종이 있는 환자는 신중히 사용하도록 한다.

d) 노인, 쇠약하거나 영양이 부족한 환자, 부신이나 뇌하수체부전 환자 혹은 알코올 중독자인 경우 저혈당의 효과에 민감하므로 주의하도록 한다.

e) 충분히 수분을 섭취하여 탈수 현상이 나타나지 않도록 한다.

f) 설명이 안되는 과호흡증, 근육통, 피로, 비정상적인 졸음, 부종, 심부전 증상이 나타나면 의사나 약사에게 문의하도록 한다.

24. 관절염 치료제

근골격계 질환은 뼈와 관절과 관련된 질환과 근육, 인대 및 힘줄과 관련된 질환으로 구분할 수 있다. 전자는 가장 흔한 질환으로 골관절염, 류마티스 관절염, 통풍성 관절염, 고관절염, 골다공증 등이 있다. 그 중 골관절염은 관절에 염증이 생기는 증상으로 쉽게 말하면 연골이 파괴되어 뼈와 뼈 사이가 접촉되어 심한 통증을 일으키는 질환이다.

(1) 관절염환자의 일상생활상의 주의사항

① 뛰거나 등산하는 것을 피하고 수영 등의 운동 방법을 선택한다.

② 계단은 되도록 오르지 않는다.

③ 일할 때 서지 말고 되도록 앉아서 한다.

④ 푹신한 낮은 소파에 앉지 말고 되도록 딱딱한 높은 의자에 앉아 일한다.

⑤ 무릎을 꿇거나 쪼그려 앉지 않는다.

⑥ 의자에서 일어설 때에는 먼저 엉덩이를 의자 끝부분으로 옮긴 후 의자 팔걸이에 두 손을 지탱하면서 일어선다.

(2) 골관절염환자의 중요한 복약지도사항

① 체중을 줄이고 안정과 휴식을 취하고, 잠자리는 폭신한 침대사용을 피하고 딱딱한 바닥에서 자도록 한다.

② 무거운 물건을 움직이는 일등은 삼가고 바른 자세 유지하도록 한다.

③ 운동요법은 맨손체조, 자전거 페달 운동, 수영, 느린 보행운동 등 쉬운 것부터 시작한다.

④ 관절의 온찜질 등 물리요법을 하면 효과적이다.

(3) 류마티스성 관절염환자의 중요한 복약지도사항

① 오랫동안 치료를 해야 하므로 약물 복용을 임의로 중단하지 않도록 한다.

② 약물에 의한 위장장애를 줄이기 위해 식사와 함께 복용하거나 제산제를 복용하도록 한다.

③ 환자가 임신을 하면 임신하고 있는 동안은 관절염이 상당히 좋아진다. 태반에서 나오는 여러 가지 호르몬과 체내의 호르몬 변화 때문으로 관절염이 일시적으로 경감되지만 치료가 된 것이 아니라는 점을 설명한다.

④ 약물치료기간 중에는 절대적으로 피임하도록 하고 임신을 하고자 할 경우 약물 중단 3개월 후에 임신하도록 한다.

⑤ 차가운 날씨나 비가 오고 흐린 날씨 또는 기압의 변동이 있을 때 더욱 아프고 여름철이거나 건조한 날씨에는 관절의 통증을 훨씬 덜 느끼게 된다. 인체 관절 내에는 압력을 느끼는 아주 예민한 조직이 있기 때문이다.

⑥ 관절염이 오래되면 관절 부근의 뼈가 상당히 약해지면서 골다공증을 일으킬 수 있으므로 적당하게 운동하도록 하고 류마티스 관절염을 치료하면 골다공증을 치료

할 수 있다.

⑦ 류마티스 관절염 환자들은 관절이 많이 뻣뻣하고 움직이기가 아주 힘든 병이기 때문에 가능한 목욕을 자주 하시고 몸을 덥게 하는 것이 좋다. 더운물 목욕을 아침 일찍 하면 효과적이다.

(4) 통풍성 관절염환자의 중요한 복약지도사항

① 안정, 고열량과 충분한 양의 비타민 섭취한다.

② 하루에 물을 2L(10~12잔)이상 섭취하도록 한다.

③ 술은 요산치를 증가시켜 증상을 악화시키므로 반드시 금주하여야 한다.

④ 급성기에 부목 또는 석고붕대로 고정하여 통증을 경감시킨다.

⑤ 1일 1회 가벼운 관절운동을 하도록 한다.

⑥ 급성기에는 냉찜질후 온찜질한다.

⑦ 갑자기 극심하게 통증이 오면서 관절이 붓는 경우, 관절이 겹질러서 펴지도 구부리지도 못하는 증상이 오는 경우와 계단 등을 내려갈 때 다리에 힘이 빠지면서 그대로 주저앉을 것 같은 경우에는 의사에게 진찰을 받도록 한다.

(5) 류마티스관절염 치료제의 중요한 복약지도사항

류마티스관절염치료제는 1차약으로 아스피린제, 비스테로이드성 소염진통제가 있고, 2차 약으로서 금(金)제제, 항말라리아제가 있으며, 3차 약으로서 페니실라민제, 항암제, 면역억제제가 임상적으로 주로 이용되고 있다.

① 비스테로이드성 소염진통제

가) 약을 복용 중 술이나 아스피린을 피하도록 한다.

나) 현기, 진정 및 시야몽롱을 일으킬 수 있으므로 운전이나 세밀한 주의가 요하는 작업을 피하도록 한다.

다) 위장장애가 나타날 수 있으므로 충분한 물로 복용하고 심하면 음식이나 제산

제와 함께 복용하도록 한다.

　　라) 햇볕에 과다하게 노출하지 않도록 한다.

　　마) 만약 피부발진, 소양감, 시야곤란, 부종, 검은 변, 지속적인 두통이 나타나면 즉시 약사에게 알리도록 복약지도를 한다.

　　바) 고혈압치료제와 복용하면 혈압저하작용이 감소한다.

　　사) 의사가 처방해준 경우 지시된 복용량, 기간 동안만 복용하고 그 이상 복용하지 않도록 한다.

　　아) 졸음, 시야흐림, 어지러움을 유발할 수 있으므로 이 약에 대한 반응을 알 때까지는 운전 등의 위험한 기계조작을 하지 않도록 한다.

② COX-2 selective inhibitors 〈Celecoxib(쎄레브렉스)〉

　　가) 장기간 복용하는 경우에는 정기적으로 의사를 만나 이 약의 안전성에 대한 임상 검사를 받도록 한다.

　　나) 장기간 복용 시 위궤양, 위출혈이 나타날 수 있으므로 속이 쓰릴 경우 우유, 음식과 함께 복용하는 것이 좋으며, 속쓰림 등의 증상이 지속하는 경우 의사나 약사에게 알리도록 한다.

　　다) 술을 먹거나 다른 소염진통제를 동시에 복용할 경우에 위장 장애가 증가될 수 있으므로 주의를 요하도록 한다.

　　라) 다음 약(와파린, 리튬, 아스피린, 플루코나졸)을 복용하고 있는 경우에는 미리 약사나 의사에게 알리도록 한다.

③ Interleukin-1 Inhibitor 〈Diarcerin(아트로다)〉

　　가) 약물 복용하는 동안 소변이 노랗게 변할 수 있음을 알려준다.

　　나) 약한 복통, 설사가 나타날 수 있음을 알려준다.

　　다) 염증성 대장질환 환자, 장폐색 증후군 환자에게는 투여하지 않도록 한다.

25. 간염 치료제

간염은 하나의 병명을 의미하는 것이 아니고 많은 원인에 의해서 다양한 형태로 간에 생기는 염증성의 병들을 막연히 일컫는 이름이다.

간염은 급성간염과 만성간염으로 나눌 수 있으며 급성간염은 간염바이러스(A형, B형, C형) 간에 해로운 약물이나 잘못된 민간요법 등이 원인이 되어 간의 염증을 일으키는 것으로 소수에서는 치명적인 결과를 초래하기도 하지만 대개는 완치가 가능하다. 급성 간염에 걸려 완전히 치료하지 않고 그대로 놓아두면, 만성 간염이 되어 더욱 간의 세포가 파괴와 재생을 거듭하게 되는데, 이 때 세포를 보충하기 위하여 섬유가 늘어나서 간이 굳어져 버린다. 이 굳어진 상태를 간경화라고 한다.

B형 간염 바이러스는 급성간염을 일으키는데, 흔히 수혈이나 소독이 안 된 주사 바늘을 통해서 전염되나 입을 통해서도 감염이 가능하다. 급성간염(5~10%) 만성간염간경화증 간암의 순서로 진행이 된다. 따라서 간경화증은 간암의 전 단계로 간주되고 있다. B형 간염이 많은 지역일수록 간암이 많고, 우리나라 간암 환자의 80%에서 이 바이러스가 발견된다.

(1) 간염환자의 일상생활상의 주의사항

① 간염 백신을 맞도록 한다.

② 정기적인 간기능 검사를 받도록 한다 (간염이나 간경병증 환자의 간암 발생 가능성이 정상인에 비해 100배나 높기 때문에 3~6개월 간격으로 혈액검사나 복부초음파검사를 받아야 한다).

③ 지방간을 항상 경계하도록 한다.

④ 과음하지 하지 않도록 한다(보통사람의 경우 소주 1병 이상씩 10~15년 이상 마실 경우 알코올성 간경변이 발병하며, 일반적으로 남자는 하루에 소주 1/2병, 여자는 1/4병 이하의 음주량은 간질환과는 무관한 것으로 알려져 있다).

⑤ 건전한 성생활을 하도록 한다(C형간염의 경우 성접촉으로 감염될 수 있다).

⑥ 타인의 칫솔이나 면도기를 쓰지 않도록 한다.

⑦ 날 음식을 삼가도록 한다.

⑧ 과로와 스트레스를 피하고 적당한 휴식을 취하도록 한다.

⑨ 문신이나 소독되지 않은 주사침을 피하도록 한다.

(2) 간염 치료제의 중요한 복약지도사항

① 제픽스 (라미부딘)

가) 의사의 지시 없이 임의로 용량을 조절하거나 중단하지 않도록 한다.

나) 내성균이 생기는 것을 예방하기 위해 의사가 처방해준 용량과 기간을 지켜서 복용하도록 한다.

다) 신장질환, 췌장질환이 있는 경우에는 약사나 의사에게 미리 알리도록 한다.

라) 복통이 심하게 나타날 경우에는 약사에게 알리도록 한다.

마) 유효성 모니터링을 위해서 정기적인 간기능 검사를 받도록 한다.

바) 증상이 완하 되어도 의사나 약사와 상의 없이 자의적으로 투약을 중지하지 않도록 한다.

② 헵세라 (Adefovir)

가) 간염 증상이 갑자기 심하게 악화될 수 있으므로 의사의 지시 없이 임의대로 용량을 변경하거나, 복용을 중단하지 않도록 한다.

나) 신장질환, 다른 바이러스감염 등 다른 질환이 있거나 있었다면 약사나 의사에게 미리 알리도록 한다.

다) 약의 효과와 부작용, 간염의 경과를 평가하기 위해 정기적인 진료와 간기능 검사를 받도록 한다.

라) 이 약을 복용한다고 하여, 타인에 대한 바이러스 전염시킬 위험성이 감소 되지는 않으므로, 전염예방에 주의하도록 한다.

마) 이 약의 복용을 종료한 후에도 간염 재발을 검사하기 위해 정기적인 진료를

받도록 한다.

③ 리바비린

가) 이 약은 태아에 유해한 영향을 미칠 수 있으므로 현재 임신 또는 수유중이거나 계획이 있을 경우에는 약사나 의사에게 미리 알리도록 한다.

나) 치과 수술을 포함한 다른 수술을 받아야 하는 경우 이 약을 복용하고 있음을 약사나 의사에게 미리 알리도록 한다.

다) 신장질환이나 악성 빈혈 등을 앓고 있던 적이 있거나 앓고 있는 경우는 미리 약사나 의사에게 알리도록 한다.

라) 간염의 증상이 호전된 후에도 내성 및 재발을 예방할 수 있도록 의사나 약사가 지시한 일정기간 동안은 꾸준히 본 약물을 복용하도록 한다.

④ 레보비르 (Clevudin)

가) 이 약은 주로 신장을 통해 배설되므로 신기능장애 환자에게는 금기이다.

나) 이 약을 복용하는 동안 모유를 수유하지 않도록 한다.

다) 식사와 무관하며 일정시간에 복용하도록 한다.

⑤ 바라크루드 (Entecavir)

가) 공복에 복용하는 것이 흡수가 좋아 식간에 복용하도록 한다.

나) 신부전환자나 싸이클로스포린을 투여 받고 있는 간이식수여자는 금기이다.

다) 임의로 복용을 중단할 경우 만성B형간염이 악화될 수 있음을 환자에게 알려주고, 약사나 의사의 지시 하에 복용을 중지하도록 한다.

라) 고지방식이는 AUC를 감소시키고, 흡수를 지연되기 때문에 이 약을 복용하는 동안 지방이 함유된 음식은 피하도록 한다.

26. 우울증(Depression) 치료제

인간의 몸은 정신과 밀접한 관련이 있는데 정신이 건강하지 못하면, 몸도 병들게 된다. 우리가 일상생활에서 흔히 볼 수 있는 정신질환 중의 하나가 우울증 이다. 우울증은 보통의 경우 그 증상이 심하지 않기 때문에, 환자나 의사가 모르고 지나치는 경우가 많다. 우울증 환자들은 주로 기분저하, 체중감소, 식욕부진, 불면증 및 집중력 저하 등의 가벼운 증상을 나타낸다.

우울증을 앓고 있는 사람은 전체 인구의 2.5%이며, 평생 한번 이상 우울증을 겪는 사람은 10%에 이르며 남성보다 여성에게서 더욱 흔한데, 발생빈도는 남성의 경우 나이가 들면서 점차 늘어나며, 여성의 경우 35~45세 사이가 가장 높다.

우울증은 여러 가지 원인으로 인해 나타난다. 부모를 잃는 것과 같은 어린 시절의 상처나 고난은 나이가 든 후에 우울증에 걸릴 확률을 높일 수 있다. 일상생활의 여러 가지 스트레스가 우울증을 유발시키는 강력한 원인이기는 하지만, 사회심리학적인 원인과 생화학적 원인 또한 중요한 원인으로 작용할 수 있다.

가장 유력한 생화학적 원인으로는 여러가지 가설이 대두되고 있으나 크게 2가지로 알려져 있다. 먼저 뇌의 신경 전달에 필요한 뉴런 내 시냅스에 신경전달물질인 norepinephrine(NE), serotonin의 농도가 감소해 나타난다는 가설이 있고, 두번째는 시냅스 전후 신경전달물질(neurotransmitter) 수용체의 하향조절로 인해 우울한 기분을 유발한다는 가설이 있다.

(1) 우울증환자의 일상생활상의 주의사항

① 주위 환경에서 노출되는 스트레스가 우울증의 원인이 될 수 있으므로 우울증의 원인을 파악하고 해결방법을 찾도록 노력한다.

② 하루 30분 이상의 규칙적인 운동은 불안감을 해소하고 우울증 재발을 예방하는데 좋으므로 권장해서 하도록 한다.

③ 알코올과 병용할 경우 인지기능 및 운동기능을 저하시키고, 약물의 부작용을 나

타내는 어지러움을 가중시되므로 약물치료 동안 금주하도록 한다.

④ 혈당 조절에 변화를 주므로 치료 중에 저혈당 또는 고혈당이 나타날 수 있고, 또한 혈당강하제와 상호작용이 있으므로 현재 복용 중인 당뇨치료제를 약사나 의사에게 알리도록 한다.

⑤ 흡연으로 인해 우울증을 증가시키는 요인이 될 뿐만 아니라 약물의 효과가 저하시킬 수 있으므로 금연을 하도록 한다.

(2) 우울증 환자의 중요한 복약지도사항

① 우울증은 환자의 인격의 결핍을 뜻하는 것이 아니고, 체내의 신경전달물질의 불균형에 기인함을 강조한다.

② 복용 후 충분한 효과가 나타나려면 4~8주가 지나야 하므로 이전까지 약효가 없는 것으로 환자 스스로가 판단하여 임의대로 약복용을 중단하지 않도록 교육한다.

③ 구두 혹은 서면으로 우울증 치료에 따른 유익성, 예측되는 부작용 및 주의사항에 대한 사항을 교육한다.

④ 한 항우울제에 효능이 없는 경우, 다른 약물로 전환할 때 지정된 wash-out 기간이 소요되는 이유를 충분히 설명한다.

⑤ Tyramine 함유식품(치즈)과 자몽주스 등의 음식물 및 음주에 대한 위험성을 설명한다. 특히 알코올은 정신과 약물과 상호작용하여 약물효과를 증대 시키거나 예기치 않은 방향으로 유도하므로 주의해야 한다.

⑥ 약사나 의사의 지시 없이 임의대로 약 복용을 중단하지 않도록 한다. 금단증세 유발과 상태 악화가능성이 있다.

⑦ 재발하기 쉽고, 만성질환이 되기 쉽기 때문에 초기에 복약이행이 얼마나 중요한가를 환자나 환자 가족에게 설명하도록 한다.

(3) 우울증 치료제의 중요한 복약지도사항

우울증치료제는 임상적으로 선택적 세로토닌 재흡수 차단제 (Selective Serotonin

Reuptake Inhibitors), 삼환계 항우울제(Tricyclic Antidepressants), MAO억제제제 (Monoamine Oxidase Inhibitors), 비정형 항우울제 (Atypical Antidepressants), 세로토닌 노르에피네프린재흡수억제제제(Serotonin-Norepinephrine Reuptake Inhibitors)가 많이 이용되고 있다.

① 우울증 치료제의 공통 복약지도사항

가) 항우울제의 효과는 일반적으로 복용 2~4주 후에 증상이 완화되며, 이후 4~9개월 동안 지속적으로 복용해야만 항우울 효과를 유지하고 재발을 방지하게 되므로 꾸준히 복용하도록 한다.

나) 증상이 없더라도 의사와 상의 없이 복용을 중단하지 않도록 한다.

다) 다른 약물 복용 시 항우울 효과에 변화를 주거나 다른 약물의 효과가 변할 수 있으므로 복용하고 있는 약이 있는 경우 미리 약사나 의사에게 알리도록 한다.

② 선택적 세로토닌 재흡수 차단제, SSRIs(Selective Serotonin Reuptake Inhibitors) : Fluoxetine, Paroxetine, Sertraline, Fluvoxamine, Citalopram

가) 규칙적으로 정확하게 복용하도록 하며' ” 다른 약물을 복용하는 경우 약사나 의사에게 미리 상의하도록 한다.

나) 항우울제의 효과가 나타나려면 수 주 정도 소요되므로 꾸준히 복용하도록 하며, 증상이 없더라도 약사나 의사와 상의 없이 복용을 중단하지 않도록 한다.

다) 장기간 복용한 경우에는 약사나 의사의 지시에 따라 서서히 감량해 중단하도록 한다.

라) 복용 초기에는 오심, 구토, 졸음, 어지러움, 진전 등이 나타날 수 있는데 이는 시간이 지나면 점점 나아지는 것을 알려준다.

마) 복용 초기에는 운전 등 위험한 기계조작은 피하며 졸음 등의 증상이 심한 경우에는 취침 전에 복용하도록 한다.

바) 약물 복용을 갑작스럽게 중단하는 경우 금단 증상(어지러움, 오심, 불안, 불

면, 독감유사증후군)이 나타날 수 있음을 사전에 알려준다.

사) 주요 우울증이 있는 소아와 청소년의 단기간 치료 연구에서 SSRI제제 투여 후 자살의 충동 및 자살률이 증가하기에 소아와 청소년의 복용 중에는 가족과 보호자의 주의 깊은 관찰이 필요로 한다.

아) Fluoxetine은 노인에서 소실 반감기가 길어지므로 투여 용량을 줄이거나 투여 간격을 늘이도록 한다.

자) SSRI제제는 간으로 대사될 뿐만 아니라 간대사 효소를 저해해 다른 약물의 효과를 변화시키거나 다른 약물에 의해 효과가 변할 수 있으므로 주의하도록 한다.

③ **삼환계 항우울제**, TCAs (Tricyclic Antidepressants): Amitriptyline, Imipramine, Clomipramine, Doxepine, Nortriptyline, Desipramine

가) 전립선비대증, 부정맥, 협우각녹내장, 치매 등의 질환을 가지고 있으면 복용 전 약사나 의사에게 알리도록 한다.

나) 복용 시작 후 구갈, 시야 흐림, 뇨 저류, 변비 등의 증상이 나타날 수 있고, 특히 노인환자의 경우 상기 증상이 더 자주 나타나는 것을 알려준다.

다) 이전 경련이나 뇌손상, 알코올중독 등의 기왕력이 있다면 복용 전 약사나 의사에게 알리도록 한다.

라) 간, 신기능 저하 등의 기저질환이 있는 경우 미리 약사나 의사에게 알리도록 한다.

마) 임산부, 수유부는 태아에게 위험을 야기할 수 있으므로 약사나 의사에게 사전에 알리도록 한다.

바) 삼환계 항우울제 중 일부 약물이 요색을 청녹색으로 변하게 할 수 있으나 인체에 무해한 것을 미리 알려준다.

사) 눕거나 앉아 있다가 갑자기 일어날 때 어지러울 수 있으므로 일어날 때는 천천히 일어나도록 한다.

아) 피부가 햇빛에 과민해질 수 있으므로 외출 시에는 긴옷으로 가리거나 자외선 차단제를 바르도록 한다.

④ MAO억제제 (Monoamine Oxidase Inhibitors) : Phenelzine, Tranylcypromine, Moclobemide

가) 만약 복용을 잊은 경우에는 생각난 즉시 복용하도록 하며, 다만 다음 복용 시간이 얼마 남지 않은 경우에는 한번에 2배 용량을 복용하지 않도록 한다.

나) 이전에 고혈압이나 울혈성심부전 등의 심혈관계 질환이나 뇌혈관계질환을 가진 환자는 미리 의사나 약사에게 알리도록 한다.

다) 노인의 경우 MAO저해제 투여 시 특히 주의하도록 한다.

라) 정신분열증이 있는 환자에게는 정신분열증의 증상이 악화될 수 있으므로 주의하도록 한다.

마) 복용 시작 후 구갈, 시야흐림, 요저류, 변비 등의 증상이 나타날 수 있으므로 적절한 수분을 섭취하도록 한다.

바) 병용하는 약물 및 음식에 따라 MAO저해제의 효과 및 부작용이 크게 변하게 하므로 주의하도록 한다.

⑤ 비정형 항우울제 (Atypical Antidepressants): Bupropion, Mirtazapine, Trazodone

가) 이전 경련의 병력이 있는 환자는 미리 약사나 의사에게 알리고, 경련의 위험을 낮추기 위해 2~3회 분복하도록 한다(Bupropion).

나) 이전 거식증 또는 신경성 식욕 불량의 병력이 있는 경우 약사나 의사에게 미리 알리도록 한다(Bupropion).

다) 햇빛에 노출되지 않도록 주의하도록 한다(Bupropion).

라) 이 약을 복용하면 구갈, 안압 증가, 요저류 등의 증상이 나타날 수 있으므로 주의하도록 한다(Mirtazapine).

마) 진정효과가 크므로 취침 전 복용하며, 운전 등 위험한 기계 조작은 피하도록 한다(Mirtazapine).

바) 체중 변화를 모니터하며 고콜레스테롤혈증 예방을 하도록 한다 (Mirtazapine).

사) 식사 직후 복용하도록 한다(Trazodone).

아) 심혈관계 질환 또는 부정맥 있는 환자는 미리 약사나 의사에게 알리도록 한다(Trazodone).

자) 약물 투여 후 졸음, 진정, 어지러움, 실신 등이 나타날 수 있으므로 주의하도록 한다(Trazodone).

⑥ 세로토닌 노르에피네프린 재흡수억제제, SNRIs(Serotonin Norepinephrine Reuptake Inhibitors) : Venlafaxine, Milnacipran , Dulocetine

가) 최근에 심근경색증이 발생하였거나 심부전, 고혈압, 협우각 녹내장 등이 있는 경우에는 미리 의사나 약사에게 일리도록 한다.

나) 신장이나 간질환이 있는 경우 주의 깊게 약물을 사용해야 하므로 미리 약사나 의사에게 알리도록 한다.

다) 오심, 구토, 불면, 성기능 장애 등의 증상이 자주 나타나며 용량이 증가하면 이 증상들이 줄어드는 대신 혈압이 상승할 수 있으므로 주의를 요한다.

라) Milnacipran을 복용하기 전 전립선비대증 등 비뇨기계 질환의 병력을 가진 환자는 의사나 약사에게 미리 알려준다.

마) Milnacipran은 진정효과가 크므로 취침 전 복용하며 운전 등 위험한 기계 조작은 금하도록 한다.

27. 전립선비대증 치료제

전립선 비대증은 과거에는 전립선이 비대해져 방광 하부의 소변이 나오는 통로를 막아 요도 폐색을 일으켜 소변의 흐름이 감소된 상태로 정의하였고, 조직학적으로는 전립선 간질이나 전립선의 상피조직 세포가 증식된 것으로 정의하였다

전립선비대증(Benign prostatic hyperplasia)은 남성노인에게 매우 흔한 증상으로, 유병률은 나이에 따라 증가한다. 하부요로 증상의 주된 원인 중 하나는 전립선폐색(benign prostatic obstruction)으로 방광하부폐색을, 즉 해부학적인 폐색을 일으키고 또한 전립선 평활근을 지배하는 신경조절에 의한 기능적 폐색에 의해 증상을 일으킨다. 전립선폐색은 배출장애 증상과 저장장애 증상(빈뇨, 요절박, 야간뇨 그리고 절박성 요실금)을 일으킨다.

전립선비대증 증상은 소변이 자주 마려운 증상(빈뇨), 뜸을 들여야 소변이 나오는 증상(지연뇨, 요주저), 아랫배에 힘을 주어야 소변이 가능한 증상(복압배뇨), 소변줄기가 가는 증상(세뇨, 약뇨), 소변이 중간에 끊기는 증상(단축뇨), 소변을 봐도 개운치 않고 또 보고 싶은 증상(잔뇨감), 소변을 다 보고 난 후 방울방울 떨어지는 증상(배뇨 후 요점적), 소변이 마려우면 참지 못하는 증상(요절박), 소변을 참지 못해 옷에 누는 증상(절박성 요실금), 자다가 일어나 소변을 보는 증상(야간 빈뇨) 등이 있다.

(1) 전립선환자의 일상생활상의 주의사항

① 음주는 약물의 대사에 많은 영향을 미치므로 음주는 피하도록 한다.

② 과도한 운동 후 저혈압의 위험이 있으므로 땀 흘릴 정도의 적당한 운동을 하도록 한다.

③ 물구나무서기 등의 운동은 증상완화에 도움이 되니 권장하도록 한다.

④ 약물 복용 후 (특히 초기) 어지러움과 실신 등의 위험이 있으므로 운전 및 위험한 기계조작은 피하도록 한다.

⑤ 지나친 성관계나 흡연은 피하도록 한다.

⑥ 충분한 수면을 취하고 스트레스는 피하도록 한다.

⑦ 고지방과 고단백 식사를 피하고 인스턴트 음식, 삼겹살, 밀가루 음식 등은 증상을 악화시킬 수 있으므로 피하는 것이 좋으며 녹황색 채소를 다량 섭취하여 충분한 비타민을 보급하도록 한다.

⑧ 요의를 참지 않도록 한다.

⑨ 항상 하체를 따뜻하게 유지하도록 한다.

⑩ 오래 시간동안 앉아 있지 않도록 한다.

(2) 전립선비대증 치료제의 중요한 복약지도사항

전립선비대증으로 인한 하부 요로증상에 대한 치료를 결정하였을 때, 일차적으로 약물 치료가 권장된다. 전립선비대증의 치료제는 알파수용체단제, 알파환원효소억제제 또는 알파수용체차단제/알파환원효소억제제의 병용요법(Doxazosin과 Finasteride)이 임상적으로 많이 이용된다.

① 비선택적 알파수용체차단제 〈Terazocin (하이트린), Doxazocin (카두라엑스엘)〉

　　가) 처방에 따라 지속적으로 복용하도록 한다.

　　나) 신기능이나 간기능이 나쁜 경우 약사나 의사에게 미리 알리도록 한다.

　　다) 초기 약물복용 1일 이내에는 운전이나 기계조작은 피하도록 한다.

　　라) 혈압약을 복용중인 경우 약사나 의사에게 미리 알리도록 한다.

　　마) 저염식 및 음주를 하거나 운동을 할 경우 주의하도록 한다.

　　바) 앉거나 누운 자세에서 일어날 때는 서서히 움직이도록 한다.

　　사) 초회량은 반드시 취침전에 복용하도록 한다.

② 선택적 알파수용차단제〈Alfuzosin (자트랄엑스엘), Tamsulosin (하루날캅셀, 하루날디정)〉

　　가) 혈압약을 복용하고 있는 경우에는 이 약을 복용하기 시작한 후에 자주 혈압을 측정하여 혈압이 너무 떨어지지 않는지 확인하도록 한다.

　　나) 눕거나 앉았다가 빨리 일어날 경우에는 어지러움, 현기증, 실신 등이 나타날 수 있으므로 서서히 일어나도록 한다.

　　다) 투여 초기에 현기증이 나타날 수 있으므로 운전이나 기계조작 시에는 주의하도록 한다.

　　라) 어지러움, 졸음, 오심, 구토, 식욕부진이 심하게 나타날 경우에는 약사나 의사에게 알리도록 한다.

　　마) 심장질환(관상동맥질환), 고혈압 약을 복용하고 있는 경우에는 미리 약사나 의사에게 알리도록 한다.

바) 복용 전에 간질환, 장폐색, 신장질환, 심장질환, 혈액질환이 있는 경우에는 미리 의사나 약사에게 알리도록 한다.

사) 현재 임신 또는 수유 중이거나 계획이 있다면 미리 약사에게 알리도록 한다.

③ 알파환원효소억제제 (Finasteride, Dutasteride)

가) 전립선상피세포에 작용해 전립선의 용적을 감소시키는 약물임을 알려준다.

나) 전립선의 용적의 최대 감소효과는 투약 후 약 6개월 이후에 나타나기 때문에 최소 6개월 이상 복용하도록 한다.

다) 부인이 임신 중이거나 임신을 계획 중인 경우에는 이 약을 복용하지 않도록 한다.

라) 치과 수술을 포함한 다른 수술을 받아야 하는 경우 이 약을 복용하고 있음을 의사나 약사에게 미리 알리도록 한다.

마) 간질환, 요도감염이 있는 경우에는 미리 약사나 의사에게 알리도록 한다.

바) 임신 중이거나 임신을 계획 중인 여성은 이 약이 부서지거나 깨진 상태를 만지지 않도록 하며, 만질 경우 태아에 유해한 영향을 미칠 수 있음을 알려준다.

제5장

약력관리

고령화시대를 맞아 여러 만성질환을 앓게 되는 노년층에 대한 약력관리로 약국에서 특정 환자의 처방조제를 전담하고 약력을 관리해서 중복투약으로 인한 안전사고를 예방하는 것이 향후 약사의 직능에 있어 매우 중요한 역할로 인식될 것이며 이에 대한 사회 전반의 노력이 필요하다는 공감대가 마련될 것이다.

환자가 복용하는 의약품의 목록을 기록화하고 환자의 상태에 따라 처방권자인 의사와의 협조를 통해 환자에게 최적의 의약품 투약환경과 식품 및 영양 상태를 같이 고려해 주는 관리자의 역할이 새로운 환경에서의 건강조절자로서의 기능이라고 할 수 있다.

한 곳의 약국만을 이용하는 것에 대한 불편함은 약력관리 수첩 등의 보조적인 수단을 해결하는 과정을 통해 환자의 약력관리라는 관리자의 기능을 활성화하는 것이 과제가 될 것으로 판단된다.

1. 정의

각 환자의 약물요법의 추이를 기록해서 필요시에 검색할 수 있도록 관리 보존하는 것을 약력관리라 한다. 교부한 약제의 기록은 약사가 의사에게 처방전에 대한 조회시 회답을 포함해서 동일 환자에 대한 조제방법의 통일에 유용하다. 또한 복수의 병원 혹은 여러 진료 과에 수진하고 있는 환자의 경우 동효약의 중복교부를 발견할 수 있다. 또한 부작용, 약물상호작용의 발현의 유무도 중요한 정보인 것이다.

2. 약력관리의 목적

특정 환자에 대해서 사용의약품의 투약력을 기록해서 약물알레르기의 유무, 병용 약물 상호작용의 검토, 부작용발현시의 약물검색, 검사치 변동에 미치는 약물의 영향, 중복처방의 예방, 환자의 복약상황, 혈중농도측정에 의한 체내 약물량의 산출 등 약물의 유효하고 안전한 투여를 위한 자료로서 의사의 진단, 치료 상의 정보를 제공하는 것들을 목적으로 하고 있다.

앞으로 약력관리는 약제 부문 내에서만 업무에 국한 된 것이 아니고 의사와 간호사를 비롯한 의료 종사자 전체의 협력체제하에서 환자의 약물요법에 기여해야 할 업무로서 인식해야 할 것이다.

3. 약력관리의 필요성

의약분업시대를 맞아 환자의 약력관리에 대한 중요성이 증대되고 있다. 특히 한 곳의 의료기관을 이용하는 환자는 일차적인 약력관리가 가능 하지만 여러 곳의 의료기관을 이용하는 환자는 동시에 여러 처방약을 복용하게 될 경우, 약력관리의 중요성이 더욱 강조되어야 한다. 환자의 안전성을 위해서 약력을 하나의 처방조제기관으로 집합시키는 것이 필요한 것이다.

약사에게 있어서 약력관리는 무슨 의미를 갖으며, 약력관리는 도대체 무엇을 위해, 누구를 위해서 행하는 것일까?

현재 약사의 업무는 물질지향에서 환자지향으로 전환돼, 약력관리업무는 약사 업무의 큰 기둥이 되고 있다.

약력관리를 구성하는 업무는 크게 3개로 환자의 기초정보의 수집과 기록, 약학적 관리사항의 수집과 기록, 약력부(투약력)의 작성으로 구분 할 수 있다.

이는 과거와 현재 사용 중인 투약력을 중심으로 환자의 기초정보와 사용 의약품에 관한 모든 정보와 복약지도 내용의 기록이 요구 된다. 이 기록이 정확한 만큼 환자가 받은 약물요법의 혜택은 높아진다.

투약, 지도 기록에 근거해서 처방검토, 부작용과 약물상호작용의 예측, 연용시의 유의점 등 의약품에 관한 정보제공자로서의 유효하고 안전성이 높은 약물의 적정 사용에 참여했을 때 의의가 있으며 약력관리의 필요성이 이런 이유 대문에 대두되고 있는 것이다.

또한 우리 약사들이 이행하는 약력관리의 업무에는 목적이 있어야 한다.

환자들은 약물요법을 통해서 생활의 질 (Quality of Life, QOL)을 유지하고 향상시켜 활력있게 생활을 영위하도록 지원하는 것이 약사의 역할이라고 생각된다.

약력관리의 업무 중에서 투약력을 작성하는 약력부는 이러한 목적을 달성할 수 있도록 하고, 약사에게 큰 힘을 발휘할 수 있도록 해주는 중요한 도구인 것이다.

도구를 능숙하게 사용하면 사람의 능력은 크게 향상되어진다. 또한 도구에 의해서 업무 그 자체가 편리하게 된다. 도구인 약력부의 사용방법을 이해하고, 능숙하게 사용하는 기술이 몸에 배면 우리 약사로서의 능력을 한층 더 발휘할 수 있을 것이다. 그래서 약력부라는 도구를 능숙하게 사용해 약사라는 정체성을 실감하게 되고, 더 나아가서 약력부가 환자들의 QOL의 유지와 향상에 공헌하는 훌륭한 도구라는 것을 약사들이 인식해야 한다.

현재 약국의 조제업무에 있어서 약제복용력부(약력부)는 의료기관의 카르테(환자 진료기록카드, medical record)와 같이 큰 의미를 갖고 있으며, 필요불가피한 것이다. 이것은 약력부가 환자 개개인을 특정화 할 수 있는 중요한 자료임 과 동시에 약국의 시점에서 파악한 환자의 경과를 명확하게 기록한 것이기 때문입니다.

그러나 약력부라는 것이 약국에 있어서 일반적으로 처방력부에 지나지 않았고 그다지 실태가 없으며 내용과 서식은 여러 가지가 있으나 어떤 것이 당연히 있어야 하는지, 어떻게 사용해야 하는지 혼돈되고 있는 것이 현 실정이다.

따라서 약력부에 대해서 무엇이 기재되고, 기재된 것의 의미는 무엇이며 조제수가에 있어서 약력관리의 업무가 어떻게 반영되고 산정 되는지를 고찰하는 것도 중요하다.

일본의 조제수가의 비용은 조제기술료, 지도(약학)관리료, 약제료를 합산해서 점수로 산정하고 있다.

지도관리료인 약제복용력관리·지도료는 환자별로 작성한 약제 복용력의 기록을 근거로 해서 약사가 처방된 약제에 대해서 중복투약, 상호작용, 약물알레르기 등을 확인하며 투여되어진 약제의 복용 및 보관 취급상의 주의에 관한 기본적인 설명과 지도를 행한 경우에 산정하고 있다.

또한 약제복용력관리·지도료를 산정하는 경우에는 약제복용력의 기록에 다음과 같은 사항을 기재한다.

① 성명, 생년월일, 성별, 피보험자증의 기호번호, 주소, 필요에 따라서 긴급시의 연락처 등 환자에 대한 기록

② 처방한 요양기관명과 의사 이름, 처방한 날짜, 처방내용 등의 처방에 대한 기록

③ 조제일, 처방내용에 관한 조회의 요점 등의 조제에 대한 기록

④ 환자의 체질, 알레르기력, 부작용 등의 환자에 대한 정보의 기록

⑤ 환자 또는 그의 가족과의 상담사항의 요점

⑥ 복약상황

⑦ 환자의 복약중의 체질의 변화

⑧ 병용약 (일반의약품을 포함)의 정보

⑨ 합병증의 정보

⑩ 다른 과의 진료의 유무

⑪ 부작용이 의심되어지는 증상의 유무

⑫ 음식물의 섭취상황

⑬ 지도하고 있는 약사의 이름

동시에 가산의 특별지도가산에는 처방된 약제에 대해서 직접 환자 또는 그의 가족으로부터 복약상황 등의 정보를 수집해서 약제복용력에 기록한다. 이것을 근거로 약제의 복용 등에 관한 필요한 지도를 행한 경우에는 소정점수를 가산하는 것으로 돼있으며, 복약지도는 약력부의 기록에 준해서 행하며, 지도의 요점을 약력부에 기재하도록 하고 있다.

또한 약제복용력관리 · 지도료의 각 가산 항목에는 특별지도가산, 마약관리지도가산, 중복투약 · 상호작용방지가산이 있으며 조제수가 체계에서의 약력부는 단지 조제를 위한 비망록과 같은 것만이 아니고, 필요하고 충분한 내용을 기재해서 활용되고 관리되어져야 하는 중요한 서류이며 가산 내용을 구체적을 설명하면 다음과 같다.

(1) 특별지도가산

지도의 요점은 약제복용력의 기록에 기재하는 것과 함께 적어도 한 달에 한번은 과거의

약력을 참고해서 지도방법을 재점검하고, 필요에 따라서 그 후에 지도하는데 반영한다.

(2) 마약관리지도 가산

마약관리지도 가산은 해당 환자 또는 그 가족에 대하여, 전화에 의해 정기적으로 투여되고 있는 마약의 복용 상황, 남아있는 약의 상황 및 보관 상황에 대해 확인하고 남아있는 약의 적절한 취급 방법도 포함한 보관 취급상의 주의에 관하여 필요한 지도를 실시함과 함께, 마약에 의한 진통 등의 효과나 부작용의 유무를 확인하여, 필요한 약학적 관리지도를 행하였을 경우에 산정한다.

(3) 중복투약 또는 상호작용방지 가산

중복투약과 상호작용방지 가산은 약제복용력의 기록에 근거해 병용약과의 중복투약 (약리작용이 유사한 경우를 포함한다) 및 병용약, 음식물 등과의 상호작용을 방지하기위해서 처방한 의사에게 연락과 확인을 하여 조회했을 경우에 산정한다.

이와 같이 일본은 약력부와 약수첩 활용을 통한 약제복용력 관리지도료의 가산과 같은 것이 조제수가에 반영되고 있어 대한약사회 차원에서도 약력관리 사업이 정책적으로 입안되어 머지않아 우리나라 또한 모든 약국이 실제로 환자에게 약력부를 통한 약력관리 서비스가 제공되고, 전산형 약력관리시스템이 도입되기를 바란다.

4. 약력관리의 업무

약력관리를 구성하는 업무는 크게 3개로 환자의 기초정보의 수집과 기록, 약학적 관리 사항의 수집과 기록, 약력부(투약력)의 작성으로 구분할 수 있다.

약력관리의 업무는 과거와 현재 사용 중인 투약력을 중심으로 환자의 기초정보와 사용 의약품에 관한 모든 정보와 복약지도 내용의 기록이 요구된다. 이 기록이 정확한 만큼 환자가 받은 약물요법의 혜택은 높게 되는 것이다.

투약, 지도 기록에 근거해서 처방검토, 부작용과 약물상호작용의 예측, 연용시의 유의점 등 의약품에 관한 정보제공자로서의 유효하고 안전성이 높은 약물의 적정 사용에 참고되었을 때 의의가 있으며 약력관리의 필요성이 이런 이유 대문에 대두되고 있는 것이다.

(1) 환자의 기초정보의 수집과 기록

약사가 파악해야 할 환자의 기초정보는 다음과 같으며 약물요법에 관한 관리, 계획을 수립하는데 중요한 역할을 한다.

① 인적사항

성명, 연령, 성별, 직업, 주소, 전화번호

② 복약상황

계속해서 규칙적으로 복용하지 않으면 안되는 처방약이 있는 경우, 제대로 복용하고 있는지 여부를 체크해서 복약상황의 정보를 수집하는 것은 중요하다. 만약 복용을 제대로 하지 않는 경우는 그 이유도 청취해 둘 필요가 있다.

③ 기왕력

과거의 질환을 파악하는 것은 다음과 같은 2가지 관점에서 중요하다.

가) 약제에 의한 부작용을 예측해서 사전에 대응을 도모해야 할 필요가 있는 경우

나) 암환자 등 의료종사자들 간의 말을 통일해야 할 필요가 있는 경우, 또한 입원 경험의 유무도 수집해 두는 것이 중요하다.

④ 체질

알레르기 외 불면증, 변비증, 두통 유무의 정보와 약제를 사용하고 있는가, 어떤가도 병행해서 수집해 두는 것이 좋다.

⑤ 부작용력, 약물 알레르기력

환자의 과거의 부작용력, 약물 알레르기력에 관한 정보는 투약을 개시하기 전에 환자로부터 청취를 하지 않으면 안된다. 과거에 약물 알레르기를 경험한 환자는 다른 약물에 의해서도 부작용을 일으킬 가능성이 있기 때문이다.

⑥ **알레르기력**

알레르기성 질환을 갖고 있는 환자는 약물에 대해서도 과민한 경향을 나타내고 있다. 음식물, 화장품, 꽃가루, 동물 등에 대한 알레르기의 유무에 대한 정보수집을 해 두는 것도 중요하다.

⑦ **직업**

직업은 질환에 미치는 위험요소가 잠재하고 있거나, 복약순응도에도 영향을 미치는 경우가 있다.

⑧ **병용약**

현재 계속해서 복용하고 있는 처방약, 상비해서 필요시에 복용하고 있는 일반의약품, 건강기능식품, 생약, 한약 등에 대해서 가능한 많이 투약력을 수집해서 복약지도 시에 활용한다.

⑨ **기호품**

약물의 흡수와 대사에 영향을 미치고 있는 것이 있기 때문에 청취해 두는 것이 좋다. 음주와 흡연에 대해서는 반드시 물어서 확인해야 할 항목이다.

⑩ **임신, 수유의 유무**

특히 임신할 가능성이 크다고 생각되는 환자에 대해서는 반드시 수집한다.

⑪ **타과수진 여부**

⑫ **식사**

⑬ **습관 및 성격**

⑭ **복약지도의 이해도**

이와 같은 환자의 기초정보는 약사와 환자와의 신뢰관계가 없으면 얻을 수가 없기 때문에 약사는 항상 환자개인의 비밀을 지키면서 환자들로부터 신뢰를 구축할 수 있어야만 환자 정보를 얻어서 약력관리를 원활하게 할 수 있을 것이다.

약력관리는 개개의 환자의 상태를 파악해서 약물요법의 목적에 부응해서 적절하고 정확한 조제와 효과적인 복약지도에 유용한 수단이 될 수 있으며, 컴퓨터를 많이 이용해야 바람직한 약력관리가 이루어질 수 있을 것이다.

(2) 약학적 관리사항의 수집과 기록

약학적 관리의 내용은 크게 2가지로 나눌 수 있다.

① 사용 의약품에 관한 정보제공과 수집

사용 의약품에 관한 정확한 정보는, 약물요법이 적정하게 행하여지는 가를 결정하는 요인이다. 의약품정보를 기준으로 해서 유효성, 안전성. 유용성과 경제성의 면에서 적정한 의약품사용이 이루어지도록 하는 것이 약사의 역할이다. 환자 개개인의 문제점과 필요사항을 파악해서 요구에 부응하는 의약품 정보의 제공이 요구되며, 약제학적 관리 내용은 다음과 같다.

　가) 사용의약품의 적응증

　나) 투여량

　다) 투여방법

　라) 투여기간

　마) 배합금기

　바) 부작용, 중독증상

　사) 상호작용

② 환자 복약지도

환자 자신이 가진 약에 관한 정보는 약물치료 계획을 세울 때의 중요한 자료가 된다. 약사의 직능에 근거한 환자와의 상담에 의해서 진행해 가지 않으면 안된다. 복약지도 내용에는 약사가 적극적으로 지도한 것, 환자로부터 질문 받은 것과 상담 시 대답해준 것을 각각 나누어서 예를 들면 다음과 같다.

　가) 복약지도의 내용

　　a) 복약의 필요성과 의의

　　b) 의약품명

　　c) 효능

        d) 복용법

        e) 복용시간, 복용횟수

        f) 부작용 발현시의 대처법

    나) 환자의 질문내용

        a) 어떤 병에 복용하는 약입니까?

        b) 언제까지 복용해야 합니까?

        c) 부작용은 없는 약입니까?

        d) 증상이 사라지면 복용을 안해도 될까요?

        e) 다른 약과 복용해도 될까요?

    다) 환자와의 상담내용

        a) 한약을 복용하고 침을 맞고 싶다.

        b) 민간약이나 건강기능식품을 복용하고 싶다.

        c) 약과 영양요법의 관계를 알고 싶다.

(3) 약력부(투약력)의 작성

환자의 약물요법을 파악해서 약학적 관리를 효과적으로 수행하기 위해서는 약력부(투약력)의 작성은 필수적이다. 형식과 방법은 약국의 실정에 맞게 고안되어 사용되고 있는데 주로 사용되고 있는 방법은 다음과 같다.

① **처방전을 환자별로 정리한다.**

이 방법은 조제약의 처방전을 환자별로 정리해서 보관하는 방법이다. 복약지도를 할 때 경시적인 변화를 파악하기가 어려운 점이 있다.

② **처방전으로부터 일람표를 수작업으로 작성한다.**

이 방법은 월별로 기록해두는 방법이다. 환자의 약물요법의 흐름을 한 눈에 파악할 수 있는 것이 편리하지만 시간과 별도의 인력이 필요하다.

③ **컴퓨터를 이용해서 작성한다.**

5. 약력관리의 내용

지역의료에 있어서 개국약사의 현대적인 역할 중 중요한 것의 하나로서 지역주민 '약력관리'를 들 수 있는데 아래와 같이 열거할 수 있다.

① 일반의약품(상비약도 포함)간의 중복사용과 생체내 상호작용의 검토
② 전문의약품 간의 중복사용과 생체내 상호작용의 검토
③ 일반의약품(상비약포함)과 전문의약품의 중복사용과 생체 내 상호작용의 검토
④ 과거에 있어서의 약물 알레르기의 검토
⑤ 현재 타과 진료여부의 검토
⑥ 임신(가능성포함) 및 수유여부의 검토
⑦ 자동차운전, 高所작업, 위험한 기계류의 조작여부 등 검토
⑧ 병력(과거, 현재) 및 가족병력의 검토
⑨ 과거에 있어서 상담내용의 검토

이상과 같은 검토사항은 자주 관리되고 있는 약력카드를 중심으로 해서 행하고 항상 새로운 사항이 기입된다. 약력카드는 1인 1매를 원칙으로 하고, 처방전 조제 및 상담을 할 때(한방약, 피부약, 감기약 등)에 기입하는 것으로서 단순한 의약품 판매기록표에는 없다. 약력관리를 이용해서 고객을 스크린해서 의사에게 소개하기도 하고 필요한 정보를 처방전 발행 의사에게 조속히 연락할 필요성도 생겨나게 된다.

6. 약력관리의 장점

약사들이 하는 약력관리는 기간이 짧고, 학문적으로 평가하기에는 시간이 필요하지만 약력관리의 업무는 다음과 같은 장점이 많기 때문에 앞으로 약사들이 주력해야 할 업무인 것이다.

(1) 환자가 부여받는 장점

① 부작용이나 상호작용의 예측에 의해 부작용의 발현을 미연에 방지 할 수 있다.

② 만일 부작용이 발현할 경우에 대응이 조기에 가능하다.

③ 복약에 관한 상담, 지도를 개별로 받을 기회가 많기 때문에 약에의 의문, 불안을 해소할 수 있고, 사회생활에의 대응이 용이하게 된다.

④ 부작용력, 알레르기력의 체크를 받기 때문에 금기의약품의 투여를 미연에 방지 할 수 있다.

(2) 의사에게 제공되는 장점

① 의약품에 관한 최신정보를 빨리 입수 할 수 있다.

② 약사의 복약지도에 의해 알게된 환자 정보를 입수 할 수 있다.

③ 약제의 적정사용(투여량, 투여방법, 병력에 의한 금기약 등)이 보다 가능하게 된다.

④ 투약력의 기록에 의한 처방약의 체크가 용이하게 된다.

(3) 약사에게 부여되는 장점

① 투약, 지도기록에 의해 환자개개인의 투약에 관한 정보를 의사에게 제공할 수 있다.

② 투약력의 기록은 치료방침의 파악을 가능하게 한다.

③ 환자지도를 적절하게 행할 수 있다.

④ 의약품의 생체 내 동태를 직접 관찰하는 것이 가능하다.

(4) 경제적인 장점

적정한 약제사용으로 환자의 복약순응도를 향상시킬 수 있어 사용약제비의 감소 등을 들 수 있다.

7. 약력을 생각하는 방법

약력이란 명칭이 의미하는 것처럼 어느 특정 개인이 사용한 약의 역사(Drug history)인 것이다. 따라서 가능하면 환자 한 사람 한사람이 자신에게 관계되는 약제를 기록하는 일이 요망되지만 실행하는 것은 매우 힘든 것이다. 다음으로 생각할 수 있는 것은 개인이 약력수첩(또는 건강 IC카드 등)을 보유하고 있으면 모든 의료기관이나 약국에서 자신이 사용한 약제를 기록해 받는 일이지만 이것도 실현시키기에는 많은 어려움이 있다.

따라서 약은 신뢰할 수 있는 단골(약국에서 약사가 체크한 후에 복용하는 것이 가장 좋은 방법일 것이다. 일반 약국을 대상으로 한 의약분업제도도 일반의약품의 「사용상의 주의」를 약사와의 상담 시에도 약력관리에 의해서 그 메리트가 크게 증가 되는 것이다. 이경우의 「약력」의 사고방식으로서 과거, 현재, 미래의 3개의 시간 구분을 해서 생각할 필요가 있다.

'과거' 란 어떤 병에 어떤 약을 써서 어떤 부작용(이라고 생각되는 것)이 있었는가를 체크하는 것으로서 주로 약제와 체질의 관계를 조사하는 것이 목표가 된다.

'현재' 란 지금 어떤 병에 어떤 약제를 사용하고 있는 가이며, 이것은 중복사용이나 체내에서의 약물상호작용을 검토하기 때문에 가장 중요한 조사이다. 여기서 최대의 문제는 의료기관으로부터 직접 투여되고 있는 경우의 약의 조사이지만 대부분의 경우는 그 약을 지참해서 감별할 필요가 있다. 그리고 이 조사에 의해서 중복사용이나 체내에서 약물상호작용 등이 사전에 판명되고 사고를 방지할 수가 있으므로 필요 불가결한 조사이다.

마지막으로 '미래' 의 문제이지만 이것은 현재 사용하고 있는 약과 앞으로 새로운 약의 병용이 나올 경우이며, 이때는 사용 전에 의사 또는 약사에게 상담하도록 지도해두어야만 한다. 이것들은 일반의약품의 「사용상의 주의」에는 예외 없이 기재되고 있지만 '읽지 않는' 경우가 의외로 많으므로 주의할 필요가 있다. 또 의료기관에 의심되는 약 사용의 자발적 신고나 의료기관의 체크에도 누락이 있으므로, 약국에 있어서의 이중 체크는 중요한 일이 되는 것이다. 요는 완전의약분업이 되고, 특정개인의 처방전은 환자가 신뢰할 수 있는 단골약국에 모두 갖고 와서 일반의약품을 포함해서 모든 약이 단골 약국으로부터 공급이 가능하면 '약력관리'에 의해서 이상적인 자동체크가 가능한 것이므로 개국약사들의 적극적인 활용이 필요한 것이다.

8. 약력의 작성과 기재방법

약력은 환자에게 약이 안전하고 유효하게 적용되도록 약물요법의 실태 및 약학적관점에서 문제점을 검토하는 자료 또는 의약품의 치료효과를 높이기 위해서 환자 개개인에게 사용한 약의 기록이다.

약력작성은 처방전이나 환자 상담에 의해서 정보를 수집하고, 수집한 정보는 약력의 이용 목적에 따라서 기록 해두어야 하며, 평가를 하기 위해서는 기초지식인 의약용어, 병태생리학, 임상생화학, 임상약제학 및 의약품정보를 충분히 이해하고 있어야 할 것이다.

약력이 활용되기 위해서는 환자뿐만 아니라 의사와 간호사들이 필요로 하는 요구사항에 부응해서 도움이 되도록 약력이 작성되어야 할 것이다.

(1) 약력작성의 예

① 사용 약제의 약력(투여하는 약의 사전체크, 중복처방체크, 상호작용체크에 유용)
② 약물요법 관련 사항을 추가한 약력(약물요법의 평가, 약효평가에 유용)
③ 환자상담을 통해서 얻은 약력(복약지도에 유용)
④ 경과적 약력(특정질환, 특정 환자에 대한 약물요법의 경과를 작성한 자료)
⑤ 특정약제에 대한 약력(항생제, 강심제, 항전간제)
⑥ 부작용검사를 주로 한 약력

(2) 약력의 기재방법

알기 쉬운 약력이 있다는 것은 약사에게는 생명선이다. 환자와의 대응을 경시적으로 쓰고 지도내용을 종합하는 방법이 있지만 실제의 업무에서는 많은 환자를 대응 해야만 하고 시간도 한정되어서 기재방법으로서는 몇 가지 불편한 점이 있다.

경시적으로 기록하는 방법은 기록하는 양이 많고, 이것을 읽는 것도 큰 일이며, 어딘가 문제점이 있어도 포인터가 희미하게 되며 담당약사의 생각이 다른 담당약사에게 반영되기가 어렵다. 따라서 복수의 약사가 근무하고 있는 약국에서는 약력부의 작성방법도 어느 정도 규칙화 할 필요가 있다.

그래서 일반적으로 약국에서 이용되고 있는 기재방법이 SOAP라는 기재방법이다. SOAP는 POS의 사고방식에 따라서 기록하는 방법이다. 구체적으로 다음과 같은 문제점 별로 각 항목을 나누어서 기재하는 방법이다. 문제점을 지도(케어)해야 할 포인터와 착안해야 할 것은 다음과 같다.

① S (subjective)

환자가 직접 제공하는 주관적인 정보, 투약 시에 환자와의 상담에서 얻은 정보

② O (objective)

객관적 사실, 환자의 상태

③ A (assessment)

S, O의 정보로부터 약사가 유추한 평가, 판단

④ P (plan)

지도 (케어)내용, 환자에게 지도해야 하는 지도사항과 차후 유의해야 할 점을 기입 한다.

이렇게 분류해서 기재하면 요점의 파악이 용이하다. 다음에 환자가 약국에 왔을 때 크게 도움이 되며 투약도 지체되지 않고 원활하게 할 수 있는 메리트가 있다.

9. 약력의 활용

환자별로 사용의약품의 투약력 및 환자상담에 의해서 얻은 정보를 기록한 내용 즉 약력은 약물요법에 활용되어질 때 의의가 있는 것이다.

특정 환자에 대해서 사용의약품의 투약력을 기록해서 약물알레르기의 유무, 병용 약물 상호작용의 검토, 부작용발현 시의 약물검토, 검사치 변동에 미치는 약물의 영향, 중복처방의 예방, 환자의 복약상황, 혈중농도측정에 의한 최적 약물량의 산출 등 약물이 유효하고 안전하게 투여되기 위한 자료로 작성해서 의사의 진단과 치료 상의 정보를 제공하는 것을 약력관리의 목적으로 하고 있습니다.

이것을 바꾸어 말하면 약력이 정보제공의 장에서 충분하게 활용되어져야 하는 것으로 의미하고 있는 것이다. 더욱이 장기간 부작용과 상호작용의 데이타를 축적하는 것에 의해 약의 역학에의 적극적인 공헌이 가능하게 되는 것이다.

(1) 약력을 활용한 약력관리의 사례

① 부작용력, 약물 알레르기력

환자의 기초정보로서 기록해두며, 처방검토와 복약지도를 할 때 활용한다.

② 병용약물 상호작용의 검토

병용약물이 증가하게 되면 상호작용의 발현율도 높게 되는 것으로 알려져 있다. 투약력을 약물동태학적으로 검토하면 약제병용이 유익한 효과를 가져 올 수 있도록 하는 정보로서 제공된다. 특히 약물동태학적으로는 흡수, 분포, 대사, 배설의 과정에서의 검토가 필요하다. 복용시간과 투여량의 조절로서 해결하는 경우도 있다.

고령자는 산성약물과 결합하는 혈청알부민 양이 감소하고, 역으로 염기성약물과 결합하는 산성당단백은 증가하기 때문에 단백결합률의 변동을 고려할 필요가 있다.

③ 부작용 발현시의 약물검토

만일 부작용이 발현된 경우, 긴급히 원인약물의 검색과 대응을 검토하지 않으면 안 된다. 환자 상담 시 부작용징후를 유추하거나, 투약력과 환자의 기본정보를 참고로 해서 검토한다.

④ 중복처방의 예방

일부 환자는 여러 의료기관과 여러 과의 처방약을 계속해서 복용해야 하는 경우가 있으며, 특히 고령자 환자가 이러한 케이스에 해당되는 경우가 많다.

투약력으로 부터 동효약, 동종약을 발견하면 바로 의사에게 문의하여 조치를 강구 하도록 한다.

⑤ **환자의 복약상황**

의약품은 사람의 체내에 흡수되어야만 비로서 본래의 약효를 발휘한다. 따라서 정확한 복약은 약물요법을 평가하는 것으로서 기본조건이 되고 있다. 환자가 제대로 지시한대로 복용하고 있는 가, 만약 복용하지 않은 경우에는 어떻게 지시하는 것이 좋은가를 파악해 두는 것은 대단히 중요하다.

한편 복용하는 약제의 수와 복용횟수가 많은 환자 중에는 부작용 등에의 불안 때문에 자기가 판단해서 감량하거나, 복약을 중지하는 환자도 있다. 복약에 대한 환자의 의식을 상담을 통해서 파악하여 복약지도를 할 때 참고를 할 필요가 있다.

(2) 환자정보의 활용

약력관리의 목적으로서 특히 중요한 것은 약물치료의 안전성과 유효성을 향상 시키기 위해서 환자정보를 적절하게 활용하는 것이다. 환자의 약물치료 상의 문제점을 추출해서 환자케어의 방법론인 POS(Problem Oriented System, 문제지향형시스템)를 실천하기 위한 도구로서 활용할 수 있는가가 약력관리의 질을 좌우한다. 이것을 하기 위한 방법으로서는 SOAP형식으로서 관리 하는 것도 하나의 방법이다. 그러나 이 SOAP형식에서의 약력관리는 문제점을 추출하기 위한 사고의 프로세스로서 우수한 수법으로 여겨지고 있지만 경우에 따라서는 기재내용의 양이 너무 많이 있는 것이 문제가 되고 있다.

약력관리의 본래의 목적인 계속성을 생각하면, 특히 복수의 약사가 근무하고 있는 약국에서는 다른 약사가 기재한 내용을 한정된 시간 내에 이해해서 투약하지 않으면 안 되는 경우도 적지 않다. 따라서 기재내용을 읽기 쉽게 고안하는 것이 요구 되어지고 있다. 이렇게 하기 위해서는 간결하게 요점만을 기재하지만 기재되어진 내용에 강조하고 싶은 중요한 사항은 표시하도록 고안할 필요가 있다.

약력관리의 내용은 복약지도 할 때 활용되어지고 있고, 그 결과에 대해서도 기록해 둘 필요가 있으며 그 예를 들면 다음과 같다.

① 환자에게 제공한 정보의 내용

② 지도내용 및 지도한 약사의 이름

③ 환자의 질문에 대한 회답내용

④ 의문조회 등의 내용

⑤ 특수한 조제방법(일포화조제, 정제 등의 분쇄)

⑥ 처방전에 없는 상담 또는 전화로 문의한 내용

⑦ 약물요법의 환자의 문제점을 추출하여 문제해결의 목표를 위해서 약사가 계획을 작성한 경우에 그의 계획과 진행사항

⑧ 환자의 상태에 대한 약사의 의견

⑨ 의사에게 피드백한 정보의 내용(대체조제내용도 포함)과 의사로부터 얻은 정보

약력관리의 양식은 특정해서 정해져 있지 않다. 환자의 개개인의 정보가 고유의 정보로서 적절하게, 경시적으로 정리정돈, 기록, 보관되어지는 것이 약력관리를 효율적으로 활용되기 위해서는 중요하다.

현재까지 약력관리는 주로 안전 확보를 위해서 활용 하는데 충분한 기능이 발휘되어 왔다. 그러나 앞으로는 유효성의 모니터링 자료로서도 크게 활용되어져야 한다. 그리고 여기서 주의하지 않으면 안 되는 것은 진단 및 치료의 효과의 판단은 아직까지 의사가 행하는 업무이기 때문에 약사는 약력관리업무를 통해서 정보의 피드백을 행하면서 의사와 협력해서 유효성을 모니터링 하지 않으면 안 된다.

(3) 약력관리와 조제

약력부는 환자의 약에 관한 것과 약국에서 알고 싶은 대부분의 정보가 기입되어 있다. 약에 관한 것 이외에도 약사가 약학적관리에 필요하다고 판단되어 지는 것이 기재되어 있다. 그래서 약력부에 기재되어진 사항은 조제할 때에는 약사에게는 중요한 정보를 부여하고 있다. 약력부는 복약지도에 활용하고 그의 결과를 기재할 뿐만 아니라 조제를 시작할 때부터 모든 단계에서 활용할 수 있다.

① 처방전감사와 약력부

약사가 떠맡고 있는 큰 역할의 하나로서 처방전감사를 들 수 있다.

병원약사도 약국약사도 이 점에 대해서는 마찬가지이다. 의사가 발행한 처방전을 약사가 다시 한번 확인함으로써 환자에게 보다 안전하고 효율적인 의료를 제공할 수 가 있다. 적절한 처방전은 환자에게는 특히 중요한 것이다. 약력부에는 중요한 정보를 누락하지 않도록 기재하는 것, 기재되어진 정보를 간과하지 않는 것은 환자를 보호하게 되는 것이다.

약력부를 확인하는 것을 습관화 하지 않으면 안 된다. 처방전감사를 할 때 약력부는 크게 다음과 같은 2가지 관점에서 활용할 수가 있다.

가) 약력부의 개인데이터파일과 일치하지 않은 약을 발견한 경우

환자에 따라서 사용할 수 없는 약(금기약) 또는 사용하지 않는 것이 좋은약이 있다. 이와 같은 정보는 중요사항으로서 약력부에 기재되어 있어야 한다.

만약에 이와 같은 약이 처방된 경우에는 의사에게 연락해서 처방을 변경하는 대처가 필요하다. 다른 병원에서 처방을 받은 약이 현재 복용하고 있는 약과 중복되는 경우, 또한 문제가 되는 상호작용이 있는 경우에도 의사에게 연락해서 조회를 해야 한다. 병용약에 의한 중복투약과 상호작용의 방지는 단골약국이 있으면 확인할 수 가 있고, 꼭 확인해야 하는 중요한 항목이다.

생활환경 때문에 처방약제와 복용방법이 적절하지 않은 경우가 있다. 택시운전사가 졸음이 오는 감기약이 처방되었을 경우에 어떻게 해야 할까요? 일을 하지 않고 쉬면 좋지만 그렇게 할 수 없는 경우가 있다. 이러한 경우에도 의사에게 문의를 해서 약제의 변경을 받을 필요가 있다. 그대로 조제해서 환자에게 교부할 경우에는 운전 중에 졸음이 와서 사고를 일으키기 때문에 졸음이 올 수 있는 약은 복용하지 않도록 하는 것이 좋다.

나) 처방전의 기재미스를 발견한 경우

의외로 많은 것이 처방전 발행의료기관에서 단순한 처방전의 기재 미스이다. 처방전을 접수한 후에 약력부를 확인한 결과. 오늘 처방전 내용이 먼저것과 차이가 있는 경우에는 의사에게 문의를 해야 한다. 문의하기 전에 환자에게 약의 변경 등에 대해서 의사로부터 무언가 이야기가 있었는지를 확인해 두는 것도 좋을 것 이다.

② 처방조제와 약력부

약력부를 활용해서 처방전감사를 잘 마친 후, 적절한 처방전에 따라서 처방조제를 하게 된다. 여기서도 약력부는 큰 활약을 하게 된다. 처방조제에 있어서 환자 개개인의 정보가 약력부에 기재되어 있기 때문이다.

대부분의 환자는 특별한 조제의 필요성이 없어서 정제인 경우에는 계수만 하면 되고, 산제인 경우에는 계량해서 분포만 하면 되는 것이다. 특별한 조제방법이 없는 대부분 환자의 약력부에는 정보로서는 공란이 되고 있다. 정보란의 기재가 되지 않은 것을 확인해서 처방조제를 한다. 여기서 중요한 것은 약력부의 해당 정보란을 확인하는 것이다.

확인을 한 후에 무엇인가 특별한 것이 없어서 조제를 하지 않은 것은, 확인을 하지 않고 조제를 하지 않은 경우와는 큰 차이가 있는 것이다. 또한 항상 환자의 욕구를 파악하도록 노력하는 것도 중요하다. 본래 특별한 조제방법이 필요한 환자이지만 약사가 알아차리지 못해서 환자가 말하지 않으면 그대로 방치되어 버리는 경우도 있어서 주의하지 않으면 안된다.

③ 환자의 대응과 약력부

환자와 상담하는 과정에서의 중요한 정보도 약력부안에 기재되어 있다. 약력부 그 자체를 커뮤니케이션 툴로서 사용할 수가 있기 때문에, 환자들이 보아도 부끄럽지 않은 문자나 말씨로 쓰는 일도 중요하다.

예를 들면 지금 여기에 매우 신경질적인 환자가 약국에 방문하였을 경우에는 언제나 대응이 매우 큰 일이다. "약이 남거나 부족하게 되는 것은 그 쪽이 잘못하고 있는 것은 아닌가"라고 하는 것 같은 언쟁도 자주 있다. 환자에게 실례가 되지 않게 응대하기 위해서 환자의 상황을 정보로서 다른 약사와 공유해야 할 경우가 발생한다.

그러면 약력부에 이 환자에 관하여 어떤 정보를 적을까?

'신경질적인 분' '세세하게 질문하는 분' '언제나 약이 부족하다고 말하므로 함께 확인해 주세요' 등이 떠오를 수 있을까? 만약 약력부에 기재된 그 부분을 환자가 보면 어떤 기분이 드는지를 고려해서 어떤 표현이 좋은 것인지 고민해야 할 것이다. 약국에서 공통으로 실례되지 않는 말을 매듭지어 두어도 괜찮을 것이다. 그 결과 어떻게 대응하는지에 주목하고 써 두는 것도 좋을지도 모른다.

(4) 약력관리와 복약지도

약력관리와 복약지도의 관계는 2개의 고리와 같이 연결되어 있어 어느 쪽이 앞, 뒤인지를 구분할 수 없을 정도이다. 약력관리를 하고 있기 때문에 적절한 복약지도를 할 수 있고, 복약지도를 하고 나서 그 내용이 약력부에 기재되어 있기 때문에, 또한 다음에 그 약력부를 가지고서 복약지도를 할 수 있다.

만약 약력부가 없는 상태(약력관리를 하고 있지 않은 상태)로 복약지도를 해야 한다고 하면 어떠한 상황이 전개되는지를 생각해보면 우선 환자에게 간단한 설명을 할 수 있을지도 모른다.

그러나 그 이상으로 환자의 개별성에 따른 맞춤형의 복약지도가 되는 것은 어려울 것이다.

만약 그만한 복약지도를 실시하려고 하면, 막대한 시간과 에너지를 필요로 한다. 그것을 어떻게든 넘었다고 해도 즉흥적인 복약지도이기 때문에 계획성과 계속성이라고 하는 면에서는 충분한 지도를 실시하지 못하고 되어가는 대로 하는 지도가 되어 버린다.

약력부는 과거의 정보가 정리되어 축적되고 있는 것이기 때문에, 단시간 내에 효과적인 복약지도를 할 수 있다. 처방전감사와 조제에 대해서도 마찬가지로 같다.

약력부가 없으면 어떠한 복약지도를 한다고 해도 시간과 에너지가 많이 소비되어 중요한 사항을 간과해 버릴지도 모르는 위험성을 안고 있다. 이것은 환자에 대해서 불이익을 가져오는 우려가 있는 매우 위험한 상황이며, 이것을 회피하기 위해서는 약력부가 필요하다.

10. 약력관리의 실제

약력관리의 방법론으로서는 컴퓨터를 사용할 경우와 화일링이나 노트를 사용할 경우 등이 있지만 경비도 싸고 게다가 대량으로 수납할 수 있고 카드의 인출이 쉬운, 화일링 캐비넷 이용의 관리방법에 대해서 설명하고자 한다.

(1) 약력부

약력부에 필요한 것은 성명, 주소, 전화번호, 생년월일 및 보험처방전의 접수시에 필요한 항목(보험자명, 기호, 번호, 보험증번호, 수급자번호 및 환자본인부담액)등이다.

또한 약력부는 화일링 북의 안에 홀더에 의해서 분류되고, 1홀더는 1가족으로 되므로 알기 쉽게, 색별로 카드(녹색 : 60세 이상의 남성, 황색 : 60세 이상의 여성, 청색 : 20~60세의 남성, 적색 : 20~60세의 여성, 백색 : 20세 이하의 남성 · 여성)를 작성해도 좋다.

조제전문의 약국에서 약력부를 사용 할 때는 이들의 색을 조제수가 명세서의 색깔별로 맞춰서 작성해도 편리하다.

(2) 초회질문표와 약력부의 작성방법

성명, 주소, 전화번호, 생년월일, 가능한 한 본인에게 기재해 받는 방법이 정확하다. 단 처방전 환자의 경우는 처방전 접수의 첫 회에만, 처방전의 이면에 주소와 전화번호를 기재해 받는 것도 좋다(이 경우는 나중에 정확히 약력카드에 다시 쓴다).

처음 약국을 방문하는 환자는 처방전에 기재되어진 것 이외에는 어떤 정보도 없다. 그래서 처음 약국을 방문한 신규환자에게는 앙케이트 형식의 "초회질문표"에 환자가 자신이 기입하도록 해서 환자의 주소, 연락처와 환자에 대한 정보의 기초를 얻도록 한다. 초회질문표에는 환자가 알레르기의 유무, 약의 부작용 유무, 병용약제의 유무, 타과진료의 유무, 임신(가능성 함유), 수유중의 유무 등의 첵크를 하고, 해당란에 써 넣는다 (표15).

초회질문표는 환자의 시점에서 작성된 주관적인 데이터이다. 내용은 환자의 상황에서는 사실이지만 이것이 그대로 약력으로서 개인데이터로서 활용되어지는 것은 아니다. 그래서 초회질문표를 그대로 약력카드에 첨부하는 것으로 개인데이터로서 사용하는 것은 문제가 되어 인정되어지는 것이 아니다.

약력의 개인데이터로 되는 것은 약사의 관점을 통해서 평가되어지고 복약관리지도를 하는데 활용이 될 수 있도록 되지 않으면 안된다. 그래서 초회질문표에서 얻은 정보는 약사의 관점에서 정리해서 표16과 같이 '개인데이터파일(관리지도용 데이터)'과 같은 데이터로서 약력카드의 1페이지로 만들어 복약지도에 활용되어지도록 해야 한다.

(3) 약력부의 분류

약력카드의 분류는 전화번호의 아래 4행으로 분류 해야만 한다. ㄱ ㄴ ㄷ ㄹ ㅁ에 의한 분류는 카드를 빼서 열람하고 찾는데 시간이 걸리므로 채택해서는 안된다(전화가 없는 사람만을 ㄱㄴㄷㄹㅁ 분류로써 별도로 작성해 두는 것도 좋다). 전화번호의 아래 4행에서 0000 부터 9999까지 분류 한다. 즉, 1홀더 1가족으로써 홀더의 귀 부분에 이름과 전화번호를 써 넣어 두는 것도 좋다(이때 같은 전화번호도 나오므로 국번도 써 넣어 두지 않으면 안 된다).

이 시스템에서는 카드의 보관의 확실성을 보다 신경 쓸 필요가 있다. 카드를 꺼낼때는 상담자로부터 전화번호를 듣기 시작해서 약력카드를 꺼내는 것을 원칙으로 한다. 이 시스템을 쓰면 카드는 10초 이내에 꺼내는 것이 가능하다.

11. 전자매체의 약력부

지금까지는 종이 매체의 약력부를 토대로 한 약력관리의 방법을 설명했지만 일본에서 전자매체(컴퓨터)를 이용한 약력관리의 방법, 그리고 이것을 이용해서 금후 의료의 가능성에 대해서도 고찰한 것을 소개하고자 한다.

<표15> 초회질문표

약을 안전하게 사용하기 위해서는 협력를 부탁 드립니다.

(기입   년   월   일)

이름 :	(남, 여)	생년월일	년 월 일
주소 :		전화 :	
		긴급 연락처 :	

♣ 알레르기 체질입니까? □ 예   □ 아니오
「예」라고 대답하신 분 → 어떠한 알레르기 입니까? (   )

♣ 약으로 부작용을 일으켰던 적이 있습니까?(일반약을 포함) □ 예   □ 아니오
「예」라고 대답하신 분 → 무슨 약이었습니까? (   )

♣ 다른 병원에서 진료를 받고 있습니까?(안과, 치과를 포함) □ 예   □ 아니오
「예」라고 대답하신 분 → 어떤 진료과에 다녔습니까? (   )

♣ 그 밖에 사용하고 있는 약은 있습니까? □ 예   □ 아니오
(일반약이나 건강식품을 포함한다)
「예」라고 대답하신 분 → 어떠한 약입니까? (   )

♣ 다음의 병에 걸렸던 적이 있습니까?
· 특별히 없다 · 당뇨병 · 녹내장 · 천식 · 간장병 · 신장병
· 궤양(위·12지양) · 전립선 비대증 · 그 외(   )

♣ 자신에게 들어맞는 체질은 있습니까?
· 특별히 없다   · 변비 하기 쉬운 · 설사 하기 쉬운
· 가렵기 쉬운   · 위가 약하다

♣ 생활이나 일의 환경에서 들어맞는 것은 있습니까?
· 특별히 없다   · 식사의 시간이 불규칙 · 자는 시간이 불규칙
· 차나 오토바이의 운전 · 위험을 수반하는 작업

♣ 담배는 피웁니까? □ 1일   갑   □ 아니오

♣ 술은 마십니까? □ 매일 마신다   □ 가끔 마신다   □ 안 마신다

♣ 식사의 횟수는 몇 회입니까? □ 1일   회 / □ 조식   □ 중식   □ 석식

♣ 여성분께 질문하겠습니다.
· 임신중   · 임신의 가능성   · 수유중   · 해당 없음

♣ 질문· 요망 등 , 약사에게 전해 두고 싶은 것이 있으면, 기입해 주십시오.
(가루약을 넘길 수 없는, 캅셀을 삼킬 수 없는 등)

감사합니다. 약이 조제될 때까지 잠시 기다려 주세요.

조제상의 문제· 그 외		

초회 기입일 : 200 년   월   일

알레르기력	□ 없음 □ 있음	
부작용력	□ 없음 □ 있음	
타과진료	□ 없음 □ 있음	
병용약	□ 없음 □ 있음	
병력	□ 특별히 없다. □ 당뇨병(기·현) □ 신장병(기·현) □ 녹내장(기·현) □ 궤양 (기·현) □ 천 식 (기·현) (위·12지양) □ 간장병(기·현) □ 전립선(기·현)	
체질	□ 특별히 없다 □ 흔들리기 쉽다 □ 변비 하기 쉽다. □ 위가 약하다 □ 설사 하기 쉽다	
생활·환경	□ 특별히 없다 □ 차나 오토바이의 운전 □ 식사 시간이 불규칙 □ 위험을 수반하는 작업 □ 자는 시간이 불규칙	
담배	□ 안피운다 □ 피운다 (갑/일)	
음주	□ 안마신다 □ 마신다 (매일 / 가끔 / 이따금)	
식사	□ 1일 회 (조 · 중 · 석)	
임신·수유	□ 해당 없음 □ 임신중 □ 임신 가능성 □ 수유중	
그 외		

생년월일 년 월 일(음 · 양)	【성별】 □ 남성 □ 여성	성 명 :

병원의 진료카드(카르테)도 마찬가지로 환자의 지금까지의 처방력, 알레르기, 부작용력 등의 데이터가 축적되어서 점점 더 두꺼워져 많아지는 파일을 생각하는 사람이 대부분일 것이다.

최근에는 여러 분야에서 정보화가 진보하고 있기 때문에 약력부도 마찬가지로 컴퓨터를 이용하여 약력관리의 방법이 개발되고 있다.

(1) 컴퓨터에 의한 약력관리의 이점

① 소스페이스화 (공간을 줄임)

약력은 최종 약력기재일로부터 3년간 보관해야 하기 때문에 종이 약력부는 넓은 보관 공간이 필요로 하지만 컴퓨터는 대량의 정보를 장소를 차지하지 않고 보관이 가능하다.

② 효율화

약력부를 정리하기 위해서 봉인지를 첨부하거나 홀더로 파일로 하기때문에 찾는데 시간이 걸리는데 이것을 단축시켜 업무량을 줄일 수 있다. 종이는 영구적으로 보관하지 못하지만, 컴퓨터는 반영구적으로 보관할 수 가 있다. 언제라도 바로 참조할 수 가 있으며, 또한 기록할 수 도 있다.

③ 정보의 공유화

금기, 알레르기력, 부작용력, 약물상호작용 등의 정보를 발견하였을 때는 발견한 것을 바로 참조할 수 가 있다. 의료비청구 컴퓨터에 링크하면 환자의 병원 방문 현황을 파악할 수가 있다.

(2) 컴퓨터에 의한 약력관리의 문제점

① 입력의 기술

약력을 입력하기 위한 기술을 습득하는데는 시간이 걸리며, 익숙하지 않은 사람에게는 종이를 사용해서 수기로 약력을 하는 쪽이 효율적인 경우도 있다. 그러나 입력하는 것이 익숙하면 약력을 기록하는데 걸리는 시간은 단축할 수 가 있다.

② 도입 비용

도입하는데 비용의 문제도 있다. 종이의 경우에는 바로 작성할 수 있고 그다지 비용이 많지 않다.

③ 안전성

갑자기 정전이 되면 시스템이 다운되어서 약력을 볼 수 가 없는 경우도 생긴다. 또한 바이러스의 침입에 의해서 지금까지의 정보가 파괴되어 쓸모가 없게 되어버리는 가능성도 있다.

(3) 컴퓨터에 의한 약력관리의 실제

① 환자정보

개개의 환자는 그 생년월일과 이름에 의해서 관리되고 있다. 또한 처방전을 접수했을 때의 접수일과 접수번호에 의해서도 관리되고 있다. 환자정보는 그날의 처방내용 이외에도, 레세프트(의료비청구)컴퓨터와 연동하고 있으므로, 보험의 종류나 조제 점수, 본인분담금 등 다양한 정보를 포함한 것을 일원화 해서 관리할 수가 있다. 약력부를 참조할 경우에는 이 접수일과 접수번호에 의해 검색할 수가 있다.

② 약력참조 화면

환자 이름, 진료의료기관명, 진료과명, 의사 이름과 전회 및 현재 처방내용이 표시 된다. 현재 처방내용의 약제명이나 용법 용량이 표시되고 있는 행의 옆에 전회와의 차이를 다양한 기호에 의해 나타내어 전회 처방내용과의 차이를 일목 요연하게 다음과 같이 알 수 있도록 하고 있다.

```
# : 전회와 같은 용량
@ : 전회와의 용량 변경
* : 이전에 처방력이 있는 약제
D : 전회 Do처방
```

위의 기호 등으로 나타내고 있다. 기호가 없는 것은 처음으로 처방된 약제인 것을 나타내고 있다. 또한 약제의 용량이 상용량이나 소아약용량으로부터 벗어나고 있는 경우나, 투여의 일수 제한을 초과하고 있는 경우 등도 곧바로 알도록 표시되고 있다. 상용량 초과 등의 경고는 약제별로 상용량, 소아약용량을 사전에 입력하고 있을 필요가 있다.

③ **약제교부와 복약지도**

약제교부 전에 화면에서 처방내용을 파악해서 전회 투약 시의 코멘트를 참조한다. 이 작업은 종이를 매체로 한 약력에서도 차이는 없다.

복약지도에 대해 필요한 알레르기력, 다른 병원에서의 병용약, 부작용력 등은 환자와 상담을 하면서도 곧바로 참조할 수가 있다. 현재까지 처방된 약제의 처방기간이나 약국방문상황을 그래프 등으로 시각에 의해 확인할 수가 있어 복약상황 등을 복약지도 하는데 유용하게 쓸 수가 있다.

④ **복약지도 기록의 입력**

당일의 복약지도의 내용을 입력한다. 약력의 내용은 종이를 매체로 한 약력의 것과 마찬가지로 같게 기록의 방법을 결정해서 누가 봐도 이해할 수 있도록 해 둘 필요가 있다. 이 입력은 서투른 경우 처음에는 시간이 걸리지만, 익숙해지면 자필의 경우보다 시간적인 효율은 높일 수 있다. 또한 종이 매체에서는 기록하는 사람에 따라 글씨체가 달라 읽기 어려운 결점이 있지만 전자매체의 약력에서는 그러한 걱정은 없다.

이와 같이 컴퓨터에 의한 약력의 관리에서는 다양한 정보를 조합해서 이용할 수가 있다. 그 때문에 정보의 갱신을 하거나 사전에 다양한 정보(금기약제, 상호작용을 일으키는 약제, 소아 약용량 등)를 입력해 둘 필요도 있다.

향후 전자카르테가 보급되고 있는 가운데 전자매체의 약력이 사용되어지면 여러 종류의 다양한 정보의 이용 방법에 익숙해 가는 일도 필요하게 될 것이다.

12. 미국의 약력관리

미국의 월간잡지 「Pharmacy Times」 1986년 9월호에 게재된 것으로서 '환자카드에 의해서 어떻게 OTC와 처방약을 연결시킬 것인가? (How to Buckle OTCs to Prescriptions via Patient Profiles)' 라는 논문이 미국의 약국에서의 약력관리를 시행하는 사례가 관심의 대상이 되기에 소개한다.

(1) 환자 카드에 의해서 어떤 방법으로 OTC와 처방약을 연결시킬 것인가.

How to Buckle OTCs Prescriptions via Patient Profiles

(역자 주) : Patient profiles은 환자의 복약력, 알레르기 소인 등을 기입한 것이며, 본문에서는 '환자카드' 라고 번역했다.

일반 시민은 처방전의 조제를 필요로 하는 때에는 약국에 가는 것으로 알고 있지만 OTC를 필요로 할 경우에는 그렇게 생각하고 있지 않고 있는 것이 현 실정이다. 왜냐하면, 실제로는 많은 사람이 약국이외의 판매루트로부터 OTC를 구입하고 있기 때문이다.

(2) 건강전반에 관여

OTC도 처방약(Prescription drugs)도 사람들의 건강 전반에 관련하고 있다. 그러나 OTC와 처방약은 원치 않는 약물상호작용을 하는 것이 많다. 예를 들면 아스피린은 와파린과 알루미늄을 함유한 제산제는 테트라사이클린과 상호작용이 있다.

여기서 OTC와 처방약의 전문가인 약사에 의해서 환자카드를 통해서 양자를 연결시킬 기회가 주어지게 된다. 이 연결의 이론적 배경으로 되는 것이 개국약사의 전문적인 지식이다.

약사가 환자카드를 적절히 이용하고 있으면 환자에게 OTC와 처방약의 관계의 중요성을 깨닫게 하는 수단도 될 수 있다. 환자가 이의 중요성을 깨닫게 된다면 OTC와 처방약에 관한 모든 기록을 한 곳에 파일해 놓는 것의 가치를 인식하고 있는 약국에서 그 후로는 OTC를 구매하게 될 것이다.

그러나 일반시민에게 환자카드의 중요성을 이해시키기 위해서는 약사는 환자 자신, 혹은 그의 가족의 카드를 환자에게 보도록 하지 않으면 안된다는 것을 의미한다. 아직까지 환자 자신의 건강에 쓸모가 있는 이 환자카드의 이점을 충분히 활용되고 있지 않은 것이 현 실정이다.

(3) 초기의 환자카드

20~30년 전 약국에서 환자(가족)의 카드가 활용되었던 초기단계에 있어서는 많은 약사가 이 전문적 서비스(당시는 새로운 것 이었다)의 실시를 주저했다.

그 이유는 "만약 환자카드를 갖고 있는 것이 증거가 되어 약사가 뭔가 잘못을 범한다면 환자에게 고소당할 것이다. 따라서 약사들은 자기 자신의 안전을 위해서는 이러한 환자카드를 갖고 있지 않는 것이 제일이다"라고 생각 했던 것이었다.

그러나 현재는 상황이 많이 변해서 뭔가 잘못이 있을 때, 환자카드를 갖고 있지 않는 약사는 "왜 그것을 갖고 있지 않은가"에 대해서 환자들에게 많은 비난을 받아야 하기 때문에 현재는 환자카드가 '일상적이고 습관적인 전문적 서비스'로 되고 있다.

그래서 현재는 환자카드를 갖고 있는 것을 당연하게 생각하는 개국약사가 더욱더 늘고 있는 것이다.

(4) 문제점과 해결책

환자카드에 의해 OTC와 처방약을 연결하는 것은 다소 곤란한 점이 있는 것은 분명하다. 예를 들어 다음과 같이 지적을 하는 약사가 있다. "많은 사람들이 처방전의 조제를 1곳 이상의 약국에서 하고 있으며, 한편으로는 OTC를 약국이외의 루트에서 구입하는 사람도 있다. 이러한 상태에서 OTC와 처방약을 연결시키는 것이 가능한가?"라는 질문에 대한 회답은 아래와 같다.

반대로 처방전의 조제는 2곳의 약국을 이용하고, 같은 약국에서 OTC를 구입하고, 더욱이 약국이외의 루트에서 OTC를 구입하는 환자가 있다고 하자.

우선 약사는 그의 환자에 대해서 "OTC와 처방약의 복약상태를 기입한 카드가 건강유지에 어떻게 해서 중요한지"를 수시로 설명하고 "환자카드를 보다 정확하게 작성하기 위해서는 약사는 환자의 비처방약의 복약상태에 대해서도 알고 있지 않으면 안된다" 는 것을 설명해야만 한다.

이 점에서 약사는 OTC와 처방약의 상호작용에 대해서 설명해도 좋고, 더욱이 몇 가지의 구체적인 예를 들어도 좋다. 재미있는 것으로 약사가 환자에게 충분히 납득이 가는 설명을 해서 OTC와 처방약의 연결에 성공한 경우 그 환자는 그 후 그 약국에서만 약을 구입하게 될 것이다. 그 이유는 무엇일까. 그것은 환자가 1곳의 약국에 완전한 OTC와 처방약의 복약기록을 보관해 두는 것이 환자 자신과 가족에 의해서도 유익한 것으로 인식하게 될 것이다.

(5) 환자카드를 사용하는 약사의 수가 늘수록 좋다.

OTC와 처방약의 양쪽을 연결하는 기본적 취지는 다음과 같다.

① 환자카드에 OTC와 처방약의 양쪽을 기록하는 개국약사의 수를 늘리도록 노력한다.

② 보다 많은 사람들에게 OTC와 처방약을 연결해야 하는 일의 중요성을 인식시킨다.

OTC와 처방약을 연결하는 약사의 수가 많게 되면 될수록 일반의약품이 받는 이익은 크게 된다. 더욱이 OTC와 처방약의 연결은 건강을 구하는 측에 중요한 서비스를 제공하는 것과 더불어 약사의 직업상의 경제적 기반을 강화하는 일이 될 것이다.

(6) 미국 약국약사의 약력관리에 대한 의견

① 환자는 처방약과 OTC의 기록의 중요성을 인식해야만 한다. 나는 이것들의 기록을 강제로 하려고 생각한다. 환자의 입장에서도 환자카드를 지니고 있지 않은 약국에 가는 것은 진료기록카드를 갖고 있지 않은 의사에게 가는 것과 같은 정도로 어리석은 것이다.

② 처방전의 기록을 컴퓨터로 하고 있다. 그렇지만 현재의 OTC의 기록은 이것들이 처방전에 기입되어있는 경우에만 행하고 있다.

③ 환자카드에 OTC를 기록하는 것은 힘들고 곤란하지만 우리들은 노력하고 있다. 많은 환자는 약국에 와서도 우리들의 지식을 전수받지 못하고 돌아가고 있다. 그러나 만성병의 중질환 환자는 보통 약국에 와서 어느 OTC가 좋은가 상담만 하는 적도 있다. 이러한 경우에도 환자카드는 중요한 역할을 한다.

④ 우리 약국에서는 환자카드의 보존을 컴퓨터로 행하고 있다. 고객이 어느 정도 OTC를 구입하고 있는가는 기록하고 있지 않지만 그들에게 OTC를 권장할 경우에는 처방전의 기록을 참고로 하고 있다.

⑤ 우리들은 컴퓨터로 환자카드의 보존을 하고 있다. 환자카드에는 환자의 병력, 약물알레르기, 의사가 미처 알지 못하는 것 같은 약물상호작용을 기입하고 있다.

⑥ 처방약 및 OTC를 포함한 모든 약제를 기록한 환자카드의 정보를 모두 컴퓨터에 입력시켜야만 한다. 실제로 많은 당뇨병, 고혈압, 심장병, 신경성질환 등의 환자가 사용상의 주의문서를 읽지 않고 OTC를 구입하고 있는 것은 놀라운 일이다.

환자는 광고에서 얻은 지식을 기초로 해서 자신의 증상에 광고하고 있는 약이 맞는다고 생각해서 약을 구입하고 있는 것도 사실이다.

환자카드를 사용하게 되면 정말로 환자에게 적절한 약제를 권하는 것이 가능하다. 따라서 환자카드 없이는 약사가 고객의 건강을 걸고 도박을 하는 것과 같은 것이다.

⑦ 우리 약국에서는 환자카드의 보존을 수작업으로 하고 있다. OTC의 기록까지는 하지 않지만 특이체질이나 알레르기의 환자의 경우에는 환자카드에 기재하도록 하고 있다. 이것들을 기록하는 것에 의해서 약물의 상호작용을 미연에 방지하고 처방약인 경우에는 환자가 복약규정을 잘 지키는지를 알 수 있다.

⑧ 환자카드의 보존을 컴퓨터로 하고 있다. 모든 OTC를 기록하고 있을 이유는 없지만 당뇨병용약, 변비약, 철분제제는 모두 기록하고 더욱이 의사가 처방한 비타민이나 제산제도 기록하고 있다. 이렇게 기록을 하면 OTC와 처방약의 상호작용의 방지에도 역할을 다할 수 있다.

⑨ 환자카드를 보존하고 있으며, 가능한 한 OTC도 기록하도록 하고 있다. 이렇게 하는 것에 의해서 약물상호작용으로 인한 부작용 방지에 역할을 하고 있다. 현 시점

에서는 환자카드의 보존은 수작업으로 하고 있다.

　이상의 미국 약사의 의견을 역자가 고찰해 본 소감은 한국의 약사도 한 사람이라도 많이 OTC와 처방약을 연결시키는 약력관리의 업무를 도입할 것을 희망하는 것이다.

제6장

실전 복약정보와 임상지식

1. 철분제제의 경구복용 시 흡수를 저해하고 촉진시켜주는 약과 피해야 할 음식은?

철분제제를 판매할 때 위의 내용을 알아서 환자에게 복용 시 주의할 사항으로 복약지도를 하면 환자는 감동을 해서 단골고객이 될 것이다. 시판되고 있는 철분제제는 헤모큐액, 마터나정, 볼그란액, 훼럼플러스정, 훼로맥스플러스정 등이 있다.

철분제제의 흡수를 저하시키는 약물은 제산제와 테트라싸이크린계 항생제이며, 흡수를 촉진시키는 것은 비타민C이다. 따라서 제산제와 테트라싸이크린계 항생제를 동시에 복용하지 않도록 하고, 철의 흡수를 돕는 비타민C가 풍부한 음식섭취를 권장하거나 비타민C를 함유한 영양제를 같이 복용하도록 복약지도를 하면 좋을 것이다.

수산염이 함유된 녹색채소, 탄닌이 함유된 녹차와 커피, 아연이 함유된 시금치는 철의 흡수를 감소시킨다. 또한 우유단백, 콩단백, 알부민도 철의 흡수를 저하시킨다.

2. 최근에 임상적으로 많이 이용되고 있는 퀴놀론계 항생제인 ciprofloxacin과 착화합물을 형성시켜 흡수를 저해하여 약효를 감소시키는 약은?

  1) Al, Mg을 함유하는 제산제 (겔포스엠, 암포젤엠, 미란타액)

  2) 철분을 함유하는 조혈제

  3) 아연을 함유하는 영양제

3. 일반적으로 의약품은 물로 복용하는데 소량의 물(20~25ml)로 복용을 하면 생체 이용률이 현저하게 떨어져서 다량의 물(250ml)로 복용하도록 복약지도를 해야하는 4개의 약과 대량의 물과 함께 복용해야 하는 주의를 요하는 약은?

일반적으로 의약품은 물로 복용하는데 물의 마시는 양에 따라서 약물의 생체이용률의 차이가 온다는 것을 보여주기 위한 것이다.

  1) Aspirin, Erythromycin, Amoxicillin과 Theophylline은 소량의 물(20~25ml)로 복용을 하면 250ml의 물로 복용할 때보다 현저하게 생체이용률이 감소하기 때문에 다량의 물(250ml)로 복용하도록 복약지도를 해야 할 것이다.

  2) 대량의 물과 함께 복용해야 하는 주의를 요하는 약은 다음과 같다.

① 설파제(sulfonamide) : 신장에서 침전 방지를 위해서

② 칼륨보조제

③ 프로베네시드

④ 요로감염치료제(퀴놀론계 항생제) : 균을 씻어내기 위해서

⑤ 팽윤성 완하제(실콘, 무타실산)

4. 최기형성을 일으키는 약물은?

　임산부에 대한 복약지도는 일반적인 복약지도와는 다른 점이 있다. 그 이유는 복용하고 있는 약이 본인뿐만 아니라 태반을 통과해서 태아에도 영향을 미치기 때문이다. 특히 임신중 약의 복용은 태아의 선천이상을 가져 올 수가 있다. 따라서 약사는 최기형성이 있는 약을 숙지해두어야 할 것이다.

　1) Aminoglycoside계 항생제(streptomycin, kanamycin) : 선천성 청각장애

　2) Tetracycline계 항생제 : 태아의 골발육 이상, 황색치의 발생, 치아의 에나멜 형성 부전

　3) 항전간제(phenytoin) : 언청이

　4) 엽산 길항제 : 여러 가지 기형

　5) Chloroquine : 난청

　6) Diethylstilbesterol : 여성 생식기 세포암

　7) Lithium : 심장혈관계이상

　8) Thalidomide : 단지증, 청각상실

　9) Warfarin : 코의 구조이상(임신 10주간이내 투여시)

5. 오렌지주스와 함께 복용하도록 복약지도하면 좋은 약은?

　처방약의 치료효과에 미치는 식이요법의 중요성을 환자에게 복약지도를 하는 것도 복약지도의 내용으로 중요한 항목이다. 이뇨제(hydrochlorothiazide, furosemide)는 신장에서 Na, 수분의 배설을 증가시켜 부종 및 혈압강하에 효과를 나타낸다. 지질 및 당대사에

영향을 미치나 낮은 용량에서는 임상적으로 큰 영향이 없는 것으로 알려져 있다. 중요한 부작용으로 저칼륨혈증이 있으며 부정맥, 팔다리 근력 저하 등을 유발할 수 있으므로 혈중 칼륨치가 떨어지지 않도록 주의하며 바나나, 감자, 고구마, 토란 등 칼륨이 많이 함유된 음식을 섭취하도록 한다. 따라서 이뇨제의 부작용인 저칼륨혈증을 방지하기 위해서 칼륨이 많이 함유된 오렌지주스와 같이 복용하면 좋다.

6. 자몽쥬스(grapefruit juice)와 복용하면 안되는 약을 예로 들면?

자몽쥬스의 쓴맛 성분, 플라보노이드가 약물이 간장에서 대사되는 것을 저해하기 때문으로 생각된다. 대사가 저해되면 혈액 중의 약물의 농도가 상승하여 효과가 강해진다. 외국의 임상시험 사례에 다음과 같은 데이터가 있다. 건강인 12명에게 칼슘길항제를 물 또는 자몽쥬스와 함께 복용시킨 결과, 물로 복용했을 때 보다 자몽쥬스로 복용한 쪽이 혈액 중의 약의 농도가 평균 약4배(많은 사람은 약6배)나 높아지고, 흡수된 약물의 양도 평균 약 2배(많은 사람은 약 7배)나 늘어났다. 결국, 자몽쥬스를 복용하면 약물을 2배 이상 복용한 것과 같아져 '혈압이 지나치게 내려갈' 위험성이 있다는 것이다. 같은 양의 약물이라도 함께 복용하는 음료수에 따라서 차이가 생길 수 있으므로 쥬스 등과 복용하는 것은 바람직하지 않다.

    1) Cyclosporin

    2) Nitroglycerin

    3) Terfenadine

    4) Verapamil, nifedipine

7. 약을 복용 시 씹거나 부수지 말고 통째로 삼켜야 하는 제형과 약은?

    1) 장용정

위산에서 분해를 방지하거나 교미, 교취를 목적으로 하는 제형(훼스탈골드, 사데닌정, 아스피린프로덱트, 볼타렌, 리팔릴, 나프록신)

    2) 서방형제제

장시간 약효가 작용하도록 설계된 제형(아달라트오로스정, 아스트릭스캅셀, 틸테란서방형캅셀, 데파킨크로노정, 카두라엑스엘서방정, 테그레톨씨알정)

8. 제산제(겔포스엠)와 복용하면 안되는 약은?

약사는 일반의약품을 판매할 때는 필요하다고 판단되는 경우에는 복약지도를 할 수 있다고 약사법 제41조 제3항에 규정하고 있다. 겔포스엠이나 미란타가 일반의약품으로서 많이 판매되고 있는 제산제인데 함께 복용하면 안되는 약을 예를 든다면? 겔포스엠을 사러 온 고객에게 현재 복용하고 있는 약이 있는지를 물어보고 약물상호작용을 체크한다면 미국에서처럼 신뢰받는 직업인으로 되지 않을까 하고 생각해본다.

1) Tetracycline계 항생제

2) Quinolone계 항생제

3) 항응고제(warfarin)

4) 철분제제

5) Digoxin

6) Bisacodyl

7) Isoniazid

8) Quinidine

9) Aspirin

9. 흔들어서 사용하는 약을 내용액제와 외용제로 분류해서 예를 든다면?

1) 내용액제

오구멘틴시럽, 박트림시럽, 세파클러시럽, 돔페리돈시럽, 이부프로펜시럽, 에리스로마이신시럽, 아목시실린시럽, 파마소브현탁액, 스멕타현탁액, 마이코스타틴시럽, 폰펜시럽, 페노테롤시럽

2) 외용제

칼라민로션, 스테로이드성점안액(플루메토론점안액, 플라렉스 점안현탁액, 프레

드포르테점안액)

10. 약을 복용할 동안 햇빛에 오랫동안 노출을 금해야 하는 약은?

　1) Tetracycline계 항생제

　2) Diphenylhydantoin

　3) Sulfonamide

　4) Isotretinoin계 약물

　5) Azo-compound drug

　6) Quinolone계 항생제

　7) Gantrisin

11. 특별한 부작용이 없는 한 처방된 약을 다 복용해야 하는 약은?

복약지도 시 용법의 올바른 정보를 환자에게 전달하는 것은 약사의 의무이며 환자와의 신뢰감을 형성하는데 중요한 요소인 것이다. 용법으로는 이미 퀴즈로 냈던 바 있는 복용방법, 복용시간 및 복용횟수가 해당된다. 용법상 주의를 요하는 것으로서 부작용이 없는 한 처방된 약을 자각증상이 개선되어도 다 복용하도록 복약지도를 해야 하는 약의 예를 들면 다음과 같다.

요도염과 방광염 환자에게 항생제는 1주일동안 복용하라고 많이 처방되고 있다. 그러나 대부분의 환자는 빈뇨나 통증의 자각증상이 소실되면 2~3일 정도 복용한 후 복약을 중지하는 사례가 많아 요로감염증이 재발하는 경우가 많다. 따라서 요도나 방광내 균은 1주일동안 항생제를 복용해야만 완전히 사멸되고 2~3일 동안 항생제를 복용하면 균이 생활능력만 잃게되어 몸의 저항력이 떨어지면 다시 균이 살아나 재발되니 처방된 약을 다 복용해야 한다고 복약지도를 철저히 해야 할 것 이다.

12. 졸음이 있어 주의를 요하는 약은?

약사들이 복약지도 시 부작용으로 일상생활상의 주의를 요하는 약물들을 파악해서 숙지할 필요가 있다. 특히 졸음을 유발하기 때문에 운전할 때나 위험한 기계를 조작할 때에 위험을 초래할 우려가 있어 주의를 요하는 약물은 다음과 같다.

    1) 항히스타민제

    2) 알레르기치료제

    3) 근이완제

    4) 신경안정제

    5) 항전간제

    6) 항파킨슨제

    7) 최면진정제

    8) 항우울제

    9) 진해제

    10) 마약성진통제

13. 아스피린과 같이 복용하면 안되는 약은?

일반의약품인 아스피린은 심장병예방약(100mg)이나 해열제(300mg)로서 약국에서 많이 판매되고 있다. 그러나 약물상호작용이 큰 약물로 알려져 있는데 아스피린과 복용하면 안 되는 약은 다음과 같다.

    1) 부신피질홀몬제, Alcohol : 병용하면 위장관 출혈 위험

    2) 쿠마린계 항응고제(와파린), 설포닐우레아계 혈당강하제(tolbutamide) : 효력증가

    3) Probenecid, phenylbutazone(통풍치료제) : 뇨산 배설작용을 억제

    4) Acetazoleamide(녹내장치료제) : 아스피린의 대량투여에 의해 부작용 증가

    5) Methotrexate(MTX) : MTX의 신장배설억제와 살리실레이트에 의한 단백결합 부위에서의 치환으로 MTX의 혈장농도를 높여 독성 증가.

    6) Thiazide계 이뇨제 : 작용감소

14. 알코올과 복용하면 안되는 약은?

　　1) Amitriptyline, 중추신경억제제(barbiturate, chlorpromazine, imipramine, morphine) :
흡수증가를 가져오고, 중추신경 억제작용의 강화를 가져와 호흡억제, 순환부전
에 의한 사망의 위험성이 있어 금기.

　　2) 항응고제(warfarin), 항전간제(phenytoin) : 만성적인 알콜 섭취로 인한 효소유도
에 의해 대사가 항진되어 약물의 작용이 감소된다.

　　3) Isoniazid : 피리독신결핍증과 tryptophan대사가 저해되어 부작용 증가.

　　4) Metronidazole, disulfiram, griseofulvin, ketoconazole, 설포닐계 혈당강하제 : 알
콜의 주요 대사산물인 acetaldehyde의 산화억제로 전신적으로 불쾌한 부작용(구토,
두통, 발한, 안면홍조)이 나타나므로 주의요.

　　5) Cefa계 항생제 : 가슴과 흉부에 발진, 빈맥, 심한 구토, 두통, 호흡부진 등 disulfi-
ram유사효과를 나타내는 부작용이 나타남.

　　6) MAO저해제(iproniazid, nialamide, phenelzine) : 비특이적인 효소저해작용때문
에 알코올의 대사를 저해하여 작용을 증가시킨다(일부 술은 tyramin 을 함유하고 있어
서 MAO저해제와 병용투여하면 혈압상승작용이 나타난다).

　　7) Acetaminophen : 오랫동안 술을 마시면 간 미크로솜의 효소활성이 항진되어
cytochrome P-450의 대사와 경합적으로 하게 되어 간세포에 장해를 가져옴.

　　8) 항히스타민제(Diphenhydramine): 진정효과의 증강을 가져와 졸음이 더 온다.

15. 우유나 우유제품과 복용하면 안되는 약은?

　　1) 오구메틴시럽(clavulante potassium + amoxicillin) : 소아가 우유와 같이 복용하
면 항생제의 생체이용률이 저하됨.

　　2) 테트라싸이크린계 항생제(미노씬, 바이브라마이신) : 착염을 형성시켜 흡수를
현저하게 저하시킨다.

　　3) 둘코락스장용정(bisacodyl) : 장용정의 경우 우유의 pH(6.4~6.8)에 의해 코팅필
림이 용해 될 수가 있어 우유와 알카리성 음료와 동시복용은 피하는 것이 좋다. 그 외

포사맥스, 철분제제, 케이콘틴서방정(KCl)이 있다. 우유와 복용하면 흡수

가 증대되는 약물은 griseofulvin, ketoconazole, itrconazole이 있다.

16. 복약지도 시 환자 체크포인트의 예는?

환자에 따라 생리 화학적 차이가 크고, 약물의 흡수, 분포, 대사, 배설의 차이가 있기 때문에 환자별로 체크포인터를 확인할 필요가 있는데 그 예는 다음과 같다.

      1) 성별

      2) 나이

      3) 체중

      4) 체표면적

      5) 신기능

      6) 간기능

      7) 알러지력

      8) 부작용력

17. 소아환자의 분류는?

      1) 출생전기(prenatal period) : 임신 후~출생 전까지

      2) 신생아(neonate) : 출생 후~1개월까지

      3) 영아(infant) : 1개월~1세까지

      4) 유아(early childhood) : 1세~6세까지

      5) 학동기(late childhood) : 1세~6세까지

      6) 사춘기(adolescence) : 남자 - 12~20세까지

18. 신생아의 약동학적 특성을 흡수, 분포, 대사, 배설의 과정에서 성인과 다른 점은?

신생아에서는 약물의 흡수, 분포, 대사, 배설 및 감수성 등이 성인과 다르기 때문에 신생아의 약동학적 특성을 파악해두어야 소아 환자의 처방전감사와 복약지도를 할 때 유익한

자료로 활용할 수 있을 것이다.

1) 흡수

(1) 위산분비능력이 약하다(페니실린계통의 알카리성 약물은 산에 의해 파괴되지 않으므로 흡수율이 크다).

(2) 직장에서의 흡수율이 크다

(3) 피부를 통한 흡수율이 크다.(부신피질호르몬제연고, 항생제연고는 많이 바르면 전신작용을 일으킬 수 있어 주의를 요함)

2) 분포

(1) 체내 수분량이 많다.

(2) 체지방의 비율이 적다.(Diazepam 투여량은 적게하여야 함)

(3) 단백결합이 적다.

3) 대사

(1) 간대사가 적게 일어난다.(간혈류량이 적고 대사기능이 약함)

4) 배설

(1) 사구체여과율이 적다.

(2) 세뇨관분비가 적다.

19. 기이반응(paradoxical reaction)은?

이상한 반응이지만, 정신안정제에서 본래 작용과는 반대로 흥분을 나타내는 일이 있다. 특히 고령자에서 나타나기 쉽다고 한다. 벤조디아제핀계 약제는 항불안제나 수면제로 이용되는데, 불안, 초조, 불면, 억울, 착란, 환각, 흥분 등의 증상이 나타나는 경우가 있다.

이와 같이 본래의 약리작용과는 반대의 효과가 나타나는 것을 기이반응(paradoxical reaction)이라고 하며, 벤조디아제핀계에 의한 탈억제의 결과 발현된다고 보고 있다. 기이반응을 알아차리지 못하고 증량이나 약제추가 등을 하는 경우도 일어날 수 있음으로 주의가 필요하다.

20. 6세 이하의 소아에게 사용해서는 안되는 2개의 항생제와 그 이유는?

　　1) Tetracycline : 치아변색(dental staining)을 일으키기 때문에 사용금기

　　2) Ciprofloxacin : 골성장 연령기(bone-growing age)에는 관절연골(articular cartilage) 손상의 위험이 있기 때문에 사용금기

21. 소아에게 약 먹일 때의 주의사항은?

　　1) 어린이에게 약을 먹일 때 '사탕'이라고 하면서 먹이지 말아야 한다. 어린이가 혼자 있을 때 약을 사탕으로 알고 잘못 복용할 수 있다.

　　2) 어린이가 전번보다 더 심하게 아파 보인다고 약의 용량을 초과해 복용시키지 말아야 한다.

　　3) 어린이는 약의 용량에 민감하므로 임의로 양을 추측해 주지말고 매번 표시된 용량을 확인하고 복용시켜야 한다.

　　4) 어린이 혼자서 약을 먹도록 내버려 두지 않고, 어린이 손이 닿지 않는 곳에 약을 보관한다.

22. 젖먹이 아기에게 약을 먹일 때의 주의사항은?

　　1) 설탕은 타되 분유나 우유에 타서 먹이면 안됨(이유는 약을 분유에 타게 되면 분유 맛이 변화되어 젖먹이 아기가 분유를 먹으려 하지 않을 수 도 있고 약이 분유 안에 가라앉아 젖꼭지가 막히는 경우도 있으며, 항생제 중에는 우유의 칼슘과 결합하여 체내흡수율을 떨어뜨리는 경우가 있기 때문이다).

　　2) 가루약이나 액제는 쉽게 복용시키기 위해서 설탕이나 쥬스를 타서 먹여도 된다(단, 당뇨가 있거나 설사하는 경우는 제외).

　　3) 약을 먹은 후 포만감에 의해 토하는 아기는 공복이나 식전에 먹인다.

　　4) 1일 4회 6시간마다 복용하도록 처방된 경우(항생제) 아기를 밤중에 깨어 먹여야 하기 때문에 무리 없이 복용시키기 위해서는 식후 30분, 자기 전으로 선정해서 복용시키는 것이 바람직하다.

23. 노인환자의 중요한 복약지도 포인트는?

노인환자는 성인에 비해서 생리적 기능, 약동학적 기능 및 약리학적 기능이 다르기 때문에 노인환자의 복약지도 시 반드시 체크해야 할 포인터는 다음과 같다.

    1) 용량 : 약동학적 약력학적 변화와 독성에 예민하고 개인차가 심해 주의를 요함.

    2) 용법 : 합병증이 많아서 복용약물의 종류가 많고 횟수가 많다. 따라서 복용횟수를 최소화하도록 복약지도 시 검토를 요함.

    3) 부작용 : 부작용의 발현율이 성인에 비해서 크기 때문에 주의를 요함.

    4) 제형 : 치아가 좋지 않으므로 약물제형 선택에도 주의를 요함.

24. 로아큐탄을 복용하는 동안 피하여야 할 것과 주의해야 할 음식과 약은?

비타민A 제제로 로아큐탄연질캅셀(isotretinoin)은 현재 여드름치료제로많이 처방되고 있는 약이다.

    1) 피하여야 할 것

        ① 임신하지 않도록 한다.

        ② 아이에게 모유를 주지 않도록 한다.

            (복용종료 한달 후 까지도 수유를 해서는 안된다)

        ③ 헌혈을 하지 않도록 한다.

        ④ 햇빛과 자외선에 노출되지 않도록 한다.

        ⑤ 피부미용 시술을 피하도록 한다.

    2) 주의해야 할 음식

이 약은 혈중의 중성지방의 농도를 높일 수 있으므로 지방식이나 알콜성음료의 섭취를 금하도록 한다.

    3) 주의해야 할 약

        ① 테트라싸이크린계 항생제(독시사이클린, 미노사이클린, 테트라사이클린, 옥시테트라사이크린)의 병용은 뇌내압 상승(가성뇌종양)이 보고되어있기에 병용투여는 금기이다.

② 비타민A 함유 영양제를 복용하면 안 됩니다(비타민A 과다로 인해 피부와 입술 건조가 나타날 수 있다).

25. 니트로글리세린 설하정의 복용방법은?

급성 협심증 발작에는 응급형 nitrate제제인 니트로글리세린설하정이 임상적으로 많이 이용되고 있다. 복약지도 시 약사가 반드시 환자에게 알려주어야 하는 중요한 내용인 이 약의 복용방법은 다음과 같다.

    1) 체위성 저혈압을 피하기 위해 앉은 상태에서 복용

    2) 혀 밑에 설하정을 놓고 침을 자주 삼키지 않도록 한다.

    3) 투여 후 5분 이내에 흉통이 소실되지 않는 경우 재 투여한다.

    4) 최대 15분 이내 3회 복용하여도 통증이 20~30분 지속되면 심근경색으로 진행됨을 의미할 수 있으므로 즉시 응급실로 가도록 한다.

26. Isosorbide dinitrate spray의 사용법은?

급성 협심증 발작에 임상적으로 많이 이용되고 있는 알코올성분을 함유하고 있는 스프레이제제이다.

    1) 사용 전에 흔들지 않는다(알코올이 함유되어 있기 때문이다).

    2) 보호캡을 벗기고 처음 사용 전에는 추진가스가 없으므로 균질하게 분무될 때까지 공중에 분산한 후 사용한다.

    3) 똑바로 세운 다음 분사구를 입에 가까이 대고 혀 밑에 분사한 후 즉시 입을 다물고 있는다.

    4) 삼키거나 흡입하지 않도록 한다.

    5) 5분 이내에 증상이 개선되지 않으면 다시 투여 한다.

27. 카두라 엑스엘 서방정의 2가지 중요한 복약지도사항은?

고혈압과 양성전립선비대에 의한 배뇨장애에 효과가 있는 카두라 엑스엘 서방정(메실산 독사조신)은 알파차단제이다. 주로 혈관에 분포하는 알파수용체에 작용해 혈관을 확장하며 이뇨제와 같은 다른 혈압 강하제와 병용시 부가적 혈압강하효과가 나타난다. 특히 doxazosin은 고지혈증환자에서 중성지방치와 콜레스테롤 수치를 저하시키고 뇌졸중 환자의 혈소판 응집을 억제하는 작용을 나타내는 등의 보고가 있어 고지혈증을 동반하는 환자일 경우 유리할 수 있다.

카두라엑스엘서방정은 양성전립선비대증 환자에 있어서 전립선근육, 방광경부에 분포하는 알파-수용체의 선택 적인 차단에 의해 배뇨장애에 효과가 있다. 단 정상혈압의 환자에 대해서는 혈압에 영향을 미치지 않는 현재 임상적으로 많이 이용되고 있는 약이다. 특히 용법과 사용상의 주의사항으로서 약사가 복약지도를 해야 하는 2가지 중요한 사항은 다음과 같다.

1) 서방형 제제이므로 복용 시 분절을 하거나 분쇄하게 되면 이 약품의 특성이 사라지므로 그대로 복용하도록 한다. 서방형 제제 중 서방과립을 타정한 정제는 분절해도 약품의 특성이 그대로 살아있는 경우도 있으나 카두라 엑스엘서방정의 경우는 작은 미세 구멍을 통해 약물성분 이 배출이 되므로 분절할 경우 이러한 특성이 사라져 기존의 doxazosin의 제형과 같아지므로 주의해야 한다.

2) 약물 복용시 발생할 수 있는 부작용으로는 체위성 저혈압, 무력감, 부종, 어지러움, 설사, 오심, 구토, 구갈, 비염, 빈맥, 심계항진, 협심증, 심근경색, 시야혼탁, 발기지속증 및 임포텐스, 피부발진, 소양증, 자반, 간기능 이상 등이 있으므로 해당 작용이 발생했을 경우 의사에게 알리도록 한다. 또한 doxazosin은 quinazoline계 약물로 이러한 계통의 약물에 과민성이 있거나 기립성 저혈압의 위험이 있는 환자, 간질환 환자, 장폐색 환자, 신장질환 환자, 혈액질환 환자는 주의하도록 한다. 기존의 알파차단제보다는 어지러운 증상이 그다지 많지 않다고는 하지만 약물복용 시 어지럼증 등의 증상이 나타난다면 앉았다 일어나는 경우, 서서히 일어나도록 한다.

28. 반드시 약물상호작용을 확인해야 하는 약은?

약물의 상호작용의 확인과 복약지도는 약물요법의 효과를 극대화시키는데 중요한 요소이다. 상호작용에 대한 복약지도는 의약품 사용설명서에 근거하여 실시하는데 반드시 상호작용을 확인해야 하는 약은 다음과 같다.

1) Theophylline

2) Aminophylline

3) Digoxin

4) Quinidine

5) Warfarine

6) 항전간제

7) 정신질환치료제

29. Allopurinol 복용시 중요한 복약지도사항은?

통풍에 임상적으로 많이 이용되고 있는 알로푸린올 복용시 주의해야 할 식이섭취 사항과 금해야 할 약은 다음과 같다.

1) 일상생활에서의 주의사항

① 알코올(맥주, 포도주 포함)은 요산생성을 증가시키므로 금주해야 한다.

② 발가락을 많이 사용하는 스포츠(유도, 골프 등)는 피하는 것이 관절에 좋다.

③ 과격한 근육 사용은 퓨린생성을 증가시킬 수 있으므로 피하는 것이 좋다.

④ 비만은 관절염을 악화시킬 수 있으므로 체중감소를 권장한다. 비만을 치료 한다고 칼로리를 급격히 제한하거나, 물을 덜 마시는 것은 좋지 않다.

⑤ 과다한 알코올은 요산 생성을 증가시키므로 주의하도록 설명한다.

⑥ 이유 없이 피로해진다거나 몸이 잘 붓는 신체이상은 신장계 부작용이 의심되는 것이다.

⑦ 요산의 배설에 영향을 주는 약들이 있으므로 감기 등으로 아스피린 등을 복용하게 될 때는 통풍약을 복용하고 있음을 알려야 한다.

2) 식이요법시 주의사항

① 퓨린이 다량 함유된 식품(정어리, 멸치, 간, 섭조개, 맥주, 어란, 청어, 와인 등)

의 섭취를 제한하도록 한다.

② 저지방의 식사를 하도록 하고, 많은 량의 물(2리터 이상)을 마시는 것은 뇨산 배설과 고뇨산 혈증에 도움이 된다.

③ 과당(꿀, 과일, 설탕 등)의 섭취를 제한하도록 한다.

④ 알칼리성 식품의 섭취는 뇨산배설에 도움이 된다.

3) 복용법

Allopurinol은 대사체가 활성을 가지고 반감기가 길어서 1일 1회, 아침 식후에 복용한다.

4) 약물복용 시 주의사항

Allopurinol은 임신 중, 또는 수유 중, 과민성이 있을 때는 사용하지 않는다. 첫번째 복용시에 피부발진이 있으면 약복용을 중지하고 의사를 찾아가도록 한다. 배뇨시 심하게 아플 때, 혈뇨, 눈의 자극감 등이 있어도 의사를 찾도록 한다. 급성 통풍이 재발시 요산생성억제제 복용은 더욱 악화시킬 수 있다.

5) ADR 및 대처법

Allopurinol의 부작용으로 피부부작용이 가장 흔하다. 머리털이 빠짐, 중추부작용으로 어지럼증, 열이 날 수 있다. 간효소치를 상승시킬 수 있으므로 간기능 검사에 영향을 줄 수 있다.

30. 니트로글리세린 설하정의 보관방법은?

1) 공기, 열, 습기에 민감하므로 실온에서 밀봉

2) 차광상태로 원래의 갈색병에 보관

3) 휘발성이 있으므로 사용 후 마개를 꼭 닫아 두도록 할 것

4) 개봉 전에는 유효기간이 2년이나, 개봉 후에는 6개월 이내에 사용하도록 한다.

31. 슈도에페드린의 중요한 복약지도사항은?

콧물감기나 알러지성비염에 PPA대용으로 pseudoepedrine이 함유된 일반약과 전문약

이 임상적으로 많이 이용되고 있다.

환자에게 알려야 할 중요한 복약지도사항과 중요한 약물상호작용 및 일반적 주의사항은 다음과 같다

1) 중요한 약물상호작용

① 슈도에페드린(예, 액티피드 등)은 교감신경 흥분약과 병용할 때 약물의 작용이 증대되고 마취제와 함께 쓰면 심실성 부정맥이 생길 수 있다.

고혈압약, 삼환계 항우울약과 함께 먹을 경우 혈압을 잘 관찰해야 한다.

② Pseudoephedrine을 복용하는 동안에는 cocaine이나 phenelzine, isocarboxazid, tranylcypromide와 같은 MAO inhibitors의 복용을 피하도록 한다. 특히 MAO inhibitors는 이 약의 복용 2주내에 복용을 피하도록 한다.

2) 주의사항

① 술을 마실 경우 졸음의 부작용을 증가시킬 수 있다.

② 커피, 차, 콜라와 함께 복용하면 잠이 잘 안 올 수 있다.

③ 졸릴 수 있으므로 운전이나 위험한 기계의 조작 시에는 주의해야 한다.

3) 중요한 복약지도사항

임산부나 수유부, 심질환이나 고혈압, 당뇨병, 전립선 비대로 인한 배뇨장애, 갑상선 기능 항진증이 있는 경우에는 이 약을 복용하기 전에 의사나 약사에게 미리 알리도록 복약지도를 한다.

32. 아세트아미노펜의 약물상호작용과 주의사항은?

아세트아미노펜(타이레놀) 판매시 점검해야 할 약물상호작용과 주의사항은 다음과 같다.

1) 약물상호작용

① 신경안정제인 바르비탈계 약물, 삼환계 항우울제, 알코올 등과 함께 먹으면 아세트아미노펜의 대사능력이 떨어져 간 장애가 유발된다.

② 리튬의 혈중농도가 상승하며 치아짓계 이뇨제의 작용이 감소한다.

2) 주의사항

① 심한 통증, 재발성 통증 또는 고열이 지속되는 것은 중증 질환에 의한 것일 수 있다. 통증이 5일 이상 지속되거나 발적, 부종이 있는 경우 의사나 약사에게 알리도록 복약지도 할 것. 의사의 지시 없이 통증을 경감시킬 목적으로 성인의 경우 10일, 소아의 경우 5일 이상 복용해서는 안 된다.

② 고열, 3일 이상 지속되는 고열, 열이 재발하는 경우에 의사의 지시 없이 약을 복용해서는 안 됩니다. 해열 목적으로는 의사의 지시 없이 3일 이상 복용해서는 안 된다. 소아의 경우 24시간 이내에 5회 이상 투여해서는 안 된다.

③ 과량 복용 시 간독성을 나타낼 수 있으므로 정해진 용량만을 복용해야 한다. 최대 복용량은 1일 4g(본 약물로서 약 13정)이다.

3) 주의해야 할 음식과 약물은?

① 간질치료제 (카바마제핀, 페니토인)

② 결핵치료제 (리팜핀)

③ 에이즈치료제 (지도부딘)

④ 간독성이 증가될 수 있으므로 복용기간에는 음주를 피하도록 한다.

33. 담배를 피우면 약효가 감소되는 약물은?

간에서 대사를 많이 받는 약물들이 흡연에 의해서 약물의 반감기가 감소되어 결과적으로 약효가 감소된다. 담배연기 중에는 약 4,000종류의 화학물질이 있고, 그 중에는 약효를 약하게 하거나 지속시간을 단축시키는 성분이 포함되어 있다.

그 성분이 간장에 있는 약물을 분해하는 효소를 활성화하여 담배를 피지 않는 사람보다 더 빨리 약을 분해해 버리는 것이다. 게다가 하루 20개피 이상 피우는 사람은 그보다 적게 피는 사람에 비해서 약에 대한 영향이 보다 뚜렷하게 일어나는 경향이 있다고 한다. 흡연에 의해 약효가 감소되는 약물은 다음과 같다.

1) 해열진통제 (아세트아미노펜)

2) 경구용혈당강하제 (설포닐우레아계)

3) 천식약 (테오필린)

3) 강압제 (프로프라노롤)

4) 신경안정제 (벤조디아제핀계, 디아제팜)

5) 항혈액응고제 (와파린)

6) 여성호르몬제 (경구용피임약)

34. 미각장애를 일으키기 쉬운 약물은?

약 중에는 음식물의 맛을 전혀 느낄 수 없게 하거나 단맛 · 쓴맛 등을 느끼지 못하게 하는 미각이상을 일으키는 것이 있다. 미각은 미뢰가 자극을 받아 그 자극이 신경을 통과하여 뇌의 미각중추에 도달하여 생긴다. 질병치료에 상당히 중요한 약이 많으므로, 미각장애가 느껴져도 맘대로 약의 복용을 중지해서는 안 된다고 복약지도를 해야 한다.

미각장애는 50대에서 가장 많고 고령자 일수록 증가하는 추세이다. 남 : 녀 비는 2 : 3으로 여자에게서 많이 일어난다. 미각장애는 여러 원인으로 일어나지만 모두 혈청 아연치가 떨어지고 있는 경우가 많고, 아연결핍상태에 다른 질환인자가 더해지면 미각장애를 일으키기 쉽다.

1) 미각장애의 원인

① 식사성 아연결핍증

② 설염 구내건조증 등 점막이상

③ 약제에 의한 부작용

④ 당뇨병, 철결핍성빈혈 등의 합병증

⑤ 심인성 정신장애, 중추신경장애 등을 꼽을 수 있다.

2) 미각장애를 일으키는 약물

미각장애는 환자의 QOL(quality of life)에도 영향을 미칠 가능성이 있는등 생활과 밀접한 중요한 부작용이다. 따라서 그 발현을 조기에 발견하기 위해서는 다음과 같은 약물의 복용에 의해서 미각이상이나 미각의 소실이 나타날 수 있다는 것을 의사, 약사는 인식하여 환자에게 복약지도할 필요가 있다.

① 인도메타신

② D-페니실라민

③ ACE저해제(캅토프릴)

④ 레보도파

⑤ 글리세오플빈

35. 경구피임제의 피임효과를 감소시키는 약물은?

경구피임제와 상호작용이 있는 약제로서 같이 복용하면 피임효과를 감소시키는 약물을 예를 들면 다음과 같다.

　1) 경구피임제의 대사를 촉진하는 약제

　　예 : 리팜피신, 바르비탈계제제(페노바르비탈 등), 항전간제(페니토인, 카르바마제핀, 히단토인,프리미돈) 그리세오풀빈

　2) 에스트로겐의 장간순환을 감소하여 피임효과를 감소시키는 약제.

　　예 : 테트라사이클린계 항생제, 페니실린계 항생제

　3) 세인트존스풀(St. jhon's wort, hypericum perforatum)과 병용투여 시 에스트로겐 농도 감소로 피임효과를 감소시킨다.

36. 치육비후를 일으키는 약물은?

장기간 약물을 복용할 때 부작용으로 치육비후를 일으키는 예가 있는데 대표적인 약물을 3가지만 예를 들면 다음과 같다.

　1) 칼슘길항제

　　① Amlodipine (노바스크, 화이자)

　　② Barnidipine (올데카, 제일)

　　③ Felodipine (무노발, 한독)

　　④ Lercanipine (자니딥, 엘지)

　　⑤ Nicardipine (페르디핀, 동아)

⑥ Nifedipine (아달라트, 바이엘)

⑦ Verapamil (이숍틴, 일성신약)

⑧ Diltiazem (헤르벤, 한일)

2) 전간제 (페니토인)

3) 면역억제제 (싸이크로스포린)

37. 장기간 복용 시 간장애를 유발시키는 약물은?

1) Acetaminophen : 간독성

2) Isoniazide : 급성간염유발가능

특히 Rifampicin과 병용투여시 그 발생빈도가 높다.

3) Ketoconazol : 4주 이상 장기 투여시 간 손상을 일으키며 조직검사상 담즙울체가 발견됨

4) NSAIDs : 과민반응에 의한 간손상 유발. 특히 diclofenac은 매우 심한 간부전 유발.

5) Valproic acids : 특히 10세 이하 소아에서 심함.

6) 경구피임제 : 간세포성 담즙정체, 간종양유발

7) Corticosteroids : 수주간 고용량 투여시 지방간 발생

8) Methotrexate : hepatic fibrosis 유발

38. 심혈관계약물인 베타차단제(Beta blockers)의 해당약물(제품)과 선택요령은?

1) 베타차단제의 해당약물 (제품)

① Acebutolol (섹트랄, 아벤티스)

② Arotinolol (알말, 제일제당)

③ Atenolol (테놀민, 현대)

④ Betaxolol (켈론, 부광)

⑤ Carteolol (미케란, 오츠카)

⑥ Carvedilol (딜라트렌, 종근당)

⑦ Labetalol (트란테이트, 글라소)

⑧ Propranolol (인데랄에이, 대웅)

2) 베타차단제의 선택요령

① 합병증 없는 단순한 고혈압 환자

② 당뇨병을 동반한 고혈압 환자

③ 천식 등 폐색성 폐질환을 갖고 있는 고혈압 환자

④ 말초혈관장애가 있는 고혈압 환자

⑤ 신장기능장애 환자

⑥ 간기능장애 환자

⑦ 정신질환이 있는 환자

⑧ 심장기능이 약하거나 심울혈성인 고혈압 환자

39. 심혈관계 약물인 ACE(Angiotensin Converting Enzyme) inhibitor의 해당약물(제품)과 약사들이 숙지해야 될 중요한 복약지도사항은?

1) ACE억제제의 해당약물 (제품)

① Captopril(카프릴, 보령)

② Enalapril(레니텍, 중외)

③ Lisinopril(제스트릴, 현대)

④ Ramipril(트리테이스, 한독)

2) 중요한 복약지도사항

① 이 약은 태아에 유해한 영향을 미칠 수 있다.

현재 임신 또는 수유 중이거나 계획이 있다면 미리 알려 준다.

② 이뇨제, 심장약, 혈압약, 리튬 등을 복용할 경우에는 의사에게 미리 알린다.

③ 특히 이 약을 처음 드시면 갑자기 혈압이 떨어져서 어지러움, 실신이 나타날 수 있다. 눕거나 앉은 자세에서는 천천히 일어난다.

④ 마른 기침, 어지러움, 두통, 위장장해, 설사, 근육통, 피로감, 피부발진등이 나

타날 경우 의사와 상의한다.

⑤ 목이 붓거나 목소리가 변할 수 있다.

⑥ 바나나, 감자, 토란 등은 먹지 않는다.

⑦ 오줌이 뿌옇게 보이면 의사에게 연락하시고, 정기적으로 신기능 검사를 받도록 복약지도를 한다.

⑧ 관절이나 근육에 통증이 생길 수 있으며, 손발에 감각이 이상하거나 떨릴 수 있다.

40. 부작용으로 경련을 동반하는 신경계장애를 일으키는 약물은?

1) 베타락탐계 항생물질

2) H_2수용체차단제 (시메티딘, 파모티딘, 라니티딘)

3) 알파 − 인터페론

4) 테오필린

5) 인도메타신

6) 퀴놀론계 항생제

경련의 전구증상으로는 현기증, 휘청거림, 두통, 오한과 같은 떨림, 수족저림, 얼굴과 수족 근육의 경련, 일시적으로 멍해지는 의식혼탁 상태 등의 증상이 있다. 이 전구증상에서 경련이 되기 까지의 발현시간은 비교적 짧은(30~120분) 경우가 있다. '머리가 아프다, 몸이 떨린다, 건망증이 심해진다, 착각을 하게 된다, 환청이나 악몽·환각 증상이 있다, 팔다리가 떨린다' 등의 증상이 나타난 경우는 약사는 빨리 의사의 진찰을 받도록 복약지도를 한다. 중요한 점은 경련을 일으킬 우려가 있는 약물을 복용하는 환자에게 부작용발현 가능성을 지도하는 것과 더불어 의사나 약사가 이러한 부작용의 발현 가능성을 알고 있는 것이다. 그러면 환자가 부작용을 호소했을 때 신속하게 대응할 수 있다.

41. 퀴놀론계 항생제의 중요한 복약지도사항으로서 부작용과 약물상호작용 및 복용시 주의할 사항은?

1) 일반적 주의사항

① 하루에 8잔 정도 물을 충분히 마시는 것이 좋으며, 카페인 함유 음료를 과다하게 마시지 않아야 한다.

② 이 약을 복용하는 동안 및 중단 후 수 주 동안에는 햇빛에 민감해질 수 있으므로 과도한 노출은 피하는 것이 좋으며, 외출 시에는 자외선 차단 크림이나 선글라스를 착용해야 하며, 선탠을 해서는 안된다.

③ 졸음, 시야장해, 어지러움, 피로감이 나타날 수 있으므로 이 약에 대한 반응을 알 때까지는 운전 등의 위험한 기계조작을 하지 않도록 한다.

④ 이 약을 3-4일 이상 복용 했는데도 증상의 개선이 전혀 없거나 더 악화 될 경우 의사의 진료를 받아야 한다.

⑤ 심한 운동을 하지 마시고 근육통 또는 관절통이 나타나면 즉시 약사나 의사에게 알리도록 한다.

⑥ 증상이 좋아져도 의사가 지시한 기간 동안 꾸준히 약을 복용해야 하고, 너무 빨리 중단할 경우 감염이 재발될 수 있다.

2) 주의해야 할 약물과 음식

① 제산제, 철분함유제제, 아연제제, 아연 함유 비타민제와 같이 복용하면 흡수를 저해하기 때문에 같이 복용해서는 안 된다.

② 카페인 함유 음식(커피, 콜라, 녹차, 초콜릿) 등을 많이 섭취할 경우 카페인에 의한 신경과민, 불면, 가슴 두근거림, 불안감 등이 증가될 수 있다. 카페인 함유 음식을 과다하게 섭취하지 않아야 한다.

③ 우유, 요구르트와 같은 유제품과 같이 복용해서는 안 된다.

3) 주의해야 할 부작용

이 약의 부작용은 흔하게 일어나지는 않는다. 그러나 때에 따라서 다음과 같은 부작용이 나타날 수 있다. 다음의 증상이 심하거나 오래 지속 될 경우에는 의사에게 알린다.

① 위장장해, 복통

② 오심, 구토

③ 설사

④ 두통, 현기증, 초조감

42. 2주 이상 항생제 투여가 권장되는 감염증은?

1) 심내막염

2) 골수염

43. 임산부에서 사용이 안전한 약과 금기인 항생제는?

1) 사용이 금기인 항생제

① Aminoglycoside계 항생제

② Tetracycline계 항생제

③ Chloramphenicol

2) 사용이 안전한 항생제

① Ampicillin

② Amoxillin

③ Erythromycin

44. 약물상호작용에 의한 심각한 이상반응으로 시장에서 퇴출된 약은?

1) Terfenadine

2) Cisapride

3) Astemizole

4) Cerivastatin

45. 아스피린을 권장해야 할 사람은?

이미 심장병 합병증을 지닌 환자나 뇌졸중 경험 환자가 재발을 방지하는 것을
2차 예방이라 하며 이런 사람에게 아스피린을 권장한다.

      1) 관상동맥질환자 (협심증등)

      2) 심근경색환자의 재발방지

      3) 뇌혈류장애자

      4) 비출혈성 뇌혈관질환자

      5) 말초혈관질환자

      6) 죽상동맥경화자

46. 뇌졸중, 말초혈액순환장애 및 손목굴증후군에서 나타나는 손저림의 특징을 구분해서 설명한다면?

손이 저리면 "말초혈액순환장애 때문이다 "혹은 "중풍의 초기 증상이다"라고 지레 짐작하고 미리 겁부터 내는 사람이 많다. 그렇지만 이것은 잘못된 의학상식으로서 혈액순환장애에 의한 손저림은 매우 드물다.

손저림 증상의 대부분은 손목굴증후군 (수근관증후군)이라고 하는 '국소적인 말초신병' 때문에 발생한다.

    1) 뇌졸중에서 나타나는 손저림의 특징

      ① 갑자기 나타난다.

      ② 한쪽 손에서만 나타난다.

      ③ 손바닥과 손등 양쪽에서 다 나타난다.

      ④ 있다가 없어지기도 한다.

      ⑤ 입술주위가 저리거나 언어장애가 동반되는 경우가 많다.

      ⑥ 반신 마비를 동반할 수 있다.

2) 말초혈액순환장애에서 나타나는 손저림의 특징

　①손저림 보다는 손가락의 통증이 더 흔한 증상이다.

　②손 특히 손가락 끝이 차다.

　③찬물에 손을 넣으면 손가락 끝이 희게 변한다.

　④손의 땀 분비에 변화가 나타난다.

　⑤팔목 부위의 맥박이 약해진다.

　⑥실제로는 매우 드문 질병이다.

3) 손목굴증후군 증상의 특징

　①중년 여자에서 흔한 병이다.

　②갑자기 나타나지 않고 서서히 발병한다.

　③손바닥 쪽에만 증상이 있고 새끼 손가락이나 손등에는 증상이 없다.

　④한손만 심하게 저릴 수도 있지만 양손에서 증상을 보이는 경우가 흔하다.

　⑤운전 도중이나 높은 곳에 있는 손잡이를 잡고 있을 때 증상이 심해진다.

　⑥야간에 특히 잠을 잘 때 증상이 악화되는 특징이 있다.

　⑦자다가 저려서 잠에서 깨어나서 손을 주무르거나 털게 된다.

　⑧진행되면 엄지두덩이 근육이 위축되어 납작해져서 원숭이 손처럼 된다.

　⑨엄지 손가락 기능 장애로 젓가락질이 서툴어지고 물건을 잘 떨어뜨린다.

　⑩증상은 항상 손에서만 나타난다.

따라서 혈액순환장애에서 나타나는 손저림증과는 구별하여야 한다.

47. 뇌졸중을 일으키는 위험인자는?

　뇌졸중은 뇌혈관의 이상으로 생기는 병인데 혈관이 막혀서 피가 통하지 않기 때문에 발생하는 뇌경색과 반대로 뇌혈관이 터지는 뇌출혈 두 가지가 있다. 증상은 비슷하지만 치료법에 차이가 있기 때문에 CT (전산화단층촬영)나 MRI (자기공명영상) 검사를 해서 뇌경색인지 뇌출혈인지 확인하는 것이 원칙이다.

1) 뇌졸중의 위험인자

다음 항목 중 하나 이상이 있으면 뇌졸중의 위험이 있다.

① 고혈압이 있다.

② 최근 측정해 본 혈압 중 위의 혈압(수축기)이 140 또는 아래 혈압(확장기)이 90 이상이었던 적이 있다.

③ 담배를 피운다.

④ 당뇨병이 있다.

⑤ 심방세동 (부정맥의 일종)이라고 진단 받은 적이 있다.

⑥ 심장판막증, 협심증 등 심장병이 있다.

⑦ 동맥경화증이 있다고 진단받은 적이 있다.

48. 몸이 보내는 뇌졸중의 주의신호를 예를 든다면?

1) 갑자기 한쪽 팔다리에 힘이 없거나 저리고 감각이 없다.

2) 의사와 반대로 갑자기 말이 안 나온다.

3) 걸으려고 하면 다리가 꼬인다.

4) 말할 때 발음이 어둔하며, 혀가 잘 돌지 않는다.

5) 한순간 다른 사람의 말을 이해할 수 없게 된다.

6) 한쪽 눈이 안 보인다든가 시계의 절반이 안 보인다.

7) 일시적으로 음식물이 넘어가지 않는다.

8) 멀미하는 것처럼 심하게 어지럽다.

9) 갑자기 심한 두통이 있다.

* 위의 증상이 있다고 모두 뇌졸중이라고는 할 수 없다. 그러나 위의 증상들 가운데 하나 또는 그 이상이 갑자기 나타났다면 뇌졸중의 가능성이 크다.

* 그렇지만 양쪽 손발이 오랫동안 저려왔다거나, 피곤하면 뒷머리가 뻐근한 것 같은 증상들은 뇌졸중의 증상이 아닐 가능성이 크다.

* 위의 증상이 갑자기 생기면 즉시 병원으로 가야 한다.

* 어떤 경우에는 이 증상들이 몇 분 내지 몇 시간 안에 저절로 좋아지는 경우도 있다. 그러나 증상이 좋아졌다고 하더라도 재발할 위험성이 높기 때문에 즉시 병원을 찾아가야 한다.

49. 횡문근융해증이란?

횡문근융해증은 외상이나 심한 운동, 근육질환, 약물중독에 의한 혼수상태, 감염성 질환 등에 의해 발생될 수 있으며 이로 인한 근육세포성분의 혈액 내 방출, 혈장량의 감소 등으로 인하여 급성 신부전증을 유발할 수 있다.

고지혈증치료제의 부작용으로 횡문근융해증이 알려지고 있다. hMG-CoA reductase inhibitors(스타틴계열의 지질저하제)의 대사가 CYP3A4 억제제에 의하여 억제되는 경우 횡문근융해증(rhabdomyolysis)이 독성으로 나타난다. 이 증상은 골격근이 분해되어 근육에서 myoglobin이 혈중으로 유리되는 증상으로 myoglobin은 신장배설이 안되어 급성 신부전을 초래하는 신독성을 나타낸다.

횡문근융해증에는 근육통, 권태감, 발열, 뇨색의 변화(차와 같은 진한색) 등이 동반되며 근육분해의 정도는 혈청중 CPK(creatin phosphokinase) 수치(정상치:17~148u/L)의 변화로 가늠할 수 있다.

'스타틴' 계열의 약과 Cyclosporin, Erythromycin, Itraconazole, Niacin, Gemfibrozil의 동시투여는 혈청 transaminase치의 상승과 근질환(myopathy), 횡문근융해증 그리고 급성신부전을 초래할 위험성이 증가된다.

이러한 부작용은 statin 계열의 약을 단독으로 투여하였을 때도 일어날 수 있는 현상으로 myopathy 발현율이 단독투여 시 0.1%에서 Cyclosporin과 동시 투여 시 30%로 증가됨이 임상시험에서 보고되었다. 이러한 위험성 증가는 Lovastatin을 1일 40mg 이상 투여하였을 때와 Simvastatin을 고용량 투여하였을 때 가장 컸다고 한다. 그러므로 병용이 불가피한 경우에는 Lovastatin은 1일 20mg, Simvastatin은 1일 10mg 이상을 투여하지 않도록 하여야 한다.

병용투여 중 serum transaminase와 CPK(creatin phosphokinase)의 측정은 물론 환자가 myopathy의 증상(근육통, 경직감, 쇠약감)을 느끼면 곧 보고하도록 하여야 한다.

횡문근융해증은 골격근의 변성, 괴사에 의해 근세포성분이 혈액 중으로 유출되는 병태이다. 임상증상으로는 근육의 통증, 사지의 탈력감, 경직, 종창, 혈액중의 CK(CPK), LDH, 미오글로빈 알도라제의 상승, 요중의 미오글로빈의 상승 등이 있다.

근육 중에 있는 미오글로빈은 산소와 결합하는 성질이 있어, 근세포에 산소를 공급하는 작용을 한다. 세포괴사가 일어나면 미오글로빈은 세포 밖으로 나가 혈액을 매개로 하여 요중으로 배설된다. 요중으로 미오글로빈의 배설이 증가하면 요가 적갈색이 된다.

고지혈증치료제의 횡문근융해증의 발증기전의 상세는 아직 명확하게 해명되지 않고 있다. HMG-CoA환원효소저해제에 대해서는 막의 콜레스테롤함량의 감소, Cl⁻의 막전도성의 저하, 유비퀴논의 감소에 의한 미토콘드리아 기능이상, 세포내 칼슘의 상승, Ras 단백을 매개한 세포내 신호전달의 장애에 의한 세포사 등의 설이 있다. 피브라이트계 약에 대해서는 Cl⁻의 막전도성의 저하에 의한 근의 수축이상이 지적되고 있다.

고지혈증치료제 중 횡문근융해증을 일으킬 가능성이 있는 약은 HMG-CoA 환원효소저해제, 피브라이트계 약, 니코친산계 약, 프로부콜 등이 있다. 이들 약은 상호병용에 의해 횡문근융해증이 나타날 확률이 높아진다.

고지혈증치료제 이외의 약에서도 횡문근융해증을 일으키는 경우가 있으므로 병용에는 주의가 필요하다.

50. 항응고제 복용 시 피해야 할 음식물은?

항응고제(warfarin) 복용 시 지혈작용을 나타내는 비타민 K가 많이 함유된 식품과 같이 섭취하게 되면 약효가 감소될 수 있으므로 즉 항응고작용을 저해시키는 시금치, 케일, 양배추, 치즈, 생선, 우유 등의 과잉섭취를 피하도록 약사는 환자에게 복약지도를 해야 한다.

51. 위식도 역류질환이 있을 때 위식도 역류를 줄이기 위한 주의사항은?

위식도 역류질환은 위산이 식도로 역류하여 주로 흉골 뒤쪽의 가슴 부위에 타는 듯한 통증이나 작열감(가슴 쓰림)을 일으키는 질환입니다. 위식도 역류를 줄이기 위해서는 식생활 습관을 바꾸시는 것이 도움이 된다.

　　1) 위식도 역류를 줄일 수 있는 주의사항

　　　(1) 하부식도괄약근의 힘을 약하게 하는 음식이나 음료를 과다하게 섭취하지 않는다. 예) 술, 커피, 탄산음료, 튀김, 기름진 음식, 쵸코렛, 케찹, 머스타드, 아스피린 등의 진통소염제

　　　(2) 식사의 양을 줄인다.

　　　(3) 식후 2~3시간 이내에 위식도 역류가 많으므로 과식을 삼가고 식후 곧장 눕는 것은 위산역류가 잘 일어날 수 있다.

　　　(4) 심한 식도염 환자는 침대머리를 높게 한다.

　　　(5) 비만인 환자는 체중을 줄인다.

　　　(6) 금연을 한다. 흡연은 하부식도괄약근의 운동을 방해한다.

52. 알코올은 약물대사에 어떤 영향을 미치는가?

　약물 복용중 알코올을 섭취하게 되면 약물의 대사속도를 늦춰 체내에서 독성을 일으키게 된다.

　특히 중추신경계를 억제하는 Barbitrate계의 약물대사를 억제하거나, 혈당강하제의 효과를 증진시켜 의식불명이나 혼수를 일으킬 수 있다.

53. 임상적으로 중요한 아졸계 항진균제의 약물상호작용의 예를 든다면?

　　1) Itraconazole과 Ketoconazole은 강력한 CYP3A4 isoenzyme 억제제로 Warfarin, Cisapride, Terfanadine과 Astemizole, Vinka Alkaloids, Benzodiazepines, Lovastatin, Rifampin, Corticosteroids, 자몽쥬스와 상호작용이 있어 혈중농도, 효과 또는 부작용을 모니터링을 해서 병용투여시 용량을 감소시킨다.

　　2) Terfenadine과 동시 사용시 토르사드 드 포인트(torsades de points : 심전도상의 QRS 복합의 진폭이 주기적으로 변화하는 비정형적 심실빈박의 발작)의 위험성 때

문에 사용을 금하고 있으며 Cisapride와의 동시사용도 심각한 심부정맥(심실 빈맥, 심실세동, torsades de pointes, QT 연장 포함)이 초래됨이 보고되어 그 병용이 금기시 되고 있다.

3) Fluconazole은 CYP3A4와 2C9의 약한 유도제로 알려져 있으나 고용량(800mg 이상)을 Astemizole, Terfenadine 또는 Cisapride와 함께 사용시 주의하여야 한다. 특히 Cisapride와는 심각한 부정맥이 초래될 수 있다. 또한 Amitriptyline의 혈중농도를 독성농도까지 상승시킨 사례도 보고되었다.

4) Simvastatin(ZOCOR)의 병용시 Simvastatin의 혈중농도가 상승되어 횡문근융해증(Rhabdomyolysis)이 발현될 수 있다.

5) Itraconazole(SPORANOX)은 칼슘채널차단제(Calcium Channel Blockers)의 대사를 저해하여 음성변력성을 나타내기 때문에 병용투여시 주의를 요한다.

6) Triazolam(HALCION), 경구용 Midazolam(DORMICUM)을 동시 투여할 경우에는 진정(sedation)효과가 연장될 수 있으므로 주의를 요한다.

54. WHO에서 주장한 약사가 갖추어야 할 능력 혹은 바람직한 약사상은?

1) 약료제공자 (Pharmaceutical care giver)

① 약사는 약료의 서비스를 제공해야 한다.

② 약사가 속한 보건의료체계 속의 타 직종이나 동일 직종에 근무하는 사람과 잘 조화를 이루어야 한다.

③ 환자들과의 관계형성에 있어서 편해야 한다.

④ 약사가 제공하는 서비스는 최상의 것이어야 한다.

2) 의사결정자 (Decision maker)

재화를 가장 적절하고, 효율적이며, 경제적인 방법으로 활용할 줄 알아야 하며, 이를 위해 평가하고, 분석하고, 판단하여 의사결정을 할 수 있는 능력을 갖추어야 한다.

3) 지도자 (Leader)

지역사회에 있어서, 또는 여러 의료종사자와 함께 일하게 되는 경우에 의사결정력과 의사소통능력, 효율적인 관리능력을 갖춘 지도자로서의 역할을 수행할 수 있어야 한다.

4) 관리자 (Manager)

① 사람, 재화 및 정보를 효율적으로 관리할 수 있어야 한다.

② 정보화사회가 되면 될수록 약사는 의약품에 관련된 정보들을 타인과 공유하는데 더 많은 책임을 져야 하며 잘 전달해야 한다.

5) 평생학습자 (Lifelong learner)

평생을 약사로서 활동하는 동안 끝임없이 변화하는 정보를 습득해야하며 공부하는 학습능력을 갖추어야 한다.

6) 의사전달자 (Communicator)

① 의사와 환자사이의 중간자 역할을 수행하는 직능인이어야 한다.

② 약사는 지식을 많이 습득해야 하며, 타 의료종사자나 환자와 접할 때 신뢰를 받도록 노력해야 한다.

7) 교육자 (Teacher)

① 차세대 약사를 교육, 훈련시킬 수 있는 능력과 책임을 지녀야 한다.

② 자신이 가진 지식을 가르쳐 줄 뿐만 아니라 새로운 지식을 습득하는 방법, 기존의 정보를 새롭게 잘 조합하는 방법도 전수해주어야 한다.

55. 향상된 약사업무의 가치는?

1) 약화사고를 예방하는 것

2) 약물부작용 발생을 예방하는 것

3) 부적절한 약물사용을 예방하는 것

4) 복약지도를 철저히 하여 복약지시 불이행을 예방하는 것

56. '광노화'는 무엇이며 치료제와 사용시 주의사항은?

피부노화는 유전적 요소가 있을 수도 있지만 흡연, 과다음주, 영양결핍, 태양 노출 등과 같은 외부적인 요인에 의해 조기 노화가 일어날 수 있다. 이는 특히 예방가능한 면이라는 점에서 주목할 만하다. 또한 얼굴의 노화에서 80%는 자외선에 의한 영향에 기인한다는 보고도 있다.

피부 노화는 크게 두 종류로 나눌 수 있다. 하나는 내인성 노화(intrinsic aging)로써 세월이 흘러감에 따라 피할 수 없는 노화현상이고 다른 하나는 광노화(photoaging)로써 오랫동안 햇빛에 노출된 얼굴, 손 등, 목 뒤 등의 피부에서 관찰되는 노화현상을 말하며 내인성 노화와 자외선에 의한 영향이 합쳐진 결과로 발생한다.

광노화 현상은 자외선의 노출을 피하면 예방할 수 있는 피부 노화현상이다. 피부노화 치료를 위해서 항산화제를 경구용으로 혹은 국소 도포용으로 사용하고 있다.

광노화(photoaging)란 나이를 먹어감에 따라 자연스럽게 이뤄지는 노화가 아니라 햇빛에 의해 피부가 손상되면서 나타나는 노화를 뜻하며, 그 증상은 미세주름, 거친 피부, 색소침착(기미, 주근깨) 등이다.

광노화의 치료제는 트레티노인(tretinoin) 외용제가 임상적으로 많이 이용되고 있는데 광노화에 대해 유의한 치료 효과를 보여주고 있다.

트레티노인의 작용기전을 살펴보면, 우선 세포분화가 정상화되고 표피세포의 유사분열을 촉진해 표피층을 정상적인 두께로 회복시킨다. 또한 혈류량과 피부 청소율을 증가시켜 세포에 영양분을 공급하고, 이물질을 제거하는 혈액순환을 왕성하게해 피부가 건강한 붉은 색을 띠게 한다. 그리고 멜라닌이 특정부분에 축적되지 않고 표피 전역에 균일하게 분포하게 만들어 기미를 방지하거나 제거할 수 있다. 마지막으로 섬유아세포의 대사능력을 증가시켜 진피에서 콜라겐 합성을 증가시키는 작용을 한다.

주의해야 할 사항은 작용기전에 따라 자연스럽게 나타나는 홍조, 박리, 건조감 등의 명현 반응이다. 표피층의 증가와 함께 각질층이 얇아지면서 나타나는 박리현상, 그리고 왕성한 혈액순환에 따른 홍조 현상 등은 평균 2주에서 4주 정도까지 나타나며, 피부의 광노화 정도가 심할 경우 명현 반응 역시 좀 더 강하게 나타나기도 한다. 하지만 이는 부작용이 아니라 약의 작용에 따른 자연스러운 효과이다.

또한 2~4주 사이에 일시적 악화현상이 올 수 있다는 점도 유의해야 한다. 예를 들어 여드름이 더 발생할 수 있는데, 이는 새로 병변이 생긴 것이 아니라 피부 속에 기존에 있던 병변이 위로 밀려오면서 눈에 보이는 것뿐이다.

이외에도 광노화가 지닌 특성 상, 단기간 내 효과를 볼 수 없다는 점도 주의해야할 사항이다. 거친 피부에 대해서는 평균 1~2달 이내 효과를 볼 수 있지만, 기미는 최소 3~6개월까지 꾸준히 사용해야 효과를 볼 수 있다. 따라서 단기간 내 효과가 나타나길 바라는 환자들에게 인내심을 갖고 약효를 판단할 수 있도록 충분한 설명이 필요하다.

57. 미국 FDA에서 승인받은 유일한 알코올중독치료제는 무엇이며, 이 약제의 장점과 특징은?

알코올중독치료제의 대표적인 제품은 '아캄프롤'과 '레비아'인데, '레비아'(REVIA, Naltrexone HCI)는 처음에는 아편탐닉 치료를 위해 승인받았으며, 그 후 미 FDA로부터 알코올중독치료제로 최초이자 유일하게 승인 받은 약제로, 미국에서 가장 널리 쓰이고 있다.

1) 특징

① 순수 opioid receptor blocker인 레비아는 음주욕구, 음주일수 및 음주량을 감소시키는 치료제로, 지난 85년부터 아편계 중독의 치료제로서 사용돼 왔으며, 지난 94년부터 알코올의존 치료제로 그 영역을 확대했다.

레비아는 타 약물인 nalorphine 및 naloxone에 비해 각각 17배, 2배 더 강력한 오피오드에 대한 길항효과를 나타내며, 길항작용은 72시간까지 지속된다. 또한 경구 투여 후 흡수가 빠르고 거의 완전하게(96%) 이루어지는 것으로 알려졌다.

② 레비아의 가장 큰 특징 중 하나는 의존성 약물이 유발하는 고양감을 차단, 스스로 음주를 조절하기 힘든 사람에게는 아주 효과적이라는 점이다. 레비아는 음주에 대한 갈망을 감소시켜 음주량 감소 및 술에 대한 접근도를 떨어뜨리는 기능을 함으로써 조절능력을 향상시키는 역할을 한다.

2) 장점

① 레비아는 부작용에서 자유롭다는 점에서 안전한 약물로 평가받고 있다. 완치제의 개념은 아니지만 술을 끊는 것을 매우 쉽도록 만들어 주는 역할을 하는 것과 더불어 약물로 인한 내성이나 의존성이 없으며, 간독성 문제에도 통상적인 용량(국내 50mg, 미국 150mg까지)에서는 매우 안전한 약물이기 때문이다.

② 모든 질병의 치료에 있어 가장 큰 문제로 손꼽히는 것은 재발이다. 특히 의존성이 강한 알코올의 경우 재발에 대한 위험이 높다는 점에서 재발률 감소가 치료의 중요한 포커스가 되고 있다.

레비아는 단독 약물요법에서도 높은 재발률 감소효과를 나타냈을 뿐만 아니라 타 약물과의 병용요법 및 기존 심리 사회적 요법과 함께 치료했을 경우 재발 가능성을 상당히 낮춰주는 것으로 나타났다. 심지어 미국에서는 알코올의존 재발기전에 대한 가장 근접한 학문적 접근을 가능하게 했다는 평가를 받고 있다.

58. 카두라엑스엘서방정과 프로스카의 사용상의 차이점과 특징은?

전립선비대증 치료제인 알파차단제(카두라엑스엘서방정)와 5-알파환원효소억제제(프로스카)의 사용상의 차이점과 특징은 다음과 같다.

전립선비대증 치료약물로는 전립선의 평활근을 이완시킴으로써 요로 부위를 확장시켜주는 알파차단제(카두라엑스엘서방정)와 전립선 크기를 감소시키는 5-알파환원효소억제제(프로스카)가 있다. 이 중 전립선 크기가 40gm보다 클 때는 5-알파환원효소억제제가 적합하지만 약 6개월 이상 장기 복용해야 효과를 기대할 수 있어, 1차 요법제로는 복용 2~3주 내에 증상을 개선시키며 60~75%의 환자에게서 효과를 나타내는 알파차단제가 선호되고 있다.

알파차단제는 평활근을 이완시키고, 요도의 조임을 없애주며, 증상을 개선시키는 작용을 한다. 하지만 전립선의 크기 자체를 줄여주는 효과가 없어 결국 수술을 하게 된다는 점이 단점으로 지적돼 왔다.

5-알파 환원효소저해제인 '프로스카'는 이런 알파차단제의 단점인 전립선의 크기를

줄여 근원적인 치료가 가능하다는 장점을 가지고 있다.

59. 현재 전세계에서 처방 1위인 아토피 피부염치료제인 비스테로이드 외용제는 무엇이며, 장점과 특징은?

현재 전세계 및 미국에서 처방 1위의 아토피 피부염 치료제로, 지난 2001년 12월 미 FDA 승인을 받은 약제는 엘리델크림(피메크로리무스)이며, 국내에도 출시된 엘리델은 아토피 피부염의 신속한 증상 완화뿐만 아니라 급격한 재발의 진행을 예방하는 효과를 인정받고 있다.

엘리델의 주성분인 피메크로리무스는 T세포의 활성화를 선택적으로 억제함으로 싸이토카인의 생성을 억제하는 선택적 면역억제제다. 비스테로이드크림제제로서, 염증성 피부 질환에 관여하는 T-cell과 mast cell만을 억제하는 skin selectivity가 뛰어난 아토피 치료제로 스테로이드 제제와 동등 이상의 약효를 가지지만, telangiectasia, skin atropy 등과 같은 스테로이드 제제의 부작용은 없는 것이 특징이다.

효과면에서 엘리델은 경증, 중등도 증상을 보이는 아토피 피부염 환자의 재발의 발현횟수를 줄이고, 국소적 스테로이드 치료제의 사용을 줄이거나 없앨 수 있는 장점을 가지고 있다. 엘리델은 성인 뿐 아니라 소아에서도 사용한 지 2일 이내에 가려움증을 완화시켜는 주는 효과를 보인다.

엘리델의 가장 큰 장점 중의 하나는 사용기간과 용량의 제한이 없을 만큼 안전하다는 점이다. 특히 2개월 된 유아부터 사용 가능하다는 점에서 연령 제한이 거의없는 안전한 약물이란 점이 돋보인다.

엘리델은 2세 이상의 아토피 피부염 환자의 얼굴과 같은 피부가 얇은 예민한 부위는 물론 모든 피부에 사용 가능하며, 3~23개월 유아를 대상으로 한 임상에서 아토피 피부염 재발(심한 발진과 붓기)의 발생과 국소적 스테로이드 사용의 필요성을 줄이는 것으로 입증됐다.

60. 진통제 복용으로 인하여 결핍될 수 있는 영양소는?

진통제인 Aspirin과 Indomethacin(INTEBAN) 등은 비타민 D의 흡수를 방해하여 2차 적으로 혈중칼슘농도를 낮추고, 엽산운반시 결합부위에서 경쟁을 하여 엽산 결핍증세를 일으킬 수 있다.

61. 스테로이드 외용제를 장기간 사용했을 경우 문제점은?

스테로이드 크림이나 연고를 장기적으로 국소 도포할 경우에는 피부층을 지나 혈관까지 흡수됨에 따라 피부위축, 모세혈관 확장, 자반 등 이상반응과 입주위 피부염, 다모, 색소탈실, 선조, 수포성피부염, 아토피 피부염, 피부출혈 등이 나타날 수 있으며, 부신억제 유발 위험으로 인해 특히 유아에게 투여하기가 곤란한 것이 문제이다.

62. 장기간 복용하는 약물 중에는 수면방해하는 것이 많이 있는데 예를 든다면?

1) Beta-Blockers

2) Brochodilators : Aminophylline, Salbutamol

3) Decongestants : Pseudoephedrine

4) 피임약 : Progesterone

5) 갑상선호르몬제

6) Amphetamine(교감신경흥분제)

7) 항전간제

8) Diuretics

9) SSRIs(Selective Serotonin Reuptake Inhibitors, 선택적 세로토닌 재흡수 억제제) : Citalopram, Fluoxetine, Fluvoxamine, Nefazodone, Sertraline, Paroxetin

10) 부신피질홀몬제

11) SNRI(Serotonin Noradrenaline Reuptake Inhibitor)계열의 비만치료제 : REDUCTIL

63. 설폰요소계의 대표적인 약물은 무엇이며 설폰요소계 혈당강하제의 효과를 상승시켜 저혈당을 일으키는 약물은?

1) 설폰요소계의 대표적 약물

아마릴, 다오닐, 디아미크롱, 다이그린, 디아지드, 디크롱, 글리피짓, 디아민, 다이아 비네스, 유글루콘, 글루레노름, 노보넘 등이 있으며, 췌장 베타세포를 자극하여 인슐린 분비를 촉진시켜 주며 간의 포도당 생성 작용을 감소시켜 준다.

2) 설폰요소계 혈당강하제의 효과를 상승시켜 저혈당을 일으키는 약물

인슐린제제, 아스피린, 알코올, 베타차단제, Sulfonamide, Clofibrate, Dicoumarol, MAO억제제, NSAIDs소염진통제, Miconazole, Chloramphenicol, Allopurinol, ACE억 제제, 퀴놀론계항생제

64. 당뇨병에 대해서 환자에게 알기 쉽도록 정의한다면?

혈중에 당이 과다하게 녹아있어 소변으로 당이 배출되는 것을 당뇨라 한다. 음식들을 섭취하게 되면 위장관에서 잘게 소화되어 포도당이란 성분으로 바뀌어져 혈액 속으로 흡수된다. 우리가 음식을 먹는 이유는 음식을 통해 활동에 필요한 에너지를 얻기 위해서인데, 이를 위해서는 섭취한 음식이 소화되어 생긴 혈액 속의 포도당이 우리 몸 곳곳의 세포에 흡수되어 연료로 쓰여져야 한다.

그런데 혈액 속의 포도당이 우리 몸의 세포에 들어가기 위해서는 인슐린이라는 호르몬이 있어야만 혈액 속의 포도당이 우리 몸 안의 세포에 들어가 연료로 쓰여질 수 있다.

인슐린은 십이지장 뒤에 있는 췌장이라는 장기에서 생산된다. 정상인이라면 음식섭취 후 혈당(혈액 속의 포도당)이 올라가면 췌장에서 이를 감지하여 인슐린을 자동적으로 분비하게 되지만, 당뇨인의 경우에는 인슐린이 제대로 분비되지 못하거나 분비되더라도 제 역할을 못하기 때문에 음식 섭취 후 생긴 혈액 속의 포도당이 우리 몸 세포 안으로 흡수되지 못하고 혈액 속에 그대로 남아 혈당 농도가 정상범위를 벗어나 높게 유지된다.

당뇨병은 인슐린의 분비가 저하되거나, 분비되더라도 제 기능을 못하게 되어 혈액속의 포도당이 에너지원으로 이용되지 못해서 혈당이 비정상적으로 올라가는 병이다.

65. 설폰요소제의 혈당강하작용을 감소시키는 약물은?

    1) 이뇨제

    2) 부신피질홀몬제

    3) Diphenylhydantoin

    4) Lithium

    5) Rifampin

    6) Isoniazid

    7) Nicotic acid

    8) Acetazolamide

    9) Barbiturates

    10) Phenytoin

    11) 갑상선홀몬제

66. 당뇨병의 3다 증상은?

    1) 다음 : 갈증을 많이 느끼고 물을 많이 마신다.

    2) 다식 : 당이 뇨로 배출되기 때문에 속이 허하게 느끼고 많이 먹는다.

    3) 다뇨 : 물을 많이 마셔 소변을 많이 자주 본다.

67. 설폰요소계 약물을 사용해서는 안되는 경우는?

    1) 당뇨병성케톤혈증, 당뇨병성혼수 또는 전혼수환자

    2) 제1형당뇨병(인슐린의존형)환자

    3) 임산부 및 수유부

    4) 심한 간기능 및 신기능장애 환자

    5) 심한 감염, 수술등 스트레스 상태

    6) 설폰요소계 약제에 대해 과민증의 기왕력이 있는 환자

68. 당뇨병의 합병증을 예로 든다면?

　　1) 급성 합병증

　　　　① 케톤산증

　　　　② 고삼투압성 혼수

　　　　③ 저혈당

　　2) 만성 합병증

　　　　① 대혈관에 발생하는 합병증 → 관상동맥 질환과 뇌졸중

　　　　② 눈에 발생하는 합병증 → 백내장, 당뇨병성 망막증

　　　　③ 신경에 발생하는 합병증 → 말초신경병증, 자율신경병증

　　　　④ 신장에 발생되는 합병증 → 당뇨병성 신장증

　　　　⑤ 발에 생기는 합병증 → 당뇨병성 괴저

　　급성 합병증은 혈당조절이 안되어 당뇨병이 급격하게 악화되거나 혈당이 지나치게 떨어질 때 일어나며, 만성 합병증은 오랜 기간 당뇨병 관리가 안 되어 발생하는 것으로 몸의 어느 곳에서나 일어날 수 있다.

69. 임신 중에 안전한 약과 금기약은?

　　1) 진통제

　　　　① 안전한 약 : Acetaminophen

　　　　② 금기약 : NSAIDs(Non-Steroidal Antiinflammatory Drugs), Aspirin

　　2) 항히스타민제

　　　　① 안전한 약 : Dimenhydrinate, Diphenhydramine

　　　　② 금기약 : Brompheniramine, Cyproheptatine

　　3) 소화기계약

　　　　① 안전한 약 : GELFOS, MYLANTA

　　　　② 금기약 : Cimetidine(TAGAMET), Ranitidine(ZANTAC), 변비약

4) 호흡기계약

①안전한 약 : Theophylline

②금기약 : Prednisolone, Dexamethasone

70. 당뇨병환자의 식사요령과 주의점은?

1) 정상체중을 유지하도록 한다.

2) 식사는 규칙적으로 정한 시간에 한다.

3) 탄수화물은 주로 곡류에서 섭취하고 설탕이나 꿀 등 단순당질은 피한다.

4) 기름은 식물성 기름(참기름, 들기름, 식용유 등)을 사용한다.

5) 콜레스테롤이 많은 음식(소간, 달걀, 메추리알, 오징어 등)은 1주일에 2~3회로 제한

6) 음식은 싱겁게 조리해서 먹는다.

7) 허용 식품량 내에서 가급적 섬유소가 많은 식품(현미, 잡곡밥, 채소류 등)을 섭취한다.

8) 알코올의 섭취를 피한다.

9) 외식 등 설탕을 많이 사용한 음식, 튀김, 중국요리, 성분을 알 수 없는 음식은 피한다.

10) 공복감 시 열량이 적고 부피가 큰 식품(보리차, 육즙, 잎채소, 해조류 등)을 이용 한다.

71. 당뇨병환자가 저혈당 증세를 느끼지 못하게 하는 약물은?

1) 베타차단제 (Beta Blockers)

2) 치아자이드계 이뇨제 (Thiazides Diuretics)

72. 변비를 유발시키는 약은?

노인환자는 운동부족과 장의 연동운동기능이 떨어져 변비를 유발시키는 약을 복용할

경우에는 변비가 더 심해지기 때문에 복약지도 시 보호자나 환자에게 사전에 알려주는 것도 좋다. 변비를 유발시키는 약물을 예를 들면 다음과 같다.

1) 아편계약물, 마약성진통제

2) 항콜린성약물

3) 항히스타민제

4) 파킨슨병치료제

5) 삼환계 항우울제

6) Al 이나 Ca을 함유한 제산제

7) 철분제제

8) 이뇨제

9) Phenothiazide계 약물

73. 설사를 유발시키는 약물을 예를 들면?

약을 복용하면 설사를 일으킬 수 있는데 복약지도 시 환자에게 미리 알려주어 설사를 할 경우에는 유산균제제를 복용할 것을 권장해서 환자가 두려움 없이 계속해서 약을 복용할 수 있도록 하는 것이 약사의 의무로 생각되어 이 문제를 냈는데 답을 기억해두면 더욱 더 좋을 것 같군요.

1) 항생제 (Antibiotics)

2) 고혈압치료제(Antihypertensives) : Reserpine, methyldopa

3) 강심제 : Digoxin

4) 콜린성약물 (Cholinergics) : Metoclopramide

5) Mg을 함유한 제산제 (Antacids)

6) 자극성완하제

74. 정신과질환의 종류는?

1) 불안장애 (Anxiety Disorder)

2) 우울증 (Depression)

3) 정신분열증 (Schizophrenia)

4) 소아의 주의력결핍/과다행동장애(Attention Deficit / Hyperactivity Disorder, ADHD)

5) 알쯔하이머질환 (Alzheimer's Disease)

75. 항우울제(Antidepressants) 분류와 약물은?

    1) SSRIs (Selective Serotonin Reuptake Inhibitors)

       ① Fluoxetine

       ② Paroxetine

       ③ Sertraline

       ④ Fluvoxamine

       ⑤ Citalopram

    2) TCAs (Tricyclic Antidepressants)

       ① Amitriptyline

       ② Imipramine

       ③ Clomipramine

       ④ Doxepine

       ⑤ Nortriptyline

       ⑥ Desipramine

    3) MAOIs (Monoamine Oxidase Inhibitors)

       ① Phenelzine

       ② Tranylcypromine

    4) NaSSAs (Noradrenergic and Specific Serotonergic Antidepressants)

       ① Mirtazapine

5) SNRIs(Serotonin-Norepinephrine Reuptake Inhibitors)

① Venlafaxine

② Milacipran

76. 파킨슨씨병(Parkinsonism)의 정의와 4대 임상적 양상은?

1) 정의

뇌의 흑질(Substantia Nigra)부위에서 Dopamine Neuron의 사멸에 의하여 발생되는 만성적이며 진행적인 신경 퇴행성질환

2) 4대 임상적양상

① 진전 (Tremor)

② 강직감 (Rigidity)

③ 운동력 둔화 (Bradykinesia)

④ 자세 불안정 (Postural Instability)

77. 우울증을 유발시키는 약물은?

1) 심혈관계약 : 베타차단제(Beta Blockers), Clonidine, Methyldopa, Procainemide, Reserpine

2) 중추신경계약 : Barbitrate, Benzodiazepines, Ethanol, Phenytoin

3) 호르몬제 : Anabolic Steroids, Corticosteroids

78. 골다공증(osteoporosis)과 골감소증(osteopenia)의 차이는?

골밀도가 같은 성별 같은 인종의 젊은 성인의 평균 골밀도보다 25% 이상 낮을 때 골다공증으로 진단되며 (T score 가 −2.5 이하), 10 ~ 25% 낮을 때는 골감소증으로 진단함 (T score 가 −1 과 −2.5 사이)

* 골연화증(osteomalacia)이란 칼슘이 덜 들어간 뼈를 말하며 골다공증은 뼈의 구성성분인 칼슘과 콜라겐이 동시에 줄어들어 골밀도(bone density)가 줄어든 것을 말한다.

79. 요산의 배설에 영향를 주므로 통풍치료시 주의해야 하는 약물은?

Aspirin

80. 기침 또는 천식을 유발하는 약물은?

　　1) 베타차단제

　　2) 안치오텐신전환효소억제제

　　3) 항히스타민제

　　4) 비스테로이드성 소염진통제

　　5) 부교감신경흥분제

　　6) 이뇨제

81. 전신적인 부신피질홀몬제 요법의 합병증은?

　　1) 백내장 (cataract)

　　2) 골감소증/골다공증 (osteopenia/osteoporosis)

　　3) 2차감염 (secondary infection)

　　4) 고혈당증 (hyperglycemia)

　　5) 피하출혈

　　6) 피부취약

　　7) 스테로이드성 근질환

　　8) 심혈관질환

82. COX-1와 COX-2의 차이점은?

NSAIDs는 COX(cyclooxygenase)를 억제함.

COX는 arachidonic acid를 prostaglandin으로 바꿔주는 효소임.

COX-1은 신체 거의 모든 조직(예 : 위, 신장, 소대장, 혈소판)에 존재하여, 생리적으로 보호작용이 있는 프로스타글란딘을 생산함.

COX-2는 정상 생리 상태에서는 거의 존재하지 않고, 급성 염증이 있을 때 나타남.

83. 소화성궤양을 일으키는 약물은?

1) Aspirin

2) NSAIDs (비스테로이드성 소염진통제, Non-Steroidal Anti-inflammatory Drugs)

3) 부신피질호르몬제

4) Reserpine

5) 5-Fluorouracil (5-FU)

6) Caffeine, Histamine

7) 부교감신경자극제(Neostigmine, Bethanechol)

8) Levodopa

9) Ethacrynic acid

10) Colchicine

84. 비스테로이드성 소염진통제 간에 위장장애 발현율이 차이가 있을까?

Nonacetylated salicylates(salsalate, 디살정)와 partially selective NSAIDs(etodolac, nabumetone, meloxicam)은 위장장애 발현율이 아스피린이나 nonselective NSAIDs보다 낮다.

Buffered aspirin이나 enteric-coated aspirin은 위장장애 발현율이 낮아지지 않는다. 장용성 아스피린 제제, NSAID prodrugs, salicylate 유도체, 주사제제나 직장투여제제 등은 급성 국소 위점막 손상은 줄어들지만, 전신적으로 내인성 프로스타글란딘 합성 억제의 결과로 위장장애 발현율이 낮아지지 않는다.

85. NSAIDs로 인한 궤양 및 상부 위장관 합병증(위출혈, 천공, 폐색)의 위험요인(risk factor)은?

  1) 65세 이상 노인들에서 잘 나타남.

  2) 전에 소화성궤양(peptic ulcer)을 앓은 자

  3) 전에 궤양과 관련된 위장출혈이 있었던 자

  4) corticosteroids를 병용할 경우

  5) NSAIDs를 고용량으로 쓸 경우

  6) NSAIDs를 병용할 경우

  7) 아스피린(저용량 아스피린 요법 포함)과 병용할 경우

  8) 항응고제를 병용할 경우 또는 혈액응고장애질환 시

  9) 항혈소판제제(antiplatelet drug) : [예] Clopidogrel(PLAVIX), Ticlopidine(CLID)를 병용시

  10) 심혈관계질환이나 류마치스성관절염 같은 질환을 앓고 있을 때

86. 여성호르몬 대체요법의 주 용도는?

  1) 갱년기 안면홍조(hot flush) 해소

  2) 질 위축으로 인한 증상 해소

  3) 골다공증 예방

87. 표준 여성호르몬대체요법의 흔한 부작용과 최근 밝혀진 문제점은?

요법을 중단하고자 하는 여성들은 질출혈(vaginal bleeding)과 유방압통(breast tenderness)같은 부작용을 그 이유로 들고 있다. 최근의 대규모 연구 결과 이 요법을 쓰는 여성들에서 관상동맥질환, 유방암, 중풍 및 정맥혈전증의 위험성이 약간 증가하는 것으로 밝혀졌다. 물론 골다공증으로 인한 골절 및 대장암의 위험성은 감소됨이 확인됐다.

그러나 이 연구 결과에 너무 과잉반응을 보이는 것은 바람직하지 않다. 의사는 각 환자별로 호르몬 대체 요법의 위험성과 이점을 판단해야 하며, 최소유효용량을 가능한 한 최

소기간 동안 처방하도록 권고되고 있다.

88. 나이에 따른 골밀도의 정상적인 변화는?

골밀도는 유년기에 계속 증가하여 25세 전후에 최고조에 달하며, 그 후 10년 정도는 그 상태를 유지하다가 35세 이후에는 남녀가 동일하게 1년에 0.3~0.5% 씩 골밀도가 감소되어 간다. 에스트로젠은 여성의 골밀도 유지에 중요한 역할을 한다. 폐경기가 되어 에스트로젠 농도가 떨어지면 골밀도 감소가 가속된다.

폐경 후 첫 5~10년 동안 1년에 2~4% 씩 골밀도가 감소될 수 있다. 그 결과 그 기간 동안 25~30%의 골밀도 감소를 초래할 수 있습니다. 폐경 후의 골 손실 가속이 여성 골다공증의 주된 원인이다.

89. 골다공증으로 인한 골절(fracture)이 잘 생기는 부위는?

1) 척추(spine) (압박 골절로 인해 뼈가 주저앉음) : 전체적으로 퍼져 나가는 심한 통증이 있을 수 있음. 키가 어들고 척추가 휘게 됨.

2) 고관절부위(hip) : 주로 넘어져서 골절 됨.

3) 손목(wrist)

4) 갈비뼈(rib)

90. 칼슘제제의 종류 및 복용법, 주의사항 등은?

1) 탄산칼슘(calcium carbonate) 제제 1250mg 중에 500mg의 칼슘이 들어 있음.

2) 칼슘은 소량을 식사와 함께 복용하는 것이 좋음.

3) 소장은 한번에 500mg 이상의 칼슘을 흡수할 수가 없음. 그러므로 1일 1000mg 이 필요한 사람은 500mg 정제 2정을 한번에 복용하면 안 되고 아침, 저녁 식사와 함께 복용해야 함.

4) 칼슘제제의 부작용으로 소화불량과 변비가 있을 수 있음. 탄산칼슘제제로 변비 및 소화불량이 있을 때는 구연산칼슘(calcium citrate) 제제(프라스칼정)를 쓸 수 있음.

5) Omeprazole 같은 PPI(Proton Pump Inhibitors)는 탄산칼슘의 흡수를 방해하므로 이 경우에도 구연산칼슘이 더 적합함.

91. 골다공증의 발병 원인은 무엇인가?

1) 호르몬 바란스 이상, 갱년기가 되면서 에스트로젠 분비 감소, 칼시토닌 분비감소

2) 노화로 인한 콜라겐 감소, 저산증

3) 불충분한 식이로 칼슘, 마그네슘 등 미네랄 부족

4) 대장의 기능장애로 칼슘 흡수 장애

5) 부적절한 식이 : 고당분 섭취, 산성식품

6) 운동부족

92. 골다공증이 잘 유발되는 예는?

1) 위장관 수술을 한 사람

2) 갑상선기능 항진증 및 저하증 관련 홀몬제 장기 복용자

3) 지나친 음주, 흡연자

4) 무리한 다이어트

5) 체형이 뼈가 가늘고 체중이 적게 나감

93. 관절염의 약물치료의 원칙은?

1) 염증이 경미한 mild pain인 경우 acetaminophen, 중등도 이상의 통증은 COX-2 inhibitor(celeblex)로 시작한다.

2) 이 두 약제에 반응하지 않는 경우 nonselective NSAID를 사용하고, 위장관 합병증의 위험이 있는 환자에서는 misoprostol 또는 PPI(omeplazole)를 추가한다.

3) 고혈압 환자에서는 혈압이 높아질 수 있다고 설명을 하고 정기적으로 혈압을 측정한다.

4) 한두 관절(주로 슬관절)의 통증과 염증의 급성기에는 관절내 스테로이드를 고

려할 수 있다.

　5) 약물에 반응이 없거나 사용할 수 없는 슬관절 골관절염 환자에서는 관절 내 hyaluronic acid 주사를 고려할 수 있다.

　6) NSAIDs로 치료 중 통증조절이 불충분한 경우 단기간의 tramadol을 추가할 수 있고 모든 약물치료와 물리치료에 효과가 없는 경우는 opioids를 단기간 사용할 수 있다.

94. 연령별 홀몬 불균형 증상은?

　1) 20대 : ① 생리불순 및 생리통

　　　　　② 생리주기 감소

　　　　　③ 피부트러블(여드름, 뾰루지)

　　　　　④ 신장 및 가슴발육 부진

　　　　　⑤ 다이어트를 해도 살이 빠지지 않음

　2) 30대 : ① 성욕 저하 및 불감증

　　　　　② 피부탄력성 감소

　　　　　③ 피부건조 및 기미

　　　　　④ 신경과민 및 불면증

　　　　　⑤ 탈모

　3) 40대 : ① 질분비물 감소

　　　　　② 피부노화(주름, 검버섯, 피부처짐)

　　　　　③ 기억력 감퇴 및 우울증

　　　　　④ 이유 없는 체중 증가

　　　　　⑤ 시력저하

　　　　　⑥ 유방멍울(fibroadenoma)

　　　　　⑦ 난소 물혹

　4) 50대 : ① 폐경

　　　　　② 갱년기장애

③ 골다공증 및 요실금

④ 각종 여성질환

95. 베체트병의 원인과 증상은 무엇인가?

1) 원인

원인은 확실치 않지만 여러 가지 가설이 제시되고 있다. 바이러스 감염, 박테리아 감염, 자가면역 기전, 화학 오염, 면역학적 이상 및 유전적측면 등이 논의되고 있다.

2) 증상

베체트병은 계속 재발되는 구강궤양, 외음부 궤양, 눈 속의 염증 (포도막염), 피부병변 등의 증후로 나타나는 비교적 희귀한 병이다.

이 병은 점막 및 피부, 눈, 심장, 혈관, 신장, 위장 그리고 신경이 침범될 수 있는 임상적 특징을 가진 매우 다양하고 복합적인 질환으로 인식되어있다.

96. 자가면역질환이란 무엇인가?

자가면역질환이란 우리 인체가 자기를 비자기로 오인하여 우리 몸의 면역 기능이 자신을 공격하는 경우에 발병하는 질병으로 만성 활동성 간염, 베체트 병, 만성 류마티스성 질환, 만성 갑상선염, 인슐린 의존성 당뇨병, 사구체 신염 등 수없이 많은 만성 난치성 질병이 여기에 속한다.

자가 면역증 치료를 위해서는 우리 몸을 보호하는 면역 기능을 억제 하여야 되고 결과적으로 암이나 감염 질환에 노출되기 때문에 치료에 많은 어려움이 있다. 또한 자가 면역 질환은 오랜 기간에 걸쳐 형성되고 증상이 만성적으로 지속되며 대체로 장기의 영구손상을 초래하기 때문에 완치할 수 있는 방법이 거의 없는 것이 현실이다.

97. 한국인에 적절한 암 예방을 위한 식이의 권장사항은?

1) 정상 체중을 유지하도록 항상 배부르지 않게 식사한다.

2) 현미, 잡곡 위주의 쌀과 김치 중심의 식사패턴을 유지한다.

3) 지방 섭취를 총 에너지 섭취의 20% 정도인 현재 수준으로 유지한다.

4) 동물성 지방, fast food 섭취를 적절히 한다. (특히 외식 시)

5) 녹황색 채소, 생선 중심의 반찬을 준비한다.

6) 젓갈류, 김치 등 염장식품 조리시는 소금을 가능한 적게 사용한다.

7) 과일, 신선한 야채, 콩 제품을 충분히 섭취한다.

8) 생선, 고기류를 불에 직접 굽지 말고, 태워 먹지 않는다.

98. 우리 몸에서 활동하는 효소를 6가지는?

1) 가수분해효소 (Hydrolases)

전분질 분해효소인 아밀라제, 단백질 분해효소인 프로테아제, 지방분해효소인 리파제 등이 그것이다. 지금까지 발견된 것은 약 789종이다.

2) 산화환원효소 (Oxidoreductase)

물질의 산화와 환원을 맡아 하는 효소인데, 잘 알려진 것으로는 카탈라제, 퍼옥시다제, 알콜디하이드로게나제 등이 있다. 일명 해독효소라고도 한다. 지금까지 발견된 것은 약 650종이다.

3) 전이 효소 (Transferase)

어떤 물질을 분해하여 그 부산물로 다른 물질을 만드는 것과 같이 한가지의 아미노산으로 다른 종류의 아미노산을 만드는 효소이다. 간기능 검사에 활용되는 SGOT나 SGPT 등이 이에 속한다. 이렇게 효소는 질병의 진단에도 유용하게 응용되고 있다. 지금까지 발견된 것은 약 640종이다.

4) 이성화효소 (Isomerase)

포도당과 과당은 분자식이나 구조식이 똑같은 물질이지만 광학이성체로서 화학적으로는 서로 다른 성질을 가진다. 이성화효소는 포도당이란 이성체로 과당이란 이성체를 만드는 효소이다. 지금까지 발견된 것은 약 100종이다.

5) 탈리 효소 (Lyase)

이 효소는 보통의 가수분해효소로는 되지 않는 물질의 분해나 합성에 쓰이는 것이다. 지금까지 발견된 것은 약 150종이다.

6) 합성 효소 (Lygase)

우리가 먹는 음식물은 잘게 분해 되어 분자량이 작은 물질로 흡수되는데, 체내에 들어가서는 다시 생명활동에 필요한 물질로 재합성 되어야 한다. 합성효소는 이럴 때 쓰이는 것이다 지금까지 발견된 것은 이 풍부하게 함유되어 있어서 피부의 건조를 방지해주고 영양을 공급해주어 탄력 있는 피부를 유지해 준다.

99. Macrolide 항생제와 병용 시 상호작용으로 인한 심각한 임상적 효과를 나타내는 약물은?

Macrolide 항생제는 그람양성균에 대해 광범위한 항균력을 가지는 항생제로 호흡기계 감염과 피부 감염에 많이 사용된다. Macrolide 항생제는 CYP450 3A4를 억제하므로, CYP450 3A4에 의해 대사되는 약물과 병용 시 이들 약물의 혈중농도를 상승시킨다.

Macrolide 항생제와 병용 시 상호작용으로 인한 심각한 임상적효과를 나타내는 약물로는 ergotamine 유도체와 triazolam과 같은 benzodiazepine, simvastatin과 같은 HMG Co-A reductase inhibitors와 pimozide 등이 있다.

100. Azole계 항진균제와 병용금기인 약물은?

1) Azole계 항진균제(itraconazole, ketoconazole, fluconazole)는 CYP450 3A4에 의한 quinidine, pimozide의 대사를 저해하여 이들 약물의 혈중 농도를 상승시켜 치명적인 심정지등 부작용의 위험이 증가할 수 있다.

2) Azole계 항진균제(itraconazole, ketoconazole, fluconazole)는 CYP450 3A4를 저해하여 CYP450 3A4에 의해 대사되는 benzodiazepines (alprazolam, triazolam,midazolam)의 혈중 농도를 상승시켜 임상적 효과(sedation)의 증대가 나타날 수 있다.

3) Itraconazole과 ketoconazole은 CYP450 3A4을 저해하므로 CYP450 3A4에 의해 대사되는 HMG-CoA reductase inhibitors (lovastatin, simvastatin, atorvastatin)의 혈중 농도를 상승시켜 횡문근융해증(rhabdomyolysis)이 일어날 수 있다.

101. 면역기능이 저하되는 이유?

    1) 스트레스

    2) 독성유해오염 물질

    3) 노화

    4) 비타민, 미네랄의 섭취 부족

    5) 음주, 흡연

    6) 과로, 과 운동

    7) 무절제한 성생활이나 식생활

    8) 마약류

102. 노화의 대표적인 증상은?

    1) 근육량의 소실(sarcopenia)과 근육의 강도 감소

    2) 체지방의 증가

    3) 체지방 분포의 변화(중심성 복부 비만의 증가)

    4) 골밀도의 감소

    5) 피부두께의 감소

    6) 심폐기능과 운동능력의 감소

    7) 면역기능의 저하

    8) 불면증

    9) 우울증

    10) 인지기능 저하

    11) 검버섯이나 잡티 또는 주름살 같은 피부 표면의 변화

    12) 피부 처짐 같은 얼굴 형태의 변화

    13) 탈모

103. 노화의 진행 원인은?

1) 세포가 관장하는 부위가 손상을 받게 되어서 세포의 재생능력이 저하

2) 유해산소의 발생: 유해산소가 유전자에 손상을 입히고 회복되지 않음.

3) 자외선이나 유독물질의 노출

104. 노화방지 의학의 목적은?

1) 근육량, 골밀도, 체력, 활력을 증가시키는 것

2) 면역력 강화

3) 수면 개선

4) 기분을 개선시키는 것

5) 암, 뇌졸중 등과 같은 성인병 없이 사는 것

6) 생활의 질을 향상시키며 수명을 연장시키는 것

105. 유해산소(free radical)란?

인간이 섭취하는 산소의 95%이상은 세포의 대사과정에서 생성되는 전자를 받아 산소의 가장 안전한 환원물질인 물로 되는데 세포의 미토콘드리아에서 일어나는 이 환원 반응은 세포가 필요로 하는 에너지 생성을 위한 필수과정이다. 이 경우 산소는 4개의 전자를 받아 물 2분자로 된다. 그런데 섭취된 산소 중 3%정도는 불안전한 상태에 머물게 되며 안전한 화합물인 물이 되기 위해 주위의 물질로부터 전자를 뺏으려는 성질이 강하게 된다. 이런 불완전한 산소를 유해산소라 한다.

106. 유해산소의 생성원인은?

1) 식세포작용에 의한 유해활성산소의 생성

2) 생체내 효소반응에 의한 유해활성산소의 생성

3) 불포화 지방산을 다량 함유하는 식품의 산화

4) 의약품이 간장에서 분해될 때 과산화지질의 생성촉진

5) 대기오염, 흡연 및 알코올 남용, 햇빛(자외선), 방사선, 심한 운동, 스트레스, 발암물질 등에 의한 유해활성산소의 생성

107. 유해산소가 일으키는 질환은?

1) 면역계손상 (자가면역질환 : 류마티스 관절염, 당뇨병)

2) 심혈관계 질환 유발 (동맥경화, 관상동맥질환)

3) DNA에 대한 산화적 공격(암)

4) 평활근의 노화

5) 피부의 노화 (유연성과 탄력성의 감소 및 색소의 침착)

6) 관절의 노화

108. 항산화효소의 종류와 역할은?

1) 항산화효소의 종류

① Superoxide Dismutase (SOD)

② Catalase

③ Peroxidase

④ Glutathion Peroxidase

2) 항산화효소의 역할

인체 내에 있는 4가지 효소항산화효소의 종류와 역할는 유해산소를 없애주어 세포가 손상되지 않고 스스로 방어할 수 있도록 도와준다.

위의 4가지 중 특히 SOD의 역할이 중요하다. SOD는 단백질의 일종으로 소화가 잘 안되며 40대가 넘어가면 SOD가 감소된다. SOD는 유해산소의 중화능력이 강력한 항산화제이며 보리새순과 같은 식물영양소에 SOD가 함유되어 있다.

모든 동식물은 체내에 유해산소를 형성한다. 이때 생성되는 유해산소를 중화하기 위하여 체내에서는 SOD라는 강력한 항산화물질이 분비되며 이 SOD의 분비능력이 곧 수명인 것이다. 즉 유해산소를 적게 생성하고 SOD를 많이 생성하면 건강하게 장

수하는 것이다.

109. 노인 치매환자에게 사용될 경우 사망률 증가를 가져와 사용금지되는 정신분열증 치료제에 해당되는 품목은?

    1) 한국릴리 자이프렉사 (올란자핀)

    2) 한국아스트라제네카 쎄로켈 (푸마르산쿠에티아핀)

    3) 한국노바티스 클로자릴 (클로자핀)

    4) 한국화이자 젤독스 (염산지프라시돈일수화물)

    5) 한국오츠카 아빌리파이 (아리피프라졸)

    6) 한국얀센 리스페달 (리스페리돈)

110. 울혈성심부전이나 신부전 환자가 고혈압이 있을 때 1차 선택 고혈압치료제군은?

ACEI(Angiotensin converting enzyme inhibitor), ACEI로 인해 기침이 나는 경우에는 ARB(Angiotensin receptor blocker)를 씀.

111. 올바른 자가혈압측정법은?

    1) 적합한 크기의 커프를 써야 함. 커프 안의 공기주머니가 팔의 최소 80%를 감싸야 함.

    2) 등을 의자에 기댄 채로 앉아서 측정해야 함. 다리를 꼬아서는 안됨. 커프를 한 팔을 늘어 뜨리지 말고 심장 높이로 받쳐야 됨.

    3) 측정 30분 전부터 담배나 커피를 금해야 됨.

    4) 최소 5분 이상 휴식을 취한 후 측정해야 됨.

    5) 적합한 측정시기와 빈도는 환자에 따라 달라질 수 있는데, 일반적으로 하루에 2번, 한번에 2회씩 측정함.

    6) 수축기 혈압, 확장기 혈압 및 심박동수를 기록해서 의사에게 보여야 함. 의사는 경우에 따라 메모리 기능에 저장된 데이타를 분석해야 함. (환자의 기록을 신뢰하기

어려울 때)

7) 환자의 자가혈압측정 방법이 올바른 지를 매년 점검받아야 함.

8) 환자는 자기 혈압측정기를 병원에 가져가서 의사 앞에서 혈압을 재서 의사가 측정한 혈압 수치와 비교해 보아야 함.

112. Prebiotics와 probiotics의 용어에 대한 정의는?

1) Probiotics(유산균류): 소화관(장관)미생물의 바란스 개선에 의해 숙주에 유익한 작용을 가져오는 살아있는 미생물첨가물로서 정의하고 있다.

2) Prebiotics(올리고당류): 경구섭취 할 경우에 생체에 유익한 작용이 기대되어지는 장내세균을 선택적으로 증가시키거나, 활성화시킬수 있는 난소화성식품성분으로 정의하고 있다.

113. 최근에 개발된 고지혈증치료제를 예를 든다면?

1) 화이자의 리피토(아토르바스타틴)

콜레스테롤을 낮출 뿐 아니라 심혈관 질환도 예방한다는 점을 강조한다. 제조사 측은 약 8만명의 환자를 대상으로 400개 이상의 임상실험을 진행한 결과 리피토를 복용한 환자들은 동맥 내 플라크의 부피가 감소해 결과적으로 심장병이나 뇌졸중 등 심혈관 질환을 예방하는 효과가 입증됐다고 밝히고 있다. 그러나 경쟁 제품을 복용한 환자들의 경우 동맥 내 플라크의 부피가 오히려 증가했다고 한다.

화이자사는 또 리피토는 다른 스타틴계 약물과 달리 저용량에서 고용량까지 다양한 임상실험을 통해 안전성이 입증됐으며, 그 결과 만 10~17세 소아 고지혈증 환자에게 처방 가능한 유일한 스타틴계 약물이라고 자랑한다.

2) 아스트라제네카 크레스토(로수바스타틴)

2003년 출시된 크레스토는 나쁜 콜레스테롤(LDL)은 줄여 주고, 좋은 콜레스테롤(HDL)은 높여서 전체 환자의 82% 정도가 콜레스테롤 목표 수치에 도달하는 것으로 임상실험 결과 나타났다. 기존 스타틴의 약효를 더 증강시켰다는 의미로 제조사

측은 '수퍼 스타틴'이라 부른다.

아스트라제네카측은 최근 크레스토를 복용한 제2형(성인형) 당뇨환자가 경쟁제품인 리피토를 복용한 환자보다 더 많이 콜레스테롤 수치가 떨어졌다는 임상실험 결과를 공개하며, 특히 당뇨와 고지혈증이 겹친 환자에게 약효가 뛰어나다고 주장한다.

3) MSD 바이토린(심바스타틴+에제티미브)

MSD는 2002년까지 국내 스타틴계(系) 판매 1위를 차지한 '조코(심바스타틴)'에다 새로운 개념의 고지혈증 치료제 '이지트롤(에제티미브)'을 합쳐서 바이토린을 만들었다. 이지트롤은 소장에서 음식 속 콜레스테롤 흡수를 차단하는 치료제다. 따라서 바이토린을 복용하면 간에서 콜레스테롤이 생성되는 것을 억제하는 동시에 소장에서 콜레스테롤이 흡수되는 것까지 차단되므로 시너지(약효 상승)효과가 생긴다는 것이 제조사측의 설명이다. MSD측은 "임상실험 결과 스타틴계 약물만으로 콜레스테롤 조절이 잘 되지 않던 환자들에게 특히 뛰어난 효과가 있었다"고 말했다.

114. 와파린의 효과를 감소시키는 약물과 식품은?

1) 그리세오풀빈

2) Barbitrates

3) Rifampicin

4) 부신피질홀몬제

5) 콩

115. 와파린의 효과를 증가시키는 약물은?

1) 소염진통제

2) 항생제(CM, TC계, Cefa계)

3) 항우울제

4) 항전간제

5) 아스피린

6) 혈당강하제(tolbutamide)

7) 통풍치료제(allopurinol)

8) 시메티딘

9) 갑상선치료제

10) 설파제

116. 신질환 환자가 복용하면 간질성신염을 증가시켜 투여해서는 안 되는 약물은?

소염진통제

117. 천식환자와 만성폐색성질환 환자에게 피해야 하는 약물은?

베타차단제

118. 향정신성 비만치료제에는 어떤 것이 있나?

향정신성 비만치료제는 식욕을 저하시켜 이차적으로 체중을 감소시키기 때문에 식욕 저하제(anorectics)라고 한다. 또한, 이들은 모두 암페타민(amphetamine)과 유사한 화학 구조 및 작용기전을 갖고 있기 때문에 '암페타민 유사의약품(amphetamine-like drug or amphetamine congener)'이라고 불린다. 다시 말해, 향정신성 비만치료제는 암페타민과 같이 중추신경을 흥분시키며, 혈압을 올리고 불면증과 불안증 등의 부작용을 일으킨다.

더욱 문제가 되는 것은 이들이 내성(tolerance) 및 의존성(dependence)을 갖고 있다는 사실이다. 이러한 이유로 미국 FDA가 허가한 레이블에 따르면, 이들 향정신성 비만치료 제는 모두 단지 몇 주 동안만 (a few weeks) 비약물적 비만치료의 보조요법으로 사용되 도록 제한하고 있다.

현재 국내에서 시판되는 향정신성 비만치료제는 약 25개 품목에 달하며, 매출총액은 2001년 20억원에서 작년 150억원으로 7배나 넘게 증가했다. 특히 향정신성 비만치료제 는 다른 비만치료제보다 가격이 싸다는 사실에 힘입어 점차 시장점유율을 높여가고 있는 추세이다. 예를 들어, 2001년 3%에 불과하던 향정신성 비만치료제의 시장점유율은 작년에 무려 26%를 차지했다. 현재 국내에서 시판 중인 향정신성 비만치료제의 종류는 다음과 같다.

 1) 드림파마 : 푸링정, 푸링가캡셀, 푸리민정

 2) 조아제약 : 엔슬림정

 3) 바이넥스 : 펜디쎈정, 펜트민정, 디피온정

 4) 광동제약 : 아니펙스정, 아트라진정, 아디펙스캅셀

 5) 수도약품 : 페니노정

 6) 한국콜마 : 펜트라정, 케이터민정

 7) 대한뉴팜 : 페스틴정

 8) 대원제약 : 펜키니정, 카페드린정

 9) 명인제약 : 페딘정

 10) 한림제약 : 펜타젠정

 11) 구주제약 : 메타엑스정

 12) 한불제약 : 한불펜터민캡슐

 13) 휴온스 : 휴터민정

 14) 영일약품 : 펜민정

 15) 씨트리 : 노브제정

 16) 제이알피 : 레더스정

 17) 대웅제약 : 디에타민정

119. 혈액응고 과잉상태를 유발하여 혈전색전증을 악화시키는 약물은?

경구피임약 (에스트로겐을 함유한 약물)

120. 시알리스의 가장 흔한 부작용은 무엇일까?

 1) 두통과 위장장애임.

 2) 등의 통증이나 근육통도 나타날 수 있음. 이들 부작용은 대개 경미함(투약을 중

단할 정도가 아님).

　3) 드물지만 4시간 이상 발기가 지속될 때(priapism : 음경강직증)는 즉각 병원에 가야함.

121. 하이트린 복용중인 환자가 시알리스를 복용할 수 있는가?

저혈압을 유발할 수 있으므로 금기이다.

하루날캅셀(tamsulosin)을 복용중인 환자는 시알리스를 복용할 수 있다.

122. 조제시 세심한 주의가 필요하고 안전관리가 필요한 의약품의 예는?

　1) 항전간제(페노발비탈, 카바마제핀, 발프론산나트륨)

　2) 향정신약(할로페리돌)

　3) 항불안제(에칠졸람)

　4) 디기탈리스제제(디곡신)

　5) 데오필린제제

　6) 당뇨병 치료약(경구용 혈당강하제, 인슐린제제)

　7) 항암제, 면역억제제

123. 비아그라, 시알리스, 레비트라의 일반명은?

　1) 비아그라 – sildenafil

　2) 시알리스 – tadalafil

　3) 레비트라 – valdenafil

＊이들은 selective cyclic GMP–specific PDE–5 inhibitors에 속함.

＊PDE = phosphodiesterase, 이 효소는 cyclic GMP를 분해하는 작용을 함.

＊성적 흥분이 있게 되면 nitric oxide (NO)가 분비됨.

NO는 guanylate cyclase를 활성화시켜 다량의 cyclic GMP가 만들어짐.

NO와 cyclic GMP는 음경해면체의 평활근을 이완시켜 음경해면체가 혈액으로 가득차서 발기가 됨.

124. 현대의학의 3대 허점은?

1) 개인차를 인정하지 않는다.

현대의학은 체질이나 성격차를 인정하지 않으므로 치료를 해도 획일적인 진료를 함으로써 어떤사람은 좋아지는데 어떤 사람은 아무리 치료해도 좋아지지 않는 오류를 범하게 된다. 예를 들어 몸의 기운이 강한 사람 한방에서 말하는 실한 사람은 긴장을 풀어주면서 치료를 해야 하고 기운이 약한 사람 즉 허한 사람은 기운을 상승 시키는 치료를 병행해야하는데 그런 것을 판단하는 기준이 현대의학에는 없다는게 지금의 현실이다.

또 예를 들면 음양5행에서 화가 강한 사람 즉 열이 많고 성질이 급하고 스트레스를 잘 받는 성격의 소유자는 심장질환이나 관절질환의 발병률이 다른 사람보다 높게나오나 따라서 이런 환자들은 화를 다스리는 명상을 한다든가 관절의 유연성과 근력을 기르는 운동을 다른 사람보다 더 많이 하여야 건강을 유지할 수 있다.

그러나 현대의학에서는 이러한 개인별 성향을 판단할 방법도 없고 관심도 없다는 게 안타까운 현실이다.

2) 병의 중간단계를 밝혀내지 못한다.

현대의학은 정상이냐 비정상이냐 이렇게 흑백논리로만 판단할 뿐 병의 진행단계 즉, 중간단계를 판단하는 기준이 없다는 것이다. 예를 들어 나는 분명히 몸이 정상 같지 않은데 병원에서 피검사를 받아보면 정상이라고 하는 경우 ―누구나 한번쯤 경험했을 것이다.

또, 올 봄에 건강진단을 받았을 땐 정상이라고 했는데 가을에 암 말기라 진단받아 사망했다는 얘기도 흔히 듣는다. 안타깝게도 현대의학은 너무 과학적인 근거에만 치중하다보니 신체의 변화를 감지할 수 있는 방법이 누락되어 있는 것이다.

3) 인체를 전반적으로 파악 못한다.

현대의학의 또 하나의 맹점은 너무 세분화하다보니 근본이 되는 뿌리를 잊어버리게 되었다. 심장내과전문의는 심장만 보고, 신장내과는 신장만, 호흡기내과는 호흡기 질환만 진료를 하고 정형외과분야에서는 슬관절, 견관절, 고관절, 척추… 이렇게 몸을 토막토막 내어 진료를 하다 보니 어디서 병이 왔는지 또 어디로 병이 진행하는지에 대하여 전혀 관심이 없이 그 부위만 보고 진료하는 것이 현실이다.

의과대학 본과 1학년 때 배우는 해부학의 기초는 다 잊어버리고 자신이 진료하는 그 부위만 잘 알고 나머지기기관과의 연관성은 까마득히 잊어버려 남들이 지적해도 잘못된 관념을 바꾸려하지 않는 현실이 너무 안타깝다. 예를 들어 흉추가 비틀어지거나 휘어져 흉추신경기능이 저하되면 흉추신경이 지배하는 폐, 심장, 위, 간, 쓸개, 신장 등의 기관에 혈액순환이 감소하여 기능이 떨어지고 기능부전증으로 발전한다는 당연한 사실을 현대의 의사들은 그 사실을 애써 외면하고 부정하려든다.

왜 그럴까? 아까도 지적하였듯이 너무 세부적인변화에 집착하다보면 그 뿌리를 놓치게 되고 근본적인 원리에만 치중하면 너무 간단해지기 때문에 남앞에 내세울게 없어지게 된다.

현대의학은 끊임없이 발전한다고 한다. 오늘의 진실이 내일에는 허구가 되는 현대의학의 단면이 있기에 우리주변에 과학적으로 근거를 밝히지 못하고 이해 못하는 현상들에 대하여 전전긍긍 하게 되는 것 이다.

이 글을 쓰게 된 동기는 너무 의학에만 의지하지 말고, 병에 걸린 뒤에 병을 고치려하지 말고 병이 걸리지 않도록 자신의 몸에 하루에 조금씩이라도 투자하여 적절한 영양섭취와 적당하고 몸에 유익한 운동을 규칙적으로 하여 우리 모두가 건강하고 활기찬 생활을 영위하시기 바란다.

125. 심혈관계질환(CVD) 주요 위험인자는?

1) Hypertension

2) Cigarette smoking

3) Obesity (BMI >30 kg/m^2)

4) Physical inactivity

5) Dyslipidemia

6) Diabetes mellitus

7) Microalbuminuria or estimated GFR <60 ml/min

8) Age (older than 55 for men, 65 for women)

9) Family history of premature CVD (men under age 55 or women under age 65)

126. 확인 가능한 고혈압 원인들은?

1) 수면무호흡증

2) 약제 유발성 (ex, NSAIDs)

3) 만성신장질환

4) 원발성 aldosteronism

5) 심혈관 질환

6) 장기 steroid therapy 및 Cushing's syndrome

7) Pheochromocytoma

8) 대동맥 축착 (Coarctation of the aorta)

9) 갑상선/부갑상선 질환

127. 방광염의 예방법은?

1) 다량의 수분을 섭취한다.

2) 비타민 C를 복용한다.

3) 소변이 마려울 때 억지로 참지 않도록 한다.

4) 배변 후 휴지를 사용할 때 앞(요도)에서 뒤쪽(항문)방향으로 닦는다.

5) 항문이나 생식기 부위를 닦을 때 좌욕대신 샤워를 하도록 한다.

6) 성관계 하기 전에 생식기 주위를 깨끗이 한다.

7) 요도나 질부위에 뿌리는 방향제 등을 사용하지 않는다.

128. 대한 암학회에서 제정한 9가지 암의 위험 신호는?

　　1) 위 : 상복부 불쾌감, 식욕부진 또는 소화불량이 계속될 때

　　2) 자궁 : 이상 분비물 또는 부정 출혈이 있을 때

　　3) 간 : 우상복부 둔통, 체중 감소 및 식욕 부진이 있을 때

　　4) 폐 : 계속되는 마른기침이나 가래에 피가 섞여 나올 때

　　5) 유방 : 무통의 종괴 또는 유두 출혈이 있을 때

　　6) 대장, 직장 : 점액이나 혈변이 나오고 배변 습관의 변화가 있을 때

　　7) 혀, 피부 : 난치성 궤양이 생기거나 검은 점이 더 까맣게 되고 커지며 출혈할 때

　　8) 비뇨기 : 혈뇨나 배뇨불편이 있을 때

　　9) 후두 : 쉰 목소리가 계속될 때

129. 암의 중등도와 심한 정도를 나타내는 암의 병기(1-4기)를 예를 들어 설명한다면.

　　1) 1기 : 암이 국소적(local)으로 한정되어 있는 상태. 비교적 조기암이고, 이 때는 수술이나 방사선 치료 같은 국소적 치료를 할 수 있다.

　　2) 2기 : 암이 지역적(regional)으로만 퍼진 상태로 수술, 방사선 치료가 우선되고 때로는 항암치료를 동반하는 경우도 있다.

　　3) 3기 : 암이 지역적으로 퍼지면서 주위 림프절 혹은 혈관으로 침범(disseminated)하여 다른 곳으로 전이될 소지가 매우 높거나, 여러 가지 이유로(중요한 장기에 암이 붙었거나 등등) 국소적인 치료가 불가능한 상태로써 이때는 전신적인 항암 화학 요법이 우선적으로 적용된다. 경우에 따라서는 국소치료(수술 혹은 방사선 치료)가 동반되기도 한다.

　　4) 4기 : 암이 림프절 및 혈관을 통하여 다른 장기까지 전이(metastasis)된 상태로 전신적인 항암화학요법이 적용된다.

130. 항암화학요법의 종류는?

1) 보조 항암화학요법(Adjuvant chemotherapy)

수술이나 방사선 요법 후에 미세잔류종양을 제거하여 재발을 막기 위해 투여하는 화학요법으로 직장암, 유방암, 난소암, 고환암 등에서 치유율의 증가가 증명되어 있다.

2) 선행화학요법(Neoadjuvant chemotherapy)

수술 전 또는 수술전후에 미세전이를 제거하고 절제율을 높이기 위하여 투여하는 화학요법으로 두경부 종양, 골육종, 항문암, 유방암 등에서 수술 범위를 축소 시켜 주요 장기를 보존할 수 있는 것으로 알려져 있다.

3) 고식적 항암화학요법(Palliative chemotherapy)

완치가 어려운 환자에서 증상을 조절하고 생존 기간을 연장시키거나 삶의 질을 개선하기 위하여 투여하는 화학요법.

131. 약물 오용과 약물 남용의 차이를 설명하세요?

1) 약물 오용

의사나 약사의 처방 없이 약물을 사용하거나 지시사항을 무시하여 사용하는 행위.

2) 약물 남용

치료를 목적으로 하지 않고 감정이나 행동에 변화를 일으키기 위해 약물을 부적절하고 불법적으로 사용하는 행위.

132. 경구용 피임제에 의해 대사가 증가되는 약물들은?

Morphine, temazepam, salicylic acid, loraze-pam, oxazepam 및 clofibrate는 경구용 피임제와 동시 복용 시, 경구용 피임제에 의해 이들 약물들에 대한 간효소에 의한 대사증가로 인해 유효 혈중 농도가 감소되므로 이에 대한 인지와 함께 환자에 대한 적절한 복약지도가 필요하다.

특히 trovafloxin 및 moxifloxin과 같은 항생제들은 경구용 피임제와 동시 복용시 생체이용률의 현저한 감소로 인해 유효 혈중 농도의 감소가 일어남으로써 항생제의 유효농도의 감소에 의해 환자가 위험할 수 있으므로 특히 주의가 요구된다. 이 경우 해당 약물의 유효농도 감소에 따른 약효의 감소와 이에 따른 여러 문제들에 대해 인식과 적절한 조치가 필요하다.

133. 경구용 피임제에 의해 대사가 감소되는 약물들은?

경구용 피임제에 의해 억제되어 다른 약제의 혈중농도를 감소시키는 간효소들에는 CYP3A4, CYP2C19, CYP1A2 등이 있는데 이중 CYP3A4에 의한 억제가 가장 흔하다.

경구용 피임제는 CYP3A4를 억제시킴으로써 alprazolam, triazolam, methylprednisolone과 같은 약물들을 동시 복용 시 생체이용률을 증가시키고, 이에 따라 약효도 증가된다. 또한 경구용 피임제는 CYP1A2의 억제에 의해 caffeine과 theophylline의 체내 청소율 (clearance)을 감소시키고, 결국 혈중농도를 증가시킨다.

Selegiline은 CYP2A효소의 억제에 의한 대사체로의 변환 감소에 의해 selegiline의 혈중농도를 증가시키며, chloropromazine의 대사도 CYP2A 효소의 억제로 유효농도를 증가시키는 것으로 알려졌다.

Warfarin의 경우에는 경구용 피임제에 의해 항응고작용이 강화되어 프로트롬빈 시간 (prothrombin time)이 증가되는 것으로 알려졌는데 이는 estrogen의 농도가 높을수록 작용 정도가 더 큰 것으로 알려졌다.

또 정확한 기전은 밝혀지지 않았지만, 경구용 피임제와 함께 복용시 혈중농도의 증가를 현저히 일으키는 약물들에는 corticosteroid, 베타차단제(beta-blocker), 삼환계 항우울제(tricyclic antidepressants), 면역억제제들이 있으며, 이에 대한 올바른 인식과 상황에 따른 적절한 대처 및 환자교육이 역시 매우 중요하다.

134. 골다공증을 유발하는 위험인자는?

1) 여성
2) 가냘프고 작은 체격
3) 고령

4) 골다공증 가족력

5) 폐경 후(자궁적출술도 포함)

6) 월경불순(생리를 거르는 경우)

7) 신경쇠약

8) 부신피질 호르몬이나 항 경련제를 복용한 경우

9) 남자에서 저남성호르몬증인 경우

10) 비활동적인 사람

11) 흡연

12) 과음

13) 아시아인과 코카시아인(아프리카와 히스패닉 미국인은 덜함)

135. 보완대체의학의 종류는?

미국 NCCAM에서는 보완대체의학을 크게 Alternative Medical System, Mind—Body Intervention, Biologically Based Therapies, Manipulative and Body—Based Methods, Energy Therapies 등 5가지로 나누고 있다.

Alternative Medical System이란 한의학, 동종요법, 요가 등 기존의 현대의학과 완전히 이론과 실제가 달라 진단과 치료가 현대의학과 확연히 구별되는 다른 의학체계를 말하며, Mind—Body Intervention이란 음악치료, 인지행동치료, 최면 등 신체의 기능과 증상에 영향을 미치는 마음의 능력을 보강하기 위해 만들어진 다양한 요법을 일컫는다.

Biologically Based Therapies란 자연에서 발견되는 생약이나, 식품, 비타민 등을 사용하는 요법을 가리키며, Manipulative and Body—Based Methods란 마사지, chiropractic 등 손이나 신체의 한 부분을 이용하여 치료에 사용하는 요법, Enegy Therapies는 기공 등의 인체 내부 등에서 생산되는 에너지 장을 이용한 치료법이다.

포천중문의대 대체의학대학원 전세일 원장은 "대체의학의 범주에 포함시킬 수 있는 항목은 전체 200가지 정도지만 비교적 잘 알려져 있는 요법의 종류는 50개 내외"라고 설명했다.

136. 보완대체의학의 범주와 현황은?

1970년대 초반 미국에서 동양의학의 일부인 침술이 의학계와 일반인들에게 특별한 관심을 불러일으키면서 붐이 일기 시작했고, 이 때 다양한 의학들이 속속 소개 되기에 이르는데 이 때 서양의학자들은 크고 작은 의학들의 혼잡을 정리하기 위해 '서양의학 외의 모든 의학적 지식과 기술'을 '대체의학'이라고 부르기 시작했다.

특히 전문가들은 이러한 대체의학의 출현을 암을 비롯한 만성, 퇴행성질환에 대한 서양의학의 한계, 의료비용의 급등, 녹색운동, 신과학운동과 같은 사회문화 현상과의 불가분의 역동적 관계에 의해 이미 1990년대를 전후하여 유럽과 북미에서 시작된 세계적인 현상이라고 설명하고 있다.

그러나 이들은 정통의학을 대신한다는 대체의학이라는 표현보다는 어떤 부분을 보충해 준다는 뜻의 보완의학(Complementary Medicine)이라는 표현이 더 타당하다고 지적하고, 최근 들어서는 이를 보완대체의학(Complementary and Alternative Medicine)이라고 하거나 통합의학(Integrated medicine) 또는 전일의학(Wholistic Medicine)이라고 부르기도 한다.

한편, WHO에 의하면 세계 의료형태의 30~40%만이 서양 정통의학(conventional western medicine), 즉 현대의학을 따르고 나머지는 보완의학 또는 대체의학(complementary and alternative medicine)이 차지하고 있는데, 가천의대 이성재 교수는 "최근 한 연구보고에 따르면 우리나라에서 1년 동안에 정통의학 치료에 사용되는 약품비가 5조원에 불과한데 비해 건강기능식품이나 보약에 사용되는 비용은 20조원에 이른다"고 설명했다.

아직까지 우리나라에서 행해지고 있는 보완대체의학의 종류가 몇 가지인지 정확하게 파악할 수는 없지만 지난 97년 발족된 한국대체의학회(현 한국통합의학회)에 따르면 보편화되고 있는 것들은 봉독요법, 심신의학, IMS, 아로마요법, 식이요법, 자연요법, 동종요법, 카이로프랙틱, 증식요법, 인도의학 등 대략 20가지 정도이다.

특히 지난 2003년 대한의사협회와 가천의대 길병원에서 시행한 '국내에서 보완대체의학의 합리적인 수용을 위한 정책연구'에서 보완대체의학 치료법에 대한 인지도 조사를 한 결과 IMS 44.4%, 테이핑 24.3%, 자연요법 13.4%, 카이로프랙틱 24.6%, 증식요법 23.2% 등의 인지도를 보인 것으로 나타났다.

137. 산제로 조제하는 경우와 산제로 조제해서는 안되는 경우는?

    1) 산제로 조제하는 경우

        ① 만 3세 미만의 소아인 경우

        ② 캅셀을 분할하여 투약해야 하는 경우

        ③ 의사가 powder로 처방한 경우

    2) 산제로 조제하지 않는 경우

    장용정, 서방정, 항암제, 흡습성 약물(예 : K-contin) 등

138. 제형별로 조제약감사 시 주의할 사항은?

    1) 정제 : 약의 모양, 크기, 색깔, 식별코드, 포장상태, 총투여량, 1/2정 복용 시 분할 가능여부 등을 감시한다. 단위 함량이 2종 이상인 경우, 모양과 색깔이 유사한 경우, 제조회사가 변경된 경우는 특히 유의하고 견본 약을 파일북에 정리하여 참조할 수 있도록 한다.

    2) 산제 : 조제내규에 따른 지의 여부, 예를 들면 부형제 선택, 부형제의 량, 산제의 색깔, 형상, 무게, 분할의 정확성, 포장의 완전성, 전체포수의 확인 등을 감사한다.

    3) 수제 : 색깔과 냄새, 총량 확인, 부형제 종류와 량, 혼화 가능 여부, 희석제, 희석 시 계산 감사, 투약기구 첨부, 건조시럽의 경우 유효기간 등을 감사한다.

    4) 외용제 : 사용부위, 횟수, 사용법, 흡입기구, 사용설명서 첨부를 본다.

139. 어린이의 탈수가 심해서 병원으로 가야하는 경우는 언제인가?

    1) 6개월 이내의 갓난아기가 천문이 함몰된 경우

    2) 눈이 들어간 경우

    3) 점막이 건조한 경우

4) 울면서 눈물이 안 나오는 경우

　　5) 오줌량이 준 경우

　　6) 열이 나면서 땀이 안 나는 경우

　　7) 갈증이 있는 경우

140. 아이들에게 열이 날때 응급상황이어서 병원으로 빨리 가게 해야 하는 경우는 어떤 것이 있는가?

　　1) 태어난 지 2달 이내의 아기에게 열이 나는 경우

　　2) 생후 6개월~24개월 사이에 열이 38.9℃이상 되면서 백혈구수가 정상이 아닌 경우

　　3) 체온이 41.0℃ 이상이 되는 모든 어린이

　　4) 면역기전이 억제된 아이가 열이 나는 경우(예 : 항암치료 환아, 비장이 없는 환아)

141. 어린이가 열이 나면 발작을 하는 경우가 있는데 이런 경우는 어떻게 해야 하는가?

　　생후 6개월~6살 된 어린이에게 열이 38℃이상이 되는 경우 4%의 아이에서 일어날 수 있다. 발작이 일어나서 15분 이내에 끝나는 경우는 뇌에는 이상이 없는 경우이며 그 이상이 계속되면 심한 경우이다. 대개는 열이 나면서 24시간이내에 나타나므로 이때 안 나타나면 발작할 가능성이 거의 없다.

142. 병적으로 구토가 일어나는 이유는 어떤 것들이 있는가?

　　1) 장이 막혀 있을 경우

　　2) 뇌가 다쳤을 경우

　　3) 뇌에 암이 있는 경우

　　4) 위궤양, 위장관 점막에 염증이 생긴 경우

143. 고지혈증치료제인 메버스틴, 메바로친, 조코, 리피토와 레스콜엑스엘의 복용법은?

　　1) 메버스틴 : Lovastatin, 아침, 저녁식사와 함께 복용

　　2) 메바로친 : Pravastatin, 자기전 복용

　　3) 조코 : Simvastatin, 저녁에 복용

　　4) 리피토 : Atrovastatin, 저녁에 복용

　　5) 레스콜엑스엘 : Fluvastatin, 자기전 복용

144. 고혈압의 합병증은?

　　1) 안구질환 : 안구내 출혈, 시력손실

　　2) 신장질환 : 신장 경화증, 신부전

　　3) 동맥질환 : 동맥경화증, 말초혈관질환

　　4) 뇌질환 : 뇌졸중(뇌출혈, 뇌경색)

　　5) 심장질환 : 협심증, 심근경색, 심부전

　　6) 기타 : 급사, 악성고혈압 어지러움, 발기부전 등

145. 인슐린 투여 시 합병증은?

　1) 저혈당 : 혈당농도 <50mg/dℓ, 저혈당 증세 존재

　　(1) 만일 저혈당으로 인해 의식을 잃은 환자 발생 시 : 포도당을 정맥주사 하거나 꿀 또는 포도당 산물(예 : Glutose)를 환자의 구강에 투여하거나 추가로 glucagon을 피하, 근육주사로 0.5에서 1unit 까지 투여(table sugar, candy, glucagon, IV glucose, dextrose)

　　(2) 만일 의식이 있는 저혈당증상의 환자인 경우 : 혈당을 높이기 위해 asimple, fasting carbohydrate(예 : 사탕, 과일주스)와 같은 음료나 음식을 즉시 투여

　2) Somogyi effect(소모기 현상)

　　① 정의 : 체내 과량의 인슐린으로 인해 야간의 저혈당이 발생되며, 이로 인한 체내의 counterregulatory hormones 과량분비의 촉진으로 결국 밤늦게 또는 새벽에 고

혈당을 유발하는 현상을 의미

②너무 많은 인슐린은 Somogyi effect(insulin rebound syndrome)를 발생

③취침중 새벽에 발생된 저혈당으로 인해 체내에서 보상기전으로 분비되는 다양한 호르몬들(cortisol, glucagon, epinephrine)에 의한 고혈당(hypoglycemia-hyperglycemia)

3) 새벽현상(Dawn Phenomenon)

①정의 : 저혈당 없이 새벽 2시~6시에 고혈당이 오는 것.

②정상인에서는 새벽에 성장호르몬이 많이 분비됨에 따라 인슐린분비도 증가되어 혈당변화가 거의 없게 되나, 당뇨병환자에서는 인슐린분비가 되지않아 고혈당이 초래되는 현상

③원인 : 새벽 5시부터 9시까지 지속적으로, 체내에서 insulin이 필요한데 비해 insulin의 공급량이 적절치 않는데서 오는 현상. 정확한 기전은 여전히 unknown(불충분한 치료, 음식섭취)이나, 새벽에 coltisol 등과 같은 호르몬의 증가에 의해 혈당생성 증가 또는 말초기관에서의 혈당이용 감소(hyperglycemia-hyperglycemia)

④치료 : 밤 9시 이후에 중간형 인슐린을 주사하거나, 아침에 속효성과 중간형 인슐린을 주사하거나, 또 밤 9시경에 중간형 인슐린을 주사함으로서 예방

4) 기타

국소 또는 전신인슐린 알레르기, 지방위축증(lipoatrophy), 지방비대증(lipohypertrophy), 섬유화(fibrosis) : 면역학적 인슐린저항성 체중증가

146. 초속효성과 속효성의 인슐린제제는 어떤것이 있나?

1) 초속효성 : Humalog, Humalog pen

2) 속효성 : Velosulin, Actrapid, Humulin R, Novolin R, Velosulin BR

147. 인슐린의 효과를 감소시키는 약물은?

    1) Thiazide계 이뇨제

    2) 갑상선약

    3) 결핵약

    4) 부신피질홀몬제

    5) 경구용 피임약

    6) 항경련제

    7) diltiazem

    8) dobutamide

    9) epinephrine

148. 인슐린의 효과 · 독성을 증가시키는 약물은?

    1) 아스피린

    2) 항응고제

    3) 항통풍약

    4) 항생제(CM, TM)

    5) 베타차단제

    6) 알파차단제

    7) 알코올

    8) MAO억제제

    9) Salicylates

    10) Clofibrates

149. 인슐린을 투여해야 하는 환자는?

    1) 인슐린 의존형 당뇨병 환자

    2) 인슐린 비의존형 당뇨병 환자

① 경구용 혈당강하제로 혈당조절이 안되는 환자

② 경구용 혈당강하제에 대한 심한 부작용이 있는 환자

③ 당뇨병의 급성 합병증, 진행된 만성 합병증이 동반된 환자

④ 심한 감염증, 외상, 큰 수술, 동반된 다른 질환 등에 의해 스트레스가 증가되어 있는 환자

⑤ 간장 및 신장 기능 이상으로 경구용 혈당강하제를 복용할 수 없는 환자

⑥ 임신 또는 수유중인 환자

3) 영양 실조성의 당뇨병 환자

4) 임신성 당뇨병 환자- 식사요법으로 적절히 조절되지 않는 경우

150. 벤조디아핀계 항불안제를 예를 들어보고 중요한 복약지도사항은?

1) 약물 예 :

Alprazolam, Clonazepam, Diazepam, Lorazepam, Oxazepam, Triazolam

2) 중요한 복약지도사항

① 졸음, 주의력, 시야 흐림, 숙취, 집중력 저하가 나타날 수 있으므로 이 약에 대한 반응을 알기 전까지는 운전 및 위험한 기계 조작을 하지 않도록 한다. 술을 마시면 이러한 부작용이 더 증가될 수 있다.

② 처방지시대로 정확하게 복용하도록 지시하며, 의사의 지시 없이 임의로 다른 진정제, 안정제, 수면제 등의 약물을 복용해서는 안된다.

③ 약물 효과가 없다고 의사의 지시 없이 임의로 용량을 증가시키지 않아야 한다. 습관성을 유발할 수 있다.

④ 정신적, 신체적 의존성을 유발할 수 있으므로 장기간 약물을 사용한 경우에는 의사의 지시 없이 갑자기 약물 복용을 중단해서는 안된다.

⑤ 심한 어지러움, 피로감, 졸음이 있거나 지속되는 경우, 발적이나 피부병변, 배뇨곤란, 심계항진, 사지부종의 경우 의사나 약사에게 알린다.

151. 수면제인 페노바비탈의 중요한 복약지도사항은?

1) 이 약을 복용하는 동안 특별히 주의해야 할 사항

① 이 약은 습관성이 있으므로, 불면증 때문에 이 약을 복용하는 경우는 2주 이상 복용하지 않도록 한다.

② 이 약은 의존성과 내성이 발생할 수 있다. 내성이 발생하면 용량이 증가되므로 부작용의 위험이 커지게 된다.

③ 이 약을 복용하면 졸릴 수 있다. 따라서 이 약에 대한 반응을 알기 전 까지는 운전이나 위험한 기계조작은 하지 않는 것이 좋다.

④ 술은 이 약에 의한 졸림을 증가시킬 수 있으므로 주의해야 한다.

⑤ 이 약은 특히 어린 아이가 복용할 경우 흥분하거나 과격해지는 행동을 보일 수 있다.

2) 이 약을 복용하는 동안 주의해야 할 음식과 약물

① 이 약은 다른 약과 약물 상호 작용을 많이 일으킬 수 있다.

② 다른 간질 치료제, 아세트아미노펜, 항응고제, 중추신경억제제 (감기나 알레르기 치료제), 테오필린, 스테로이드 및 기타 신경과 · 정신과 약물을 복용하고 있다면 미리 알려 주도록 한다.

③ 경구 피임제는 피임효과가 감소할 수 있으므로 적절하지 않다.

152. 파킨슨씨병은 어떠한 질환인가?

1) 손이나 팔, 다리, 얼굴등이 떨리는 진전, 팔 다리나 몸이 뻣뻣해지는 경직, 움직임이 느려지는 운동완서, 균형을 잡지 못하는 자세 불안정을 특징으로 하는 운동 신경계질환이다.

2) 간뇌의 흑질에서 신경전달물질의 하나인 도파민을 생성하는 세포가 죽거나 손상되어 뇌내의 도파민 농도가 감소해서 발생한다. 도파민은 근육운동을 조절하는데 필요한 신경전달물질이다.

3) 연구에 따르면 파킨슨씨병 환자에서는 흑질에서 도파민을 생성하는 세포가 80%이상 소실되었다고 한다.

4) 주로 50~60대에 발생하는 만성질환으로 시간이 지남에 따라 증상이 서서히 악화된다.

5) 이 병은 전염되거나 유전되지 않는다.

153. 파킨슨씨병의 증상은 어떠한 것이 있는가?

파킨슨씨병의 증상은 환자에 따라 나타나는 종류와 정도가 다르다.

1) 초기증상

① 포착하기 힘들고 서서히 진행되어 노화에 따른 증상으로 오인하는 경우가 많다.

② 피로하고 약간 비틀비틀하거나 의자에서 일어나지 어렵게 느껴진다. 말에 억양이 없고, 글자가 잘 써지지 않으며, 무슨 말이나 생각을 했는지 자꾸 잊어버린다. 그 외에 특별한 이유 없이 짜증이 나거나 우울해진다.

③ 이런 초기 증상은 파킨슨씨병의 특징적이고 분명히 인식할 수 있는 증상이 나타날 때까지 지속된다.

2) 주위 사람들이 인식할 수 있을 정도의 증상

① 환자의 얼굴에 표정이 없고, 팔다리를 정상적으로 움직이지 못하고 오랜 시간 동안에 어떤 자세를 취한 체 그대로 가만히 있는다.

② 이들 환자는 매우 뻣뻣해 보이며, 비정상적으로 느리게 움직이는 것처럼 보인다.

3) 질환이 진행된 상태의 증상

진전, 경직, 운동완서, 자세 불안정과 같은 특징적인 증상이 나타난다.

4) 기타 증상

① 우울증, 기억력 감소, 불면증, 악몽, 변비 등이 나타난다.

② 씹거나 삼키기가 어렵고, 말투가 어눌해지며, 피부가 심한 지성으로 변하고, 땀이 과도하게 나며, 소변을 보는 데 문제가 발생하기도 한다.

154. 파킨슨씨병의 약물치료는 어떻게 하는가?

1) 환자에 따라 나타나는 증상이 다르고, 약물에 대한 반응이 다르기 때문에 적당한 용량을 결정하는 데 많은 시간이 걸릴 수 있고, 증상이 완전히 완화되지 않을 수도 있다. 처음에는 항콜린제나 Amantadine으로 치료를 시작한다. 3~4단계에서는 Levodopa제제의 투여가 필요하며, Levodopa제제의 효과가 감소 한 경우에는 Dopamine agonist나 Selegiline을 병용한다. 5단계가 되면 약물에 반응하지 않는다.

2) 파킨슨씨병 치료에는 부족한 Dopamine을 공급해줄 수 있는 levodopa제제의 투여가 가장 효과적인 방법이다. 그러나 levodopa를 장기간 사용하는 경우 치료효과가 더 이상 나타나지 않으므로 경증에서는 우선 amantadine이나 anticholinergicagents를 사용하고, 증상이 어느 정도 진행되었을 때 levodopa를 사용한다.

3) 최근 초기 단계에서 Selegiline을 투여하면 질환의 진행속도를 줄인다는 보고가 있다.

4) Levodopa를 사용하는 경우에는 말초에서 dopamine으로 변환 되는 것을 억제해서 뇌로의 levodopa투과를 증가시키고, 말초에서의 부작용을 감소시키기 위해 carbidopa나 benserazide와 같은 말초성 decarboxylase억제제와 복합제제를 사용한다.

5) 말초성 decarboxylase 억제제 carbidopa와 benserrazide로 말초에서 levodopa가 dopamine으로 전환되는 것을 억제한다. dopamine은 뇌-혈관 장벽을 투과하지 못하므로 dopamine으로 전환된 것은 뇌로 들어가지 못하고 말초에 남아 위장관계 부작용을 유발한다. 그러므로 말초성 decarboxylase억제제와 병용하면 위장관계 부작용도 감소시킬 수 있고 levodopa가 뇌로 투과되는 양도 증가시키므로 투여량도 감소시킬 수 있는 장점이 있다.

6) Levodopa제제를 사용하거나 dopamine agonist를 병용하는 경우 말초에서는 dopamine의 과잉으로 인해 위장장계 부작용이 나타난다. 이를 감소시키기 위해 이

를 감소시키기 위해 domperidone과 같은 dopamine antagonist를 사용한다.

　① Domperidone은 말초성 dopamine antagonist로 중추에는 작용함이 없이 말초에서 과잉된 dopamine에 길항하므로 효과적인 파킨슨씨병 치료제의 위장관계 부작용을 억제한다. Metoclopramide와 같이 중추에도 작용하는 dopamine antagonist를 사용하면 절대 안된다. domperidone은 위장관 운동을 촉진하는 약물이므로 식전 30분에 투여하는 것이 원칙이다.

155. 파킨슨씨질환 치료제의 중요한 복약지도사항은?

　1) 열이 나면 빨리 약국으로 연락한다.

　2) 몸이 제멋대로 움직일 수 있다.

　3) 근육이 딱딱하게 되고 잘 삼킬 수 없을 수도 있다.

　4) 눈동자가 마구 움직이고 눈이 잘 안보일 수 있다.

　5) 잠을 잘 못 자거나 어지러움, 두통이 나타날 수 있다.

　6) 귀가 잘 안 들릴 수도 있다.

　7) 속이 쓰릴 수 있다.

　8) 머리카락이 빠질 수 있다.

　9) 정기적으로 간기능, 신기능, 혈액 검사를 하도록 한다.

　10) 치즈, 적포도주, 닭의 간, 청어, 피클 등은 혈압이 높아질 수 있다.

156. 에어로졸 사용 시 주의사항은?

　1) 사용 전 잘 흔든다.

　2) 분사와 흡입을 일치시킨다.

　3) 흡입구는 온수로 씻은 후 말린다.

　4) 흡입횟수는 정해져 있으므로 임의로 증가시키거나 감소시켜서는 안 된다.

　5) 항상 잔량을 확인하여 응급사용 시 대비한다.

　6) 스테로이제 사용 후에는 입안을 물로 잘 헹군다.

7) 교감신경성 기관지 확장제는 전신작용(고혈압, 흉통)을 야기 시키므로 즉시 약사나 의사에게 알린다.

157. 노인질환의 특징은?

1) 증상이 전형적이 아니므로 진단이 어렵다.

2) 발생 후 진행이 빠르다.

3) 다른 질환이 같이 발생한다.

4) 합병증이 많다.

5) 약제에 의한 부작용이 많다.

6) 신체적인 질환 이외에 정신적, 사회적 요인이 예후를 결정한다.

7) 목적이 치료보다는 기능의 개선이다.

158. 녹내장환자의 중요한 복약지도사항은 ?

1) 완치할 수는 없으나 점안약 치료제를 규칙적으로 사용함으로써 진행을 느리게 하거나 정지시킬 수 있다.

2) 안압을 상승시킬 수 있는 약물 주의

3) 매년 안과 정기검진 추천

4) 스트레스, 흡연, 다량의 물 등 안압상승을 일으킬 수 있는 요인을 피하도록 한다.

5) 점안액 사용방법과 보관방법 참고

159. 세균성각막염 환자의 중요한 복약지도사항은?

1) 각막 표면에 이상이 있을 때 쉽게 발생하므로 이물질에 의해 눈을 다쳤을 때에는 꼭 전문의의 진찰을 받도록 한다.

2) 콘택트 렌즈를 착용하는 경우 특히 각막에 손상이 있기 쉬우므로 눈 관리에 주의하고, 상피의 손상으로 감염의 기회가 커지므로 매일 멸균하도록 한다.

3) 손을 자주 씻고 눈을 비비지 않도록 한다.

4) 타올, 마스카라나 기타 눈 화장품을 공유하지 않도록 한다.

5) 1년 이상 개봉된 눈 화장품의 사용은 피하도록 한다.

6) 알러지성 결막염을 일으키는 원인(마스카라, 꽃가루)을 제거하도록 한다.

7) 안대는 눈의 온도를 높여 세균증식이 원활할 수 있으므로 사용하지 않는 것이 좋다.

160. 노인에게 약물투여 시 용량과 사용기간을 제한해야 하는 약물은?

1) 용량제한

노인은 벤조디아제핀계 약물에 대한 반응성이 증가하므로 소량으로도 안전하고 유효하기 때문에 하루 용량을 제한하여야 한다.

① 알프라졸람 : 2mg/day

② 로라제팜 : 3mg/day

③ 트리아졸람 : 0.25mg/day

2) 사용기간 제한

① Non-COX-selective, NSAIDs(Naproxen)

상용약으로 장기간 사용시 소화기계출혈, 신장장애, 고혈압, 심부전의 부작용가능성이 큼.

② Bisacodyl

장기간 사용시 대장기능의 악화(마약성 진통제 사용시 예외)

161. 소모기현상이란?

소모기 현상(Somogi phenomenon)은 새벽현상과 같이 공복 고혈당을 보이나 원인이 상이하여 반드시 감별하여야 하는 중요한 현상이다. 소모기현상의 원인은 과도한 경구혈당강하제나 인슐린을 투여한 경우, 잠자는 중에 (오전 3-4시경) 저혈당이 유발되고 이에 의한 신체의 반응으로 아침 공복에 심한 고혈당이 관찰되는 현상이다.

체내 과량의 인슐린으로 인해 야간의 저혈당이 발생되며, 이로 인한 체내의 counterre-gulatory hormones 과량분비의 촉진으로 결국 밤늦게 또는 새벽에 고혈당을 유발하는 현상을 의미한다.

162. 새벽현상이란?

매우 이른 새벽 우리 몸에서는 하루를 시작하는데 필요한 에너지를 얻기 위하여 간으로부터 비축되어 있는 포도당을 방출하게 하고 당신을 깨우는 호르몬이 분비된다. 이러한 호르몬은 인슐린 효과에 대해 당신의 몸이 무디어지게 만든다.

새벽 현상이라 부르는 이러한 현상에 따라 오전 4시에서 8시 사이에 혈당치가 상승하게 된다. 새벽 현상은 당신이 잠에서 깨어났을 때 혈당치가 비정상적으로 상승되는 원인이다. 만약 매일 아침 혈당치가 높다면, 병원을 방문 시 주치의에게 알려야 한다. 이 경우 잠자리에 들기 전 사용하는 인슐린 용량이나 종류를 바꿀 필요가 있을 수도 있고, 아침 식사량을 줄이거나 아침에 사용하는 인슐린 용량을 늘일 수도 있다.

1) 정의 : 저혈당 없이 새벽 2시~6시에 고혈당이 초래하는 것.

정상인에서는 새벽에 성장호르몬이 많이 분비됨에 따라 인슐린 분비도 증가되어 혈당변화가 거의 없게 되나, 당뇨병환자에서는 인슐린분비가 되지 않아 고혈당이 초래되는 현상.

2) 원인 : 새벽 5시부터 9시까지 지속적으로, 체내에서 insulin이 필요한데 비해 insulin의 공급량이 적절치 않는데서 오는 현상. 정확한 기전은 여전히 unknown(불충분한 치료, 음식섭취)이나, 새벽에 colrtisol 등과 같은 호르몬의 증가에 의해 혈당 생성증가 또는 말초기관에서의 혈당이용 감소.

3) 치료 : 밤 9시 이후에 중간형 인슐린을 주사하거나, 아침에 속효성과 중간형 인슐린을 주사하거나, 또 밤 9시경에 중간형 인슐린을 주사함으로써 예방.

163. 새벽현상과 소모기현상을 감별해야 하는 중요한 이유는?

치료가 정반대이기 때문이다. 즉 새벽현상은 인슐린 부족에 의하여 간에서 포도당이 많이 만들어지는 것이 원인이므로 약제를 증량하여 혈당을 정상화시켜야 한다. 반면 소모기현상은 인슐린 작용이 과다하여 발생한 취침중 저혈당 원인이므로 오히려 약제 투여량을 줄여야 한다.

소모기현상의 경우 특징적인 증상으로서 취침중 저혈당에 의하여 아침에 잠에서 깬 후 심한 두통이 있거나, 밤새 땀을 심하게 흘리게 된다. 그리고 심한 악몽을 되풀이하는 경우 의심해야 한다.

두가지 현상을 확실하게 감별하는 방법으로는 새벽 3시에 혈당측정을 권한다.측정하기에 매우 불편한 시간이나 자명종 시계를 이용하여 3시에 혈당을 측정해 보면 소모기현상인 경우 저혈당 소견을 볼 수 있고, 새벽현상의 경우 혈당이 정상이거나 높으므로 두 현상을 감별할 수 있다. 환자분들께서 혈당관리를 하는중에 공복혈당이 계속 높다면 이제까지 설명한 새벽현상과 소모기현상을 생각해 보아야 한다. 그러나 두가지 현상은 그 원인과 치료가 완전히 반대이므로 반드시 주치의와 상의하여 두 질환을 확실하게 감별한 다음에 이에 맞추어 적절하게 치료를 해야한다.

164. 소화성 궤양의 심각한 합병증 3가지를 발생빈도가 높은 순서대로 든다면?

    1) 위장관 출혈

    2) 천공

    3) 폐색

165. 아침 공복 시에 혈당이 높은 이유는?

아침 공복 혈당이 높을 경우는 당뇨병이 비교적 진행된 상태에서 초래된다. 대개 저녁 식사 전 혈당이 먼저 높아지고 밤사이에 인슐린 분비가 적을 경우 간에서 글리코겐의 분해가 진행되어 아침에 혈당이 높아진다.

아침 공복 시 혈당이 높은 경우는 어떤 상황으로 혈당이 높아졌는가 그 원인을 감별하여야 한다.

166. 백의고혈압(White-Coat Hypertension)이란?

환자가 병원에 가서 의사 앞에서 혈압을 잴 때만 높게 나오고 그 외의 경우는 항상 정상인 경우를 말한다. 의사는 혈압을 재보면 고혈압이므로 약제를 처방하게 된다. 그러나 이 환자는 혈압약을 복용할 필요가 없는 환자다. 이런 환자는 자가측정혈압계가 나오면서 구별이 가능하게 되었다. 따라서 약국에서는 일반인에게 자가측정혈압계를 적극 권유할 필요가 있다.

167. 갑상선기능의 저하, 혹은 항진 시 증상은 어떠한가?

1) 갑상선 호르몬의 생리작용은 대사부활작용과 발육촉진작용이 있으므로 갑상선 기능이상은 정신적인 면을 포함하여 전신에 증상을 일으킨다.

2) 갑상선기능 저하증은 초기증세는 비특이적이고 서서히 나타나는데. 주로 피로감, 변비, 식욕부진, 체중과다, 한냉불내성, 피부건조, 지능 및 운동기능 저하 등을 보이며 청력이 약화되고 폐쇄성 수면 무호흡증이나 점액수종을 나타낸다.

3) 갑상선기능 항진증은 체중감소, 식욕증가, 발한, 신경과민, 불면, 설사, 열불내성, 월경불순 등을 보이며, 주기성 마비(특히 남성의 경우), 빈맥, 울혈성 심부전, 안검퇴축 등이 발생한다.

168. 갑상선기능 검사 수치는 얼마가 정상인가?

1) 갑상선자극 호르몬(TSH)은 $0.4\sim4.1\mu U/ml$, T4는 $5\sim12\mu g/ml$, free T4는 $0.7\sim2ng/ml$, T3는 $80\sim200ng/dl$이다.

2) 갑상선기능 저하증은 TSH가 정상부위보다 상승되어 있고 T4나T3는 감소되어 있다.

3) 갑상선기능 항진증은 TSH가 정상보다 감소되어 있고 T4나 T3는 상승되어 있다.

169. 횡문근 융해증을 야기하는 주요 약물 및 질환은?

1) Statin계 약물

2) Fibrate계 약물

3) 일부의 Floxacin계 항생제

4) Macrolides계 항생제

5) 일부의 Azol계 항진균제

6) 일부의 tidine계 위산분비 억제제

7) 알콜성 간질환

8) Bupropion

9) 특발성 부갑상선 기능 저하증

10) 레지오넬라증

170. 고혈압학회에서 제정한 고혈압환자의 7가지 생활수칙은?

1) 음식을 싱겁게 골고루 먹도록 한다.

2) 살이 찌지 않도록 알맞은 체중을 유지한다.

3) 매일 30분 이상 적절한 운동을 한다.

4) 담배는 끊고 술을 삼가한다.

5) 지방질은 줄이고 야채를 많이 섭취한다.

6) 스트레스를 피하고 평온한 마음을 유지한다.

7) 정기적으로 혈압을 측정하고 의사의 진찰을 받도록 한다.

171. 약물이 태아에 미치는 요인은?

1) 태반을 통과하는 약의 물리화학적 성질

2) 노출되는 태아의 시기(나이)

3) 약에 노출되는 시간(기간)

4) 노출되는 약물의 양

5) 병용약물

6) 사용하는 약물의 지질에 대한 용해도

7) 사용하는 약물의 분자량의 크기

8) 임산부의 체내 단백 결합 등에 따라 태아에 미치는 영향이 다름.

172. 신생아 약물 용량 설정 시 주의할 점은?

알부민에 대한 단백결합률이 낮고 예측하기 힘들고, 신장기능이 저하되어 있기 때문에 약물의 용량 조절이 필요하다.

173. 입덧의 증상인 오심과 구토를 줄이는 방법은?

1) 지방 함유량이 적은 식사를 한다.

2) 천천히 조금씩 먹는다.

3) 과일, 저지방 요구르트와 같은 저지방 간식을 먹는다.

4) 배고픔을 피한다.

5) 주방에 환기 시설을 갖추고 실내 온도를 너무 높이지 않은 상태에서 식사를하여 음식 냄새를 줄인다.

6) 음식 냄새가 상대적으로 덜한 차가운 음식을 주로 선택한다.

7) 수분 섭취는 식사 시간 보다 식간에 한다.

8) 튀긴 음식이나 가스가 생기는 음식은 피한다.

9) 박하향, 카페인, 신 음식, 고지방 식품, 감귤류, 토마토류는 위장 자극 증상이 있으므로 피한다.

10) 자리에 눕기 한두 시간 전에는 음식과 음료수 섭취를 하지 않는다.

11) 식사 후에 산책한다.

12) 느슨한 옷을 입는다.

13) 향수나 공기 청정제, 세제 등의 향을 피한다.

14) 비타민B_6 25mg을 하루 3회 섭취한다.

174. 임신 중 변비에 도움이 되는 방법은?

    1) 물, 주스, 우유, 국물 등 수분 섭취를 하루 8~12컵 늘린다.

    2) 섬유질이 많은 잡곡류와 통밀, 콩류, 과일, 채소를 매일 섭취한다. 필요하면 수용성 섬유질이 함유된 음료를 마신다.

    3) 의사의 지시에 따라 걷기, 저충격 에어로빅, 수영 등 신체활동을 규칙적으로 한다.

    4) 철분 섭취 후 변비가 심해졌다면 복용 중인 철분 보충제의 종류를 바꾸어 본다.

    5) 적절한 휴식과 긴장완화를 유지한다.

    6) 의사의 처방이 없는 한 하제의 사용은 금한다.

175. 간질환 예방을 위해서 권고해야 하는 일반적인 주의사항은?

    1) 간염 백신을 맞는다.

    2) 주기적인 검사를 받는다(간염이나 간경병증 환자의 간암 발생 가능성은 정상인에 비해 100배나 높기 때문에 3~6개월 간격으로 혈액검사나 복부초음파 검사를 받아야 한다).

    3) 지방간을 경계한다.

    4) 과음하지 않는다(보통사람의 경우 소주 1병 이상씩 10~15년 이상 마실 경우 알코올성 간경변이 발병하며, 일반적으로 남자는 하루에 소주 1/2병, 여자는 1/4병 이하의 음주량은 간질환과는 무관한 것으로 알려져 있다).

    5) 건전한 성생활을 한다(C형간염의 경우 성접촉으로 감염될 수 있다).

    6) 타인의 칫솔이나 면도기를 쓰지 않는다.

    7) 날 음식을 삼가 한다.

    8) 과로와 스트레스를 피하고 적당한 휴식을 취한다.

    9) 문신이나 소독되지 않은 주사침을 피한다.

176. 동맥경화가 일으키는 질환은?

    1) 심장 – 협심증, 심장비대, 심근경색에서 심부전

2) 신장 – 신경화, 신장 위축에서 신부전

3) 뇌 – 뇌출혈 뇌경색

4) 눈 – 안저출혈 망막증

177. 동맥경화로 의심되는 증상은?

1) 집요한 두통

2) 심한 어깨 통증

3) 자주 일어나는 현기증

4) 기분이 나쁜 이명

5) 쉽게 현기증이 나다.

6) 심장이 두근거리다.

7) 피로감이 사라지지 않다.

178. 니트로글리세린 설하정은 하루에 몇 정까지 복용해도 괜찮은가?

1정의 설하정을 투여하고 3~5분이 되어도 발작이 진정되지 않으면 1정을 추가해서 총 3정까지 설하정으로 투여해도 상관이 없다. 그러나 하루에 몇 번이나 이러한 발작이 일어나는 경우는 협심증이 악화되고 있는 가능성이 있기때문에 긴급하게 의사에게 진료를 받도록 한다.

179. 허혈성심질환은?

관상동맥의 일부가 좁아지거나, 막히게 되면 공급되어지는 혈액량이 감소되어서, 심장의 원동력이 되는 산소와 영양이 부족하게 된다. 이와 같이 심근의 산소가 결핍하는 상태를 심근허혈이라고 한다. 이러한 심근허혈이 오랫동안 지속되면 심근은 전혀 활동할 수 없는 괴사상태로 빠진다. 이와 같이 관상동맥의 혈액순환이 악화되어 일어나는 질환을 허혈성질환이라고 하며, 협심증과 심근경색으로 크게 2가지로 나눈다.

심장의 영양보급로인 관상동맥이 어떤 원인에 의해 좁아진다면 심근이 필요로 하는 만큼의 혈액을 보낼 수 없게 된다. 이런 경우 환자들은 흉통을 호소하는데 이것이 협심증인 것이다.

만약 하나 또는 몇 개의 관상동맥이 완전히 막혀서 심장에 혈액을 공급하는 일이 불가능해지면 심근의 일부가 괴사에 빠진다. 이것을 심근경색이라고 한다.

180. 감기와 알러지성 비염을 구분하는 방법은?

1) 감기 초기증상과 알러지성 비염의 3대 증상, 즉 재채기, 콧물, 코막힘은 동일하다.

2) 감기의 경우 이런 증상이 1주일내지 10일 지나면 가라앉지만 알러지성 비염은 항원이 존재하는 한 계속된다.

3) 감기의 경우 증상이 변화한다. 재채기, 콧물, 코막힘으로부터 인후통이나 발열, 기침, 권태감 등의 다른 증상이 나타난다. 알러지성 비염의 경우 그러한 변화는 별로 일어나지 않는다.

4) 감기의 콧물은 초기에 투명하고 묽은 것이 증상진행에 따라 하얗게 혼탁해지고 끈적거리는 점착도가 증가한다. 한층 더 증상이 악화 되면 콧물은 황색과 녹색이 감도는 점액으로 변한다. 알러지성 비염의 콧물은 늘 투명하고 멀겋다.

5) 감별질환으로 비강의 점막에 만성적인 염증이 있는 질병인 만성비염은 알러지성 비염과 혼동하기 쉽다. 혈관운동성 비염은 발작적인 재채기와 콧물, 코막힘 등의 증상은 알러지성 비염과 같지만 이것은 급격한 온도 차이로 생기는 비염이다. 자율신경이 잘 작동하지 않기 때문에 코의 점막이 과민반응을 일으켜 증상이 나타난다.

181. 약을 복용할 때 어떤 물로 먹는 것이 좋은가?

약을 복용할 때는 충분한 양의 물 즉 1컵(240cc) 정도 물을 마시도록 한다. 정제를 복용할 경우 물의 양이 많을수록 약의 흡수 속도가 빨라진다. 사람에 따라서는 물 없이 약을 복용하는 이가 있는데 자칫 약의 성분에 따라서는 약이 식도에 잔류하면서 식도를 자극, 식도궤양이 생길 수 있다.

가급적 따뜻한 물로 복용하는 것이 좋다. 너무 찬물로 복용을 하면 위 점막의 흡수력이 저하될 수 있기 때문이다.

182. 저혈당을 일으키기 쉬운 상태 또는 환자는?

　　1) 간기능 및 신기능 장애 환자

　　2) 뇌하수체 또는 부신 기능 부전 상태

　　3) 심한 근육 운동을 하는 사람

　　4) 심한 노동에 종사하는 환자

　　5) 알코올 중독 환자

　　6) 고령자 및 소아

　　7) 체중 감소자

183. 점안제 사용 시 주의사항은?

　　1) 2종류 이상의 액체 안약을 같이 사용할 경우에는, 약효가 충분히 발휘될 수 있도록 약 5분 정도의 간격을 두고 투여한다.

　　2) 2종류 이상의 안연고제를 동시 사용할 경우에는 10분이상 간격을 두고 넣도록 한다.

　　3) 안약은 성분이 변화되기 쉽고 세균에 오염되기 쉬우므로 청결히 사용한다.

　　4) 보관시에는 빛과 온도에 주의하고, 치료가 끝난 후 남은 약은 반드시 버린다.

　　5) 사용시 일시적으로 시야가 흐려질 수 있으나 염려할 필요는 없다.

　　6) 안약을 넣은 후 안대의 사용은 특별히 의사의 지시가 없는 한 가급적 사용하지 않는 것이 좋다.

　　7) 안약으로 치료하는 기간은 콘택트렌즈를 사용하지 않도록 한다.

　　8) 안약은 특별히 의사 또는 약사의 지시가 없으면 한 번에 한 방울만 사용토록 한다.

　　9) 액체 안약과 안연고를 동시에 사용해야 하는 경우에는 먼저 안약을 넣은 후 최소 5분이상의 간격을 둔뒤에 나중에 안연고를 넣도록 하여야 한다.

　　10) 안연고는 바르기 전에 2~3분 정도 손에 쥐고 체온으로 따뜻하게 한 뒤에 사

용토록 한다. 그리고 사용할 안연고 첫 부분이 굳거나 건조한 상태이면 조금 짜서 그 부분을 버리도록 한다.

11) 액체 안약을 첫 개봉후 1개월 정도가 지나면 오염의 우려가 높으므로 버리는 것이 좋다.

12) 안약이 현탁액일 경우는 충분히 흔들어서 약이 잘 섞이게 한 뒤에 사용한다.

184. 키미테 사용법의 중요한 복약지도사항은?

1) 승차·승선하기 최소 4시간 전에는 붙여야 하며, 한 번 부착하면 72시간 동안 약효가 지속되므로 연속하여 차를 타야할 경우엔 떼지 말고 부착 상태를 그대로 유지하도록 한다.

2) 한 쪽 귀 뒤의 머리카락 또는 털이 없는 건조한 피부 표면에 붙인다. 부착할 곳의 땀 등을 잘 닦고 피부를 건조시킨 뒤, 약을 싸고 있는 투명필름을 잘 벗겨 패치제가 구겨지지 않도록 부착한다.

3) 이 약을 붙이고 난 뒤에는 반드시 손을 비누로 깨끗이 씻어야 한다. 만약 약을 붙인 손을 씻지 않은 채 눈을 부빌 경우엔 이 약의 부작용인 '동공산대' 현상이 나타나서 눈이 부셔 며칠씩 고생을 하게 되므로 반드시 손을 씻도록 한다.

4) 이 약을 연속적으로 붙여야 할 경우엔 같은 귀 뒤쪽에 붙이지 말고 약을 처음 붙인 반대쪽 귀 뒤에 번갈아 붙이도록 한다.

5) 7세 이하의 어린이는 사용할 수 없다. 어린이(8~15세)는 성인용 약의 ½을 잘라 붙이든가 아니면 어린이용 키미테를 부착해야 한다. 또한 어린이의 경우 반드시 어른이 붙여주도록 한다.

185. 귀약(점이제) 사용시 주의사항은?

1) 사용할 약이 현탁액일 경우 충분히 흔들어서 약이 잘 섞이게 한 뒤 사용한다.

2) 머리를 옆으로 기울여 약을 넣는 쪽으로 귀가 위로 향하게 한다.

3) 지시하는 양(보통 2~3방울)만큼 귀 내부로 떨어뜨린다. 이 때 성인은 귀 볼을

뒤 편 위쪽으로 잡아 당기고, 소아는 귀 볼을 뒤편 아래쪽으로 잡아당긴다.

4) 약이 충분히 흡수되도록 잠시 동안 같은 자세를 유지한다.

5) 약 2~3분간 손으로 쥐어 약액을 체온과 가까운 상태로 하는 것이 좋다.

6) 귓속에 상처를 낼 위험이 있으므로 귀 안에 스포이드를 넣어서는 안 된다.

186. 좌제 사용 시 주의사항은?

1) 사용 전에 손을 깨끗이 씻는다.

2) 좌약의 포장을 제거하여 뾰족한 부분이 앞쪽으로 가도록 한 후, 항문(또는 질내)에 깊이 삽입한다.

3) 좌약이 몸의 바깥으로 나오지 않도록 약 20분간 같은 자세로 유지한다.

4) 약이 녹지 않도록 서늘한 곳에 보관한다.

5) 좌약의 삽입이 어려운 경우에는 물을 묻혀 사용한다.

6) 변이 정체되어 있는 상태에서 좌제를 사용하면 변과 좌제가 함께 배출되는 일이 있으므로 가급적이면 배변 후에 굵은 쪽부터 항문 깊숙이 넣어 준다.

7) 좌제는 사용 후 15분이 지나야 녹으며 충분히 삽입한 것 같아도 수분 후 항문에서 빠져나가는 일도 있으며 나이가 든 아이는 이물감 때문에 꺼내버리는 일도 있으므로 삽입한 후 15분 정도는 어른이 지켜보아야 한다.

187. 코약(점비제)의 사용 시 주의사항은?

1) 부드럽게 코를 푼 후 손을 씻는다.

2) 처음 분무액을 사용할 경우 손잡이를 균등한 힘으로 3~5회 힘껏 눌러 충진시킨다.

3) 머리를 약간 숙이고 분무 꼭지를 한 쪽 콧구멍에 넣는다. 이때 콧구멍 안에 너무 깊이 넣지 않는다.

4) 손가락으로 다른 쪽 콧구멍을 막고, 균등한 힘을 가해 신속히 한 면만 누른다. 이때 가볍게 숨을 들여 마신다.

5) 분무기를 뺀 후 몇 초간 머리를 뒤로 젖혀 약이 깊이 스며들게 한다.

6) 뾰족한 물건을 이용하여 분무 꼭지에 구멍을 뚫지 않는다.

7) 용기의 끝이 직접 코 안에 닿지 않게 한다.

8) 비점막의 자극을 감소시키기 위해 좌우 양쪽의 콧구멍 안에 번갈아 분무한다.

188. 혈압강하제의 약물요법의 원칙은?

1) 혈압강하제의 투여는 저용량으로 시작한다. 부작용을 방지하기 위해서는 처음에는 이 약제의 최저용량을 이용한다. 단일제제의 저용량으로서 혈압이 떨어져도 목표치에 도달하지 않는 경우에는 인용성이 허락되는 한 같은 약제를 증량해도 좋다.

2) 부작용 발현을 예방하고 혈압강하효과를 증강시키기 위해서는 적절하게 혈압강하제를 조합해서 병용요법을 한다. 혈압강하 효과를 증강시키기 위해서는 처음 사용한 혈압강하제를 증량하지 않고, 다른 혈압강하제를 저용량으로 추가하는 방법이 선호되고 있다.

3) 처음에 사용한 혈압강하제로 강압효과가 나타나지 않거나, 인용성이 허용되지 않는 경우에는 같은 약을 증량하거나, 제2의 약을 추가하지 않고 다른 종류의 혈압강하제로 변경해서 사용한다.

4) 1일 1회 복용하고 24시간 혈압강하효과를 지속하는 장시간형 혈압강하제를 사용하도록 한다.

189. Amitriptyline 25mg을 복용하고 있는 우울증 환자의 복약지도사항은?

1) 약효 발현은 2~3주 걸리며 이 기간 전에 약을 중단하면 약효는 나타나지 않는 것을 알린다.

2) 부작용은 구강건조, 배뇨곤란, 시야혼미, 수기 같은 증상이 사람에 따라 나타날 수 있으며 이 같은 부작용이 나타날 때는 약효보다 먼저 나타날 수 있음을 알려준다.

3) 부작용이 나타나더라도 이를 병세가 악화된 것으로 오해하지 않도록 한다.

4) 계속 복용하면 이 같은 부작용은 대개는 사라진다는 것을 알려준다.

5) 약을 저녁 취침 전에 복용하는 이유는 부작용이 나타나는 경우 그 부작용을 취침을 통해 참을 수 있게 하기 위함이라는 것을 알려준다.

6) 음주는 약효를 지연시키므로 금주하도록 한다.

190. Metronidazole 500mg 질정을 처방 받은 질염환자의 복약지도사항은?

1) 자각증상은 2일 후부터 소실될 것이라는 것을 알려준다.

2) 자각증상이 개선되어도 질정의 사용을 중단하면 재발하므로 10일간 계속해서 투약해야 함을 알려준다.

3) 배우자와 함께 동시에 치료를 해야 한다는 것을 알려준다.

4) 입에서 금속성 맛이 나며 설사, 흑색 배뇨 등의 부작용이 나타날 수 있음을 알려주고 이러한 부작용을 참을 수 있으면 투약을 중단하지 않도록 한다.

5) 알코올과 처방약의 상호작용으로 인하여 구토, 구역, 현기증의 중대한 부작용이 생길 수 있으므로 금주할 것을 알려준다.

6) 질정 삽입법은 다음과 같이 상세하게 설명하고 문서복약지도를 하도록 한다.

① 손을 씻고 질정 포장을 벗긴다.

② 미지근한 물에 넣어 축축하게 한다.

③ 반듯하게 드러 누어 무릎을 끌어 올려 양다리를 벌린다.

④ 서서히 깊숙이 질속에 삽입하고, 강제로 쑤셔 놓지 않도록 한다.

191. 갑자기 중단하면 약효와 정 반대 작용을 나타내므로 서서히 감량해야 하는 약은?

1) 간질약

2) 교감신경흥분제

3) 항우울제

4) 베타차단제

5) 혈관확장제

6) 부신피질호르몬제

7) 수면제

8) 진정제

9) 마약성진통제

192. 간질환 환자에게 투여 시 주의해야 할 고위험성의 약물은?

1) Analgesics : Pentazocine, Meperidine, Propoxyphene, Salicylamide

2) Sedatives : Clomethiazole

3) β-Blockers : Propranolol, Labetalol

4) Antiarrhythmics : Lorcainide, Verapamil

5) Others : Ergotamine tartrate, Niridazole, Glyceryl trinitrate

193. 퇴행성관절염과 류마티스성 관절염의 차이점은?

퇴행성관절염은 관절연골이 닳아 없어지면서 국소적인 퇴행성 변화가 나타나는 질환이다. 나이가 들어감에 따라 관절 연골이 마모되는 것에만 국한된 질환으로, 만성 비염증성질환으로 골관절염(osteoarthritis), 골관절증(osteoarthrosis), 퇴행성관절질환(degenerative joint disease)이라고도 한다.

류마티스성 관절염(rheumatoid arthritis)은 원인이 정확히 밝혀지지 않은 자가면역질환의 하나로 대표적인 만성염증성 질환이며 치료를 하지 않으면 심장, 폐 등이 망가지는 전신적 질환이다.

194. 약효가 나타날 때까지 서서히 증량시켜야 하는 약은?

갑자기 증량시키면 독작용을 나타내어 서서히 증량시겨야 하는 약

1) 삼환계 항우울제

2) 간질약

3) 파킨슨씨병약

4) 알파차단제

5) 탈감작제제

6) 부신피질호르몬제

7) 항류마치스약(금제제)

8) 마약성진통제

9) 이뇨제와 병용하게 되는 ACEI 제제

195. 저혈압을 유발시키는 약물은?

1) 이뇨제

2) 협심증제

3) 항우울제

4) 파킨슨병 치료제

5) 알파차단제 (전립선치료제)

6) 항암제

196. 혈중총콜레스테롤만 높은 경우에 선택하는 약은?

1) 제1선택약

① HMG Co-A 환원효소억제제 ⟨Simvastatin (조코), Fluvastatin (레스콜엑스엘서 방정)⟩

② 음이온결합수지 (Cholestyramin)

③ 항산화제 (Probucol)

2) 제2선택약

① Fibrate ⟨Fenofibrate (리피딜슈프라정), Bezafibrate⟩

② Niacin (Nicotinic acid)

197. 혈중 중성지방(Triglyceride)만 높은 경우에 선택약은?

1) Niacin (Nicotinic acid)

2) Fibrate >

198. 안지오텐신 II 수용체차단제와 이뇨제의 복합제인 고혈압치료제는?

　　1) 코자플러스

　　2) 코아프로벨

　　3) 코디오반

　　4) 올메텍 플러스

199. 기형 가능 약물(teratogens)을 예를 들면?

　기형을 유발하므로 산모에게 꼭 필요한 약물이 아니라면 임신 중 피해야 할 약물들의 예시이다. ( )는 FDA 분류이다.

　　1) 테트라사이클린(Tetracycline) − 항생제 (D)

　　2) 이소트레티노인 (Isotretinoin) − 비타민 A 유도체, 여드름 약 (X)

　　3) 메칠 수은 (Methyl mercury) (X)

　　4) 에탄올 (Ethanol) (D) − 음주

　　5) 탈리도마이드 (Thalidomide) − 항암제 (X)

　　6) 카르바마제핀(Carbamazepine) − 항전간제 (D, 두개안면기형, 손톱기형)

　　7) 리튬 (Lithium) − 정신신경용제 (D, 심장기형)

　　8) 발프로산 (Valproic acid) − 항전간제 (D, 중추신경계기형)

　　9) 와파린 (Warfarin) − 혈액응고저지제 (X, 안면기형, 중추신경계기형)

　　10) 페니토인 (Phenytoin) − 항전간제 (D, 두개안면기형, 사지기형, 성장장애)

　　11) 비타민 A (Vitamin A) − (X, 두개안면기형, 심장기형, 중추신경계 기형)

　위 약물 중 항전간제 및 몇 의약품은 환자 및 태아의 보호를 위하여 의료진의 판단 하에 투여 가능할 수 있다.

200. 수유 시 절대로 복용하면 안되는 약은?

    1) 아미오다론 (Amiodarone)

    2) 브로모크립틴 (Bromocriptine)

    3) 시클로포스파마이드 (Cyclophosphamide)

    4) 사이클로스포린 (Cyclosporin)

    5) 에르고타민 (Ergotamine)

    6) 헤로인 (Heroine)

    7) 이소트레티노인 (Isotretinoin)

    8) 리튬 (Lithium)

201. 신장 독성을 일으키는 약물은?

    1) Acyclovir

    2) Aminoglycoside

    3) Amphotericin B

    4) Cephalosporins

    5) Cisplatin

    6) Ciprofloxacin

    7) Clopidogrel

    8) COX-2 inhibitor

    9) Cyclosporin

    10) Diuretics

    11) Interferon

    12) Adefovir

    13) NSAIDs

    14) Penicillin

    15) Rifampin

16) Ticlopidine

17) Triamterene

18) Valproic acid

202. 천식의 종류와 정의는?

1) 심장천식

심장질환이나 고혈압 등에서 볼 수 있는 발작적 호흡곤란이고, 폐울혈이나 조직울혈로 인한 호흡중추의 과민상태로 인해 일어나며 예후(豫後, prognosis : 병이 나은 뒤의 경과)는 좋지 못하다.

2) 기관지천식

기관지의 연축(攣縮:수축과 이완) · 협소 · 점막종창(粘膜腫脹) 때문에 호흡도가 좁아져 일어나는 발작적 호흡곤란으로서 천명(喘鳴: 가래가 끼어서 목에서 나는 소리)을 발하는 호식성(呼息性) 호흡곤란이 주특징이고, 예후는 좋다.

3) 뇌성(腦性) 천식

호흡중추 영역의 장애로 인해 일어나는 천식을 말함.

4) 요독증성(尿毒症性) 천식

신장병환자에게 일어나는 천식을 말함.

203. 발기부전치료제를 복용하면 안 되는 금기환자는?

1) 65세 이상

2) 간경변 환자

3) 중증의 신기능 저하 환자

4) 강력한 대사효소 저해제(에리스로마이신, 케토코나졸, 이트라코나졸) 복용 환자

5) 지난 6개월 이내에 뇌졸중 또는 심근경색이 있었던 환자

6) 협심증 치료제(니트로글리세린, 질산이소소르비드 등)를 정기적 혹은 간헐적으로 복용하는 환자

7) 저혈압(혈압 90/50 mmHg 미만) 또는 조절되지 않는 고혈압 환자

204. 경구피임제의 중요한 복약지도사항은?

1) 피임제는 월경이 시작된 날이나 5일째 혹은 월경이 시작된 후 첫 번째 일요일부터 복용하기 시작한다.

2) 하루에 1정씩 가능하면 매일 같은 시각에 복용한다. 복용시간 간격이 24시간이 넘지 않도록 한다.

3) 피임제 복용 후 처음 한 달간은 혈반이나 자궁출혈이 있을 수 있다. 그러나 이 현상이 2달 이상 계속되면 의사와 상의한다.

4) 피임제 복용 처음 한 달은 다른 피임법과 병용한다.

5) 며칠 동안 심한 설사를 했거나 구토를 했을 경우 피임제가 흡수되지 않았을 가능성이 있기 때문에 월경 전까지 다른 피임법을 사용한다.

6) 피임제복용을 하루 잊었을 경우에는 생각나자마자 1정을 복용하고 제시간에 그 날의 피임제를 복용한다. 이틀 동안 복용을 잊었을 경우에는 생각나자마자 2정을 복용하고 그 다음날 2정을 복용한다. 사흘 동안 잊었을 경우에는 남아있는 피임제를 버리고 다시 시작한다.

피임제 복용을 한번이라도 잊었을 경우에는 적어도 2주 동안은 다른 피임법을 병용해야 하며, 한주기중 처음 2주 동안 피임제 복용을 잊었을 경우가 뒤에 2주 보다 임신될 확률이 크다.

7) 병원에서 다른 질병으로 진단받을 경우 경구피임제를 복용하고 있음을 의사에게 알려야 한다.

205. 불안장애 (Anxiety Disorder)의 종류는?

1) 범불안 장애

범불안 장애(영어 : Generalized anxiety disorder)는 다양한 상황에서 만성적 불안과 과도한 걱정을 나타내는 불안장애를 말한다.

2) 공포증

공포증(영어 : Phobia)은 특수한 상황이나 대상에 대해서 심한 불안과 공포를 느끼게 되어 이러한 상황이나 대상을 회피하게 되는 불안장애를 말한다.

① 특정공포증 : 특정한 대상이나 상황에 대한 비합리적 두려움과 회피행동을 지속적으로 나타내는 장애이다.

② 사회공포증 : 다른 사람들과 상호작용하는 사회적 상황을 두려워하여 회피하는 공포증의 한 유형이다.

③ 광장공포증 : 특정한 장소나 상황에 대한 공포를 나타내는 경우를 말한다. 이 장애는 갑작스럽게 강렬한 불안이 엄습하는 공황발작과 나타나는 경우가 흔하다. 최근에는 광장공포증을 독립된 한 장애로 보기보다는 공황장애의 한 하위유형으로 간주하고 있다.

3) 공황장애

공황장애(영어 : Panic disorder)는 갑자기 엄습하는 강렬한 불안, 즉 공황발작(Panic attack)을 반복적으로 경험하는 장애를 말한다. 흔히, 첫 공황발작은 피곤, 흥분, 성행위, 정서적 충격 등을 경험한 후에 나타나는 경향이 있으나 대부분의 경우 예측하기가 어렵고 갑작스럽게 나타난다. 공황발작은 10~20분간 지속되다가 빠르게 또는 서서히 사라진다.

4) 강박장애

강박장애(영어 : Obsessive-Compulsive Disorder)는 원하지 않는 생각, 즉 강박사고(Obsessions)와 행동을 반복하게 되는 불안장애이다.

5) 외상 후 스트레스 장애

외상 후 스트레스 장애(영어 : Posttraumatic stress disorder)란 충격적인 사건을 경험하고 난 후에 불안상태가 지속되는 경우를 말한다.

6) 급성 스트레스 장애

급성 스트레스 장애(영어 : Acute stress disorder)는 외상 후 스트레스 장애와 매우 유사한 증상을 나타내는 장애로서 외상적 사건 경험 후 해리성 증상이 2일 이상 4

주 이내의 단기간 동안 나타나는 장애를 말한다.

206. 소아 환자가 즉시 병원을 방문해야 하는 증상을 예를 들면?

    1) 39℃이상의 고열, 발한, 오한

    2) 3일 이상 고열이 지속될 때

    3) 구토 또는 복통

    4) 이상수면

    5) 심한 두통

    6) 지속적인 기침

    7) 호흡곤란

    8) 지속적인 울음

    9) 귀 통증

207. 유해반응(부작용)이 발생했을 때의 대처법은?

    1) 초기 1~2주 정도는 유해반응이 심하게 나타날 수 있지만 그 기간이 지나면 괜찮아질 수 있으므로 1~2주 동안 지켜보도록 한다.

    2) 기다려도 호전되지 않을 경우 의사나 약사와 상의하도록 한다.

    3) 처방된 용량을 정확히 복용하고, 유해반응이 있다고 약을 불규칙하게 복용하지 않도록 한다.

    4) 졸리거나 눈이 잘 안보이면 운전하거나 위험한 기계를 다루지 않도록 한다.

    5) 임신, 수유 중일 경우 의사나 약사와 상의하도록 한다.

    6) 커피, 담배, 술, 한약 및 다른 약물과의 상호작용을 고려하도록 한다.

208. 복용을 중단해야 하는 설폰요소계 경구혈당강하제의 부작용은?

    1) 담즙정체성 황달 : 낮은 정도의 열, 발진, 호산구증다증(eosinophilia)

    2) 갑상선기능저하

3) 저나트륨혈증

4) 피부질환 : 피부발진, 소양감, 결정성홍반(erythema nodosum), 표피박리성피부염(exfoliative dermatitis)

5) 혈액학적 이상 : 무과립구증, 용혈성 빈혈, 백혈구 감소증

209. 협심증, 역류성식도염, 요통, 담석증, 편두통의 통증이 가장 심한 시간은 언제인가?

1) 협심증 : 오전6시~정오

2) 역류성식도염 : 밤중

3) 요통 : 오전중

4) 담석증 : 오후 10시~새벽 3시

5) 편두통 : 오전 10시

210. 성욕을 저하시키는 약물은?

1) 혈압강하제

2) Cimetidine, Ranitidine

3) 스타틴계 고지혈증치료제

4) 알콜중독치료제(아캄프로세이트)

5) 항전간제(Gabapentin, Phenytoin)

6) 전립선비대증치료제(프로스카)

7) 항우울제

8) 향정신병약물(Risperdal, Zyprexa)

211. Wearing-Off 효과와 On-Off 현상이란?

1) 씻김효과 (Wearing- Off effect)

레보도파를 장기간(3~5년) 복용했을 경우에 약이 빨리 씻겨나가 다음 복용 전까지 운동능력이 심하게 저하되는 현상이 반복되어 약용량을 증가시켜도 반응이 감소

하여 용량 재설정이 필요한 경우

　2) 점멸현상 (On- Off phenomenon)

레보도파를 장기간(3~5년) 복용했을 경우에 약에 잘 반응해 잘 움직이는 켜진 상태가 되거나, 약효가 소실해 전혀 못 움직이는 꺼진 상태로 되어 일상생활을 정상적으로 하지 못해 용량을 줄이거나 용량 재설정이 필요한 경우

212. 불안감을 유발시키는 약물은?

　　1) 위산분비억제제 (라니티딘, 시메티딘)

　　2) 항히스타민제 (디펜히드라민, 히드록시진)

　　3) 감기약 (페닐레푸린, 슈도에페드린)

　　4) 항생제 (사이프로, 레바퀸)

　　5) 발기부전치료제 (비아그라)

　　6) 부신피질홀몬제 (프레드니손, 덱시메타손)

　　7) 주의력결핍행동장애치료제 (메칠페니데이트)

　　8) 항바이러스제 (아시클로버, 발아시클로버)

　　9) 식욕억제제 (펜터마인, 디에틸프로피온)

213. 와파린복용 시 의사나 약사에게 즉시 상담해야 하는 증상은?

　　1) 코피 또는 상처로 출혈이 멈추지 않을 때

　　2) 양치 시 평소보다 피가 많이 날 때

　　3) 생리량이 평소보다 많거나 뜻하지 않게 질에서 출혈이 있을 때

　　4) 요나 변의 색이 붉거나 검을 때

　　5) 특별한 이유 없이 피부에 멍이 들었을 때

　　6) 열이나 질병이 점점 악화될 때

　　7) 구토, 기침 시 피가 나올 때, 설사나 감염의 증상이 있을 때

　　8) 통증이 있거나 몸이 부을 때

9) 두통, 어지러움, 숨쉬기 곤란함, 평상시보다 더 피곤하고 힘이 없다고 느껴질 때

214. 심한 부작용을 피하기 위해서 정기적인 검사가 필요한 약물은?

    1) Ticlopidine

    2) Thiamazole

    3) Benzbromarone

    4) Pioglitazone (액토스)

    5) Atrovastatin (리피토)

215. 병용금기와 다른 약제와의 상호작용이 많아 주의를 필요로 하는 약물은?

    1) Itraconazole,

    2) Wafarin

216. 휴약 기간이 설정되어야 하고 복약기간의 관리가 필요한 약물은?

    1) Methotrexate

    2) TS-1(Gemeracil, Oteracil, Tegafur)

    3) Zeloda

    4) Tegafur

    5) Uracil

제7장
부록

약국 의료안전관리지침 모델(일본 약국편)

다음은 2005년 5월 후생노동성의 의료 안전대책 워킹그룹에 의해 정리되어진 보고서 인 「향후의 의료 안전대책에 대한 것」으로서 약국에서도 병원, 의원과 같이 안전관리체제를 정비 시행토록 하고 있다. 일본 약국은 2006년 6월에 「양질의 의료를 제공하는 체제의 확립을 도모하기 위한 의료법 등의 일부 개정하는 법률」(2006년 법률 제84호)의 입안을 통해 의료 제공시설로서 자리매김 한 바 있다. 이와 같은 배경에서 2007년 3월 약사법 제9조의 규정에 근거해 약사법 시행규칙의 일부가 개정되어 2007년 4월부터 약국에 있어서의 안전관리체제의 정비가 약국개설자에게 의무로 부여 되었다.

구체적으로는 약국에 있어서의 의약품의 업무에 관련된 의료의 안전을 확보하기 위해서 지침의 책정, 종업원에 대한 연수의 실시, 그 외 의약품과 관련되는 안전확보를 위한 조치가 약국 개설자의 준수 사항으로서 규정 되어졌다.

이상의 경과를 근거로 해 일본약제사회에서는 최근 약국에 있어서의 의료안전관리 지침의 모델을 작성하고 각 약국은 기본 모델을 참고해서 스스로의 약국에 맞는 지침을 작성 시행토록 하고 있는데 그 내용을 소개하고자 한다.

▶약국 의료안전관리 지침◀

1. 총칙

(1) 기본이념
- 당 약국은 지역에 있어서의 의약품의 공급 거점으로서 또한 지역 의료를 담당하는 의

료 제공시설로서 지역주민의 안전하고 안심할 수 있는 약물요법으로 공헌한다.

● 당 약국에서는 개개의 직원이 연수 등을 통해서 의료안전에 대한 의식을 높이는 것과 동시에 조직적으로 사고방지에 철저하게 임한다.

● 어떠한 사고 등이 발생했을 경우에는 환자나 개인정보 취급에 배려하는 차원에서 그 가족에게 충분한 정보를 신속하게 제공함과 함께 사실 관계를 조사해서 원인의 구명이나 재발 방지책을 실시한다.

● 양질의 적절한 약국 서비스를 제공하기 위해 환자를 비롯한 약국 이용자의 상담에 정중하게 대응해서 충분한 설명을 실시하도록 노력한다. 또한 환자와 약국 이용자가 정보의 공유를 통해 상호 신뢰 관계를 구축할 수 있도록 노력한다.

● 이상의 대처를 명확하게 하기 위해서 당 약국에 있어서 의료의 안전관리에 필요한 지침을 정한다.

● 이 안전관리 지침은 환자 등의 요구에 응해 열람할 수 있는 것으로 한다.

(2) 용어의 정의

본 지침에 사용하는 주된 용어의 정의는 다음과 같다.

① 조제사고

의료 사고의 한 유형. 조제에 관련해서 환자에게 건강 피해가 발생한 것. 약제사의 과실의 유무를 묻지 않는다.

② 조제과오

조제사고 중에서 약제사의 과실에 의해 일어난 것. 조제의 실수만이 아니고, 약제사의 설명 부족이나 지도 내용의 실수 등에 의해 건강 피해가 발생했을 경우에도 「약제사에 과실이 있다」라고 평가하여 「조제과오」로 판단한다.

③ Incident 사례 (히야리 · 하트 사례)

환자에게 건강 피해가 발생하지 않아 조제사고에는 이르지 않았지만 발견과 대응이 늦으면 환자에게 유해한 영향을 주었다고 생각되는 사례). 환자에게 약제 교부전이나 교부 후인가, 환자가 복용에 이르기 전인가 후인가는 상관하지 않는다.

④ 종업원

약국에 근무하는 약제사, 사무직원 등 모든 직원을 포함한다.

⑤ 의약품 안전관리 책임자

본 지침에 따라 약국에 있어서의 의약품의 안전 사용을 위해서 체제를 정비해 종업원이 실시하는 업무의 관리를 행하기 위한 책임자

⑥ 관리 약제사

약사법 제7조에 규정하는 「약국을 실제로 관리하는 사람」

⑦ 개설자

약사법 제4조에 규정하는 「약국 개설의 허가를 받은 사람」

2. 의약품 안전관리 책임자의 선정

의약품의 안전 사용을 위한 체제를 정비해서 종업원이 실시하는 업무의 관리를 행하기 위한 책임자로서 당 약국에 「의약품 안전관리 책임자」를 선정한다. 당 약국에서는 의약품 안전관리 책임자는 관리 약제사가 겸한다.

3. 사고 보고에 관한 체제 정비

당 약국에서 발생한 조제사고에 적절히 대응하기 위해 조제사고의 정보가 종업원으로부터 개설자에게 신속하게 보고되는 체제를 정비한다.

(1) 보고해야 할 사항

모든 종업원은 당 약국 내에서 다음과 같은 사태가 발생했을 경우에는 의약품 안전 관리 책임자를 통해서 개설자에게 신속하게 보고하는 것으로 한다.

① 조제 사고 (조제 과오를 포함한다)

② 중요한 Incident 사례 (조제사고에는 이르지 않았지만 발견과 대응이 늦으면 환자에게 유해한 영향을 주었다고 생각되는 사례)

③ 그 외 (일상 업무 중에서 위험하다고 생각되는 상황, 환자와 분쟁으로 발전할 가능성이 있

는 사례)

(2) 보고의 방법

보고는 원칙적으로 서면으로 실시한다. 다만 긴급을 필요로 하는 경우에는 일단 구두로 보고하고 그 후 신속하게 서면에 의한 보고를 실시한다. 보고서는 조제록과 약제 복용력 관리기록에 근거해서 작성한다.

(3) 보고에 근거하는 개선 조치

의약품 안전관리 책임자는 종업원으로부터 보고된 정보에 근거해 문제점을 파악해서 업무상의 개선책을 다른 종업원과 함께 검토하고, 입안하고 실시한다. 또한 의약품 안전 관리 책임자는 개선책이 확실히 실시되어 한편 안전 대책으로서 유효하게 기능하고 있는가를 항상 점검하고 평가해서 필요에 따라서 재검토를 꾀하는 것으로 한다.

(4) 보고서의 보존

보고서는 조제록과 약제 복용력관리 기록과 함께 0년간 보존한다.
(주) 3년 이상으로, 각 약국이 기입한다.

(5) 그 외

개설자, 관리 약제사 및 의약품 안전관리 책임자는 보고를 실시한 종업원에 대해서 이것을 이유로 근무 상 불이익을 주어선 안 된다.

4. 절차서의 작성 및 절차서에 근거하는 업무의 실시

당 약국에서는 의약품의 안전사용을 위한 업무에 관한 지침서를 작성해서 해당 절차서에 기초를 두어 업무를 실시한다.

(1) 업무 절차서의 작성과 재검토

개설자의 책임아래 의약품 안전 관리자는 다음과 같은 업무에 대한 지침서를 작성한다. 업무 지침서는 작성 후에도 필요에 따라서 적절하게 재검토를 실시한다.

    ① 의약품의 구입

    ② 의약품의 관리

    ③ 조제 업무

    ④ 의약품 정보 취급

    ⑤ 사고 발생 시의 대응

    ⑥ 타 시설과의 제휴

    ⑦ 그 외

(2) 업무 지침서에 근거한 업무의 실시

당 약국에서는 의약품의 안전 사용을 위한 업무에 관한 지침서에 근거해서 업무를 실시한다.

(3) 업무 실시 상황의 확인

의약품 안전관리 책임자는 종업원이 지침서에 근거해 업무를 실시하고 있는지를 정기적으로 확인해서 확인 내용을 기록한다.

또한 의약품 안전관리 책임자는 업무의 실시에 대해 확인을 실시했을 때, 약국 업무에 관해 개선해야 할 점을 파악했을 경우에는 개설자에 대해서 필요한 의견을 제시하고 개설자는 그것을 존중한다.

5. 의약품의 안전사용을 위한 필요한 정보 수집

당 약국에서는 개설자의 책임 하에 의약품 안전관리 책임자가 의약품과 관련되는 안전사용을 위한 필요한 정보를 수집한다.

(1) 의약품의 안전사용을 위한 필요한 정보의 수집과 활용

의약품 안전관리 책임자는 의약품의 안전 사용을 위해서 필요한 정보를 의약품 첨부문서 정보 외에 의약품 제조 판매업자, 행정기관, 학술잡지, 약제사회지 및 약제사회의 홈페이지 등으로 부터 폭넓게 수집해서 관리한다. 수집한 정보 중 당 약국에 있어서 필요한 것은 종업원에게 주지를 꾀하는 것과 동시에, 의약품의 안전 확보를 목적으로 한 방책의 실시에 활용한다.

(2) 후생노동대신 및 의약품 제조 판매업자에의 보고

당 약국에 있어서 약사법에 근거하여 보고가 요구되는 의약품의 부작용등의 발생을 파악했을 경우는 개설자가 후생 노동대신에 대해서 지체 없이 보고를 실시한다. 또한 당 약국은 의약품 제조 판매업자 등이 실시하는 의약품의 안전한 사용을 위한 정보수집에 협력한다.

6. 환자 상담에의 대응

당 약국에서는 환자를 포함한 약국 이용자로부터의 상담, 의견과 불평에 대하여 진지하게 대응한다. 개설자는 약국 이용자가 상담한 것에 의해 불이익을 주는 것이 없게 상담 정보의 보호에 필요한 조치를 강구한다.

7. 종업원에 대한 연수의 실시

당 약국에서는 개설자의 책임아래 미리 작성한 연수 계획에 따라 의약품의 안전관리를 위한 연수를 실시한다.

(1) 연수의 취지

연수는 약국에 있어서의 의약품의 업무와 관련되는 의료의 안전을 확보하기 위한 기본 이념과 안전 확보에 관한 구체적 방책 등에 대해 모든 종업원에게 주지를 시키기 위한 것으로 안전 확보에 관한 개개의 종사자의 의식을 고양하고, 한편 약국에 대해 안전하게 업

무를 수행하기 위한 의식과 기술의 향상을 꾀하는 것을 목적으로 한다.

(2) 연수의 실시

① 의약품 안전관리 책임자는 미리 작성한 연수 계획에 따라 연 2회 모든 종업원을 대상으로 한 의약품의 안전관리를 위한 연수를 실시한다(약제사회가 개최하는 연수회 등 외부 연수의 수강을 포함한다).

② 의약품 안전관리 책임자는 당 약국에서 중대한 사고가 발생했을 경우 필요가 있다고 인정할 때는 임시적으로 연수를 실시하는 것으로 한다.

③ 종업원은 연수가 실시될 때는 수강에 노력하는 것으로 한다.

④ 신규 채용한 종업원에 대해서는 채용 시에 연수를 실시한다.

(3) 연수의 내용

연수의 내용은 다음과 같이 열거한 사항으로 한다.

① 의약품의 유효성·안전성에 관한 정보, 사용 방법에 관한 사항

② 약국의 업무 순서에 관한 사항

③ 조제업무에 있어서의 사고 방지를 위한 방책, 준수해야 할 법령 등에 관한 사항

④ 사고 발생 시의 대응에 관한 사항

⑤ 그 외 약국에 있어서의 의약품의 업무와 관련되는 의료의 안전을 확보하는 것을 목적으로 하는 사항

(4) 연수의 방법

연수는 의약품 안전 관리책임자의 강의, 약국 내에서의 보고회, 사례 분석, 외부의 강습회와 연수회의 수강 및 전달 보고회, 유익한 문헌 등의 초독 등의 방법에 따라 실시한다. 덧붙여 업무 순서에 관한 연수는 당 약국 내에서 실시한다.

(5) 연수의 기록

개설자는 연수의 실시 내용(개최 또는 수강 일시·장소, 수강한 종업원의 수와 수강자의 이름, 연수의 내용 등)을 기록, 3년간 보존한다.

8. 그 외 의료의 안전확보를 목적으로 개선을 위한 방책의 실시

당 약국에서는 의약품의 업무와 관련되는 의료의 안전 확보를 위해 상기의 대처 외에 필요한 방책을 강구한다. 구체적으로는 Incident 사례(히야리·하트 사례)를 수집해서 수집한 사례의 분석을 실시해 개선 조치를 강구하는 것으로 한다. 수집한 Incident 사례 및 개선 조치 등의 정보는 모든 종업원이 공유한다.

9. 본 지침의 취급

(1) 본 지침의 대상으로 하는 범위

본 지침은 당 약국에 있어서의 조제 등의 업무를 대상으로 한다. 또한 일반용 의약품의 판매 등의 업무에 대해서는 본 지침에 있어서의 조제 등의 업무와 관련되는 안전확보기준에 준해 취급한다.

(2) 본 지침의 개정

개설자는 의약품 안전 관리 책임자의 의견을 들어 적어도 연 1회 이상 본 지침의 개정을 검토해서 필요에 따라서 지침의 개정을 실시한다.

(3) 본 지침의 열람

당 약국에서는 환자 및 그 가족, 지역 주민으로부터 본 지침의 열람의 요구가 있을 경우에는 이것에 응하는 것으로 한다. 또한 본 지침에 대한 조회에는 개설자 또는 의약품안전 관리 책임자가 대응한다.

의약품의 안전사용을 위한 업무절차서
(일본 약국편)

의약품의 안전사용을 위한 업무절차서의 작성 매뉴얼 (일본 약국판)

【 본 매뉴얼의 활용에 앞서 알아야 할 사항 】

1. 본 매뉴얼은 각 약국에 있어서 '의약품의 안전 사용을 위한 업무 절차서'를 작성하는 데 있어서 참고로 하기 위한 것이다.

2. 본 매뉴얼은 의약품을 취급하는 각 단계를 항목별로 지정해서 각각에 대해서 기본적인 안전 대책은「O」로 기술하고 있다. 또한 각각의 항목에 대해서 업무 절차서를 작성하는 데 있어서 참고가 되는 것은「 · 」로 병기 하고 있다.

3. 각 약국에서는 규모에 따라 실시 가능한 업무 지침서를 작성하는 것이 바람직하다. 본 매뉴얼에서는 표준적인 안전대책을 나타내고 있다. 약국에 따라서는 본 매뉴얼에 기재된 이상의 안전 대책을 필요로 하는 경우도 있다.

4. 의료는 나날이 발전되고 있다. 귀 약국에서 작성된「의약품의 안전 사용을 위한 업무 절차서」는 이것에 부합 되게 개정이 되도록 해야 한다. 또한 업무 절차서는 의약품의 관리 · 사용에 머물지 않고 귀 약국 직원들의 교육 · 연수에도 활용할 수 있도록 하고, 의료 사고 방지에 유용한 것이 작성되도록 기대하고 있다.

제 1 장 의약품의 채용

【의료 안전의 확보를 향한 관점】

약국에 있어서 스스로의 판단으로 채용 의약품을 결정할 수 없다. 그러나 일반명의 처방전이나「제네릭 대체의약품에의 변경가능」이라고 쓰여진 처방전에 대응하기 위한 제네릭 대체의약품의 채용에 대해서는 약국의 판단에 맡길 수 있다.

약국에 있어서 취급 실수 방지 등의 관점으로부터 채용 의약품의 검토를 실시할 필요가 있다.

【지침서의 구체적 항목 예와 해설】

명칭 유사나 외관 유사에 의한 취급 실수를 방지하기 위해 제재 견본 등을 이용해서 취급 실수 방지에 대해서 객관적인 평가를 실시하는 것이 중요하다.

1 . 채용 의약품의 선정

(1) 안전성에 관한 검토

- 안전성의 대책의 필요성에 관한 검토

  안전성의 대책의 필요성과 그 구체적 내용(사용 매뉴얼, 주의사항 작성 등)

(2) 취급 실수 방지에 관한 검토

① **명칭 유사품, 외관 유사품에 관한 검토 (제네릭 의약품도 포함한다)**

- 명칭 유사품, 외관 유사품의 채용의 회피
- 두문자 3 문자, 어미 2 문자 혹은 두문자와 어미의 일치하는 채용 의약품의 유 · 무의 확인
- 포장이나 용기, 약제 본체(색조, 형태, 식별기호 등)의 유사한 기존 채용 의약품의 유무의 확인

② **소포장품 등의 채용**

- 충전 미스를 방지하기 위해 충전의 필요가 없는 포장품을 채용(산제 등)

제2장 의약품의 구입

【의료안전 확보를 향한 관점】

의약품의 발주, 납품 미스가 의료사고의 원인이 되고 있는 케이스로 여겨지고 있다. 정확한 발주와 납품을 확보하기 위해서는 의약품의 품목과 규격의 확인 순서를 정해 기록의 관리를 실시하는 것이 필요하다.

【절차서의 구체적 항목 예와 해설】

의약품의 발주에 즈음해서는 발주 품목의 실수를 막기 위해 발주한 품목이 문서 등으로 확인할 수 있는 방법으로 실시한다. 또한 의약품의 납품에 관해서는 발주한 의약품이 그 품목이나 규격이 틀림없이 납품되었는지 검품을 실시한다.

규제의약품(마약, 각성제 원료, 향정신성의약품, 독약·극약) 및 특정 생물학적제제에 대해서는 특별히 주의를 기울여 구입 기록의 보관을 실시한다. 특히 안전 관리가 필요한 의약품(요주의 약)에 대해서는 검품 시에 명칭 유사, 외관 유사, 규격 차이에 대해서 주의한다.

1. 의약품의 발주

(1) 의약품의 정확한 발주

(2) 상품명, 제형, 규격 단위, 수량, 포장 단위, 메이커명

(3) 발주한 품목과 발주 내용의 기록

2. 입고 관리와 전표 관리

(1) 발주한 의약품의 검품

　　① 상품명, 제형, 규격 단위, 수량, 포장 단위, 메이커명, 사용 기한 연월일

　　② 발주 기록과의 조합

(2) 규제의약품 (마약, 각성제 원료, 향정신성의약품, 독약 · 극약)의 관리

　　① 약사법 및 마약 및 향정신성의약품 단속법의 준수

　　② 상품명, 수량, 제조 번호와 현품과의 조합을 실시하고 납품 전표 등을 보관

　　③ 마약, 각성제 원료에 대해서는 양도증의 기재사항 및 날인을 확인하고 2년간 보관

(3) 특정 생물학적 제제의 관리

　납품서를 보관하고 제제 마다 규격 단위, 제조 번호, 구입량, 구입 연월일을 기재해 관리

(4) 특히 안전 관리가 필요한 의약품(요주의 약)의 검품 : 의약품명, 명칭 유사, 외관 유사, 규격 차이에 주의

제 3 장 조제실 의약품 관리

【의료 안전의 확보를 향한 관점】

　의약품의 적절한 보관 관리는 명칭 유사와 외관 유사에 의한 의약품의 취급 실수, 규격 실수, 충전 미스 등을 방지하는데 있어서 매우 중요하고, 의약품 관련의 사고를 방지하기 위해서는 기본이 된다.

　또한 유효기간과 사용기한을 준수함과 함께 의약품의 품질이 떨어지는 것을 방지하기 위해서 온도, 습도의 보관 조건에 유의할 필요가 있다.

【지침서의 구체적 항목 예와 해설】

　의약품 진열대의 적절한 배치나 복수 규격이 있는 의약품에의 주의 표기는 의약품의 취급 실수를 방지하는데 있어서 가장 기본이 된다.

　특히 규제 의약품 (마약, 각성제 원료, 향정신성의약품, 독약 · 극약)이나 특정 생물학적 제제에 대해 관계 법규를 준수함과 함께, 특히 안전 관리가 필요한 의약품(요주의 약)에 대해서도, 배치를 고려하는 등의 사고방지 대책이 필요하다.

　또한 의약품의 품질 확보의 관점으로부터는 유효기간과 사용 기한을 준수함과 함께, 온

도, 습도, 차광 등의 의약품마다의 보관 조건에 유의할 필요가 있다.

1. 보관관리

(1) 의약품 진열대의 배치

    ① 유사 명칭, 외관 유사한 의약품이 있는 경우의 취급 실수 방지 대책

    ② 동일 품목으로 복수 규격이 있는 의약품에 대한 취급 실수 방지 대책

    ③ 규격농도, 제형차이, 기호차이 등

(2) 의약품의 충전 : 의약품의 보충이나 충전 시의 취급 실수 방지 대책

    ① 의약품 진열대에의 보충, 가루약병, 정제 자동분포기에의 충전 시 등

    ② 복수인에 의한 확인

(3) 규제 의약품 (마약, 각성제 원료, 향정신성의약품, 독약·극약)

    ① 마약 및 향정신성의약품 단속법, 약사법등의 관계 법규의 준수

      법령을 준수한 사용 기록의 작성·보관

    ② 적절한 재고수량과 종류의 설정

    ③ 정기적인 재고량의 확인

    ④ 다른 의약품과 구별한 별도의 보관, 시건관리

    ⑤ 도난·분실 방지의 조치

(4) 특정 생물학적 제제

    사용 기록의 작성, 보관

    ● 환자 ID, 환자 이름, 사용일, 의약품명(규격, 혈액형도 포함한다), 사용제조번호, 사용량

      ● 20년간 보존

(5) 특히 안전 관리가 필요한 의약품 (요주의약)

    ① 다른 의약품과 구별된 별도 관리

      주의 환기를 위한 표시, 배치 장소의 구별, 취급실수 방지를 위한 대책

    ② 필요에 따른 사용량과 재고량의 기록

2. 품질관리

(1) 유효기간과 사용기한의 관리

    ① 정기적인 유효기간과 사용 기한의 확인

    ② 유효기간과 사용 기한의 짧은 의약품을 먼저 사용하는 방안

(2) 의약품마다 보관 조건의 확인과 관리

    ① 온도, 습도, 차광에 관한 의약품마다의 보관 조건의 확인(동결 방지 등)

    ② 보관 장소마다의 온도 관리, 습도 관리

(3) 필요에 따른 품질 확인 시험의 실시

    불량품(이물 혼입, 변색) 발견시의 대응, 회수순서 등

제 4 장 환자에게 의약품 사용

【의료안전의 확보를 향한 관점】

환자에게 의약품을 안전하게 사용하려면 환자 정보를 수집해서 조제에 활용하는 것이 중요하다.

또한 환자에게로의 의약품 사용에 있어서 실수를 방지하려면 정확한 처방전의 기재는 물론 처방 내용이 조제하는 약사에게 정확하게 전달되어 정확한 조제를 할 필요가 있다. 더욱이 의약품 정보를 제공하는 것으로 환자 자신이 조제약의 차이를 점검되는 일도 적지 않다. 따라서 적절한 복약 지도를 실시하는 것은 의약품과 관련되는 사고를 방지하는데 있어서도 중요하다.

【절차서의 구체적 항목 예와 해설】

환자의 약물 치료에 대해 안전성을 확보하려면 환자정보를 수집하고 관리해서 조제에 활용하는 것이 중요하다. 또한 환자정보는 필요에 따라서 시설별로 공유하는 것이 바람직하다.

환자에게 의약품 사용에 있어 실수를 방지하기 위해서는 정확한 처방전의 기재는 물론

처방내용이 조제할 약사에게 정확하게 전해져 정확한 조제가 이루어져야 할 필요가 있다. 약사는 「조제는 단순한 의약품의 조제만 아니고, 처방의 확인으로부터 환자에게로의 약제 교부에 이루기까지 의약품의 안전성 확보에 공헌하는 일련의 업무」라는 것을 인식할 필요가 있다.

더욱이 환자에게 적절한 의약품 정보제공은 부작용 방지 등 면에서 중요한 역할을 담당하고 있다. 환자에게 약효를 설명하는 것으로 처방의 차이나 환자의 취급 실수를 방지하는데 연결되는 경우도 있고, 사고 방지의 관점으로부터도 복약지도는 대단히 중요하다.

더욱이 의약품의 부작용의 발현에 대해 경과 관찰을 실시하는 것은 의약품의 안전 사용의 관점으로부터 중요하다. 심한 부작용이 발현했을 경우에 대비해서 급시의 체제 정비나 야간 · 휴일을 포함해서 환자 상담 창구를 설치는 것이 바람직하다.

1. 환자 정보의 수집 · 관리 · 활용

(1) 환자정보의 수집 · 관리

　　① 환자의 과거 병력, 임신 · 수유, 부작용력, 알레르기력

　　② 소아, 고령자의 연령, 체중

　　③ 다른 과 진찰, 타제병용(일반용 의약품, 건강식품을 포함한다)

　　④ 기호(담배, 알코올) 등

(2) 환자정보의 활용

　　① 환자마다 약력관리의 실시

　　② 환자 정보(금기 의약품명)를 시설 별로 공유하는 구조의 구축 (약수첩의 활용 등)

2. 조제

(1) 처방감사

무리한 판독, 판독 실수는 중대한 사고의 원인이 되기 때문에 신중하게 확인한다.

　　① **처방전 기재사항의 확인**

　　　● 처방년월일, 환자 이름, 성별, 연령 등

- 의약품명, 제형, 규격, 함량, 농도(%) 등

- 용법 · 용량(특히 소아, 고령자)

- 투여 기간(특히 휴약기간이 설정되어 있는 의약품이나 복약 기간의 관리가 필요한 의약품, 정기적 검사가 필요한 의약품 등)

- 중복 투여, 상호작용, 배합 변화, 의약품의 안정성 등

② 환자정보와 약력에 근거한 처방내용 확인

- 중복 투여, 투여 금기, 상호작용, 알레르기력, 부작용력 등

(2) 의문조회

처방 내용에 의문이 있는 경우에는 처방한 의사에게의 문의를 하여 반드시 의문이 해결되고 나서 조제를 실시한다.

① 의문내용의 확인

② 의문조회 후의 대응과 기록

조회 내용, 처방 변경의 내용, 조회자 및 회답자를 조제록 등에 기록

(3) 조제 업무(내복약 · 외용약)

정확한 조제 업무는 의약품의 적정 사용에 있어서 대전제이다. 조제하는 약사는 조제과오가 가져오는 위험성을 항상 의식해서 필요에 따라서는 업무 환경의 정비와 업무내용의 재검토를 실시하는 것이 중요하다.

① 환자의 안전한 관점에서의 조제 업무의 실시

- 조제용 설비 · 기기의 보수 · 점검

  - 사용시의 확인(가루약 칭량전의 계량기의 제로점 조정, 수평 확인 등)

  - 일상 점검, 정기 점검의 실시(분포기 등)

- 취급 실수 방지 대책

  - 외관 유사, 명칭, 유사, 복수 규격이 있는 의약품에의 대책

- 조제 업무와 관련되는 환경 정비

  - 오염 (이물 혼입, 타제혼입)의 방지

  - 조제시의 조제자의 피폭 방지

② 내복약 · 외용약의 조제

- 산제나 물약의 조제 실수의 방지 대책

  − 평량 차이의 방지 대책(소아 용량 환산표의 활용 등)

  − 산제 계산의 재확인, 총중량의 확인(칭량 계산 메모의 활용 등)

- 적절한 조제 방법의 검토

  − 정제나 캅셀제의 분쇄의 가부, 배합 변화, 제재의 안정성 등

- 약봉투 · 약제 정보 제공서의 작성

  − 조제 연월일, 환자 이름, 용법 · 용량, 보관상의 주의, 사용상의 주의 등을 적절히 기재

③ 특히 안전 관리가 필요한 의약품 (요주의약)의 조제

- 환자별로 약력관리

  − 용법 · 용량, 복약기간, 복약일등

- 병태와 처방 내용과의 조합

  − 환자의 증상, 호소와 처방 내용에 상위는 없는가

- 다른 약과 취급 실수 방지 대책

④ 조제약의 감사

- 조제약 등의 확인

  − 조제자 이외의 사람에 의한 확인

  − 처방 감사, 의문조회의 재확인

  − 처방전과 조제약의 조합

  − 산제의 칭량, 분포가 잘못해 오차 등의 확인, 이물 혼입의 확인

  − 일포화한 의약품의 확인

  − 처방전의 기재사항과 약봉투 · 라벨의 기재사항의 조합

3. 조제약의 교부와 복약지도

(1) 환자, 처방전, 의약품, 약봉투 등의 조합 · 확인

① 환자 이름의 확인방법의 확립과 주지 철저

② 환자의 증상, 호소와 처방내용에 차이는 없는가

(2) 조제약의 교부

약제의 실물과 약제정보제공문서를 환자에게 보여주면서 설명

(3) 의약품 정보의 제공

① 약효, 용법·용량 및 복용하는 것을 잊었을 경우의 대처 방법 등

② 처방의 변경점

③ 주의해야 할 부작용의 초기 증상 및 발현시의 대처법

④ 전도의 리스크(복약에 의한 졸음, 근력저하, 의식소실 등)

⑤ 사용하는 의료기기, 의료재료의 사용 방법 등

⑥ 그 외 복용 시의 유의점(주의해야 할 다른 의약품이나 음식과의 상호작용, 보관 방법 등)

⑦ 약제정보제공 문서, 팜플렛, 사용설명서 등의 활용

4. 약제교부 후의 경과 관찰

(1) 환자 정보의 수집과 처방한 의사에게 정보 제공

부작용의 초기 증상의 가능성, 복약순응도 등

(2) 긴급시를 위한 체제 정비

① 진료 제휴, 약약 제휴 등의 시설 간에 있어서의 협력 체제의 정비

② 대응 순서의 정비(부작용 초기 증상의 확인, 복용약제 및 의약품과의 관련의 확인 등)

(3) 환자 상담창구의 설치

① 야간·휴일의 체제 정비

② 환자에게 홍보

제 5 장 의약품 정보의 수집 · 관리 · 제공

【의료안전 확보를 향한 관점】

의료 사고 방지의 관점으로부터도 항상 최신의 의약품 정보를 수집해 적절히 관리해서 각 직종에 신속히 제공할 수 있는 체제를 정비하는 것이 중요하다.

【지침서의 구체적 항목 예와 해설】

의약품 정보의 수집 · 관리에 관해서는 의약품 정보를 담당하는 사람을 결정하는 것이 중요하다. 후생노동성의 의약품등 안전성 관련 정보 등 의약품의 안전 사용에 관한 정보의 수집 · 관리나 의약품집, 첨부문서집 등의 작성 · 정기적인 갱신을 실시하는 것과 동시에 적절한 의약품 사용을 위한 정보를 약국내의 직원에게 주지시키는 것이 바람직하다.

1. 의약품 정보의 수집 · 관리

(1) 의약품 정보를 담당하는 사람의 결정

(2) 의약품 등 안전성 관련 정보 · 첨부 문서 · 상담양식 등의 수집 · 관리

    ① 긴급 안전성 정보

    ② 금기, 상호작용, 부작용, 약물 동태, 사용상의 주의 등

(3) 의약품집, 첨부 문서집 등의 작성 · 정기적인 갱신

2. 의약품 정보의 제공

(1) 긴급 안전성 정보의 제공

    각 직원에게 신속한 제공

(2) 신규 채용 의약품에 관한 정보 제공

    명칭, 성분명, 적응증, 용법 · 용량, 상호작용, 부작용, 금기, 배합금기, 사용상의 주의, 보관 · 관리상의 주의, 안전상의 대책의 필요성 등의 조속한 각 직원에게 제공

(3) 제약 기업 등으로 부터의 정보

    ① 제약기업의 자주회수 및 행정으로부터 회수명령, 판매중지, 포장변경

    ② 필요 시 각 직원에게 주지

제 6 장 타 시설과의 제휴

【의료안전의 확보를 향한 관점】

환자에게 계속해서 약물요법을 안전하게 제공하려면 의료기관이나 약국 사이에 정확한 정보를 제공해서 공유하는 것이 중요하다. 그래서 약국은 타 시설에게 정보제공의 순서나, 타 시설로부터의 문의에 정확하게 대답하기 위한 순서를 마련해 제휴를 위한 체제 정비에 노력하는 것이 중요하다.

【지침서의 구체적 항목 예와 해설】

타 시설과의 제휴에 대해서는 입원과 퇴원할 때에 정확한 환자 정보와 의약품 정보를 공유하는 것이 중요하다. 또한 타 시설로부터의 문의에 대해서 적절히 대응할 수 있는 체제와 충분한 제휴를 확보하기 위한 순서를 정비하는 것이 바람직하다.

1 . 정보의 제공

(1) 정보의 내용

    ① **의약품 정보의 제공**

        ● 입원과 퇴원 시 처방(실제로 사용하고 있는 의약품의 명칭, 제형, 규격, 용법, 용량)

        ● 일포화 등 조제상의 궁리

        ● 과거의 의약품 사용력

        ● 복약 기간의 관리가 필요한 의약품의 투여 개시일 등

    ② **환자 정보의 제공**

        ● 알레르기력, 부작용력 및 사용 가능한 대체약

- 금기 의약품등
- 복약순응도의 상황 등

(2) 정보 제공의 수단

① 정보 제공의 수단

약수첩, 복약정보제공서 등

2. 타 시설로부터의 문의에 관한 체제 정비

(1) 타 시설 및 약국에의 문의

① 문의 순서

② 문의 내용 · 회답의 진찰록 등에 기록 · 반영

(2) 타 시설 및 약국으로부터의 문의

① 문의에 대응 순서

야간 · 휴일 등의 대응

② 문의 내용의 진찰록 등에 기록 · 반영

3. 긴급 연락을 위한 체제 정비

지역의 의료 기관 및 약국과의 긴급 시를 위한 연락 체제

제 7 장 사고발생 시 대응

【의료안전 확보를 향한 관점】

의약품에 관련하는 사고에 한정된 것은 아니지만 의료 사고가 발생했을 경우, 최초로 실시해야 할 것은 환자의 건강피해의 유무를 확인해서 건강피해가 의심이 되는 경우에는 책임의식을 가지고 적절한 처치를 실시하는 등, 필요에 따라서 대응을 강구하는 것이 중요하다.

동시에 사고의 소식이 연락된 단계로부터 모든 과정에 대해 객관적 사실을 상세하게 기

록하는 것이 중요하다.

【절차서의 구체적 항목 예와 해설】

의약품에 관련하는 의료 사고가 발생했을 경우 혹은 환자로부터 연락을 받았을 경우에는 구명 조치를 최우선으로 하고 신속하게 해당 약국의 책임자 또는 관리자에게 보고를 한다. 동시에 사고의 소식이 연락된 단계로부터 모든 과정에 대해 객관적 사실을 상세하게 기록 한다.

약국에 있어서는 보고에 근거해서 사고사례를 분석해하여 재발방지대책 혹은 사고방지대책을 책정한다. 더욱이 책정된 사고방지대책이 직원에게 주지되어 약국 내에서 확실히 실시되어 사고 방지, 의료의 질의 개선으로 연결되는 것이 중요하다.

1. 의약품에 관련된 의료안전의 체제 정비

(1) 책임자 또는 관리자에게 신속하게 보고되는 체제의 정비

책임자 또는 관리자의 부재의 경우의 대응

(2) 긴급 시에 대비한 체제의 확보

　　① 해당 시설에 있어서의 체제 정비(사람 · 물품 · 조직)

　　② 주변 의료기관과의 협력 · 제휴 체제

(3) 환자상담창구의 설치

(4) 사고발생을 상정한 대응지침의 작성과 정기적인 재검토와 직원에게 주지

(5) 기타 시설의 히야리 · 하트 사례(Incident 사례)의 수집 · 분석 근거하는 사고방지 대책의 책정 · 실시

(6) 의료안전에 관한 직원 연수의 실시

(7) 약사회와의 제휴체제의 확보

2. 사고발생 시의 대응

　　① 구명 조치

② 구체적이고 정확한 정보의 수집

③ 책임자 또는 관리자에게 보고

④ 처방한 의사에게 연락

⑤ 환자 · 가족에게 설명

3. 사고 후의 대응

① 사고 사례의 원인 등의 분석

② 사실관계의 기록, 사고보고서의 작성

③ 재발방지대책 혹은 사고예방 대책의 검토 · 책정 · 평가, 직원에게 주지

④ 환자 · 가족에게 설명

⑤ 처방한 의사에게 연락

⑥ 관계 기관에 보고 · 신고

제7장 교육 · 연수

【의료안전의 확보를 향한 관점】

의료안전이나 의약품에 관한 연수를 전 직원에게 정기적으로 실시하는 것으로, 직원 개개의 지식 및 안전 의식의 향상을 꾀하는 것과 동시에 약국 전체의 의료안전을 향상시키는 것이 중요하다.

【절차서의 구체적 항목 예와 해설】

의약품에 관여하는 모든 직원에 대해서 정기적으로 「특히 안전 관리가 필요한 의약품(요주의 약)」 등에 관한 교육 · 연수를 실시하는 체제를 정비하는 것이 요망된다. 더욱이 의료안전에 관한 교육과 연수를 통해서 직원에 대한 안전문화의 양성을 도모하고 단순한 지식이나 기능의 습득 뿐만 아니라 환자나 그 가족 및 의료직 상호의 효과적인 커뮤니케이션이 가능해지는 것이 중요하다.

1. 직원에 대한 교육 · 연수의 실시

의료안전, 의약품에 관한 사고방지대책, 특히 안전관리가 필요한 의약품(요주의 약) 등에 관한 교육 · 연수의 실시

① 약국내에서의 계획적 · 정기적인 연수회, 보고회, 사례 분석등의 실시

② 약사회 주최 등 외부의 강습회 · 연수회에의 참가 및 전달 강습회의 실시. 외부의 강습회 · 연수회에 참가하기 쉬운 환경의 정비

③ 유익한 문헌, 서적의 초독 등에 의한 자기연수

특히 안전 관리가 필요한 의약품 (요주의 약) 예

특히 안전 관리가 필요한 의약품(요주의 약)은 아래와 같고 이 의약품을 관리하는데 있어서 뿐만 아니라 사용할 때에도 주의를 필요로 하고 있다. 약국의 실정에 맞게 「의약품일람」을 작성하여 활용하면 좋을 것이다.

아래의 의약품은 사고 발생에 의해 환자에게 미치는 영향이 크기 때문에 충분히 배려해서 사용상 및 관리상 특히 안전한 취급에 유의해야 한다. 내복약을 주로 기재하고 제형에 의하지 않고 각 항목에 해당하는 의약품의 취급에는 주의가 필요하다.

1. 투여량에 주의가 필요한 의약품

① 항전간제

Phenobarbital, Phenytoin, Carbamazepine, Sodium Valpronate

② 향정신약

Haloperidol, Levomepromazine, Etizolam(데파스)

③ 디기타리스 제재

Digitoxin, Digoxin

④ 당뇨병 치료약

경구 혈당 강하제 [Glimepiride(아마릴), Glibenclamide(유글루콘, 다오닐), Gliclazide(디아미크롱)]

⑤ 테오피린 제제

Theophyllin, Aminophyllin

⑥ **항암제**

Cyclophosphamide, Melphalan(알케란)

⑦ **면역억제제**

Cyclophosphamide, Cyclosporin, Tacrolimus hydrate

2. 휴약 기간이 설정되어야 하고 복약기간의 관리가 필요한 의약품

Methotrexate, TS-1(Gemeracil, Oteracil, Tegafur), Zeloda, Tegafur · Uracil

3. 병용금기와 다른 약제와의 상호작용이 많아 주의를 필요로 하는 의약품

Itraconazole, Wafarin

4. 특정의 질병이나 임산부에게 금기인 의약품

Gatifloxacin (가티플로), Ribavirin, Etretinate

5. 심한 부작용을 피하기 위해서 정기적인 검사가 필요한 의약품

Ticlopidine, Thiamazole, Benzbromarone, Pioglitazone (액토스), Atrovastatin (리피토)

부록 4
일본의 조제수가체계

일본의 조제수가의 비용은 조제기술료, 약학관리료, 약제료를 합산해서 점수로 산정하고 있다.

일본의 조제수가체계는 제네릭의약품(후발의약품)의 사용촉진의 가산, 약수첩 활용을 통한 약제복용력 관리지도료의 가산, 개업시간 외 조제한 경우에 가산, 마약을 조제한 경우에 가산, 재택환자를 위한 약제관리지도료와 장기투약 정보제공료가 산정되어 조제 환경의 특수성을 감안한 조제수가 반영을 하고 있는 반면에 한국의 조제수가체계는 상대가치점수로 조정하고 있어 다변화되고 복잡한 약사의 조제행위를 반영하고 있지 못한 것이 현 실정이다.

▶ 조제 기술료 ◀

1. 조제기본료

(1) 산정원칙

① 조제기본료는 환자 등이 제출하는 처방전의 매수에 관계없이 처방전의 접수 1회에 대해 산정한다. 또한 동일 보험 약국에서 분할조제를 실시하는 경우에는, 조제기본료는 첫 회만 산정하고, 2회 이후에 대해서는, 별도 규정대로 산정하지만, 다른 보험약국에서 분할조제를 실시하는 경우는 각 보험 약국에서 각각 조제 기본료를 산정할 수 있다.

(주: 분할조제란 보험 약제사는 투여 일수가 장기간인 처방전에 의해 조제를 실시하

는 경우에, 처방약의 장기 보존의 곤란 기타 이유에 의해 분할하여 조제할 필요가 있는 경우에 실시하는 것을 말하며 또한, 후발약(제네릭) 대체조제 제도 시행에 따라 환자가 후발약으로 대체조제시 대체조제에 따른 불안감을 해소하기 위해 처방일수 범위 내에서 분할조제를 할 수 있도록 하는 제도이다.)

② 장기 투약(14일분을 넘는 투약을 말함. 이하 동일)과 관련되는 처방전에 의해 조제를 실시하는 경우로, 처방약의 장기 보존의 곤란 기타의 이유에 의해 분할해 조제할 필요가 있어, 분할 조제를 실시했을 경우로, 한 처방전의 2번째 이후의 조제를 동일한 보험 약국에서 2번째 이후에 행하였을 경우에 산정하며, 약학관리료는 산정하지 않는다.

③ 후발의약품으로의 변경이 가능한 처방전을 제출한 환자의 동의에 근거해 처방전에 기재된 선발 의약품을 처음으로 후발의약품으로 변경해 조제를 실시하는 경우로서 해당 환자의 희망에 의해 분할 조제를 실시했을 경우 동일한 보험 약국에 대해 1 처방전의 2번째의 조제를 실시했을 경우에 한하여 산정한다.

④ 처방전의 접수 횟수가 1개월에 4,000회를 초과하는 보험약국(특정의 보험의료기관의 처방전만 조제하는 비율이 70%을 초과하는 경우에도 해당된다)에 있어서는 소정 점수와 상관하지 않고 처방전의 접수 1회에 대해서만 산정한다.

2. 조제료

(1) 내복약

① 산정원칙

복용시점이 동일한 것에 대해서는 투여일수에 관계없이 1제로 산정한다.

(가) 내복약은 내복용적제와 그 외 내복약으로 구분하여 산정단위와 점수체계를 달리 하고 있다. 내복용적제란, 내복용의 물약으로 1회의 사용량이 지극히 소량 (한 방울 내지 몇 방울)이며 스포이드, 적병 등에 의해 분할 사용하는 것을 말한다.

(나) 산정단위

내복약(내복용적제 이외의 것)에 대한 조제료 및 약제료의 산정은 「1제」 및 「1제 1일분 」을 소정 단위로 하고, 내복용적제에 대한 조제료 및 약제료는 「1조제」를 소정 단위로서 산정하는데, 이 경우의 「1제」란 조제료의 산정 상 적절한 것으로 인정되는 단위를 말하는 것으로 다음과 같은 점에 유의한다.

▶ 1회의 처방에서 2 종류 이상의 약제를 조제하는 경우에는 각각의 내복약을 개별의 약포로 조제하여도 복용 시점이 동일한 것에 대해서는 1제로서 산정한다.

▶ 복용 시점이 동일한 약제에 대해서는 투여 일수에 관계없이 1제로서 산정한다.

▶ 「복용 시점이 동일하다」는 것은 2 종류 이상의 약제에 대하여 복용일 하루에 걸쳐서 복용 시점(예를 들면 「아침 식후, 저녁식후 복용」, 「1일 3회 식후 복용」, 「취침 전복용」, 「6시간 마다 복용」등)이 동일한 것을 말한다. 또, 식사를 기준으로 하는 복용 시점에 대해서는, 식전, 식후 및 식간의 3구분으로 하는 것으로 하여, 복용 시점이 「식사직전」, 「식전 30분」등이라 해도, 조제료의 산정에 있어서는 「식전」으로 간주해, 1제 로서 취급한다.

▶ 다음의 경우에는, 각각을 별제로서 산정할 수 있다.

● 배합 부적 등 조제 기술상의 필요성으로 개별적으로 조제했을 경우

● 내복용고형제(정제, 캅셀제, 산제 등)와 내복용 액제의 경우

● 내복정과 츄어블정 또는 설하정 등과 같이 복용 방법이 다른 경우

(다) 내복약의 조제료는, 1회의 처방전 접수에 대하여, 4제 이상 있는 경우에 대해서도, 3제로서 산정한다. 단, 이 경우, 내복용적제는 제수에 포함하지 않지만, 침전약, 탕약 및 일포화약을 동시에 조제했을 경우에는 침전약 및 탕약에 대해서는 조제수를 일포화약에 대해서는 내복약에 준해서 제수에 포함하는 것으로 한다.

② 연하곤란자용제제 가산

환자가 연하장해 등이 있어 시판되고 있는 제형으로는 약제의 복용이 곤란한 환자에 대하여, 의사의 양해를 얻은 다음 정제를 부수는 등 제형을 가공한 후 조제를 행할 경우 수가를 가산한다.

(2) 둔복약

둔복약의 조제료는 조제한 제수와 회수에 관계없이 1회의 처방전 접수에 대해 소정 점수를 산정한다.

(3) 침전약

침전약이란, 생약을 약국에서 침전 하여, 액제로 만든 것을 말하며, 침전약의 조제료는, 일수에 관계없이, 1 조제당 산정하며 4조제이상의 부분에 대해서는 산정하지 않는다.

(4) 탕약

탕약이란, 약국에서 2종 이상의 생약(조절, 중절 또는 세절 한 것)을 혼합 조제하여, 환자가 복용하도록 달이는 양 별로 분포 한 것을 말하며 탕약의 조제료는, 투약 일수에 관계없이, 1 조제당 산정하며 4조제이상의 부분에 대해서는 산정하지 않는다.

(5) 일포화약

일포화약이란 복용 시점이 다른 2 종류 이상의 내복용고형제 또는 1제라 하더라도 3종류 이상의 내복용 고형제가 처방되어 있을 때, 그 종류에 관계없이 복용 시점마다 1포로 환자에게 투여하는 것을 말하며 일포화약의 조제료는, 일포화를 행한 투여 일수가 7또는 그 끝수를 늘릴 때 마다 소정 점수를 산정한다.

(6) 주사약

주사약의 조제료는, 조제한 조제수, 일수에 관계없이, 1회의 처방전 접수에 따른 소정 점수를 산정한다.

(7) 외용약

외용약의 조제료는, 투여 일수에 관계없이, 1 조제로 산정하며 1회의 처방전 접수에 대해 4 조제 이상 있는 경우에 대해, 3조제까지 산정할 수 있다. 트로치는 외용약으로서 산정한다.

(8) 주사약의 무균제제 처리 가산

「주사약의 무균제제 처리」란, 무균실 · 크린 벤치 · 안전 캐비넷 등의 무균 환경에서, 무균화한 기구를 사용해, 무균적인 제제를 실시하는 것을 말하며, 주사약조제료의 무균제제 처리 가산은 2개 이상의 주사약을 무균적으로 혼합해, 중심 정맥영양법용수액 또는 항악성종양제를 제제했을 경우에 산정한다.

(9) 마약, 향정신약, 각성제원료 또는 독약 가산

본 가산은, 마약, 향정신약, 각성제 원료 또는 독약을 조제하는 경우에 있어, 처방중에 마약이 포함되어 있을 때 1 조제 행위에 대해 소정의 점수를 가산하여 산정한다.

(10) 조제 기술료의 시간외 가산

① 시간외 가산은 조제 기본료를 포함한 조제 기술료의 100분의 100, 휴일 가산은 100분의 140, 심야 가산은 100분의 200이며, 이러한 가산은 중복하여 산정할 수 없다.

② 시간외란 보험 약국의 개국 시간의 실태, 환자의 내국상의 편의 등을 고려해, 일정한 시간 이외의 시간을 시간외로서 취급하는 것으로 그 표준은 대체로 오전 8시 전과 오후 6시 이후 및 휴일 가산의 대상이 되는 휴일 이외의 날을 종일 휴업일로 하는 보험 약국에 있어서의 해당 휴업일로 하도록 하고 있다.

(11) 조제료의 야간 · 휴일 가산

야간 · 휴일 등 가산은, 오후 7시(토요일은 오후 1시)부터 오전 8시까지의 사이(휴일 가산의 대상이 되는 휴일을 제외한다) 또는 휴일 가산의 대상이 되는 휴일로, 보험 약국이 표시하는 개국 시간 내의 시간에 조제를 했을 경우에, 처방전 접수 1회에 대해, 조제료의 가산으로서 산정한다. 단, 시간외 가산 등의 요건을 채우는 경우에는, 야간 · 휴일 등 가산이 아니고, 시간외 가산 등을 산정한다.

(12) 자가제제 가산

자가제제 가산은, 개개의 환자에 대해 시판되고 있는 의약품의 제형으로는 대응할 수 없는 경우에 의사의 지시에 근거해 용이하게 복용할 수 있도록 조제상의 특수한 기술 연구(안정제, 용해 보조제, 현탁제 등 필요로 인정되는 첨가제의 사용, 여과, 가온, 멸균 등)를 행한 경우 산정한다. 자가제제조제의 예는 다음과 같은 경우이며, 기존제제를 단지 소분하는 경우는 해당하지 않는다.

① 정제를 분쇄하여 가루약으로 하는 것.

② 주약을 용해하여 점안제를 무균으로 제조하는 것.

③ 주약에 기제를 가하여 좌제로 하는 것.

(13) 계량혼합조제 가산

계량 혼합 조제 가산은 약가 기준에 수재 되어 있는 2 종류 이상의 의약품(액제, 산제 혹은 과립제 또는 연·경고제로 한정한다)을 계량 하여 이어 혼합하여 액제, 산제 혹은 과립제로서 내복약 또는 둔복약을 조제한 경우 및 연·경고제등으로서 외용약을 조제했을 경우에 투약량, 투약 일수에 관계없이 계량 하여 혼합한다고 하는 1 조제 행위에 대해 산정할 수 있다.

(14) 후발의약품 조제 가산

후발의약품 조제가산은 일반명 처방에 의한 처방전 또는 후발의약품으로 변경이 가능한 처방전을 받아들였을 경우에 보험 약국에서 환자의 동의를 얻은 다음 후발의약품을 조제했을 경우 또는 처방전에 의한 지시에 근거해 후발의약품을 조제했을 경우(후발의약품으로의 변경이 가능한 처방전을 받았을 경우로 환자의 동의를 얻은 다음 처방전에 기재된 후발의약품과 다른 상품명의 후발의약품을 조제했을 경우를 포함한다)의 어느 경우에 대해도 산정할 수 있다.

▶ 약학 관리료 ◀

1. 약제복용력 관리지도료

(1) 산정원칙

약제복용력 관리지도료는 약사가 환자마다 작성한 약제 복용력의 기록에 근거해 처방된 약제의 중복 투약, 상호작용, 약물 알레르기 등을 확인한 후에 다음에 열거하는 사항 기타의 사항을 정보로서 제공하고, 약제의 복용에 관하여 기본적인 설명을 환자 또는 그 가족 등에게 실시한 경우 산정한다.

  ① 해당 약제의 명칭, (일반명 처방에 의한 처방전 또는 후발의약품으로의 변경이 가능한 처방전의 경우에는 실제로 조제한 약제의 명칭), 형상(색, 제형 등)

  ② 용법, 용량, 효능, 효과

  ③ 부작용 및 상호작용

④ 복용 및 보관 취급상의 주의 사항

⑤ 보험 약국의 명칭, 정보 제공을 행한 보험 약제사의 이름

⑥ 보험 약국 또는 보험 약제사의 연락처 등

(2) 마약관리지도 가산

마약관리지도 가산은 해당 환자 또는 그 가족에 대하여, 전화에 의해 정기적으로 투여되고 있는 마약의 복용 상황, 남아있는 약의 상황 및 보관 상황에 대해 확인하고 남아있는 약의 적절한 취급 방법도 포함한 보관 취급상의 주의에 관하여 필요한 지도를 실시함과 함께, 마약에 의한 진통 등의 효과나 부작용의 유무의 확인을 행하여, 필요한 약학적관리 지도를 행하였을 경우에 산정한다.

(3) 중복투약 또는 상호작용 방지 가산

중복투약과 상호작용 방지 가산은 약제복용력의 기록에 근거해 병용약과의 중복 투약 (약리 작용이 유사한 경우를 포함한다.) 및 병용약, 음식물등과의 상호작용을 방지하기위해서 처방한 의사에게 연락과 확인을 하여 조회했을 경우에 산정한다.

2. 약제정보제공료

약제정보제공료는 1회의 처방전 접수에 대해 조제를 실시한 모든 약제에 대하여 그 투약을 받는 환자 등에 대해서 해당 환자의 요구에 응해 조제일, 해당 약제의 명칭(일반명 처방에 의한 처방전 또는 후발의약품으로 변경이 가능한 처방전의 경우에 있어서는 실제로 조제한 약제의 명칭), 용법, 용량 및 상호작용 기타 복용 시 주의해야 할 사항을 환자의 수첩에 경시적으로 기재했을 경우에 월 4회(해당 약국에 대해 계속하여 조제를 받고 있는 환자로 처방 내용에 변경이 있었을 경우에는 상기에 관계없이 처방마다 월 4회)를 한도로 해 산정한다.

3. 장기투약 정보제공료

(1) 장기투약 정보제공료 1

장기투약 정보제공료 1은 장기투약과 관련된 처방전의 접수 시 당해 처방전 접수 약국

이 당해 처방전과 관련되는 약제의 복약기간 중에 그 사용과 관련된 새로운 중요한 정보 (의약품 긴급 안전성 정보, 의약품과 의료기기 안전성 정보 등)를 알았을 때 미리 환자 또는 그 가족 등의 동의를 얻을 환자 또는 그 가족 등에 대해서 당해 정보를 제공하고 제공한 정보에 관련한 부작용의 발현 상황, 주의 사항의 준수 상황 등을 확인하고, 필요한 지도를 행할 경우 산정한다.

(2) 장기투약 정보제공료 2

장기투약 정보제공료 2는 해당 장기투약과 관련된 처방전에 있어서 약제의 복용 기간 중에 환자 또는 그 가족이 보험 약국을 방문했을 때 또는 전화 등을 통해서 당해 처방 약제와 관련된 문의가 있었을 경우에 본 정보제공료의 산정에 대해 환자의 동의를 얻은 다음 약제사가 환자의 복약 상황 등을 확인하고 약제의 적정한 사용을 위한 지도를 행할 경우 산정한다.

4. 후발의약품 정보제공료

후발의약품에 관한 주된 정보(선발 의약품과의 약가의 차이와 관련되는 정보를 포함한다)를 문서 또는 이것에 준하는 것에 의해 환자에게 제공해 환자의 동의를 얻어 후발의약품을 조제했을 경우에 산정한다. 다만 처방전에 의한 지시에 근거해 후발 의약품을 조제했을 경우는 산정할 수 없다.

5. 외래복약지원료

외래복약지원료는 약사가 스스로 복약 관리가 곤란한 외래환자 또는 가족의 요구에 응하여 당해 환자 또는 가족이 지참한 복약중인 약제에 대하여 치료상의 필요성 및 복약관리와 관련된 지원의 필요성을 판단하여 해당 약제를 처방한 의사에게 그 필요성에 대해 양해를 얻은 다음 일포화나 복약 캘린더의 활용 등에 의해 약제를 정리해 매일 복약관리가 용이하도록 지원했을 경우에 복약 지원 1회로 산정한다.

6-1. 재택환자 방문 약제관리지도료

재택환자 방문 약제관리지도료는 재택에서의 요양을 실시하고 있는 환자로서 통원이 곤란한 사람에 대해서 미리 명칭, 소재지, 개설자의 성명 및 재택환자 방문 약제관리지도 (이하 「방문 약제관리지도」라고 한다)를 실시하는 취지를 지방사회보험사무국장에게 신고한 보험 약국의 약제사가 의사의 지시에 근거하여 약학적 관리지도 계획을 책정하여 환자의 집을 방문하여 약력관리, 복약 지도, 복약 지원, 약제 복용 상황 및 약제 보관상황의 확인 등의 약학적 관리지도를 행하여 당해 지시를 행한 의사에게 방문 결과에 대한 필요한 정보제공을 문서로 행하였을 경우에 산정한다.

6-2. 재택환자 긴급방문 약제관리지도료

재택환자 긴급방문 약제관리지도료는, 방문 약제관리지도를 실시하고 있는 보험약국의 보험약제사가 재택에서 요양을 실시하고 있는 환자로서 통원이 곤란하지만 상태의 급변 등으로 해당 환자의 재택 요양을 담당하는 보험의료기관의 보험의의 요구에 의해 해당 환자와 관련된 계획적인 방문 약제관리지도와는 별도로 긴급하게 환자의 집을 방문하여 필요한 약학적 관리지도를 실시해 당해 보험의에 대해서 방문 결과에 대해 필요한 정보 제공을 문서로 했을 경우에, 월 4회에 한하여 산정한다.

6-3. 재택환자 긴급 시 공동지도료

재택환자 긴급 시 공동지도료는 방문 약제관리지도를 실시하고 있는 보험 약국의 보험 약제사가 재택에서 요양을 실시하고 있는 환자로 통원은 곤란하지만 병상의 급변이나 진료 방침의 대폭적인 변경의 필요가 생김에 따라 당해 환자의 재택 요양을 담당하는 보험 의료기관의 보험의의 요구에 의해 환자의 집을 방문하여 관계되는 의료 관계 직종 등과 공동으로 컨퍼런스를 실시함과 함께 공유하는 당해 환자의 진료 정보 및 해당 컨퍼런스의 결과를 바탕으로 계획적인 방문 약제관리지도의 내용에 더하여 환자에 대한 요양 상 필요한 약학적 관리지도를 실시했을 경우에 월 2회에 한정하여 산정한다.

6-4. 퇴원 시 공동지도료

퇴원 시 공동지도료는 보험의료기관에 입원중인 환자에 대하여 당해 환자의 퇴원 후의 방문 약제관리지도를 담당할 보험약국으로서 해당 환자가 지정하는 보험약국의 보험 약제사가 당해 환자가 입원하고 있는 보험의료기관(이하 입원 보험의료기관이라고 한다)으로 가서 환자의 동의를 얻어 퇴원 후의 재택에서의 요양상 필요한 약제에 관한 설명 및 지도를 입원 보험의료기관의 보험의 또는 간호사 등과 공동으로 행한 다음 문서에 의해 정보제공을 했을 경우에 당해 입원 중 1회(별도로 후생 노동대신이 정하는 질병 등의 환자에 대해서는 2회)에 한해 산정할 수 있다.

7. 조제정보 제공료

조제정보 제공료는 접수한 처방전이 다음에 열거하는 사항에 해당하고 조제하는데 있어서 약학적 관점으로부터 의문이 생겼을 경우에 해당 처방전을 발행한 의료기관에 정보제공의 필요성을 인정해 환자의 동의를 얻어 해당 의료기관에 대해 조회를 실시해 동시에 문서에 의하여 이 정보를 제공했을 경우에 산정한다.

(1) 투여일수가 장기에 걸치는 처방으로 흡습성 등의 이유에 의해 약제가 장기간 동안 보존의 곤란성으로 분할하여 조제를 할 필요가 인정되는 경우

(2) 분쇄 등 특수한 기술 연구에 의해 약제의 체내 동태에 영향이 인정되는 경우

8. 복약정보 제공료

(1) 복약정보 제공료는 다음의 경우에 있어서 환자의 동의를 얻어 실제로 환자가 수진받고 있는 보험의료기관에 당해 환자의 복약상황에 대하여 문서에 의해 제공했을 때에 월 1회에 한하여 산정한다.

① 처방전 발행 보험의료기관으로부터 정보 제공의 요구가 있었을 경우

② 약제 복용력에 근거하여 보험 약국이 환자의 복약에 관한 정보 제공의 필요성을 인정했을 경우

(2) 복약지도 정보제공 가산

복약지도 정보제공 가산은 환자의 동의를 얻어 복약상황과 아울러 실제로 환자가 진찰받고 있는 보험의료기관에 당해 환자에 대한 복약지도의 요점, 환자의 상태 등을 나타내는 문서를 첨부하여 약제의 적정사용에 필요한 정보를 제공 했을 때에 산정한다.

9. 후기고령자 약제복용력 관리지도료

후기고령자 약제복용력 관리지도료는, 보험 약제사가 후기고령자인 환자에 대해 당해 환자의 약제 복용력을 경시적으로 관리할 수 있는 수첩 등에 의해 약제 복용력 및 복약 중인 의약품등에 대하여 확인함과 함께 다음에 열거하는 지도 등의 모든 것을 실시했을 경우에 산정한다.

(1) 환자 별로 작성한 약제 복용력의 기록에 근거하여, 처방된 약제의 중복투약, 상호작용, 약물 알레르기 등을 확인한 후에 다음에 열거하는 사항과 기타의 사항을 정보 제공하여 약제의 복용에 관하여 기본적인 설명을 환자 또는 그 가족 등에 실시할 것.

　① 해당 약제의 명칭(일반명 처방에 의한 처방전 또는 후발의약품으로 변경이 가능한 처방전인 경우에는, 실제로 조제한 약제의 명칭), 형상(색, 제형 등)

　② 용법, 용량, 효능, 효과

　③ 부작용 및 상호작용

　④ 복용 및 보관 취급상의 주의 사항

　⑤ 보험 약국의 명칭, 정보 제공을 실시한 보험 약제사의 성명

　⑥ 보험 약국 또는 보험 약제사의 연락처 등

(2) 마약을 조제했을 경우에 마약의 복용에 관련되어 그 복용 및 보관의 상황, 부작용의 유무 등에 대해 환자에게 확인해 필요한 약학적 관리 및 지도를 실시했을 경우에 가산한다.

(3) 약제복용력에 근거해 중복투약 또는 상호작용의 방지의 목적으로 처방전을 교부한 의사에게 조회를 실시했을 경우는 처방으로 변경을 했을 경우와 처방으로 변경을 하지 않았던 경우에도 가산한다.

(4) 재택환자 방문약제 관리지도료를 산정하고 있는 환자에 대해서는 해당 환자의 약

학적관리 지도계획과 관련되는 질병과 다른 질병 또는 부상과 관련되는 임시의 투약을 했을 경우는 제외해서 산정하지 않는다.

10. 후기고령자 종말기 상담지원료

보험 약국의 보험 약제사가, 일반적으로 인정되고 있는 의학적 지견에 근거해 회복을 전망하는 것이 어려우면 보험의료기관의 보험의가 판단한 후기 고령자인 환자(재택에서 요양을 실시하고 있는 환자로 통원이 곤란한 것에 한정한다)에 대해서 환자의 동의를 얻어 보험의료기관의 보험의 및 간호사와 공동 해, 환자 및 가족과 함께 종말기에 있어서의 진료 방침 등에 대해 충분히 서로 이야기해 그 내용을 문서 등에 의해 제공했을 경우에 환자 1명에 대해 1회에 한정해 산정한다.

▶ 약제료 ◀

1. 사용 약제의 약값이 조제료의 소정 단위에 대해 15엔 이하의 경우 1점
2. 사용 약제의 약값이 조제료의 소정 단위에 대해 15엔을 넘는 경우의 가산

1. 사용 약제료

(1) 투약 시에 있어서 약제의 용기는 원칙적으로 보험 약국으로부터 환자에게 대여 한다. 단, 환자가 희망하는 경우에는 환자로부터 실비를 징수하여 용기를 교부해도 되지만 환자가 해당 용기를 반환했을 경우는, 당해 용기 본체부를 재사용할 수 있는 것에 대해서는 해당 실비를 반환한다. 또한, 환자에게 직접 투약할 목적으로 제품화되어 있는 약제가 들어있는 튜브 및 약제가 들어있는 일회용 용기와 같이 재사용할 수 없는 약제 용기에 대해서는, 환자에게 용기대금을 부담시킬 수 없다.

(2) 보험 약국이 환자에게 천식치료제의 시용을 위한 소형 흡입기 및 비강·구강내 치료제의 시용을 위한 분무·흡입용기구(산분기)를 교부했을 경우에는, 환자에게 그 실비를 부담시켜도 되지만, 환자가 당해 흡입기를 반환했을 경우에는 해당 실비를 반환한다.

(3) 피보험자가 보험 약국으로부터 약제를 교부 받아 가지고 가는 도중 또는 자택에서 약품을 분실하여(천재지변 그 외 부득이한 경우를 제외한다) 재교부된 처방전에 의거하여 보험 약국에서 조제 했을 경우에는, 해당 약제의 비용은 피보험자의 부담으로 한다.

(4) 내복용 액제를 투여할 때에는 상수(수도물, 자연생수)를 사용하지만, 특히 증류수를 사용해야만 하는 이유가 있다면 사용해도 된다.

(5) 약포지, 약봉투의 비용은 별도로 징수 또는 청구할 수 없다.

≫ 참고문헌

1) 신완균 외 18명/복약지도 지침/(사)대한약사회/2002. 4.

2) 신현택/복약지도 실무가이드라인(안)(약사법개정에 따른 복약지도 의무조항의 시행)/ 2004. 1.

3) 51회 세계의학회 총회(Tel Aviv, Israel)/약물치료에 대한 의사·약사 간 업무관계에 대한 세계의학회의 선언/1999. 10.

4) 의약품소비행태에 관한 소비자인식조사/녹색소비자연대/2003. 2. 24

5) 약사법 (일부개정 2008. 6. 13 법률 제9123호)

6) 약사법 시행규칙 (일부개정 2008. 12. 1 부령 제77호)

7) 박기배/실전 복약지도와 약력관리 (약국신문)

8) 의약정보 2000년 8월호

9) 경기도약사회 홈페이지

10) 의약품사용평가(DUR)학술정보/2004/대한약사회

11) 복약지도 핸드북/1990/남산당

12) 고령자에의 조제와 투약의 실제/약업시보사

13) 스킬업을 위한 복약지도가이드/ 남산당

14) 복약지도 실무지침/2005. 3/대한약사회

15) 의약품사용과오(Medication Error)예방을 위한 가이드라인/2008.1/보건복지부 의약품정책팀

16) 조제지침/제12개정/일본약제사회

17) 약력관리 서브노트/ 2005/남산당

18) 신임약제사를 위한 조제사고방지 텍스트/2008/일본약제사회

19) 약제사를 위한 복약지도가이드(제2판)/문광당

20) 온라인 복약정보방 / 식품의약품안전청

21) 약국·약사를 위한 조제사고방지 매뉴얼 / 일본약제사회

≫ 저자약력

....

● 학   력

2008. 9. ~ 2008. 12.	서울대학교 보건대학원 최고위정책과정 수료
2003. 3. ~ 2003. 7.	국립 암센터 제2기 보건복지정책고위과정 수료
1988. 11. ~ 1991. 1.	미국 퍼듀대학교 약학대학 약제학실 포스트닥터 과정 수료
1984. 3. ~ 1988. 2.	중앙대학교 대학원 약학과 졸업 (약제학 박사학위 취득)
1979. 8. ~ 1982. 8.	중앙대학교 대학원 약학과 졸업 (약제학 석사학위 취득)
1972. 3. ~ 1976. 2.	중앙대학교 약학대학 약학과 졸업
1969. 3. ~ 1971. 2.	서울공업고등학교 화공과 졸업

● 약사회 경력

2007. 1. ~ 현 재	경기도약사회 회장
2000. 6. ~ 현 재	고양시 행복한약국 개설
2005. 3. ~ 현 재	대한약사회 복약지도강사
2004. 1. ~ 2006. 12.	경기도약사회 부회장 및 자치장
2004. 1. ~ 2006. 12.	대한약사회 정책기획단 위원
2004. 1. ~ 2006. 12.	고양시약사회 회장
2001. 1. ~ 2003. 12.	고양시약사회 부회장
1992. 1. ~ 1995. 2.	대한약사회 연수교육위원회 위원
1982. 1. ~ 1985 12.	광명시약사회 총무
1981. 11. ~ 1988. 2.	광명시 보배약국 개설

● 경   력

2002. 1. ~ 현 재	서울공고 총동문회 부회장
2002. 1. ~ 현 재	중앙대학교 약학대학 동문회 부회장
2004. 12. ~ 현 재	경기도마약퇴치운동본부 부본부장
2006. 3. ~ 2008. 3.	서울공고 화공과 총동문회 회장
2005. 7. ~ 2007. 12.	고양경찰서 행정발전위원회 위원
2002. 1. ~ 2007. 12.	고양시 백석동 방위협의회 감사
2004. 9. ~ 2007. 12.	서울공고동문회 고양시지회 회장
2003. 10. ~ 2007. 2.	고양시 지역보건의료심의위원회 위원
2005. 4. ~ 2007. 2.	경기도 제2지방의료심사조정위원회 위원
2005. 7. ~ 2006. 5.	경기도체전추진위원회 위원
2003. 1. ~ 2003. 12.	고양시 바르게살기운동본부 부회장
2000. 1. ~ 2003. 12.	중앙대학교 약학대학 고양지부 초대회장

1999. 4. ~ 2000. 6.   (주)구주제약 부사장, 중앙연구소장
1994. 10. ~ 1999. 2.   (주)한독약품 중앙연구소장
1993. 10. ~ 1994. 9.   한국약사교육연구원 원장
1994. 3. ~ 1995. 2.   강원대학교 약학대학 임상약학 강사
1991. 3. ~ 1995. 2.   중앙대학교 약학대학 및 대학원 약제학 강사
1980. 9. ~ 1981. 10.   (주)동광제약 생산부 과장
1977. 5. ~ 1980. 8.   (주) 종근당 생산부 주임

● 학회활동경력

전 한국약제학회 학술위원회 위원
전 한국약제학회 평위원
전 대한약학회 평위원
전 한국임상약학회 이사
전 미국 AAPS학회 회원

● 상   벌

1984년   중앙대학교 약학대학 총동문회 회장 표창
1985년   광명시약사회장 표창
1986년   경기도약사회장 표창
1993년   한국약제학회 학술장려상 수상
2001년   중앙대학교 약학대학 학장 표창
2002년   고양시약사회장 표창
2003년   경기도약사회장 표창
2003년   국제로타리 3690지구 총재 표창
2003년   국제로타리 3690지구 회원증강 표창
2004년   로타리재단 지구봉사상
2004년   대한약사회장 표창
2005년   국제로타리 3690지구 총재 표창
2006년   경기도지사 표창
2008년   국무총리 표창

찾아보기 (한글)

찾아보기 (한글)

〈ㅅ〉

» 찾아보기 (한글)

찾아보기(한글)

찾아보기(한글)

》 찾아보기 (한글)